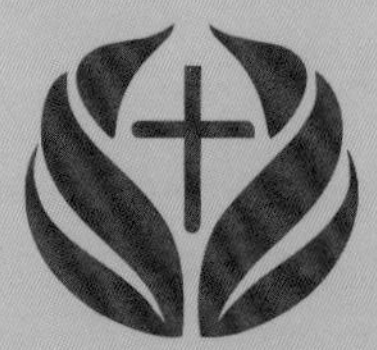

全国高职高专医药院校护理专业
"十三五"规划教材(临床案例版)

供护理、助产、检验、眼视光、营养等专业使用

丛书顾问 文历阳 沈彬

正常人体形态结构
(临床案例版)

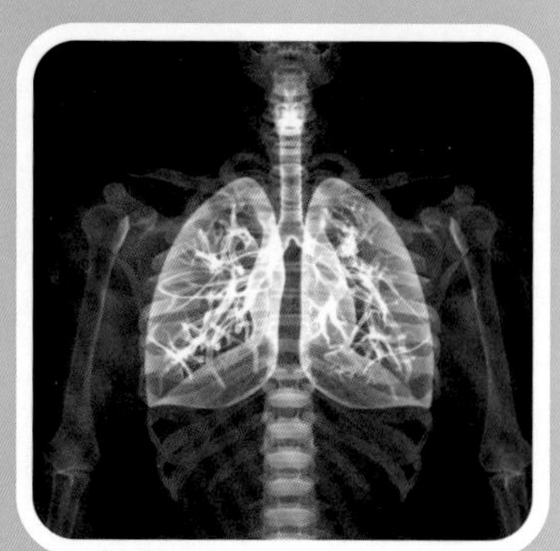

主　编　谯时文　王建刚　张　伟

副主编　朱　蓓　范　真　贺　生　张　卉

编　者　(以姓氏笔画为序)

王建刚　南阳市中心医院

朱　蓓　泰州职业技术学院

张　卉　黄淮学院

张　伟　黄河科技学院

范　真　南阳医学高等专科学校

庞　胤　沧州医学高等专科学校

贺　生　南阳医学高等专科学校

贾雪瑞　山西同文职业技术学院

徐　瑲　泸州医学院

高仁甫　上海济光职业技术学院

黄　华　南阳医学高等专科学校

崔　娟　南阳医学高等专科学校

谯时文　乐山职业技术学院

华中科技大学出版社
http://www.hustp.com
中国·武汉

内容简介

本书是全国高职高专医药院校护理专业"十三五"规划教材(临床案例版)。

本书内容除绪论外分为八篇,共21章,内容包括组织学基础、运动系统、内脏学、脉管系统、感觉器、神经系统、内分泌系统、人体胚胎学概要。

本书可供护理、助产、检验、眼视光、营养等专业使用,也可供相关人员学习参考。

图书在版编目(CIP)数据

正常人体形态结构:临床案例版/谯时文,王建刚,张伟主编.—武汉:华中科技大学出版社,2015.5(2022.10重印)
全国高职高专医药院校护理专业"十三五"规划教材
ISBN 978-7-5680-0856-3

Ⅰ.①正… Ⅱ.①谯… ②王… ③张… Ⅲ.①人体形态学-高等职业教育-教材 ②人体结构-高等职业教育-教材 Ⅳ.①R32 ②Q983

中国版本图书馆CIP数据核字(2015)第099653号

正常人体形态结构(临床案例版) 谯时文 王建刚 张 伟 主编

策划编辑:周 琳
责任编辑:叶丽萍 程 芳
封面设计:范翠璇
责任校对:祝 菲
责任监印:周治超
出版发行:华中科技大学出版社(中国·武汉)
武昌喻家山 邮编:430074 电话:(027)81321913
录 排:华中科技大学惠友文印中心
印 刷:武汉市金港彩印有限公司
开 本:880mm×1230mm 1/16
印 张:19
字 数:642千字
版 次:2022年10月第1版第9次印刷
定 价:78.00元

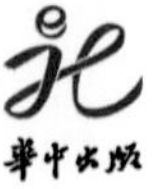

全国高职高专医药院校护理专业"十三五"规划教材
(临床案例版)教材编委会

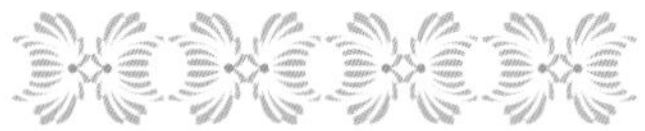

前言

Qianyan

为适应护理教育改革和发展需要，由华中科技大学出版社策划，全国卫生行业职业教育教学指导委员会指导编写了这套全国高职高专医药院校护理专业"十三五"规划教材(临床案例版)，《正常人体形态结构》即是其中的一本。

我们在编写过程中，在突出"三基"(基本理论、基本知识和基本技能)、强化"五性"(思想性、科学性、先进性、启发性、适用性)的基础上，紧紧围绕护理专业培养目标和岗位工作需要，遵循基础课为专业课教学和临床实践服务的宗旨，按照"必需、够用"的高职教育准则和"实用、有效"的编写原则，以提高学生认知效率为目的，充分满足知识框架构建和为后续课程打好基础的需要。本书主要特点如下：

1. 优化重组，突出应用 针对护理专业技能型人才的培养需要，结合专科层次学时有限的实际情况，将人体解剖学、组织学、胚胎学及护理应用解剖学的内容有机整合在一起，有利于提高学生学习的主动性、积极性和创造性。

2. 由浅入深，利于接受 以系统解剖学为基础构建知识框架，各系统器官由浅入深、由表及里进行讲述，即从位置、形态、大体结构到微细结构逐步深入，从而达到在短时间内给学生建立起牢固知识结构的目的。各器官的组织学以系统为单位统一编写，这样更符合学生的认知规律。

3. 结合临床，提高兴趣 将临床真实、典型的案例引入，让学生带着问题去学，充分提高学习兴趣；思考题充分结合病例，让学生学以致用；结合护理专业的工作需要，将相关知识以"知识拓展"形式融于各章节内容之中，使学生在初学医学基础课时就对护理专业的临床工作有所了解，同时本书也会在将来的临床工作中对学生有所帮助。

4. 结合考纲，突出重点 结合护士执业资格考试大纲对各系统疾病的考试要求，在内容中重点讲述，对部分理解难度大、临床护理工作未涉及的内容予以简化剔除，充分体现"必需、够用"的高职教育准则。

本教材的编写得到了各参编院校的大力支持，在此谨向所有对本教材作出贡献的教师表示衷心的感谢！

由于编写人员的水平和时间有限，书中缺点和不足在所难免，恳请广大师生批评指正。

编　者

目录

Mulu

第四篇　脉管系统

第五篇　感觉器

第六篇　神经系统

第七篇　内分泌系统

第八篇　人体胚胎学概要

绪　　论

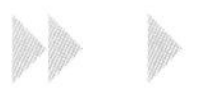

学习目标

1. 掌握正常人体形态结构中的常用术语。
2. 熟悉人体的组成和系统的划分。
3. 了解解剖学、组织学、胚胎学的概念。
4. 能够充分认识正常人体形态结构的主要内容、学习目的和方法。

一、正常人体形态结构的主要内容

正常人体形态结构这门课程是研究正常人体的形态结构及其发生发展规律的科学，属于生物科学中形态学的范畴，内容包括传统学科中解剖学、组织学和胚胎学三部分内容。

解剖学是用刀剖割和肉眼观察的方法，研究正常人体形态结构的科学。根据研究角度和叙述方法的不同，解剖学又分为系统解剖学、局部解剖学、断层解剖学、护理应用解剖学等学科。系统解剖学是按照人体各系统（如消化系统、呼吸系统、泌尿系统等）阐述各器官形态结构的科学，是医学各专业及其他解剖学研究的基础。护理应用解剖学是从临床护理应用的角度，针对人体的不同部位（如头、颈、胸、腹、四肢等），由浅入深描述器官的配布、位置关系、结构层次等的科学。

组织学是借助于显微镜观察的方法，研究正常人体微细结构的科学。它以细胞学发展为基础，又与胚胎学的发展密不可分。组织学与生物化学、免疫学、病理学、生殖医学及优生学等相关学科交叉渗透。现代医学中的一些重大研究课题，如细胞凋亡、细胞突变、细胞增殖、分化与衰老的调控等，都与组织学密切相关。

胚胎学是研究人体在发生发育过程中形态结构变化规律的科学。在受精卵发育成新个体的过程中认识人体各器官、系统的演化，学会用辩证唯物主义的观点去理解人和生命。现代胚胎学的研究内容随科学的发展而变得丰富多彩并充满魅力，试管婴儿和克隆动物是现代胚胎学最著名的成就。

知识拓展

临床应用解剖

自20世纪80年代初，我国现代临床解剖学奠基人——钟世镇教授提出解剖学研究应与临床学科应用相结合的倡议以来，以临床应用为目的的解剖学研究不断深入，形成了如断层影像解剖学、显微外科解剖学、神经解剖学、护理应用解剖学等新的学科，赋予了古老的解剖学新的活力。

二、正常人体形态结构在护理专业中的地位

正常人体形态结构与医学各学科有着密切的联系，是一门重要的医学基础课程。医学研究的对象是人，护理专业学生在学习过程中，只有在充分认识正常人体的形态结构的基础上，才能

正确理解人体的生理功能、病理现象以及疾病的发生和发展的规律,进而对人的健康作出正确的护理评估,采取相应的治疗和护理措施,帮助患者康复。据统计,医学中 1/3 以上的名词来源于人体解剖学,所以正常人体形态结构是医学各学科的基础,是护理专业的必修课。

学习本门课程的目的,就是从护理的专业角度出发,理解和掌握正常人体形态结构的基本理论、基本知识和基本技能,为学习其他护理专业基础课和专业技能课奠定必要的形态学基础。每个护理专业学生必须学好正常人体形态结构。

三、人体的组成和分部

(一) 人体的组成

重点:细胞、组织、器官和系统的概念。

人体结构和功能的基本单位是细胞,细胞之间存在一些不具有细胞形态的物质,称细胞间质。许多形态结构相似、功能相近的细胞与细胞间质结合在一起,构成组织。人体的组织有四大类,即上皮组织、结缔组织、肌组织和神经组织。几种不同的组织通过有机结合,构成具有一定形态和功能的结构,称为器官,如心、肝、肺、胃、小肠、大肠等。许多共同完成某一方面功能的器官联合在一起组成系统。人体有运动系统、消化系统、呼吸系统、泌尿系统、生殖系统、脉管系统、感觉器、内分泌系统和神经系统等。各系统在神经体液的调节下相互联系,共同构成了一个完整、统一的人体。

(二) 人体的分部

根据人体的外形,人体可分为头、颈、躯干和四肢四部分。头的前部称为面。颈的后部称为项。躯干的前面分为胸部、腹部、盆部和会阴;躯干的后面分为背部和腰部。四肢分为上肢和下肢。上肢分为肩、上臂、前臂和手四部分;下肢分为臀、大腿(股)、小腿和足四部分。

四、正常人体形态结构常用术语

为了便于在交流沟通时准确描述人体各部分结构的位置关系,正常人体形态结构统一规定了解剖学姿势、方位、轴和面等术语。

(一) 解剖学姿势

重点:能描述和摆出解剖学姿势。

身体直立,两眼向前平视,上肢下垂于躯干两侧,手掌向前,下肢并拢,足尖向前,这样的姿势称为解剖学姿势(图 0-1)。在描述人体各部结构的位置及其相互关系时,不论标本或模型处于何种位置或以何种姿势放置,都应以解剖学姿势为依据。

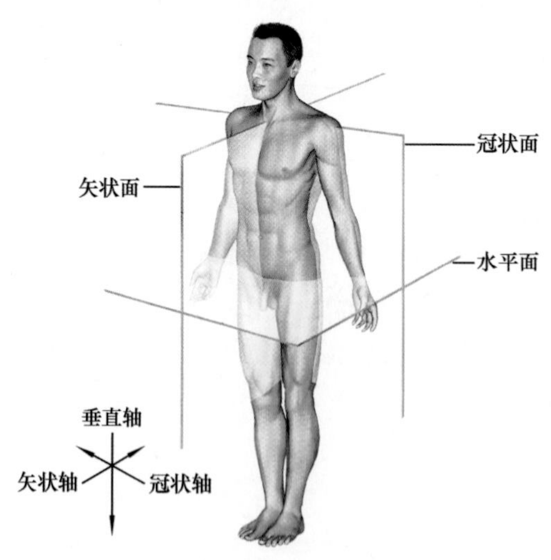

图 0-1 解剖学姿势及人体的轴和面

(二) 方位术语

有关方位的术语,是以解剖学姿势为准,用以描述人体结构的相互位置关系,常用的方位术语如下：

1. 上和下 近头者为上，近足者为下。上和下也可分别称为头侧和尾侧。

2. 前和后 近腹者为前，近背者为后。前和后也可分别称为腹侧和背侧。

3. 内侧和外侧 以正中矢状面为准，近正中矢状面者为内侧，远离正中矢状面者为外侧。在前臂，其内侧又称为尺侧，外侧又称为桡侧。在小腿，其内侧又称为胫侧，外侧又称为腓侧。

4. 内和外 凡有空腔的器官，以内腔为准，近内腔者为内，远离内腔者为外。

5. 浅和深 以体表为准，近体表者为浅，远离体表者为深。

6. 近侧和远侧 多用于四肢。距肢体根部较近者为近侧，距肢体根部较远者为远侧。

（三）轴

难点：轴和面的概念。

轴是通过人体某部或某结构的假想线。为了分析关节的运动，根据解剖学姿势，可设置三种互相垂直的轴（图 0-1）：

1. 矢状轴 矢状轴为前后方向的水平轴，是与人体的长轴和冠状轴都互相垂直的水平线。

2. 冠状轴 冠状轴为左右方向的水平轴，是与人体的长轴和矢状轴都互相垂直的水平线。

3. 垂直轴 垂直轴为上下方向的轴，是与人体的长轴平行，且与水平线垂直的线。

（四）面

在解剖学姿势条件下，人体或其局部均可设置相互垂直的三个切面（图 0-1）：

1. 矢状面 矢状面是在前后方向上垂直纵切，将人体切为左、右两部分的切面。通过人体正中，将人体纵切为左、右相等的两部分的矢状面，称为正中矢状面。

2. 冠状面 冠状面也称额状面，是在左右方向上垂直纵切，将人体切为前、后两部分的切面。

3. 水平面 水平面也称横切面，是在水平方向上将人体分为上、下两部分的切面。此切面与矢状面和冠状面互相垂直。

五、解剖学标本和组织切片的常用制作方法

（一）解剖学标本的制作

学习系统解剖学时所观察的标本，一般是经福尔马林浸泡固定的人体或离体器官。为了便于观察和学习，经过浸泡固定的标本需要经过加工制作，剔除脂肪等组织，暴露出血管、神经等结构。

知识拓展

铸型标本：管道铸型技术是解剖学标本制作的一项专门技术，在医学教学和显微外科中有很高的应用价值。将填充剂（耐酸、耐碱的高分子化合物）用注射器灌注到人体内的管道（如血管、支气管、肝管、胰管等），待填充剂硬化后，用酸或碱将组织腐蚀掉，留下的就是管道的铸型，用这种方法制作的标本即为铸型标本。

塑化标本：塑化技术是一种可以把组织保存得像活体一样的特殊技术。用硅橡胶、环氧树脂等活性高分子多聚物对人体标本进行渗透，使标本的表面保持其原有的状态。塑化标本干燥、无味、耐用，可以长久保存，且易于学习。

（二）组织切片的制作

学习组织学时所观察的标本，一般是在显微镜下观察组织切片。组织切片的制作一般是将器官或组织切成薄片粘贴在载玻片上，然后再经过染色处理。染色的目的是使组织内的不同结构呈现不同颜色而便于观察。最常用的染色法是苏木精和伊红染色，简称 HE 染色。苏木精是碱性染料，可将细胞内某些成分染成蓝色；伊红是酸性染料，可将细胞内某些成分染成红色。对碱性染料亲和力强，着色的物质称为嗜碱性物质；对酸性染料亲和力强，着色的物质称为嗜酸性

物质;对碱性染料和酸性染料的亲和力都不强的物质,称为中性物质。如果要显示细胞质内的某些特殊结构成分,可选用各种特殊染色法。

六、学习正常人体形态结构的观点和方法

人体结构复杂,解剖学名词繁多,一方面学习和记忆需要付出很大的努力,但同时必须树立正确的观点,掌握必要的方法,才能正确理解人体形态结构及其演变规律。

(一) 进化发展的观点

人类是亿万年来由低等动物进化而来的,人体的许多形态结构至今仍保留着与动物,尤其是与哺乳类动物类似的特征。但在进化发展的漫长过程中,人类形成了与其功能相适应的、不同于其他动物的形态结构特征。例如,人脑成为思维活动的器官,人的双手已成为劳动器官。人类的形态结构形成后,仍然在不断发展和变化,人体的细胞、组织和器官一直处于新陈代谢、分化和发育的动态变化之中。不同的自然因素、社会生活和劳动条件等,也影响着人体形态结构的发展和变化。因此,学习人体结构时只有树立进化发展的观点,才能正确、全面地理解人体器官的位置、形态和结构。

(二) 形态和功能相联系的观点

人体的形态结构与功能是密切相关的,一定的形态结构表现一定的功能,而功能的改变也可影响形态结构的发展和变化。例如,眼呈球形,能灵活运动,有利于扩大视野;耳郭的形态有利于收集声波。人类由于直立行走和劳动,上、下肢有了分工,其形态结构也发生了相应的变化:上肢的形态结构与劳动功能相适应;下肢的形态结构则与直立行走功能相适应。所以,生物体的形态结构与其功能是相互依赖、相互影响的。因此,用形态和功能相互联系的观点来学习正常人体形态结构,不仅有助于本门课程的学习,也为人体功能学等后续课程的学习奠定必要的基础。

(三) 局部和整体相统一的观点

人体各部之间,局部与整体之间,在神经体液的调节之下相互影响,彼此协调,形成一个有机的统一整体;各个局部或任何一个器官是整体不可分割的一部分,不能离开整体而独立存在。我们学习正常人体结构虽从个别器官、系统或局部入手,但必须注意各局部、各系统相互间的联系,明确各局部、各系统在整体中的作用,注意从整体的观点来理解局部,由局部更深入地理解整体。学习过程中,建立从器官到系统,从局部到整体的概念,树立局部和整体统一的观点,对于系统理解和掌握人体的形态结构是非常重要的。

(四) 理论和实际相结合的观点

正常人体形态结构是一门形态科学,名词多、描述多是其特点。在学习过程中必须依据课程目标,做到理论联系实际,将学习理论和阅读图表相结合,学习理论与观察实物相结合,学习理论与临床应用相结合,做到学习与动手相结合。因此,必须十分重视实验课,要充分观察标本、组织切片、模型、图表,要利用电化教具和活体对照等实践手段,以加深印象、增进理解及巩固记忆。只有这样,才能更好地理解和认识人体的形态结构,学好正常人体形态结构这门课程。

思考题

1. 解剖学姿势与立正姿势有何不同?有什么实际意义?
2. 人体三个轴和三种面是否真实存在?思考轴和面的关系。
3. 将人体分为左、右相等两部分的面是(　　)。

A. 矢状面　B. 正中矢状面　C. 冠状面　D. 水平面　E. 纵切面

4. 为什么要学习正常人体形态结构?你准备以什么样的态度和方法来学习本门课程?

(范　真)

第一篇

组织学基础

细胞是一切生物体的基本结构与功能单位，人体也不例外。细胞形态各异，种类繁多，但具有共同的结构和功能特点。细胞与其周围的细胞间质连接在一起构成了组织，不同部位的组织具有各自的形态、功能特征，但按照其细胞和细胞间质的特点大体可归为四大类，称其为基本组织。认识正常人体的形态结构要从细胞与基本组织开始。

第一章　细　　胞

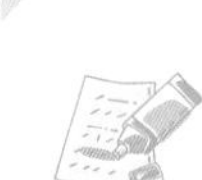

学习目标

1. 掌握细胞的形态、结构和功能；细胞周期的概念。
2. 熟悉重要细胞器的形态及结构；细胞分裂间期和分裂期各时期的特点。
3. 了解染色体的形态、结构和功能。
4. 能准确说出细胞的形态、结构，解释细胞周期的概念。

细胞是人体形态结构、生理功能和生长发育的基本单位。人体有数百种大小、形态、功能各异的细胞，根据细胞大小、形态、所在组织、分化阶段、染色特点、结构及功能进行分类和命名，如肌细胞、肝细胞、杯状细胞、神经细胞等(图 1-1)。虽然他们的形态功能各异，但都有一个共同特点，即光镜下细胞的结构均由细胞膜、细胞质与细胞核三部分组成，电镜下还可以看到细胞质中具有一些形态特异、执行特定功能的“小器官”——细胞器(图 1-2)。

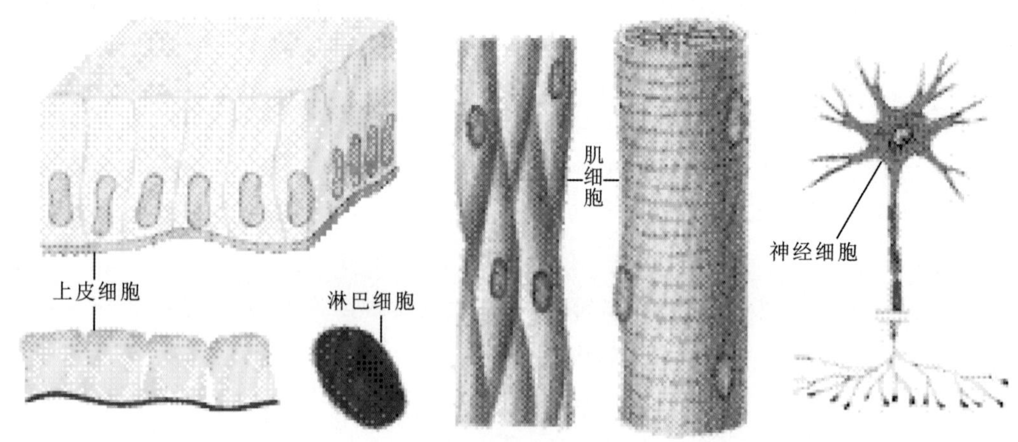

图 1-1　细胞形态模式图

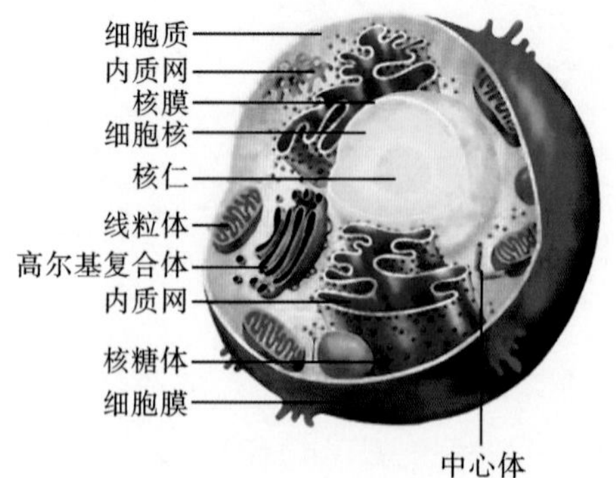

图 1-2　细胞超微结构模式图

第一节 细胞的形态结构和功能

一、细胞膜

细胞膜又称质膜，是包裹于细胞表面，将细胞与外界环境相分隔的屏障结构，细胞内也有丰富的膜性结构，如细胞器膜与核膜，常把细胞膜与细胞内膜统称为生物膜，又称为单位膜。下面以细胞膜为例讲述其结构与功能。

（一）细胞膜的结构

细胞膜厚度为7.5～10 nm，在高倍电镜下呈现为平行的三层结构，即电子密度高的内、外两层与电子密度低的中间夹层。细胞膜的化学组成主要是蛋白质和脂类。此外，还含有糖类、水、无机盐和金属离子。根据目前公认的生物膜液态镶嵌模型，脂类常排列成双分子层，蛋白质通过非共价键与其结合，构成细胞膜的主体；糖类通过共价键与细胞膜的某些脂类或蛋白质结合组成糖脂或糖蛋白（图1-3）。

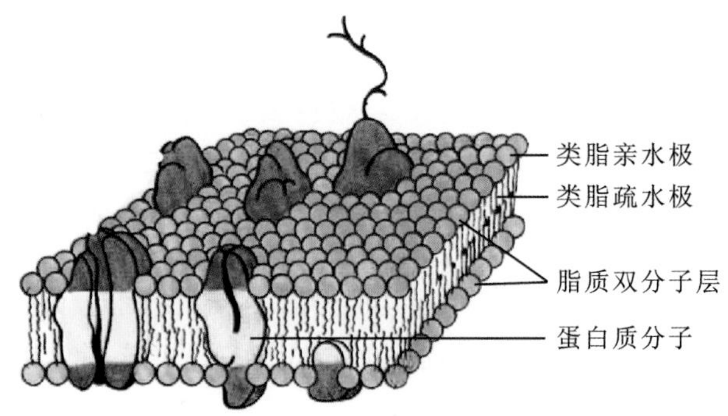

图1-3 细胞膜分子结构模式图

难点：细胞膜脂质双分子层的结构。

1. 脂质双分子层 膜脂以磷脂为主，还含有胆固醇和糖脂。分子头部为亲水极，另一端是疏水极的尾部。在细胞内外的水溶液状态下，能自动形成双分子层结构，使疏水的尾部埋藏在里面，即膜的中央，构成电子透明层；亲水的头部露在外面，朝向膜的内外表面，构成电子致密层（图1-4）。脂质双分子层具有流动性，主要与细胞对物质选择性吸收有关。

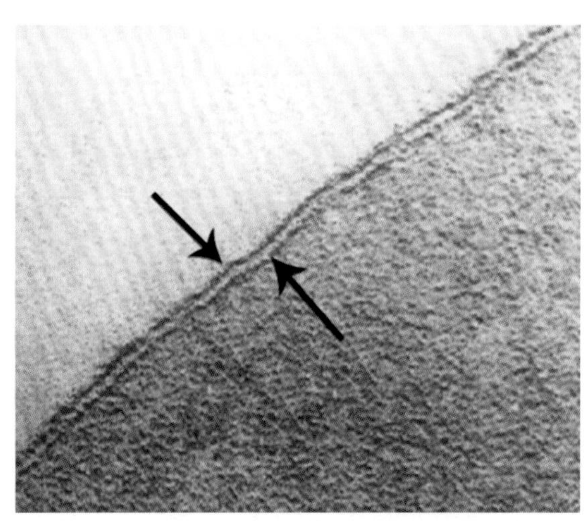

图1-4 细胞膜电镜图（箭头间为细胞膜，清晰的脂质双分子层）

2. 膜蛋白 膜蛋白为球形蛋白质，是细胞膜执行各种功能的物质基础，可构成膜受体、载体、酶和抗原等。膜蛋白分为外周蛋白和跨膜蛋白两类。跨膜蛋白表面有兼具亲水性和疏水性的氨

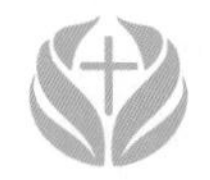

基酸基团,前者与类脂的亲水极相结合,暴露于细胞膜的内、外表面。外周蛋白表面仅有亲水性氨基酸基团,附着在细胞膜内、外表面。膜蛋白可在细胞膜中侧向移动,执行其多样化功能。

3. 糖类 糖类主要为多糖,多糖以共价键与膜蛋白或类脂结合为糖蛋白或者糖脂,其糖链常在细胞膜外表面突出,构成糖衣,即细胞衣。糖衣不但是细胞膜的保护层,还与细胞黏附、细胞识别及物质交换等有密切关系。

(二)细胞膜的主要功能

重点:细胞膜的结构;细胞膜的功能。

细胞膜能维持细胞的完整性并使细胞保持一定的形态,将细胞内容物和细胞周围的环境分隔开,使细胞内部保持在一个相对稳定的环境中。细胞要进行正常的生命活动,需要通过细胞膜选择性地从周围环境中获得氧气、营养物质,排出代谢产物,即通过细胞膜进行物质交换。细胞膜的主要功能如下:

1. 物质跨膜运输

(1) 被动运输:跨膜运输的物质顺浓度梯度转运,这一过程不消耗能量,有简单扩散、易化扩散两种方式。

(2) 主动运输:跨膜运输的物质从低浓度侧向高浓度侧进行运输,需要消耗能量。

(3) 膜动运输:大分子与颗粒物质的跨膜运输必须借助细胞膜本身的包被作用来完成,主要有入胞和出胞两种方式。

2. 信息传递 细胞膜上有各种受体蛋白,能感受细胞内、外环境中各种化学信息,并将信息传入细胞内,调节细胞产生相应的生物学效应,以适应内、外环境的变化。

因此,细胞膜既是细胞和环境之间的屏障,也是内、外环境之间进行物质交换、信息传递的部位。

二、细胞质

细胞质又称胞浆,是存在于细胞膜和细胞核之间的细胞组成部分,由细胞器、包含物和细胞基质组成。

(一)细胞器

细胞器是细胞质内具有一定形态结构和某种特殊功能的有形成分,如核糖体、内质网、线粒体、高尔基复合体、溶酶体等,细胞的主要功能多由细胞器完成。各种细胞器之间、细胞器与细胞基质之间,以及细胞核、细胞质与细胞膜之间,它们的结构和功能互相联系和制约。

重点:细胞质的结构;细胞质内各种细胞器和包含物的功能。

难点:细胞质内各种细胞器和包含物的功能。

1. 核糖体 核糖体又名核蛋白体,是细胞内最小的细胞器,由核糖体RNA(rRNA)和蛋白质组成,为球形小体(图 1-5)。核糖体能将 mRNA 所含的核苷酸密码翻译为氨基酸序列,即肽链,肽链可进一步聚合形成蛋白质。核糖体有两种存在形式:细胞基质中的游离核糖体,合成细胞自身的结构蛋白和细胞结构更新所需的酶等,如细胞骨架蛋白、细胞基质中的酶类等,供细胞代谢、增殖和生长需要;位于内质网膜表面的附着核糖体,除合成结构蛋白外,主要合成分泌蛋白,如抗

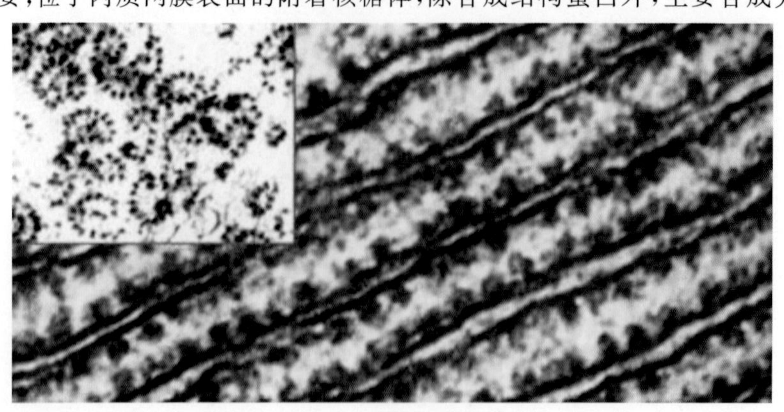

图 1-5 核糖体电镜图

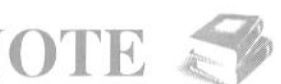

体。核糖体含丰富的细胞，光镜下细胞质呈嗜碱性。

2. 内质网 内质网是扁平囊状或管泡状膜性结构，其分支互相吻合成为网，根据其表面核糖体附着情况将其分为粗面内质网和滑面内质网（图 1-6，图 1-7）。

（1）粗面内质网：扁平囊密集呈板层状，表面附着有大量的核糖体。在合成分泌蛋白功能旺盛的细胞（如浆细胞、腺细胞）中特别发达，主要功能是合成分泌蛋白（如免疫球蛋白、消化酶等），也可合成结构蛋白（如跨膜蛋白、溶酶体酶等）。

（2）滑面内质网：多呈分支的小管或小泡状，表面无核糖体附着。富含滑面内质网的细胞种类很少，且因细胞内具有不同的酶而使细胞的功能差异很大，主要是参与脂质代谢、合成类固醇激素、代谢药物及解毒等。

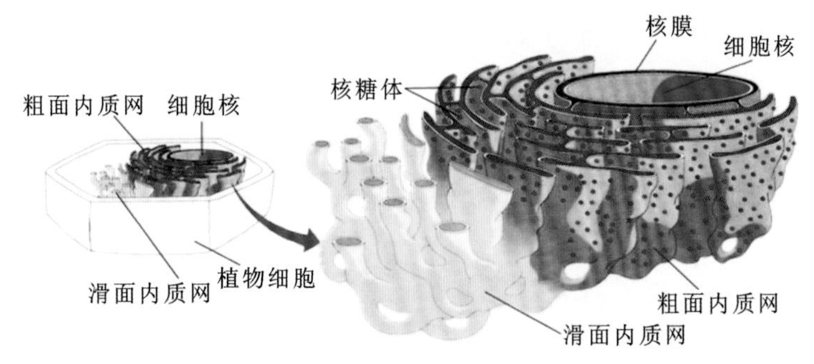

图 1-6 内质网模式图

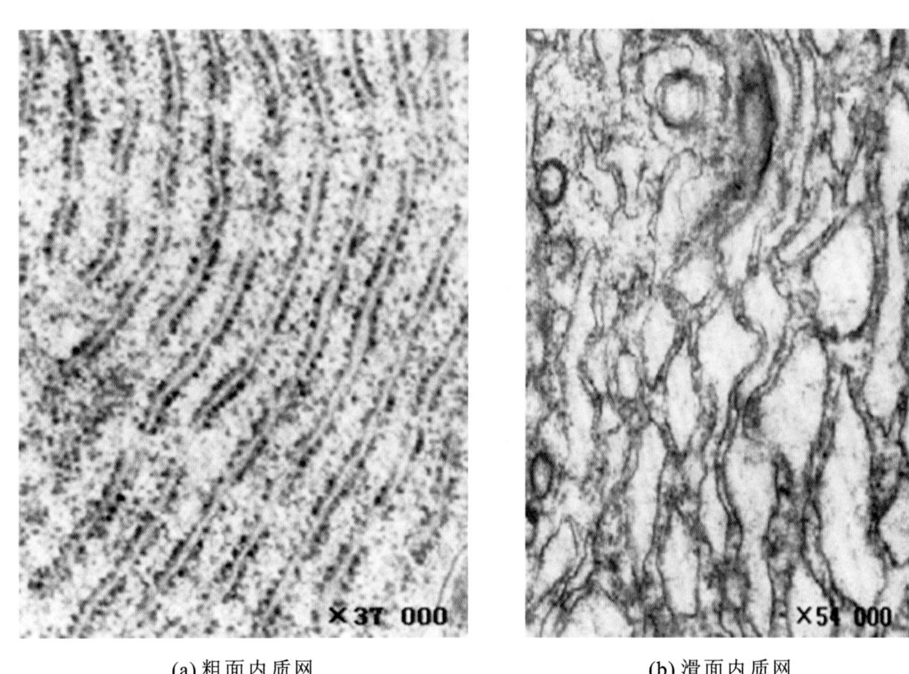

图 1-7 内质网电镜图

3. 高尔基复合体 高尔基复合体是由扁平囊、小泡和大泡构成的单层膜性细胞器。扁平囊有 5～10 个，互相通连、平行紧密排列，构成高尔基复合体的主体，具有极性。凸起的一面称为生成面，凹陷的一面称为成熟面（图 1-8，图 1-9）。生成面附近有数量较多、来自粗面内质网的小泡，可将粗面内质网合成的蛋白质转运至扁平囊，故小泡又称运输小泡。大泡位于成熟面，由扁平囊周围膨大的部分脱落形成，是高尔基复合体的生成产物，包括溶酶体、分泌泡等。

高尔基复合体对来自粗面内质网的蛋白质进行浓缩、加工、修饰，是细胞内蛋白质运输、加工、分泌的中转站；粗面内质网合成的分泌蛋白以出胞方式通过高尔基复合体排出细胞。

4. 溶酶体 溶酶体是由一层单位膜包裹的囊状结构，内含多种酸性水解酶，如酸性磷酸酶、

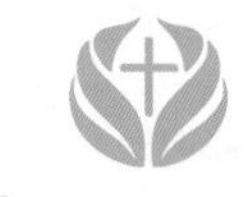

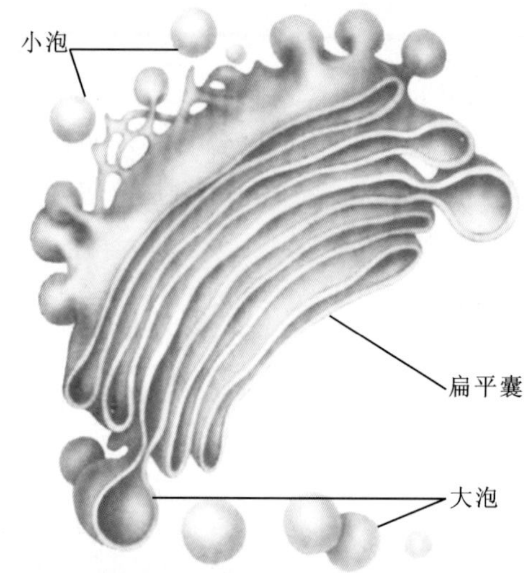

图 1-8 高尔基复合体模式图

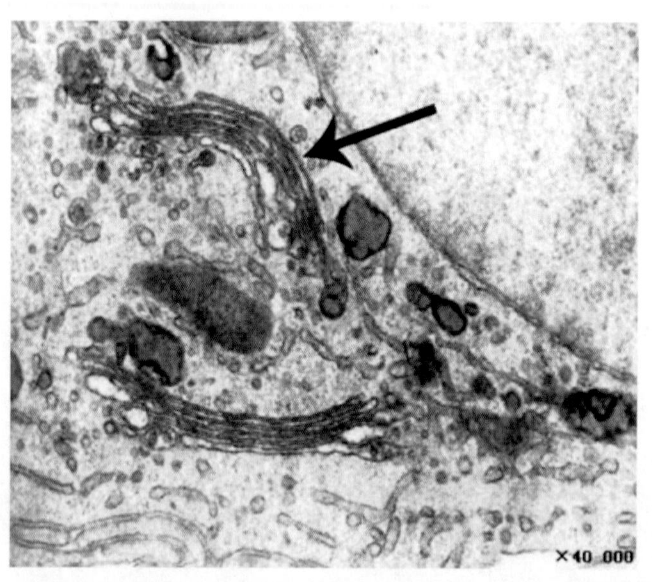

图 1-9 高尔基复合体电镜图(箭头所示为高尔基复合体)

组织蛋白酶、胶原蛋白酶、核糖核酸酶、葡萄糖苷酶和脂酶等，是高尔基复合体扁平囊成熟面出芽形成的一些特殊的大泡，具有很强的分解消化能力，被誉为细胞内的“消化系统”(图 1-10)。电镜下，根据溶酶体内是否含有被消化的底物分为初级溶酶体和次级溶酶体。初级溶酶体是刚从高尔基复合体扁平囊形成的溶酶体，其内没有被消化的底物；次级溶酶体是由初级溶酶体和来自细胞内、外的底物融合而成，初级溶酶体与自噬体融合即为自噬溶酶体，与异噬体融合即为异噬溶酶体。初级溶酶体对底物消化分解时，常有部分残余物不能被彻底分解，这时的溶酶体称为残余体，常见的残余体有脂褐素颗粒和髓样结构。

溶酶体的主要功能是当机体处于缺氧、中毒、创伤等应激情况下，大量破裂，水解酶扩散到细胞质内，导致整个细胞被消化、自溶。研究表明肿瘤、类风湿疾病、休克、发热、病毒性肝炎和矽肺等多种疾病的发病机制均与溶酶体有一定的关系。溶酶体能清除细胞内的外源性异物及内源性残余物，以保护细胞的正常结构和功能。

5. 线粒体 光镜下，线粒体呈线状或颗粒状，电镜下常为长椭圆形，由内、外双层膜围成封闭囊，外膜光滑，内膜向内折叠形成板层状或管泡状的线粒体嵴(简称嵴)，嵴之间充满线粒体基质，其内含有基质颗粒、脂类、蛋白质、DNA 和多种酶系(图 1-11，图 1-12)。线粒体的主要功能是通过氧化磷酸化合成三磷酸腺苷(ATP)，为细胞进行各种生命活动提供能量。细胞所需的能量

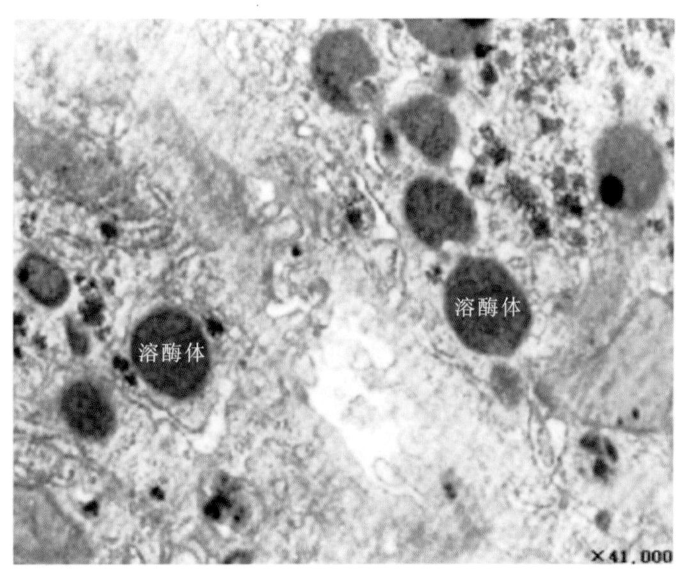

图 1-10　溶酶体电镜图

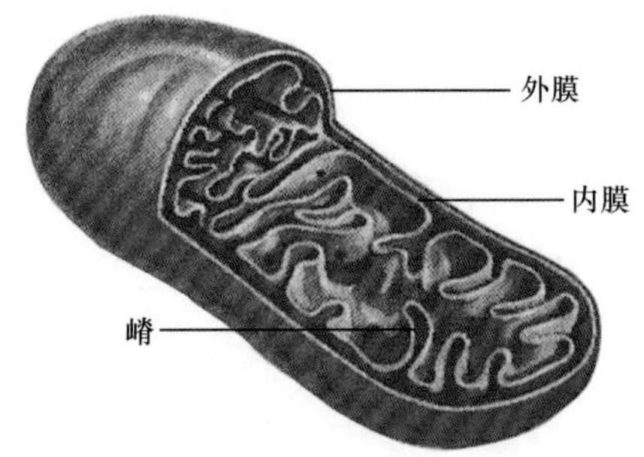

图 1-11　线粒体模式图

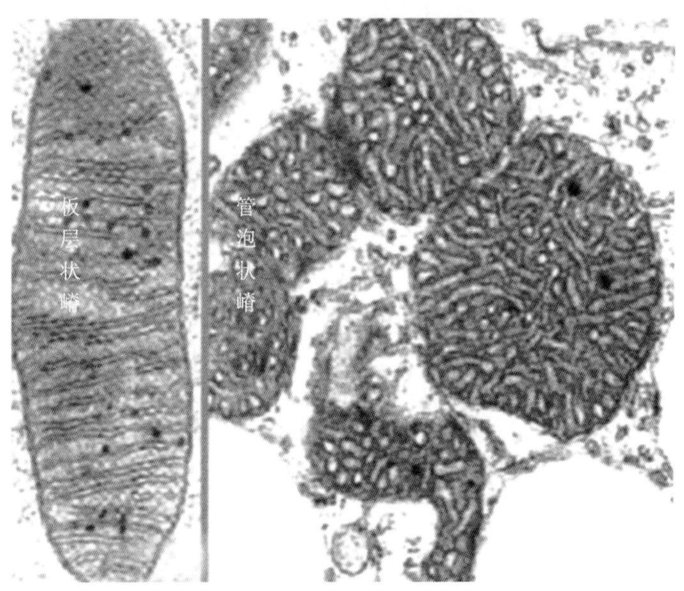

图 1-12　线粒体电镜图

95%来自线粒体，所以说线粒体是细胞的“能源中心”。

6. 微体　微体又称过氧化物酶体，普遍存在于各种细胞中，是由单层膜围成的卵圆形或圆形的膜被小体。微体内含过氧化物酶、过氧化氢酶和氧化酶等多种酶类。不同细胞含有不同的酶，但过氧化氢酶存在于所有细胞的微体中，过氧化氢酶能破坏对细胞有害的过氧化氢而防止细胞

氧中毒。

7. 中心体 多位于细胞核周围,电镜下由一对互相垂直成"L"形的中心粒构成。中心粒呈中空短圆筒状,由9组三联纵形微管构成中心粒壁。相邻微管间斜向排列,形状如风车旋翼(图1-13)。中心粒与细胞分裂有关,参与染色单体的分离;中心粒也参与纤毛和鞭毛的形成。

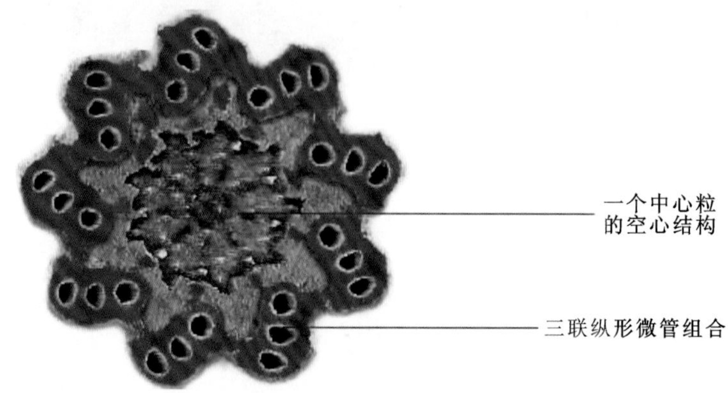

图 1-13 中心粒模式图

8. 细胞骨架 细胞的特定形状和细胞的运动等均有赖于细胞质内蛋白质丝组成的网状结构——细胞骨架。细胞骨架是由微管、微丝和中间丝组成(图1-14)。

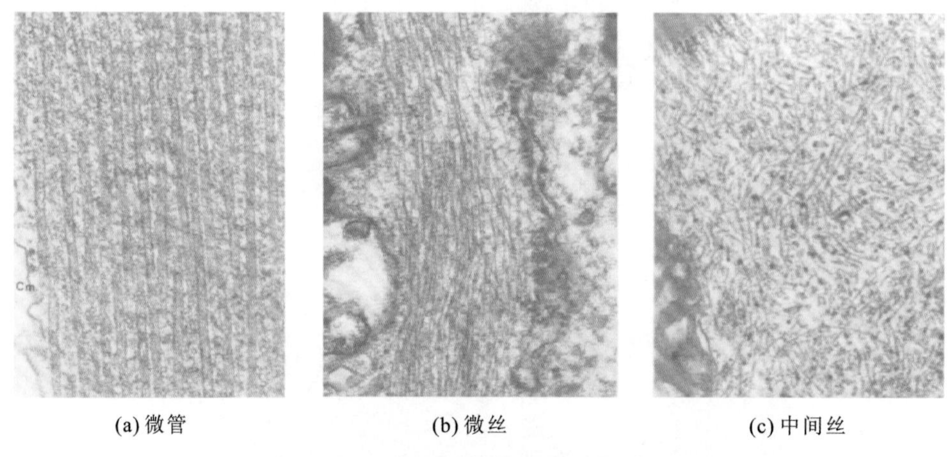

(a) 微管　　(b) 微丝　　(c) 中间丝

图 1-14 微管、微丝和中间丝的电镜图

(1) 微管:细而长的中空圆筒状结构,由9根微管蛋白平行排列组成。微管有单微管、二联微管和三联微管。细胞中绝大部分微管为单微管,是构成细胞骨架的主要成分,可因低温、秋水仙素作用而解聚为微管蛋白,故属于不稳定微管。二联微管主要位于纤毛与精子鞭毛中。三联微管参与构成中心体和基体,它与二联微管均为稳定微管。微管除作为细胞质骨架维持细胞的正常形态外,还参与细胞运动、细胞分裂、细胞内物质运输等。

(2) 微丝:一种实心的细丝状结构,由肌动蛋白和肌球蛋白构成。在细胞中,微丝参与肌原纤维和微绒毛的形成。微丝还参与肌细胞的收缩、巨噬细胞的吞噬、细胞伪足的伸缩、微绒毛的伸缩、细胞质的分裂及胞吞、胞吐过程。

(3) 中间丝:又称中等纤维,是介于微管与微丝之间的实心细丝状结构,因而得名。中间丝在不同的细胞中类型也有不同,由不同蛋白质构成。成体中绝大部分细胞只含有一种中间丝,故而具有组织特异性,较稳定。临床病理常利用此特性来鉴别肿瘤组织的来源。中间丝在细胞内与微管和微丝一起构成一个完整的网状骨架,共同维持细胞质的稳定;中间丝还与细胞连接、细胞内物质运输、细胞分化等功能有关。

(二) 包含物

包含物为存在于细胞质中的非细胞器结构,是具有一定形态的各种代谢物质的总称。有的

是储存能源的物质，如糖原、脂滴；有的是细胞产物，如分泌颗粒、色素颗粒，残余体也是包含物（图 1-15）。

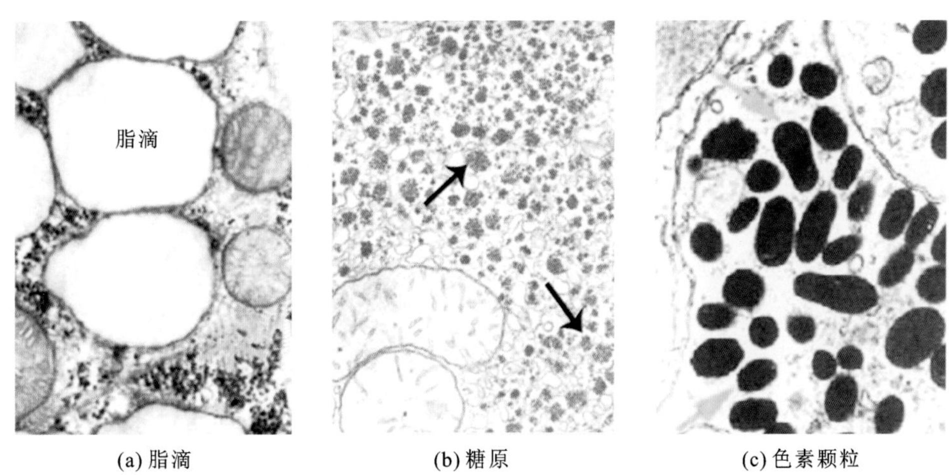

(a) 脂滴　(b) 糖原　(c) 色素颗粒

图 1-15　脂滴、糖原和色素颗粒的电镜图

1. 糖原　糖原是细胞内糖的储存形式，为大小不等的颗粒，PAS 反应呈紫红色，多见于肝细胞。

2. 脂滴　脂滴是细胞内脂类的储存形式，内含甘油三酯、脂肪酸、胆固醇等。脂滴在脂肪细胞中最多，一个脂滴即占据细胞的绝大部分空间；其次存在于分泌类固醇激素的细胞中，呈多个小球状。在 HE 染色中，脂滴被二甲苯、酒精溶解而遗留大小不等的空泡。电镜下，脂滴无膜包裹，多呈低或中等电子密度。

3. 分泌颗粒　常见于各种腺细胞，内含酶、激素等生物活性物质。分泌颗粒的形态、大小及在细胞内的分布位置因细胞种类而异，但都有质膜包裹。

（三）细胞基质

细胞基质充填于细胞器和包含物之间。细胞基质是均质半透明的胶体，由水、无机离子、脂类、糖类、氨基酸、核苷酸及其衍生物以及大分子多糖、蛋白质、脂蛋白等共同组成。其主要功能：为细胞器维持其正常结构提供了离子环境，为细胞器完成其功能活动供给底物，同时也是进行生化活动的场所。

三、细胞核

正常人体除成熟红细胞没有细胞核外，其余所有种类的人体细胞都具有细胞核，所有的细胞核在 HE 染色中因为内有 DNA 和 RNA 而具有强嗜碱性呈蓝紫色，故细胞核是细胞内最醒目的结构。由于细胞核内含有 DNA 和 RNA 等遗传物质，因此，随着 DNA 的复制和转录，细胞核控制着细胞的增殖、分化和代谢等生理活动，细胞核是细胞的重要结构。多数细胞只有一个细胞核，少数细胞有两个或更多的细胞核。细胞核的形态在细胞周期各阶段有所不同，细胞间期的细胞核形状常与细胞形态相适应，如球形、立方形和多边形。不论细胞核的形态如何，都是由核被膜、染色质、核仁与核基质组成（图 1-16，图 1-17）。

（一）核被膜

核被膜又称核膜，包裹在细胞间期的细胞核表面，是细胞核和细胞质的界膜。核膜由内、外两层膜构成，两层膜间宽 10～15 nm，称为核周隙。核膜上有核孔，通连核内、外。外核膜表面附着有核糖体，与粗面内质网相连续；核周隙亦与粗面内质网腔相通，因此，核膜参与蛋白质合成。

核孔是直径 50～80 nm 的圆孔。内、外核膜在孔边缘处相连续，孔内有环，环周围有 16 个球形亚单位，孔的内、外缘各 8 个。孔中心有中心颗粒（又称孔栓），发出放射状细丝与球形亚单位相连，共同组成核孔复合体（图 1-18）。一般小分子物质直接穿过核膜，而 RNA 与蛋白质则经核

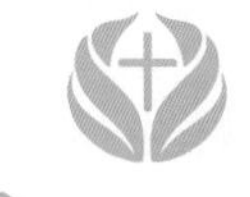

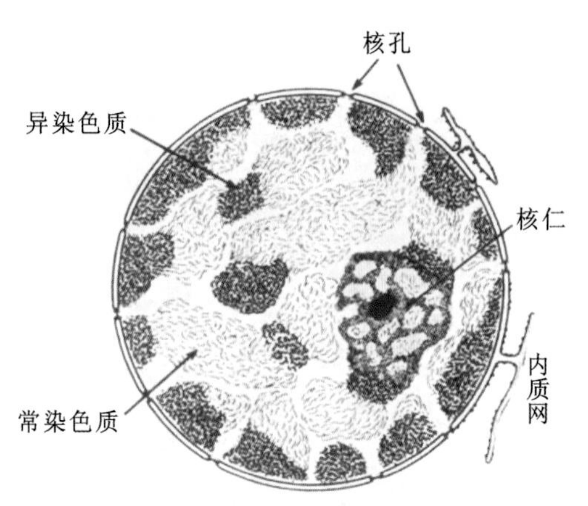

图 1-16　细胞核电镜模式图

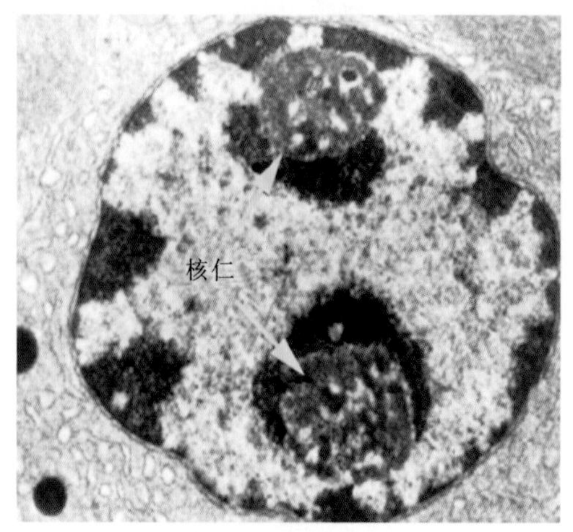

图 1-17　细胞核电镜图

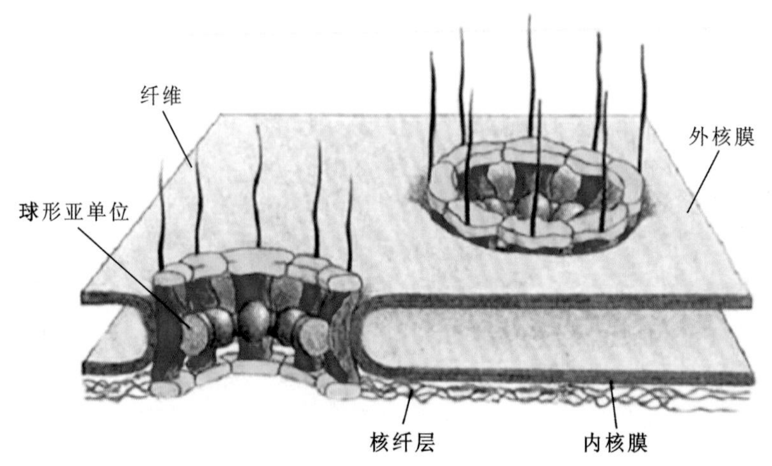

图 1-18　核孔模式图

孔出入细胞核。

（二）染色质

染色质是细胞间期的细胞核内由 DNA、组蛋白、非组蛋白及少量 RNA 组成的线性复合结构，是间期细胞内遗传物质的形态表现。HE 染色标本中，染色质为分布于细胞核内不均匀的嗜碱性物质。染色质中着色浅淡的部分，称为常染色质，是核内有功能活性的部分，主要合成 RNA；着色浓集的部分呈强嗜碱性，称异染色质，是核内功能静止的部分，没有 RNA 转录活性，核的染色状态代表着细胞核功能活跃程度。电镜下，染色质由颗粒与细丝组成，常染色质呈稀疏状，电子密度低；异染色质则极为浓密，电子密度高(图 1-19)。

染色体是细胞在有丝分裂或减数分裂过程中由染色质(主要是 DNA 分子)超螺旋聚缩而成的棒状结构。现已证明，染色质的基本结构为连串念珠状的染色质丝，是由 DNA 链状大分子双股螺旋形规则重复地盘绕，所以，本质上染色质和染色体是同一物质的不同功能阶段。核小体直径约 10 nm，呈扁圆球形，核心由各 2 个分子的 5 种组蛋白 (H_1、H_2A、H_2B、H_3、H_4)组成；DNA 盘绕核小体核心 1.75 周，含 140 个碱基对。DNA 链于相邻核小体间走行的部分称连接段，含 10～70 个碱基对，并有组蛋白 H_1附着。这种直径约 10 nm 的染色质丝在进行 RNA 转录的部位呈舒展状态，即表现为常染色质；而未执行功能的部位则螺旋化，形成直径约 30 nm 的染色质纤维，即异染色质 (图 1-19)。人体细胞核含有 46 条染色质丝，约 30 亿对碱基对组成的 DNA 大分子，总长约 1 m，DNA 分子只有高度螺旋化，才能容纳在微米级大小的细胞核内(图 1-20)。

人类染色体按一定顺序分组排列，就构成了人类的核型(或称染色体核型)，人类体细胞染色

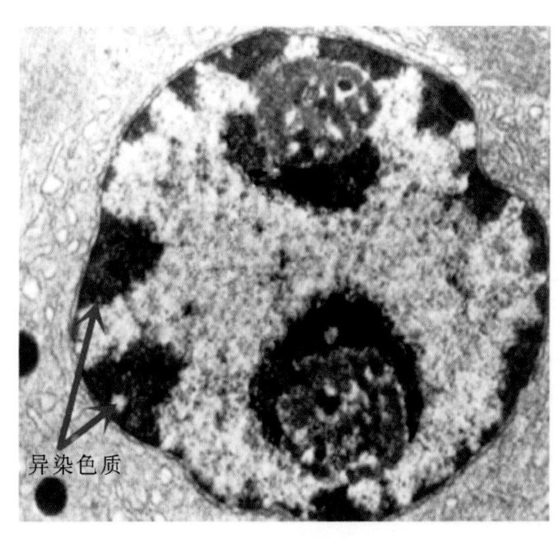

图 1-19 染色质电镜图

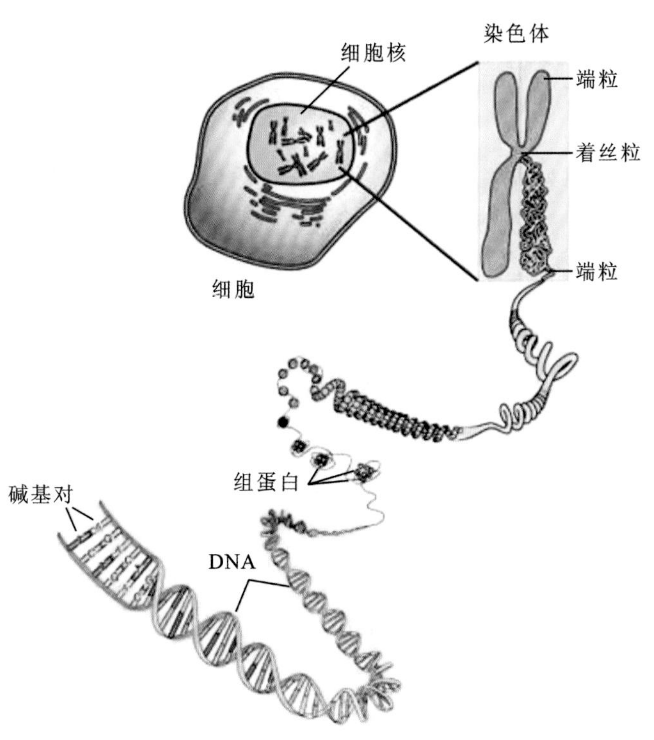

图 1-20 染色体模式图

体为二倍体，46 条，其中 44 条是常染色体，2 条是性染色体。男性体细胞核型是 46，XY；女性是 46，XX。在生殖细胞中，染色体为单倍体，23 条。男性为 23，X 或 23，Y；女性为 23，X。

染色质或染色体中的 DNA 是生物遗传的物质基础，是遗传信息复制和基因转录的模板。基因是指 DNA 分子上的某段碱基序列，经过复制可以遗传给子代，并能通过转录和翻译来指导细胞生命活动中所需的各种蛋白质的合成。

（三）核仁

核仁是核内的圆球形小体，核仁的数量、大小、位置随细胞的类型和功能状态而不同。在细胞有丝分裂时核仁先消失，后又重新形成。电镜下，核仁由细丝成分、颗粒成分与致密纤维成分三部分组成，核仁无膜包被，中心为细丝成分，周围被颗粒成分包绕，致密纤维成分是编码 rRNA 的 DNA 链的局部。核仁的主要化学成分是 RNA 和蛋白质。核仁是核糖体亚单位的装配和合成 rRNA 的部位。

重点：细胞核的结构；细胞核的功能。
难点：染色质与染色体的区别。

(四) 核基质

核基质是由核液与核骨架两部分组成,核液含水、离子、酶类等无形成分;核骨架是由多种蛋白质形成的三维纤维网架,并与核被膜的核纤层相连,对核的结构具有支持作用。

第二节 细胞增殖

细胞增殖是细胞生命活动中的一个重要部分,对于机体的生长发育以及生物种群的延续都具有十分重要的意义。例如,一个成年人约由 10^{14} 个细胞构成,而如此多的细胞均来源于同一个受精卵,一个受精卵通过大量的、连续不断的细胞分裂、增殖,以及细胞分化才形成数量巨大、种类众多的人体细胞。此外,人体平均每秒钟还要新生几十万个细胞,以补偿体内各种衰亡细胞的损失,维持机体细胞数量的相对平衡。

一、细胞增殖周期的概念

重点:细胞周期的概念。

一个细胞分裂成两个新细胞,数量变化而性质不变的过程称为细胞增殖,细胞从一次有丝分裂结束到下一次分裂完成所经历的过程称为细胞增殖周期,即细胞周期,这期间细胞遗传物质和其他内含物分配给子细胞。

细胞周期时相由间期和分裂期(M 期)组成,间期由 G_1 期、S 期、G_2 期组成(图 1-21)。细胞沿着 $G_1 \rightarrow S \rightarrow G_2 \rightarrow M \rightarrow G_1$ 周期性运转,在间期细胞体积增大(生长),在 M 期细胞先是核分裂,接着胞质分裂,完成一个细胞周期。不同细胞的细胞周期时间差异很大,S 期、G_2 期、M 期的时间变化较小,细胞周期时间长短差别主要在 G_1 期。

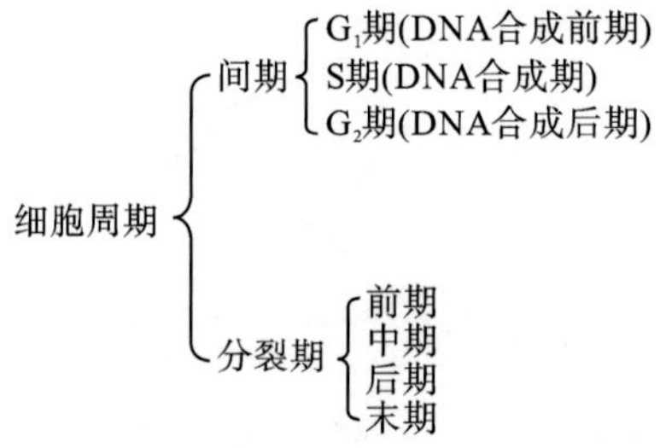

图 1-21 细胞增殖周期(有丝分裂方式)

从细胞增殖行为来看,细胞在 G_1 晚期开始分化为三类:①周期性细胞,即持续在细胞周期中运转的细胞;②G_0 期细胞(休眠细胞),即暂时脱离细胞周期不增殖,但在适当刺激下仍可恢复进入细胞周期的细胞;③终末分化细胞(特化细胞),即不可逆地脱离细胞周期,丧失分裂能力,但仍然保持正常生理机能的细胞。

二、细胞分裂间期各时期的特点

细胞分裂以后进入间期,没有明显的形态学变化,主要是合成和复制 DNA,为下次分裂做准备,间期可分为三个时期:

(一) G_1 期(DNA 合成前期)

G_1 期是从细胞分裂完成到 DNA 合成开始前的阶段,是 DNA 合成前的准备时期,也是细胞生长的主要阶段。G_1 早期由于细胞大量合成 RNA 和进行核糖体组装,导致结构蛋白和酶的形成,这些酶控制着形成新细胞成分的代谢活动。进入 G_1 后期,则主要合成 DNA 复制所需的前体物质和酶类,如脱氧核苷酸及胸苷激酶等。这一时期细胞体积增大,核仁增大。DNA 含量是 $2C$。

(二) S 期(DNA 合成期)

S 期是从 DNA 合成开始到 DNA 合成结束的全过程,一般是 6~8 h。S 期是 DNA 进行复制的阶段，使体细胞的 DNA 含量由 2C 增加到 4C。其主要特点是进行 DNA 复制及合成与 DNA 复制相关的酶和组蛋白，如胸苷激酶、胸苷酸合成酶、DNA 聚合酶等。

（三）G_2期（DNA 合成后期）

G_2期是从 DNA 合成结束到有丝分裂期开始之前的阶段，是细胞进入有丝分裂前的准备时期。其主要特点是有丝分裂促进因子的活化和微管蛋白等有丝分裂器组分的合成，为进入 M 期做准备。人体细胞的 G_2期一般要经历 2～5 h。

三、细胞分裂期各时期的特点

重点：细胞分裂期各时期的特点。
难点：细胞分裂期各时期的特点。

分裂期简称 M 期，细胞的分裂方式分为有丝分裂和无丝分裂两种，有丝分裂是人体细胞分裂的主要形式。因为分裂期染色体出现了明显的形态特征，据此又分为前期、中期、后期和末期四个阶段（图 1-22）。

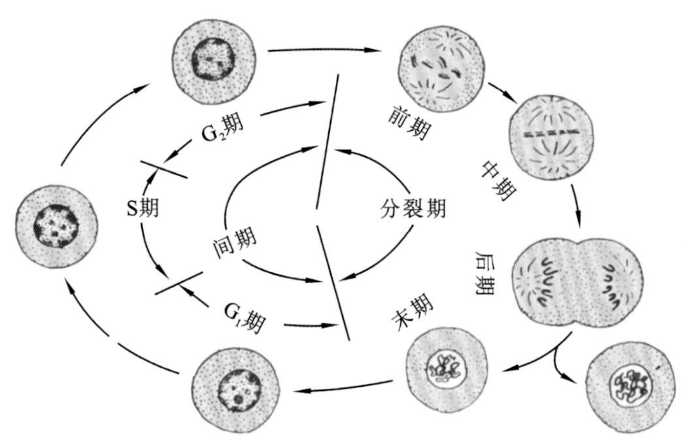

图 1-22 细胞周期示意图

1. 前期 染色质丝高度螺旋化，逐渐形成染色体。两个中心体移向细胞两极，形成纺锤体。核仁与核被膜逐渐消失。

2. 中期 细胞变为球形，核仁与核被膜已完全消失。染色体均移到细胞的赤道板，从纺锤体两极发出的微管附着于每一个染色体的着丝点上。

3. 后期 由于纺锤体微管的活动，着丝点纵裂，每一染色体的两个染色单体分开，并向相反方向移动，接近各自的中心体，染色单体分为两组。同时，细胞被拉长，在赤道板部位的细胞膜缩窄，细胞呈哑铃形。

4. 末期 染色单体逐渐解螺旋，重新出现染色质丝与核仁；内质网组合为核被膜；细胞赤道板部位缩窄加深，最后分裂为两个二倍体的子细胞。

无丝分裂又称直接分裂，分裂方式简单，人类主要发生于肝细胞、肾小管上皮细胞、肾上腺皮质细胞等高度分化的细胞。分裂时细胞伸长、细胞核也拉长，中央凹陷，细胞核与细胞质均一分为二形成两个子细胞；若细胞质未分开，则形成双核。

减数分裂是一种特殊的有丝分裂，本书第九章、第十章将进行详细描述。

细胞质分裂期的主要表现：两个子细胞核形成后，细胞膜从中部凹陷，继而细胞质分割成两部分，形成两个子细胞。新形成的两个子细胞进入新的细胞周期。

整个细胞周期是一个动态过程，各时期相互联系又不可分割。如果细胞周期的某一时期受到各种因素的干扰时，细胞增殖必然发生障碍。肿瘤细胞的增殖周期也是分为 G_1期、S 期、G_2期和 M 期四个时期，那么使用放射线来破坏肿瘤细胞 DNA 的结构和合成，使肿瘤细胞不能顺利完成自身细胞的增殖，从而达到治疗疾病的目的。

思考题

1. 内质网的种类、电镜下的结构特点和主要功能。
2. 如何理解细胞膜的“液态镶嵌模型”。
3. 细胞周期的概念及各个时期的特点。

(徐　瑲)

第二章　基本组织

学习目标

1. 掌握基本组织的类型；被覆上皮的种类及分布；疏松结缔组织的主要细胞、纤维及其功能；血浆的概念；血细胞的种类、形态、结构；骨骼肌、心肌、平滑肌光镜下的形态结构；神经组织的组成；神经元的形态结构和分类；化学突触的结构。

2. 熟悉上皮组织、结缔组织的结构特点和分类；肌组织的分类、分布；腺上皮和腺的概念；血细胞的分类及主要功能；骨骼肌电镜下的结构；神经纤维的分类和结构特点；神经胶质细胞的分类、分布及其功能。

3. 了解腺的分类、外分泌腺的结构；上皮细胞的特殊结构与功能；致密结缔组织、脂肪组织、网状组织的组成和分布；血细胞发生；软骨组织的结构和软骨的分类；骨组织的一般结构；心肌电镜下的结构特点；神经末梢的分类、分布及其功能。

4. 能够在显微镜下辨识上皮组织、结缔组织、肌组织和神经组织的结构。

案例引入

患者，女，26岁，5个月前不全流产，以后月经不正常，20～25日为一个周期，每次持续10日左右，月经量多。近1个月头晕、乏力、食欲下降伴稀便。体格检查：慢性病容，睑结膜苍白，皮肤干燥、无光泽，心率98次/分。实验室检查：血红细胞大小不一，中心淡染区扩大，红细胞2.8×10^{12}/L，血红蛋白75 g/L，白细胞和血小板正常。请分析：

(1) 患者最可能的诊断是什么？

(2) 患者下一步该做哪些检查？

(3) 患者为什么出现头晕？

人体的结构和功能的基本单位是细胞。形态相似、功能相近的细胞与细胞间质共同构成了具有一定形态结构和生理功能的细胞群体，这种细胞群体称为组织。构成人体器官的基本组织可分为四类，即上皮组织、结缔组织、肌组织和神经组织，是构成人体的基本成分。

第一节　上皮组织

上皮组织是由许多排列紧密、形态较规则的上皮细胞及少量细胞间质共同组成。

根据功能和分布的不同，上皮组织可分为被覆上皮、腺上皮和特殊上皮三大类。被覆上皮主要被覆于人体外表面或衬贴在体内各种管、腔及囊的内表面。腺上皮以分泌功能为主，构成人体各种腺。特殊上皮有特殊的功能，如感觉上皮、生精上皮。

上皮组织具有极性，即上皮细胞的两端在结构和功能上具有明显的差别。上皮细胞朝向体表或体腔的一侧为游离面，细胞的游离面分化出一些特殊的结构与其功能相适应。游离面的对侧为基底面，细胞的基底面常借助于基膜与结缔组织相连。上皮组织内没有血管，其营养依靠深部结缔组织血管中营养物质的渗透来提供。上皮组织含有丰富的神经末梢。

上皮组织有保护、吸收、分泌、排泄等功能。人体不同部位的不同上皮其功能各有差异，如分布在体表的上皮以保护功能为主，而消化管腔面的上皮除有保护作用外，还有吸收和分泌的作用。

一、被覆上皮

重点：被覆上皮的种类及分布。

根据细胞的排列层数，被覆上皮可分为单层上皮和复层上皮。单层上皮又分为单层扁平上皮、单层立方上皮、单层柱状上皮和假复层纤毛柱状上皮；复层上皮分为复层扁平上皮、复层柱状上皮和变移上皮。

(一) 单层扁平上皮

单层扁平上皮很薄，由一层扁平形细胞构成(图 2-1)。从表面观看，细胞呈多边形，细胞边缘呈锯齿状互相嵌合，细胞核呈圆形位于细胞中央；从侧面观看，细胞核呈扁椭圆形，居中，细胞质很薄，仅含细胞核的部分略厚。

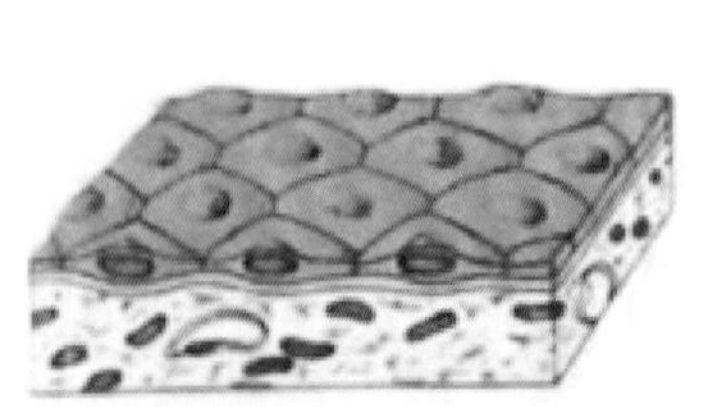

(a) 单层扁平上皮模式图

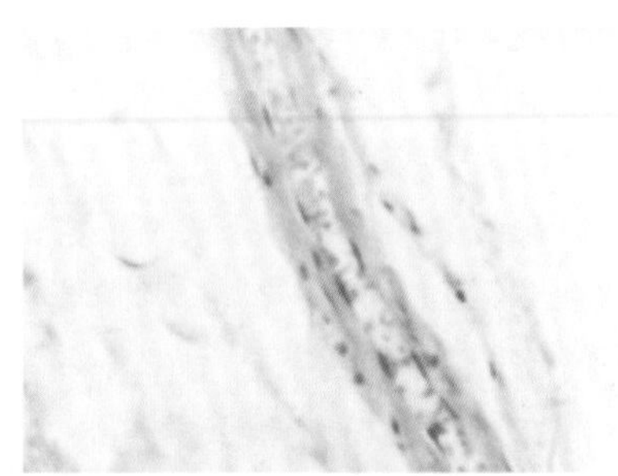

(b) 血管、淋巴管内皮

图 2-1　单层扁平上皮

单层扁平上皮分布较广，根据分布部位的不同又可分为内皮、间皮和其他。衬贴于心脏、血管、淋巴管腔面的单层扁平上皮称为内皮，薄而光滑，有利于血液、淋巴的流动和细胞内、外物质的交换；衬贴于胸膜、腹膜和心包膜表面的单层扁平上皮称间皮，湿润光滑，能减少器官间的摩擦，便于内脏活动；还有一些单层扁平上皮参与构成肺泡壁、肾小囊壁等，此上皮从功能上提供一个薄而光滑的表面，以利于物质交换和液体流动。

(二) 单层立方上皮

单层立方上皮由一层立方形细胞构成。从表面看，细胞呈多边形；从侧面看，细胞呈立方体。细胞核圆形，位于细胞中央(图 2-2)。单层立方上皮分布于肾小管和甲状腺滤泡等处，以吸收、分泌功能为主。

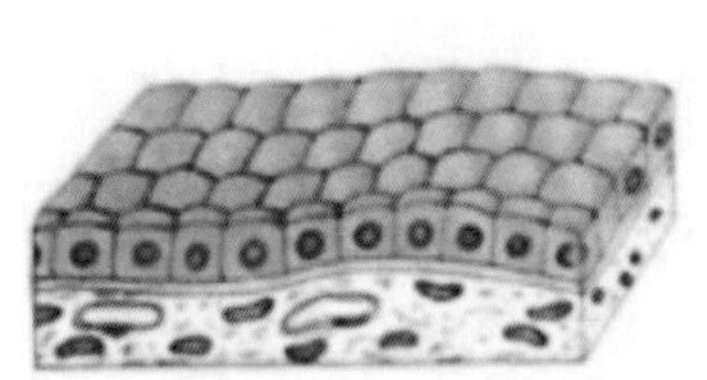

(a) 单层立方上皮模式图

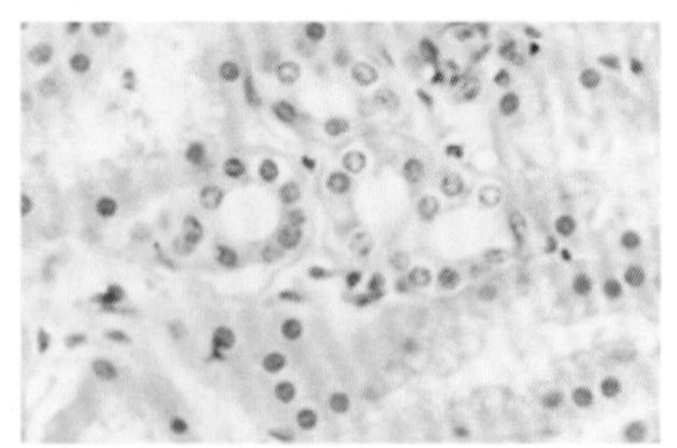

(b) 肾小管单层立方上皮

图 2-2　单层立方上皮

(三) 单层柱状上皮

单层柱状上皮由一层棱柱状细胞构成。从表面看，细胞呈多边形；从侧面看，细胞呈长柱状。细胞核椭圆形，靠近基底部(图 2-3)。单层柱状上皮主要分布在胃、肠、子宫的内表面，以吸收、分泌功能为主。

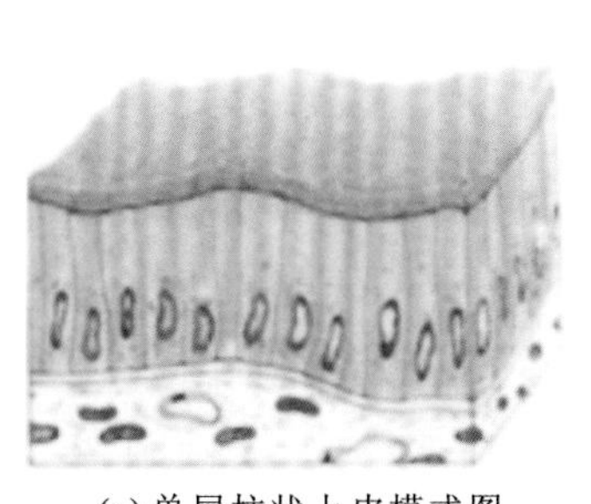

(a) 单层柱状上皮模式图

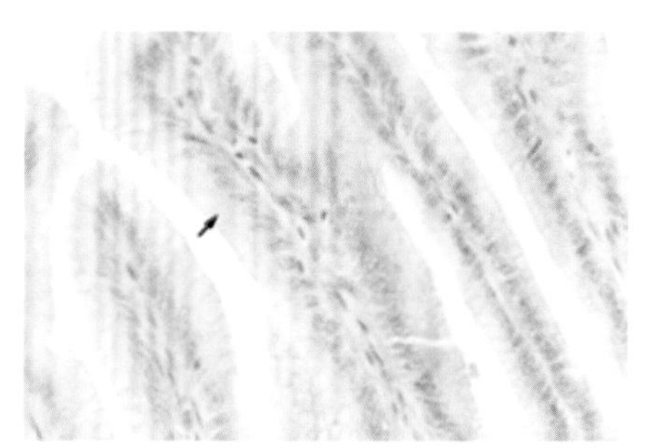

(b) 小肠单层柱状上皮

图 2-3 单层柱状上皮

分布在肠壁的单层柱状上皮细胞之间常夹有单个的杯状细胞。杯状细胞形似高脚酒杯，细胞顶部膨大，细胞质内充满黏原颗粒，细胞核位于基底部，常为较小的三角形或扁圆形，着色较深。杯状细胞是一种腺细胞，分泌黏液，有润滑和保护上皮的作用。位于子宫和输卵管等腔面的单层柱状上皮细胞的游离面上具有纤毛，称单层纤毛柱状上皮。

（四）假复层纤毛柱状上皮

假复层纤毛柱状上皮由高低不等的柱状细胞、梭形细胞、锥体状细胞和杯状细胞组成。这些细胞的基底部都位于同一基膜上(图 2-4)。由于细胞高低不等，细胞核的位置不在同一平面上，从侧面看很像复层上皮，其实是单层上皮。其中柱状细胞游离面有纤毛，能做节律性摆动，将黏液连同黏附的灰尘、细菌等推向咽部，起到清洁保护作用，故称假复层纤毛柱状上皮。这种上皮主要分布在呼吸道的腔面，有重要保护作用。

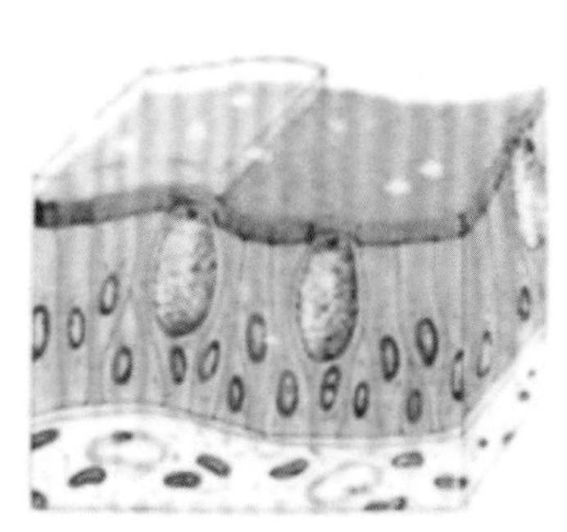

(a) 假复层纤毛柱状上皮模式图

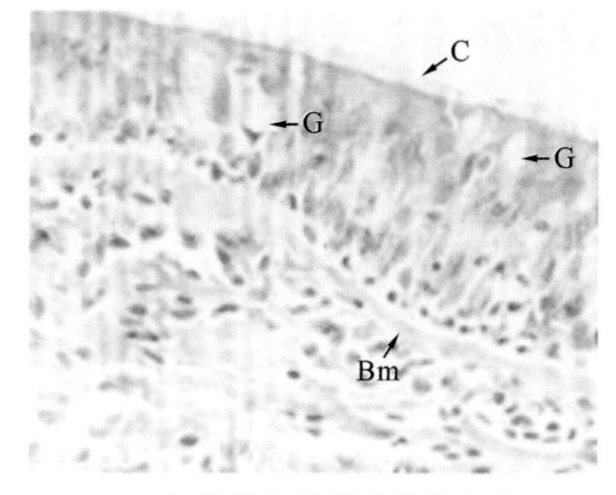

(b) 气管假复层纤毛柱状上皮

C—纤毛，G—杯状细胞，Bm—基膜

图 2-4 假复层纤毛柱状上皮

（五）复层扁平上皮

复层扁平上皮由多层细胞组成(图 2-5)。浅部为多层扁平细胞，中部是数层梭形和多边形细胞，基底部为一层矮柱状或立方形细胞。基底部细胞具有较强的分裂增殖能力，新生的细胞不断向上层推移，以补充衰老或损伤而脱落的浅表细胞。复层扁平上皮较厚，具有较强的保护作用。

分布于体表的复层扁平上皮，浅层细胞无细胞核，细胞质中充满角蛋白，形成角质层，这种上皮称角化的复层扁平上皮；衬贴于口腔、食管、肛管等处的复层扁平上皮，浅层细胞是有细胞核的活细胞，称未角化的复层扁平上皮。

（六）复层柱状上皮

复层柱状上皮见于睑结膜和男性尿道等处。

（七）变移上皮

变移上皮分布于肾盂、肾盏、输尿管及膀胱的腔面(图 2-6)。变移上皮细胞的形态和层数可

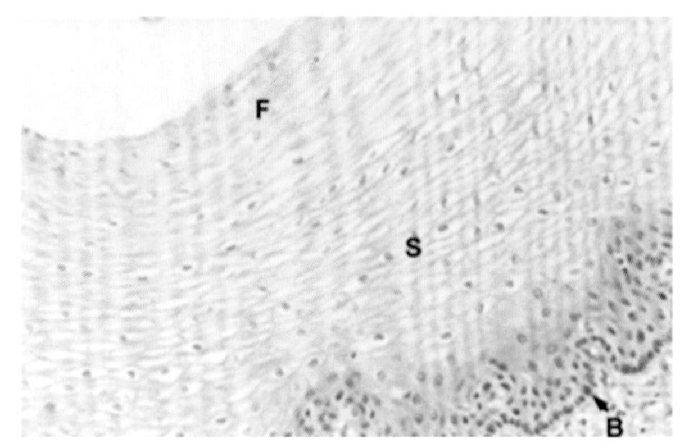

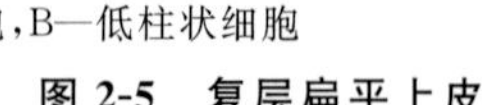

(a) 未角化的复层扁平上皮

F—扁平细胞,S—多边形细胞,B—低柱状细胞

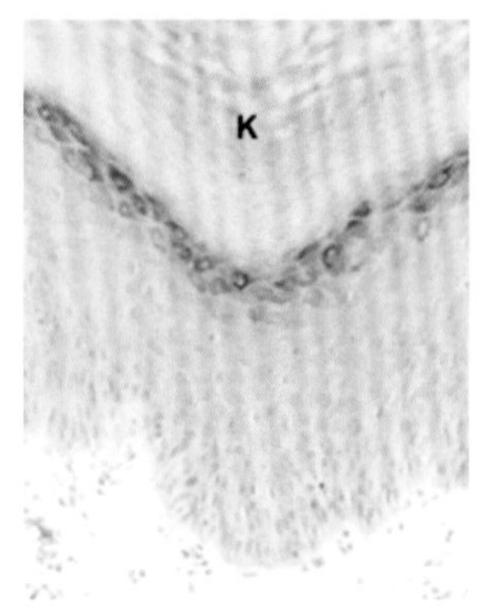

(b) 角化的复层扁平上皮

K—角化细胞

图 2-5 复层扁平上皮

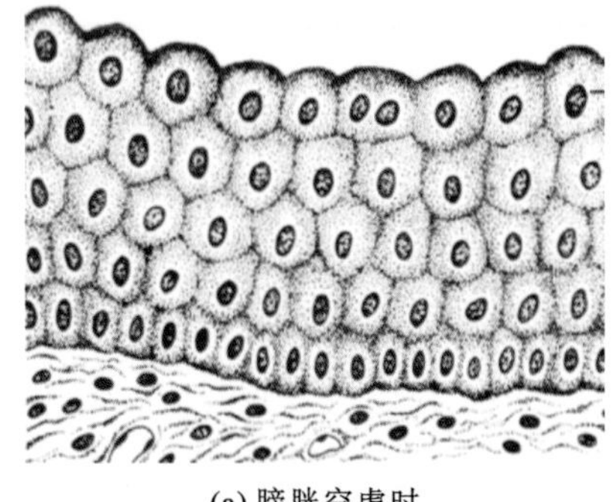

(a) 膀胱空虚时

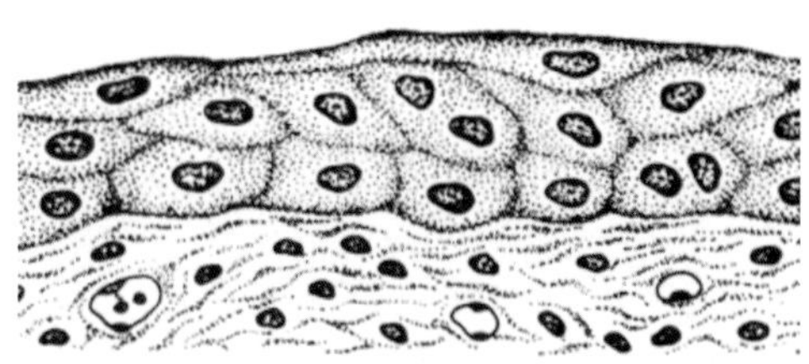

(b) 膀胱充盈时

图 2-6 变移上皮

随所在器官的容积的改变而变化。器官充盈扩张时,上皮变薄,细胞层数变少,细胞变薄;器官排空收缩时,上皮变厚,细胞层数变多,表层细胞呈立方形。

二、腺上皮和腺

以分泌功能为主的上皮,称腺上皮。以腺上皮为主要成分构成的器官,称腺。根据有无导管及分泌物排出途径,腺可分为内分泌腺和外分泌腺。腺体的分泌物经导管排到体表或器官的腔面,称之为外分泌腺,如唾液腺等;腺体没有导管,其分泌物直接进入腺细胞周围的毛细血管和淋巴管,这种腺体称为内分泌腺,如甲状腺等。

根据细胞数目的不同,外分泌腺可分为单细胞腺和多细胞腺。杯状细胞属于单细胞腺。人体绝大多数外分泌腺属于多细胞腺,一般由分泌部(又称腺泡)和导管两部分组成。根据腺泡分泌物的性质不同,外分泌腺可分为浆液腺、黏液腺和混合腺。根据分泌部的形态不同又可分为管状腺、泡状腺和管泡状腺(图 2-7)。

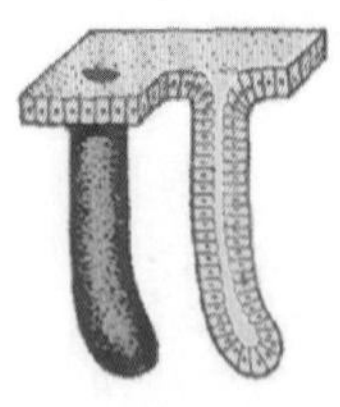

(a) 单管状腺

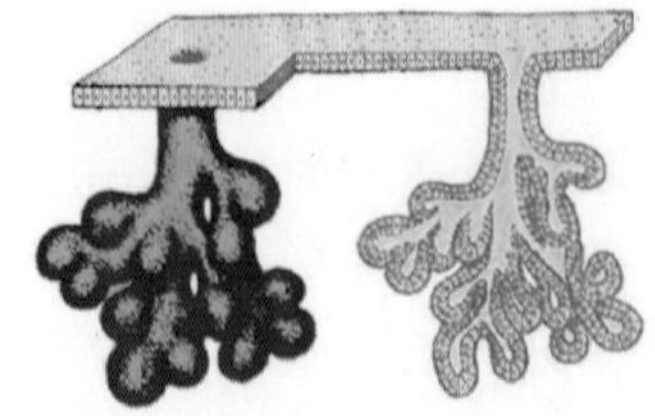

(b) 复泡状腺

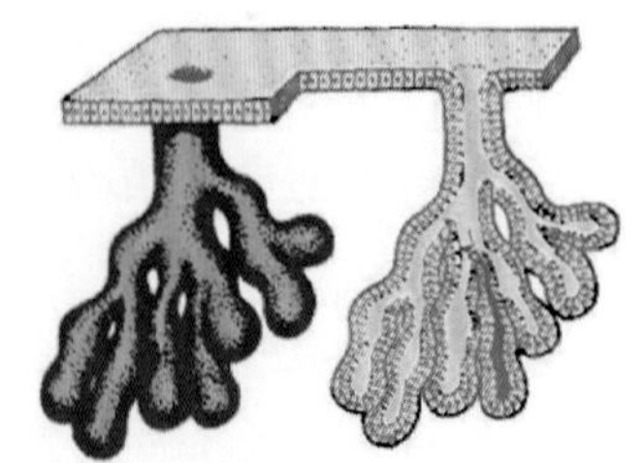

(c)复管泡状腺

图 2-7 外分泌腺的形态

NOTE

难点：上皮细胞的特殊结构。

三、上皮细胞的特殊结构

上皮细胞的游离面、基底面和侧面常形成与功能相适应的一些特殊的结构。

（一）上皮细胞的游离面

1. 微绒毛 微绒毛是由细胞膜和细胞质共同形成的向游离面伸出的细小指状突起。其主要分布于小肠和肾小管等上皮细胞的游离面，能增加细胞表面积，增强消化和吸收功能(图 2-8)。

2. 纤毛 纤毛是由细胞膜和细胞质共同形成的向游离面伸出的细长突起。其主要分布于呼吸道等上皮细胞的游离面。纤毛较微绒毛粗、长，能做定向摆动，以清除异物、细菌等(图 2-9)。

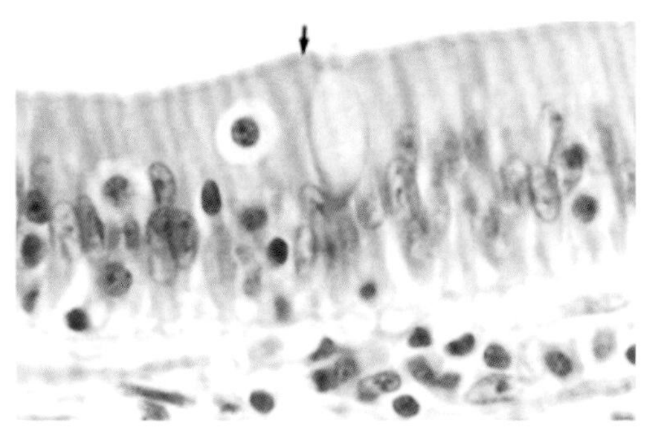

图 2-8 上皮细胞微绒毛

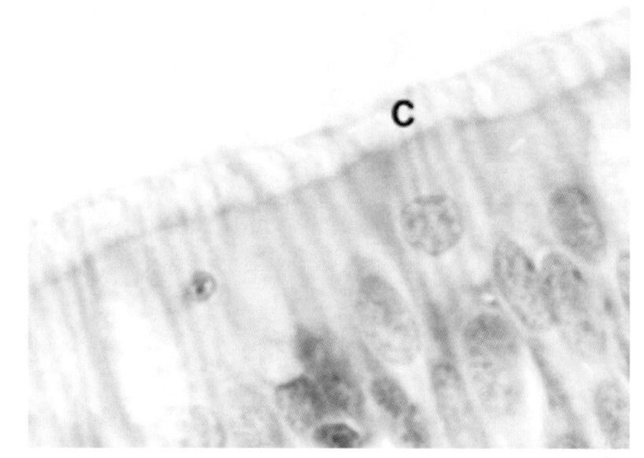

图 2-9 上皮细胞纤毛
C—纤毛

（二）上皮细胞的基底面

1. 基膜 基膜是上皮细胞基底面与深部结缔组织相连的一层薄膜，起支持、连接作用。基膜为半透膜，以利于上皮与结缔组织之间的物质交换。

2. 质膜内褶 质膜内褶是上皮细胞基底面的细胞膜向细胞质内陷而成，以扩大细胞面积，以利于重吸收。其常见于肾小管上皮细胞的基底面。

（三）上皮细胞的侧面

在上皮细胞的侧面有许多连接结构，主要有紧密连接、中间连接和桥粒，这些结构可封闭近游离面的细胞间隙，防止有损组织的大分子物质进入深部组织。此外尚有缝隙连接，是相邻两细胞膜形成的间断融合，并有小管沟通，有利于细胞间物质交换和信息传导。

第二节 结缔组织

结缔组织由大量细胞间质和散在其中的细胞组成。细胞种类较多，细胞间质包括纤维和基质。结缔组织在体内分布广泛，形态结构和功能多样，种类较多。有液态的血液、纤维性的固有结缔组织、固态的软骨和骨。一般所讲的结缔组织是指固有结缔组织，主要有支持、连接、营养和保护功能。

一、固有结缔组织

按结构和功能的不同，固有结缔组织分为疏松结缔组织、致密结缔组织、脂肪组织和网状组织等。

（一）疏松结缔组织

疏松结缔组织又称蜂窝组织(图 2-10)，其特点是细胞种类较多，纤维数量较少，排列稀疏。

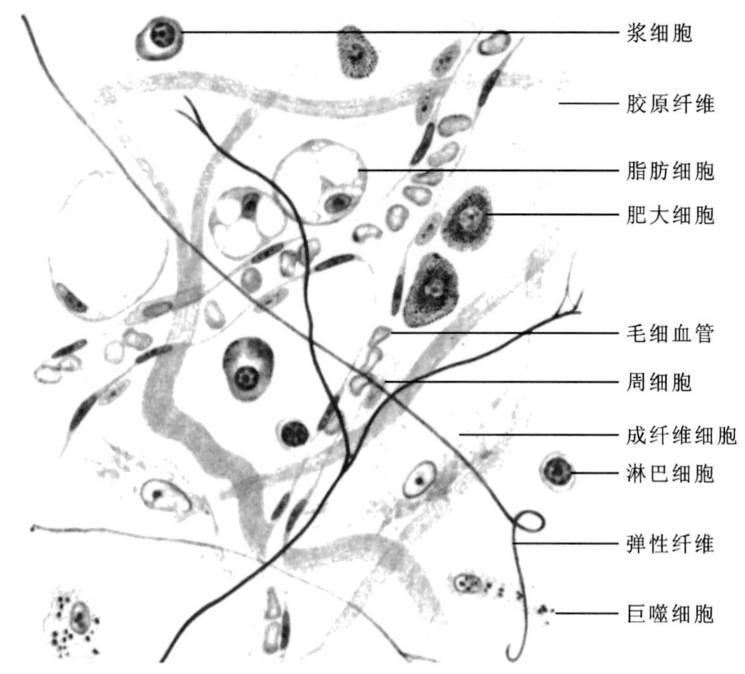

图 2-10　疏松结缔组织

重点:疏松结缔组织中细胞的种类及功能。

疏松结缔组织分布广泛,具有连接、营养、支持、防御、保护、修复等功能。

1. 细胞

(1) 成纤维细胞:疏松结缔组织的主要细胞。细胞扁平,多突起,细胞核呈扁椭圆形,细胞质呈弱碱性。成纤维细胞能合成纤维和基质。成纤维细胞功能处于静止状态时,称为纤维细胞。纤维细胞小,呈长梭形,细胞质呈嗜酸性。在一定条件下,如创伤修复、结缔组织再生时,纤维细胞又能转变为成纤维细胞,合成纤维和基质。

(2) 巨噬细胞:形态多样,随功能状态而改变,常有钝圆形突起,细胞核小,着色较深,细胞质呈嗜酸性,常含空泡和吞噬颗粒。巨噬细胞具有多种功能,如趋化作用、吞噬作用、分泌作用、抗原提呈作用,是机体内重要的防御细胞。

(3) 浆细胞:呈圆形或椭圆形,细胞核圆,多偏于细胞一侧,细胞核染色质呈粗块状,沿核膜呈车轮状分布,细胞质呈嗜碱性。浆细胞具有合成与分泌免疫球蛋白(Ig)即抗体的功能,参与体液免疫。

(4) 肥大细胞:常沿小血管和小淋巴管分布。细胞体较大,呈圆形或卵圆形,核小居中,细胞质充满嗜碱性颗粒。颗粒内含组胺、嗜酸性粒细胞趋化因子和肝素等,这些物质与机体的过敏反应相关。

(5) 脂肪细胞:细胞体大,呈圆球形,细胞内含有脂滴,细胞质和细胞核被挤到一侧。在 HE 染色切片中,因脂滴被酒精等有机溶剂溶解,呈空泡状。脂肪细胞有合成、储存脂肪的功能。

2. 细胞间质　细胞间质包括纤维和基质。

(1) 纤维:胶原纤维、弹性纤维和网状纤维三种。

① 胶原纤维:结缔组织中含量最多的纤维。新鲜时胶原纤维呈白色,因此又称白纤维。HE 染色时呈粉红色,较粗,有分支。其化学成分为胶原蛋白,韧性大、牢固、抗拉力强。胶原纤维是伤口愈合的主要成分。

② 弹性纤维:光镜下呈细丝状,有分支,交织成网。新鲜时弹性纤维略黄,因此又称黄纤维。其化学成分为弹性蛋白,富有弹性。弹性纤维的弹性会随年龄增长而减弱。

③ 网状纤维:数量较少,纤维细,有分支,交织成网。HE 染色不易着色,用银染法处理呈黑色,故网状纤维又称嗜银纤维。网状纤维主要分布在网状组织内。

(2) 基质:无色透明的胶状物质,充填于纤维与细胞之间。基质的化学成分主要为蛋白多糖。透明质酸是构成蛋白多糖的主要成分,它可结合大量的蛋白质和多糖,形成带有许多微小孔隙的大分子结构，称分子筛。分子筛可限制大分子物质（如细菌等）的扩散，防止炎症蔓延。但某些细菌、肿瘤细胞、蛇毒等可产生或含有透明质酸酶，分解透明质酸而破坏分子筛，导致感染和肿瘤的扩散。

基质中还有少量的组织液。在毛细血管动脉端，水和溶于水的电解质、单糖、O_2等小分子物质穿过毛细血管壁进入组织间隙，成为组织液。在毛细血管静脉端，大部分组织液和组织液中的CO_2及代谢产物又通过毛细血管壁回到血液中，小部分组织液和部分大分子物质则进入毛细淋巴管成为淋巴液（简称淋巴），最后回流入血液。组织液不断更新，有利于血液和组织细胞进行物质交换。

知识拓展

蜂窝织炎患者的护理

蜂窝织炎是皮下组织的化脓性感染。最常由化脓性链球菌或金黄色葡萄球菌引起。儿童多数是由金黄色葡萄球菌感染引起。初起时为境界不明显的弥漫浸润性斑块，以后炎症迅速扩展和加重，局部红、肿、热、痛，有显著的指压性水肿，有压痛，以后软化形成脓肿，溃破后排出脓液及坏死组织。急性患者都有高烧、寒战、头痛、全身不适等症状。蜂窝织炎可发生于任何部位，但以四肢及面部多见，发生于指、趾的蜂窝织炎称为瘭疽。护理要点：①局部制动：患者应卧床休息，抬高患肢以减轻局部肿胀和疼痛。②脓肿引流：脓肿形成者，应尽早实施多处切开减压、引流并清除坏死组织。③全身抗感染：一般先选用青霉素，合并厌氧菌感染者加用甲硝唑。④加强营养支持：保证营养素的摄入，增强机体抵抗力，注意休息。忌食辛辣和刺激性食物。

（二）致密结缔组织

致密结缔组织主要由大量胶原纤维组成，纤维粗大，排列致密。纤维间的细胞和基质较少（图 2-11）。胶原纤维排列较规则者，见于肌腱和韧带；胶原纤维排列不规则，互相交织而致密者，见于皮肤的真皮及器官的被膜等。

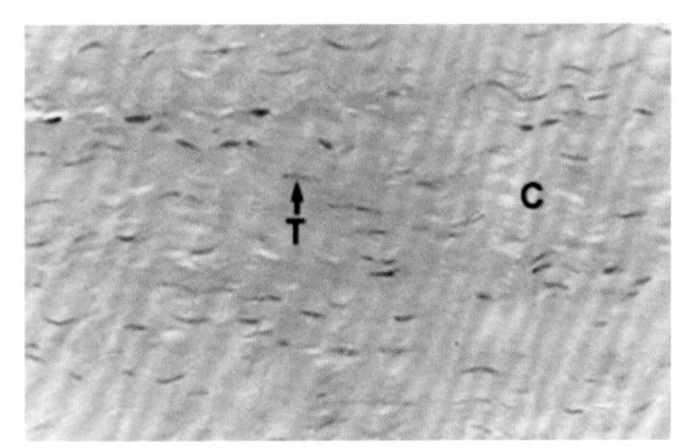

(a) 规则的致密结缔组织

C—胶原纤维，T—腱细胞

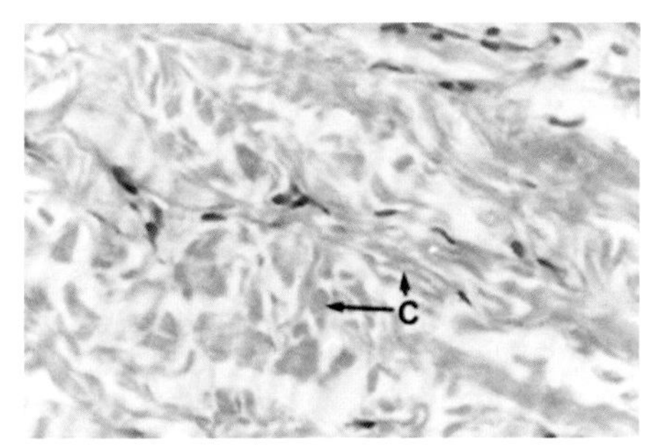

(b) 不规则的致密结缔组织

C—胶原纤维

图 2-11 致密结缔组织

（三）脂肪组织

脂肪组织由大量脂肪细胞群集而成（图 2-12），主要分布于皮下、网膜、髓腔、肾脏周围。脂肪组织具有储存脂肪、保护脏器、缓冲外力冲击等作用。

（四）网状组织

网状组织由网状细胞、网状纤维和基质构成（图 2-13）。网状细胞呈星形，多突起，相邻细胞的突起互相连接成网状，细胞核大，着色浅。网状细胞能产生网状纤维。网状纤维交织分布在基质中。网状组织主要分布在造血器官和淋巴组织等处，构成血细胞发育的微环境。

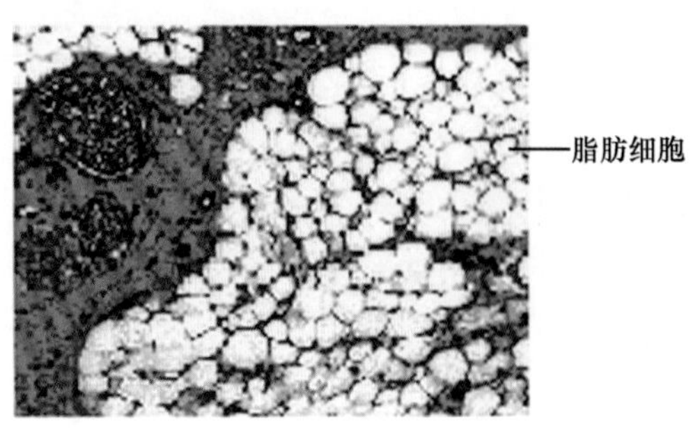

图 2-12　脂肪组织

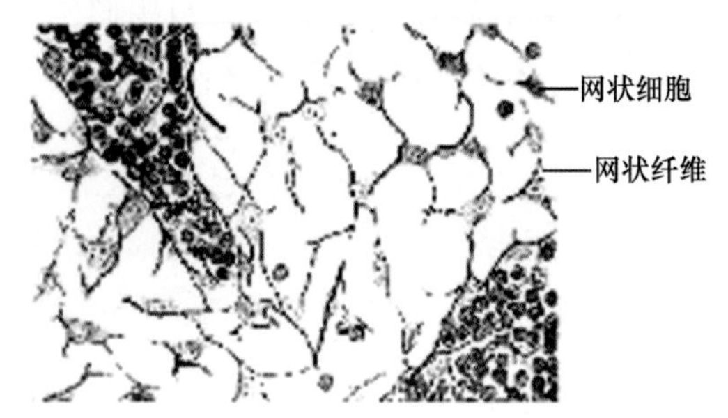

图 2-13　网状组织

二、血液

血液是循环流动在心血管系统内的液态组织,成人的循环血容量约为 5 L,占体重的 7%左右。

血液由血浆和血细胞组成。血浆相当于细胞间质,是淡黄色透明的液体,约占血液容积的 55%。血浆中 90%左右是水分,其余是白蛋白、球蛋白、纤维蛋白原、酶、激素、维生素、无机盐等。

当血液流出血管后,血浆中纤维蛋白原转变为纤维蛋白,血液很快凝固成血块,析出的淡黄色透明液体称为血清。

血细胞混悬于血浆中,约占血液容积的 45%,包括红细胞、白细胞和血小板。正常生理情况下,血细胞有稳定的形态结构、数量和比例。

(一) 血细胞

重点:血细胞的分类、形态及功能。

血细胞的形态、分类和正常值如图 2-14、表 2-1 所示。

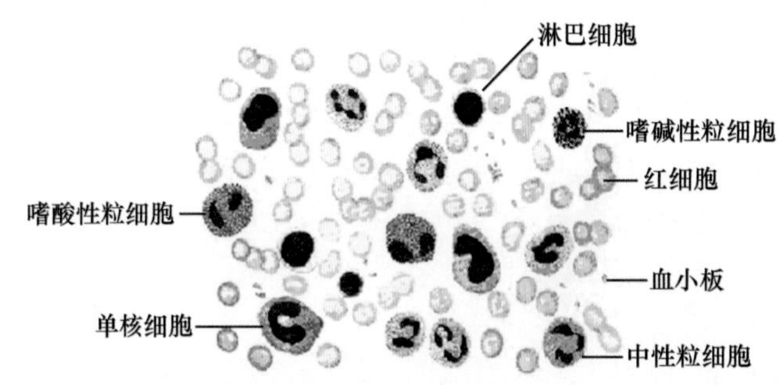

图 2-14　血细胞的形态和分类

表 2-1　血细胞的分类和正常值

- 血细胞
  - 红细胞(RBC)
    - 男(4.0～5.5)×10^{12}/L,血红蛋白(Hb):120～150 g/L
    - 女(3.5～5.0)×10^{12}/L,血红蛋白(Hb):110～140 g/L
  - 白细胞(WBC):(4.0～10.0)× 10^{9}/L
    - 粒细胞
      - 中性粒细胞(N):50%～70%
      - 嗜碱性粒细胞(B):0～1%
      - 嗜酸性粒细胞(E):0.5%～3%
    - 无粒细胞
      - 单核细胞(M):3%～8%
      - 淋巴细胞(L):20%～30%
  - 血小板(PLT):(100～300)× 10^{9}/L

1. 红细胞　红细胞呈双凹圆盘状,中央较薄,周边较厚,直径为 7.5～8.5 μm。成熟的红细胞无细胞核,无细胞器,细胞质内充满血红蛋白(图 2-15)。血红蛋白是含卟啉铁的蛋白质,易与酸性染料结合,染成橘红色。红细胞内的血红蛋白能携带氧和部分二氧化碳。通过血液循环,能将氧带给全身各组织细胞供其代谢所需,并带走一部分二氧化碳,维系细胞的生命活动。红细胞的数量和血红蛋白的含量可因生理功能而改变,如婴儿高于成人,运动时多于安静状态,高原地区居民高于平原地区居民。红细胞数量和血红蛋白含量低于正常范围时，则为贫血。

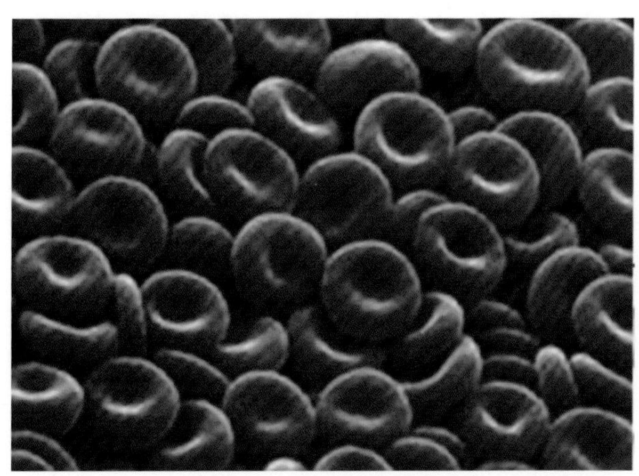

图 2-15 红细胞的形态

知识拓展

缺铁性贫血患者的护理

缺铁性贫血是体内铁的储存不能满足正常红细胞生成的需要而发生的贫血。该病的病因为铁摄入量不足、吸收量减少、需要量增加、铁利用障碍或丢失过多，表现为乏力、易倦、头晕、头痛、眼花、耳鸣、心悸、气短、心率增快。面色苍白，皮肤干燥皱缩，毛发干枯易脱落。指甲薄平、不光滑、易碎裂，甚至呈匙状甲(见于长期患病的严重患者)。一般护理：轻度贫血时限制活动；重度贫血时卧床休息。进食高蛋白、高维生素、高铁质食品，动物食品的铁更易吸收。食用含维生素 C 的食品，有利于铁的吸收。药物护理：口服铁剂，注意避免与茶、牛奶、咖啡或含钙、镁、磷酸盐、鞣酸等的药物和食物同时服用，因为可与铁结合后形成沉淀物质，影响铁的吸收。

正常人的外周血液中含有少量未完全成熟的红细胞，称网织红细胞。网织红细胞内有少量核糖体，呈小颗粒或细网状。网织红细胞占红细胞总数的 0.5%左右，新生儿可达 5%。网织红细胞数值的变化，可作为衡量骨髓造血功能的一项指标。

红细胞平均寿命为 120 天左右。衰老的红细胞在脾、肝、骨髓等处被巨噬细胞吞噬，同时红骨髓不断生成和释放红细胞进入血液，两者保持动态平衡，以维持红细胞数量的相对稳定。

知识拓展

血红蛋白与一氧化碳中毒

血红蛋白对一氧化碳的亲和力比对氧的亲和力大得多，而且与一氧化碳结合后不易解离。当空气中一氧化碳浓度较高时，大量血红蛋白与吸入的一氧化碳结合，失去了运输氧的功能，造成组织缺氧，严重时会导致死亡。

一氧化碳中毒时，应立即将中毒者抬至空气新鲜处，以抢救中毒者生命。

2. 白细胞 白细胞为无色、有核的球形细胞，能做变形运动，可穿出毛细血管壁进入周围组织。白细胞按其细胞质内有无特殊颗粒，分为粒细胞和无粒细胞两大类。在瑞氏染色的血涂片上，粒细胞根据其细胞质内特殊颗粒着色性质不同，分为中性粒细胞、嗜酸性粒细胞和嗜碱性粒

难点：白细胞的分类及功能。

细胞三种;无粒细胞分为淋巴细胞和单核细胞。

(1) 中性粒细胞(N):白细胞中数量最多的一种,呈球形,直径 10～12 μm,细胞核呈杆状或分叶状,可分为 2～5 叶,细胞质中含有许多细小的、分布均匀的、被染成淡红色或淡紫色的颗粒。

中性粒细胞具有活跃的变形运动和较强的吞噬及杀菌的能力。当机体受到细菌特别是化脓性细菌感染时,除白细胞总数增加外,中性粒细胞的比例也显著提高。

知识拓展

中性粒细胞与脓细胞

机体因受细菌特别是化脓性细菌感染,引起局部组织出现炎症反应时,小血管中的白细胞特别是大量的中性粒细胞,通过变形运动游出到血管外,并向炎症病灶做定向移动,吞噬细菌和组织碎片。病灶内的中性粒细胞变性坏死,称为脓细胞,脓细胞解体后释放出酶将坏死组织液化,形成脓液。

(2) 嗜酸性粒细胞(E):呈球形,直径 10～15 μm,核常分 2 叶,细胞质中含有许多粗大的嗜酸性颗粒,分布均匀,染成亮红色。嗜酸性粒细胞能做变形运动,有选择性地吞噬抗原-抗体复合物;释放组胺酶灭活组胺,从而减轻过敏反应;借助免疫物质,杀灭寄生虫。

(3) 嗜碱性粒细胞(B):数量最少,呈球形,直径 10～12 μm,细胞核呈 S 形或不规则形,染色淡,常被颗粒遮盖而轮廓不清。细胞质中含有大小不等,分布不均,染成紫蓝色的嗜碱性颗粒。颗粒内有肝素、组胺和嗜酸性粒细胞趋化因子等,功能与肥大细胞相似,研究表明这两种细胞均来源于骨髓中的同一祖细胞。

(4) 单核细胞(M):白细胞中体积最大的细胞,直径 14～20 μm,呈圆球形,细胞核呈肾形或马蹄形,细胞质呈弱嗜碱性,常染成灰蓝色,内有少量嗜天青颗粒。颗粒内有水解酶和溶菌酶等。

单核细胞有活跃的变形运动及吞噬功能。它可离开血管进入不同组织,在体内不同的微环境内,成为形态和功能略有不同的细胞。如巨噬细胞、肝内的库普弗细胞、肺内的尘细胞、骨组织中的破骨细胞、神经组织中的小胶质细胞等,共同构成了单核巨噬细胞系统。

(5) 淋巴细胞(L):呈球形,核圆形或椭圆形,一侧常有凹陷,细胞质少,染成天蓝色,内含少量嗜天青颗粒。根据细胞体积大小,淋巴细胞可分大、中、小 3 种,在血液循环中小淋巴细胞数量最多。

淋巴细胞的形态虽然相似,但根据其发生、功能的不同,可分为 T 淋巴细胞(简称 T 细胞)、B 淋巴细胞(简称 B 细胞)和 NK 细胞等,但光镜下不易区分。①T 细胞:又称胸腺依赖淋巴细胞,约占淋巴细胞总数的 75%,参与细胞免疫,并具有调节免疫应答的作用。②B 细胞:又称骨髓依赖淋巴细胞,占血液淋巴细胞的 10%～15%,受抗原刺激后增殖分化为浆细胞,产生抗体参与体液免疫。③NK 细胞:自然杀伤细胞,约占血液淋巴细胞的 10%。NK 细胞不需先经抗原致敏,便可杀伤某些感染病毒的细胞和肿瘤细胞。

3. 血小板 血小板(PLT)呈双凸圆盘状,是骨髓巨核细胞的细胞质脱落的碎片,直径为 2～4 μm。在血涂片上,血小板呈不规则形,常成群分布于血细胞之间。血小板周围部分呈浅蓝色,中央部分有紫蓝色颗粒。血小板参与止血和凝血过程。此外,血小板还有保护血管内皮,参与内皮修复,防止动脉粥样硬化等作用。

(二) 血细胞的发生

难点:血细胞的发生。

血液中各种血细胞都有一定的寿命,每天都有一定数量细胞出现衰老和死亡,同时又有相同数量的细胞生成和补充,从而保持其数量和质量的动态平衡。造血器官是生成多种血细胞的场所。人胚时期的卵黄囊、肝、脾、胸腺和骨髓均能造血,出生后红骨髓是主要的造血器官。

红骨髓由网状组织及充满于网孔中不同发育阶段的血细胞组成。血细胞发育成熟后离开红骨髓进入血液循环中。所有血细胞均来源于造血干细胞，该细胞能在一定条件下先增殖为各类血细胞的祖细胞，称为造血祖细胞，造血祖细胞进一步定向增殖分化成为各类成熟血细胞。

造血祖细胞经定向增殖分化形成各系的成熟血细胞，血细胞的这一发生过程可分为原始阶段、幼稚阶段和成熟阶段，其中幼稚阶段又可分为早、中、晚三期（图 2-16）。在各系血细胞的发生过程中其形态演变有着共同的变化规律：①细胞体由大逐渐变小，但巨核细胞是由小逐渐变大；②细胞核由大逐渐变小，红细胞核最终消失，但巨核细胞的细胞核由小变大呈分叶状；③细胞质由少变多，嗜碱性逐渐减弱，细胞质内特化的功能物质由无到有，并逐渐增加，但单核细胞和淋巴细胞仍保持嗜碱性；④细胞分裂能力从有到无，但成熟的淋巴细胞仍有很强的潜在分裂能力。

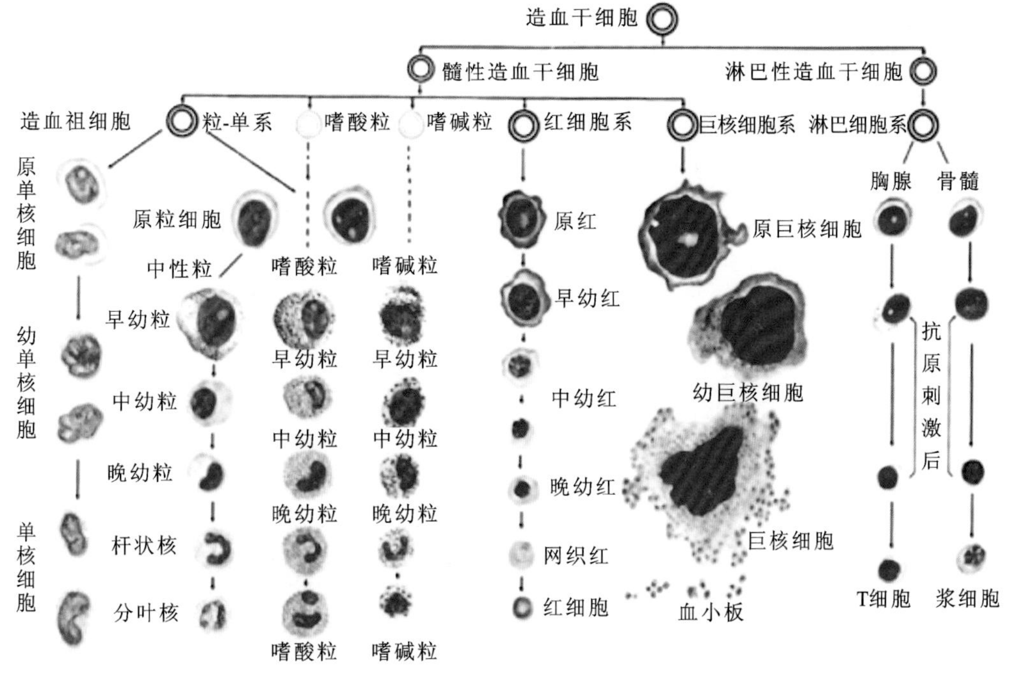

图 2-16 血细胞发生示意图

三、软骨组织和软骨

软骨组织由软骨细胞和细胞外的基质组成。细胞外的基质呈固态凝胶状，纤维散布其中。软骨细胞单个或多个聚集成群，包埋于基质中。软骨组织中无血管，故细胞所需的营养依靠软骨膜血管中营养物质的渗透来提供。

重点：软骨组织和骨组织的结构。

软骨由软骨组织和软骨膜构成。根据软骨基质内所含的纤维成分的不同，可将软骨分为透明软骨、弹性软骨和纤维软骨三种（图 2-17）。

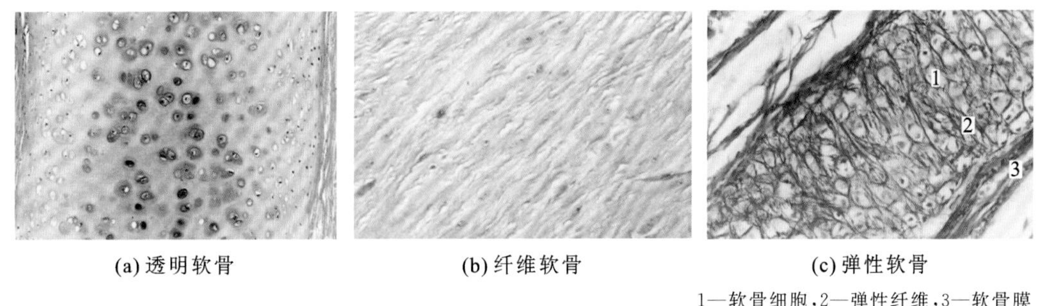

(a) 透明软骨　(b) 纤维软骨　(c) 弹性软骨

1—软骨细胞，2—弹性纤维，3—软骨膜

图 2-17 软骨组织的类型

1. 透明软骨 基质内只含少量细小的胶原纤维，略具弹性和韧性，新鲜时呈乳白色，稍带淡蓝色，半透明状。透明软骨分布于呼吸道、肋软骨、关节面等处。

2. 弹性软骨 基质内含有大量交织成网的弹性纤维，故有较好的弹性，新鲜时呈不透明的黄

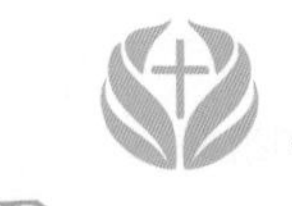

色。弹性软骨分布于耳郭、外耳道、咽鼓管、会厌等处。

3. 纤维软骨 基质内含大量胶原纤维束,平行或交叉排列,新鲜时呈乳白色。纤维软骨分布于椎间盘、关节盘、耻骨联合等处。

四、骨组织

骨组织由骨细胞和钙化的细胞外基质组成(图 2-18)。钙化的细胞外基质称骨基质,由有机质和无机质构成。有机质主要为骨胶原纤维,无机质主要是钙盐。骨胶原纤维平行排列,借基质黏合在一起,钙盐密集而规则地沉积在胶原纤维间,形成既坚韧又硬的板状结构,称骨板。

骨板以不同形式排列,形成骨松质和骨密质。骨组织中的细胞可分为骨祖细胞、成骨细胞、骨细胞和破骨细胞 4 种(图 2-19)。其中,骨细胞最多,位于骨基质内,其他 3 种位于骨组织的边缘。①骨祖细胞:细胞小,呈梭形,细胞核呈椭圆形,细胞质弱碱性。骨祖细胞是一种干细胞,具有多向分化潜能,可分化成为软骨细胞或成骨细胞。②成骨细胞:细胞体较大,呈立方形或矮柱状,表面有许多细小突起,细胞核大而圆,细胞质嗜碱性。成骨细胞有活跃的分泌功能,合成和分泌骨胶原纤维和有机基质,形成类骨质。当成骨细胞被类骨质包埋后便成为骨细胞。③骨细胞:呈扁椭圆形,多突起,细胞体埋于骨板内或骨板间的骨质内,相邻细胞的突起可互相连接。骨细胞有一定的成骨和溶骨作用,对骨基质的更新和维持有重要作用。④破骨细胞:一种多核细胞,直径为 30～100 μm,含 2～100 个细胞核,细胞质嗜酸性,呈泡沫状。破骨细胞有溶解和吸收骨基质的作用。

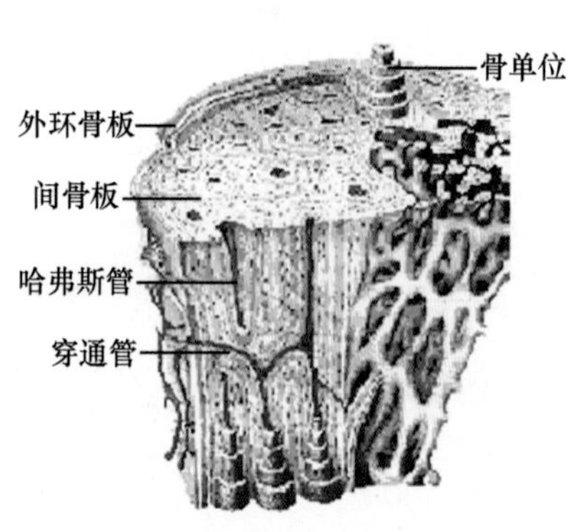

图 2-18 长骨骨干的结构模式图

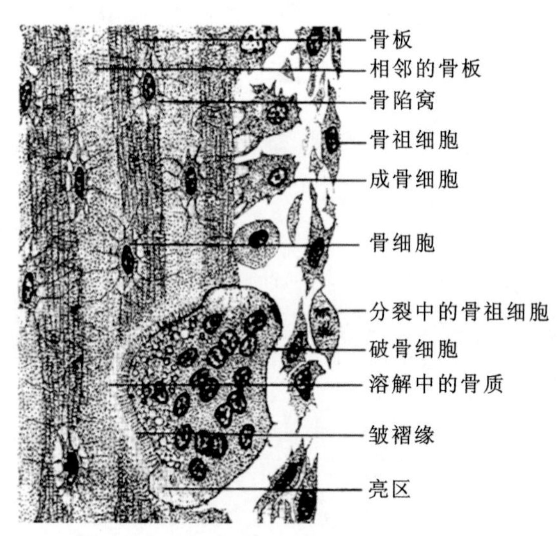

图 2-19 骨组织的各种骨细胞和骨板

第三节 肌 组 织

重点:骨骼肌、心肌、平滑肌光镜下的结构。
难点:骨骼肌、心肌的超微结构。

肌组织主要由能收缩的肌细胞构成。肌细胞间有少量结缔组织,内含血管和神经等。肌细胞呈细长纤维状,又称肌纤维。肌细胞膜称肌膜,肌细胞质称肌浆,其中的滑面内质网称肌质网。

根据结构和功能的不同,肌组织可分骨骼肌、心肌和平滑肌三类。

一、骨骼肌

骨骼肌附着于骨骼上,收缩迅速有力。骨骼肌收缩受意识支配,属于随意肌(图 2-20)。

(一) 骨骼肌光镜下的结构

骨骼肌细胞呈细长圆柱状(图 2-21),直径为 10～100 μm,长度不等,一般为 1～40 mm。骨

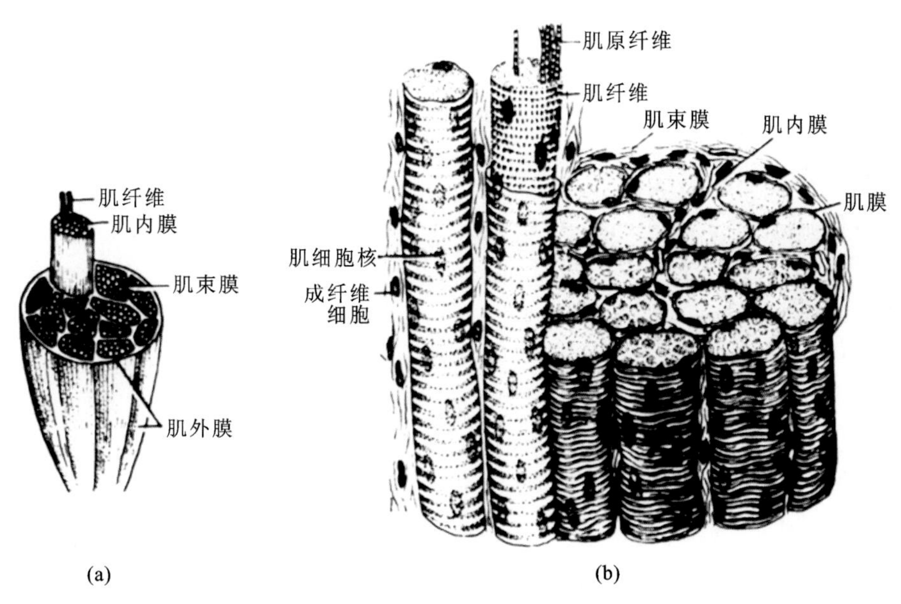

图 2-20　骨骼肌结构示意图

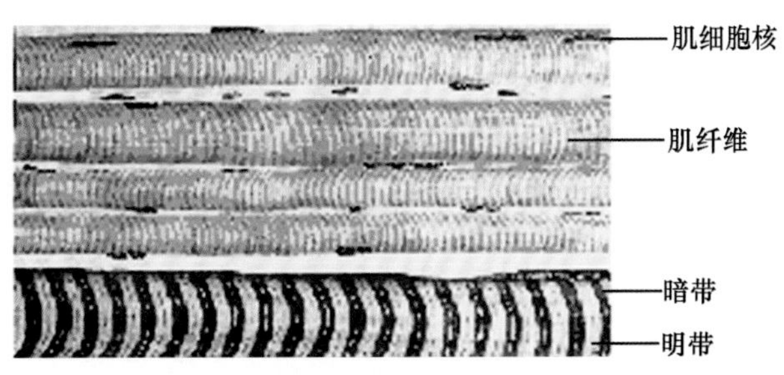

图 2-21　骨骼肌光镜下的结构示意图

骼肌细胞是一种多核细胞，细胞核呈扁椭圆形，位于肌膜下方，细胞核的数量随肌细胞的长短而异。

骨骼肌细胞的肌浆内含许多与细胞长轴平行排列的肌原纤维。肌原纤维呈细丝状，直径为1～2 μm。每条肌原纤维上都有明暗相间的带，由于各条肌原纤维的明带、暗带都相应地排列在同一平面上，故纵切的骨骼肌细胞呈现明暗相间的横纹。明带着色较浅，又称 I 带，暗带着色较深，又称 A 带，A 带中央有一段相对较亮的 H 带，其中中央有一条横向的 M 线，在 I 带正中央有一深色线称 Z 线(又称 Z 膜)。相邻两 Z 线之间的一段肌原纤维，称肌节，每个肌节都由 1/2 个 I 带＋1 个 A 带＋1/2 个 I 带组成，是肌纤维结构和功能的基本单位(图 2-22)。

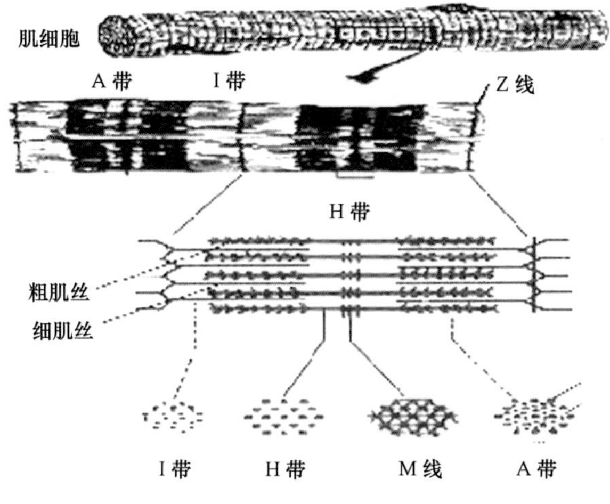

图 2-22　骨骼肌肌原纤维示意图

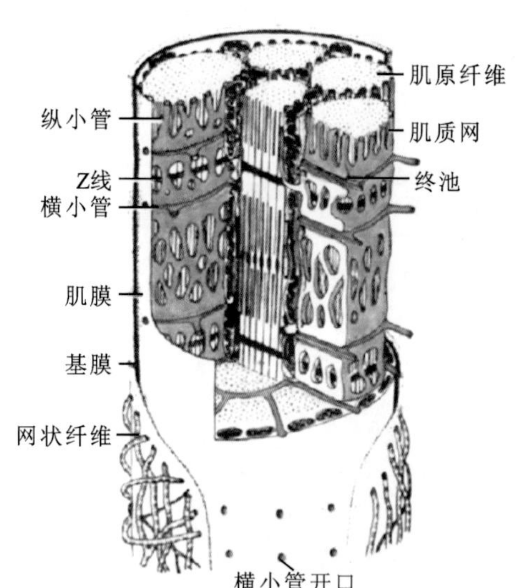

图 2-23　骨骼肌肌纤维超微结构示意图

（二）骨骼肌的超微结构(图 2-23)

1. 肌原纤维　电镜下可见肌原纤维由粗肌丝和细肌丝构成，两种肌丝沿肌纤维的长轴有规则地相互穿插平行排列。①粗肌丝：贯穿 A 带全长，两端游离，约 1.5 μm 长，直径约 15 nm，由肌球蛋白分子集合而成。②细肌丝：一端附着在 Z 膜上，另一端伸到粗肌丝之间，长约 1 μm，直径 5 nm，由肌动蛋白、原肌球蛋白和肌钙蛋白组成。

2. 横小管　肌膜以垂直于肌纤维长轴的方向陷入细胞内，形成小管，并环绕在每条肌原纤维的表面，称为横小管(或 T 小管)。人与哺乳动物的横小管位于 A 带与 I 带交界处。

3. 肌质网　肌质网位于横小管之间，包绕在每条肌原纤维周围，大部分走行方向与肌纤维长轴一致，又称纵小管(或 L 小管)。纵小管末端膨大并相互连通，形成与横小管平行并紧密相贴的盲管，称为终池。每条横小管及其两侧的终池共同组成三联体。

（三）骨骼肌的收缩机制

目前认为骨骼肌的收缩机制是肌丝滑行学说。骨骼肌收缩时，固定在 Z 膜上的细肌丝沿粗肌丝向 A 带内滑入，I 带变窄，H 带缩窄或消失，A 带长度不变，肌节缩短。骨骼肌舒张时反向运动，肌节变长。

二、心肌

心肌分布于心壁，收缩持久而有节律。心肌收缩不受意识支配，属不随意肌。

（一）心肌光镜下的结构

心肌细胞呈短圆柱状(图 2-24)，直径为 10～20 μm，长度为 80～150 μm，有分支并互相连接。细胞核呈卵圆形，位于细胞中央，多为单个，偶见双核。心肌纤维的纵切面上也有明、暗相间的横纹，但不如骨骼肌明显。相邻心肌细胞连接处称闰盘，在 HE 染色的标本中呈着色较深的阶梯状粗线。

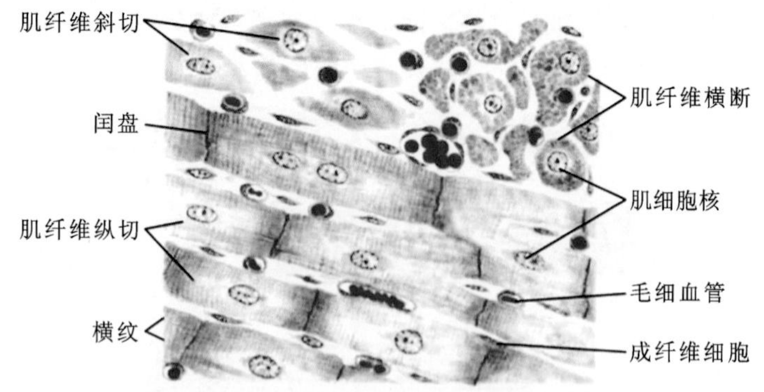

图 2-24　心肌光镜下的结构示意图

（二）心肌的超微结构

心肌的超微结构(图 2-25)与骨骼肌相似，也有规则排列的粗肌丝和细肌丝，有明带和暗带，有 Z 膜，也有横小管和肌质网。

心肌细胞与骨骼肌细胞在超微结构上的不同点主要如下：①心肌纤维的肌原纤维不如骨骼

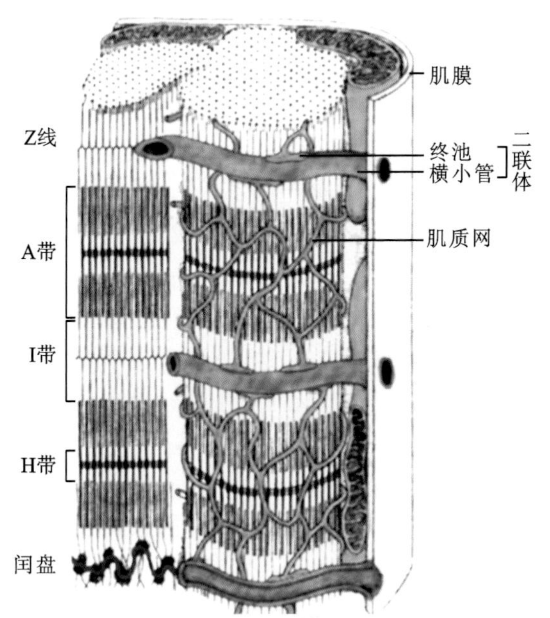

图 2-25 心肌超微结构示意图

肌的规则，肌丝被分割成粗细不等的肌丝束，以致横纹不如骨骼肌的明显；②心肌的横小管口径较粗，位置相当于 Z 膜水平，纵小管不如骨骼肌发达，纵小管一侧膨大的盲管（终池）与横小管形成二联体；③闰盘是心肌纤维的连接结构，切面上呈阶梯状，增大了接触面积。

三、平滑肌

平滑肌成层分布在内脏器官和血管壁内，收缩缓慢而持久。平滑肌收缩不受意识支配，亦属不随意肌。

平滑肌细胞呈长梭形（图 2-26），直径为 8 μm，长短不一致，平均长度为 200 μm，细胞核单个，呈长椭圆形或杆状，位于细胞中央，着色较深。平滑肌细胞没有横纹。

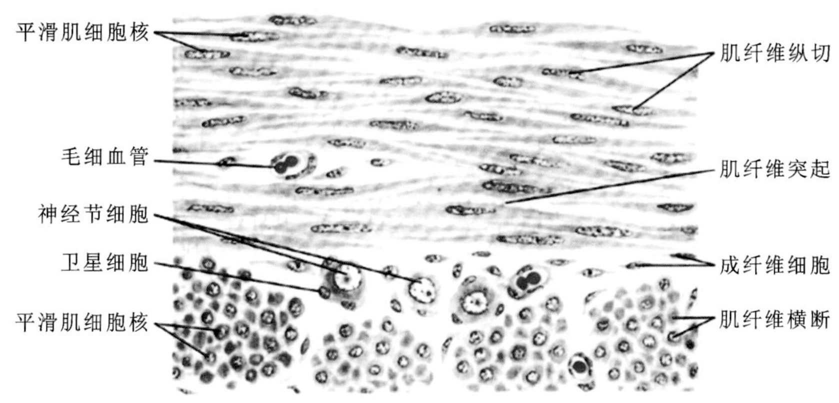

图 2-26 平滑肌光镜下的结构示意图

第四节 神经组织

神经组织主要由神经细胞和神经胶质细胞组成。神经细胞又称神经元，是神经系统结构和功能的基本单位，能感受体内外刺激、整合信息和传导神经冲动。某些神经元还具有内分泌功能，称神经分泌性神经元。神经胶质细胞的数量是神经元的 10～50 倍，不能接受刺激和传导冲

动,对神经元起支持、营养、绝缘和保护等作用。

一、神经元

重点:神经元的形态结构和分类。

(一)神经元的形态结构

神经元的形态多样,但均可分为胞体和突起两部分。突起又分为树突和轴突两类(图 2-27)。

1. 胞体 大小不一,形态各异,呈球形、锥形、梭形或星形。胞体表面为细胞膜,内有细胞质和细胞核,是神经元的营养和代谢中心。

(1)细胞膜:可兴奋膜,具有接受刺激、处理信息、产生和传导冲动的功能。在构成细胞膜的膜蛋白中,有些是离子通道,如 Na^+ 通道、K^+ 通道、Ca^{2+} 通道和 Cl^- 通道等;有些是受体,与相应的神经递质相结合,可使某种离子通道开放,从而产生神经冲动。

(2)细胞质:除含一般细胞器和发达的高尔基复合体外,还有丰富的尼氏体和神经原纤维(图 2-28)。

① 尼氏体:在树突和核周细胞质内有许多呈嗜碱性的颗粒状或斑状物质,又称嗜染质,电镜下为许多平行排列的粗面内质网和游离核糖体。尼氏体能合成蛋白质和神经递质,是神经元功能状态的标志。

② 神经原纤维:在银染色切片中,可见细胞质内有很多棕黄色的细长神经原纤维交错成网,并伸入树突和轴突中。电镜下神经原纤维由排列成束的神经丝和微管组成,是神经元的细胞骨架,并参与细胞内的物质转运。

(3)细胞核:大而圆,位于细胞体中央,核仁大而明显。

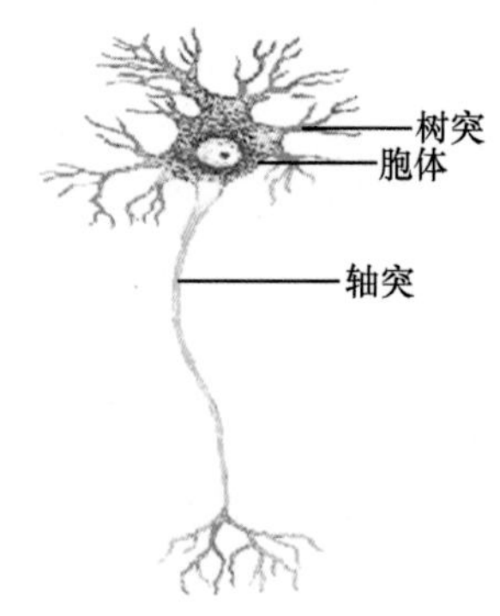

图 2-27 神经元结构模式图

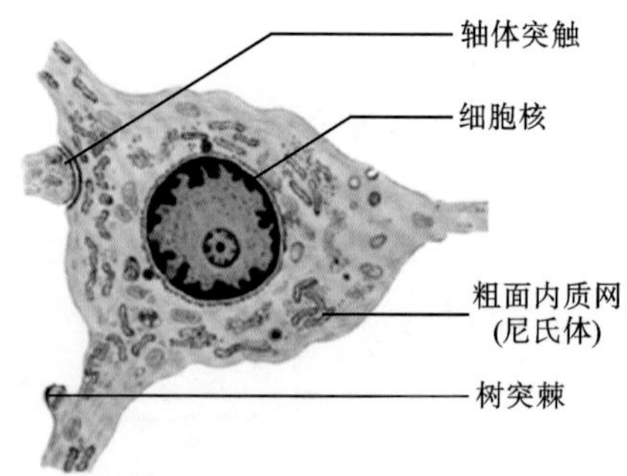

图 2-28 神经元光镜下的结构模式图

2. 突起

(1)树突:通常一个神经元有一个或多个树突,可接受刺激并把神经冲动传向胞体。树突多呈树枝状分支,在树突的表面常见许多棘状的小突起,称树突棘。树突棘的存在大大增加了神经元的接受面,是神经元之间形成突触的主要部位。

(2)轴突:一个神经元只有一个轴突,可将神经冲动从胞体传向其他神经元或效应器。轴突呈细索状,末端分支较多,形成轴突终末。轴突的长度和直径随不同的神经元而异,短的仅数微米,长的可达 1 m 以上。轴突多自胞体发出,发出的部位常呈圆锥形,称轴丘。光镜下轴丘内无尼氏体。轴突表面的细胞膜称轴膜,内含的细胞质称轴浆。轴浆可做双向性流动,称轴浆运输。

(二)神经元的分类

神经元有以下几种常见的分类方法。

1. 根据突起的数目分类(图 2-29)

(1)多极神经元:有一个轴突和多个树突,如脊髓前角的运动神经元、大脑锥体细胞、小脑颗粒细胞、小脑浦肯野细胞等。

(2)双极神经元:从细胞两端各发出一个突起,即一个树突和一个轴突,多起联络作用,如耳蜗神经节的神经元。

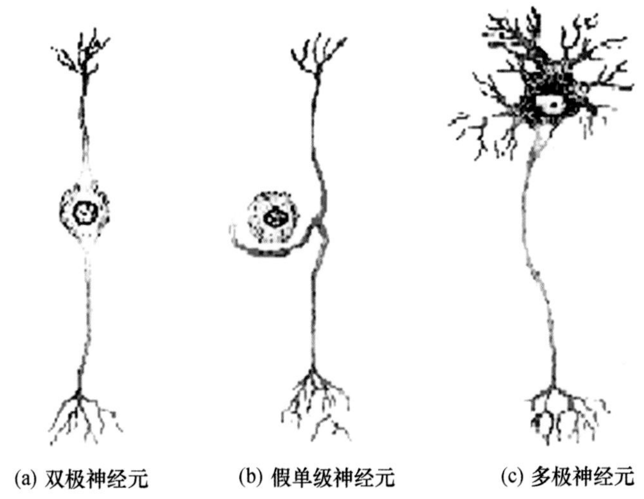

图 2-29 神经元的类型

(3) 假单极神经元：从细胞体发出一个突起，后又分为两支。一支分布到其他组织和器官，称周围突，另一支进入中枢神经，称中枢突，如脊神经节的感觉神经元。

2. 根据神经元的功能分类

(1) 感觉神经元：又称传入神经元，多为假单极神经元，主要位于脑、脊神经节内，其周围突的末梢分布在皮肤、肌等处，接受刺激，并将刺激转为神经冲动，再经中枢突传向中枢。

(2) 运动神经元：又称传出神经元，多为多极神经元，主要位于脑、脊髓内，将神经冲动传向肌或腺而产生效应。

(3) 联络神经元：又称中间神经元，在神经元之间传递信息。动物越进化，中间神经元越多，人的中间神经元占神经元总数的 99%以上。

3. 根据神经元释放的神经递质分类

(1) 胆碱能神经元：释放乙酰胆碱。

(2) 去甲肾上腺素能神经元：释放去甲肾上腺素。

(3) 胺能神经元：释放多巴胺、5-羟色胺等。

(4) 氨基酸能神经元：释放 γ-氨基丁酸、甘氨酸、谷氨酸等。

(5) 肽能神经元：释放脑啡肽、P 物质、神经降压素等。

(三) 突触

突触是神经元与神经元之间，或神经元与非神经细胞之间的一种特化的细胞连接结构，实现细胞之间的信息传递。

突触可分为电突触和化学突触两类。电突触是神经元之间的缝隙连接，电流可迅速通过缝隙连接而传递信息。通常所指的突触为化学突触，它以化学物质（神经递质）作为细胞之间传递信息的媒介（图 2-30）。

哺乳动物的神经系统中以化学突触占大多数。化学突触的结构包括突触前成分、突触间隙和突触后成分三部分。突触前、后成分彼此相对的细胞膜，分别称突触前膜和突触后膜，两者之间有狭窄的间隙为突触间隙。在突触前膜内侧的轴浆中有许多突触小泡以及线粒体、微丝、微管等细胞器。突触小泡内含有神经递质，如乙酰胆碱、去甲肾上腺素等。突触后膜上有能结合神经递质的特异性受体。当神经冲动传至突触前膜时，突触小泡以胞吐方式将神经递质释放到突触间隙，然后与突触后膜上的特异性受体结合，引起突触后膜的兴奋性或抑制性变化，从而使突触后神经元兴奋或抑制。神经递质产生上述效应后，立即被相应的酶分解而失去活性，以保证突触传递的灵敏性。

重点：化学突触的结构。

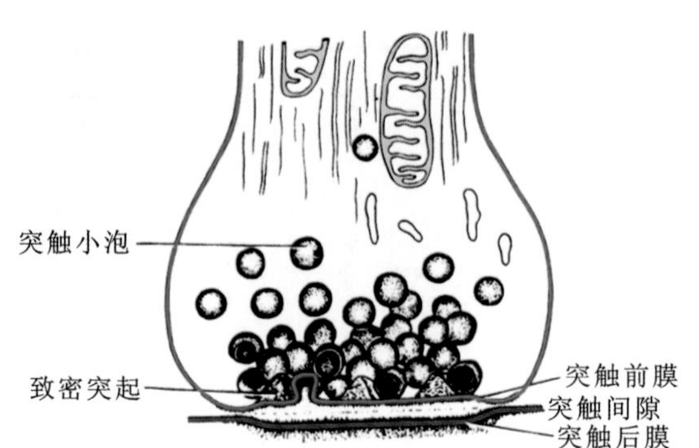

图 2-30　化学性突触结构模式图

二、神经胶质细胞

神经胶质细胞广泛分布于中枢神经系统和周围神经系统，形态各异，均有突起，但无树突、轴突之分。

(一) 中枢神经系统的胶质细胞

中枢神经系统的胶质细胞有星形胶质细胞、少突胶质细胞、小胶质细胞和室管膜细胞(图 2-31)。

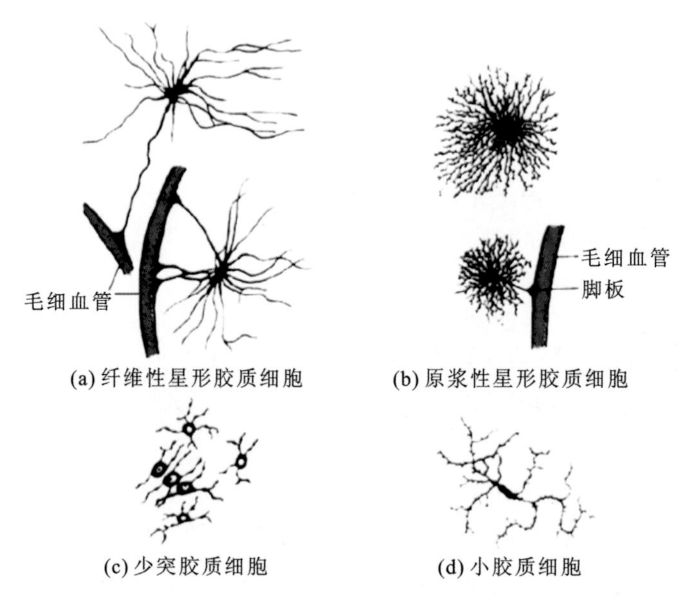

图 2-31　中枢神经系统的胶质细胞

1. 星形胶质细胞　星形胶质细胞是神经胶质细胞中体积最大、数量最多的一种。突起伸展充填在神经元胞体及其突起之间，起支持、绝缘和营养神经元的作用。

2. 少突胶质细胞　少突胶质细胞是中枢神经系统内的髓鞘形成的细胞。突起较少，呈串珠状，起绝缘、保护和营养作用。

3. 小胶质细胞　小胶质细胞由血液中的单核细胞衍变而来，有吞噬功能。

4. 室管膜细胞　室管膜细胞为立方形或柱状，分布于脑室和脊髓中央管的腔面。

(二) 周围神经系统的胶质细胞

周围神经系统的胶质细胞有神经膜细胞和神经节细胞两类(图 2-32)。

1. 神经膜细胞　神经膜细胞又称施万(Schwann)细胞，排列成串，包裹着周围神经纤维的轴突，是周围神经系统内的髓鞘形成的细胞。

2. 神经节细胞　神经节细胞也称卫星细胞，是神经节内包裹神经元胞体的一层扁平或立方形细胞，细胞核呈圆形或卵圆形。

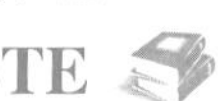

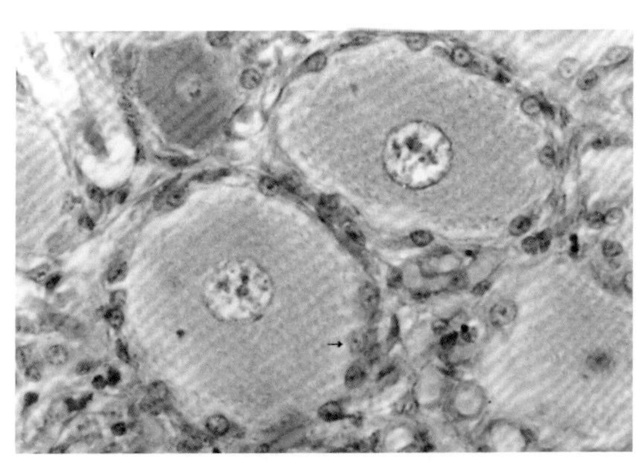

图 2-32 周围神经系统的胶质细胞

三、神经纤维

重点：神经纤维的分类和结构特点。
难点：神经纤维的分类和结构特点。

神经纤维是由神经元的长突起(包括轴突或长树突)外包神经胶质细胞构成。根据外包的胶质细胞是否形成髓鞘，可将神经纤维分为有髓神经纤维和无髓神经纤维两种(图 2-33)。

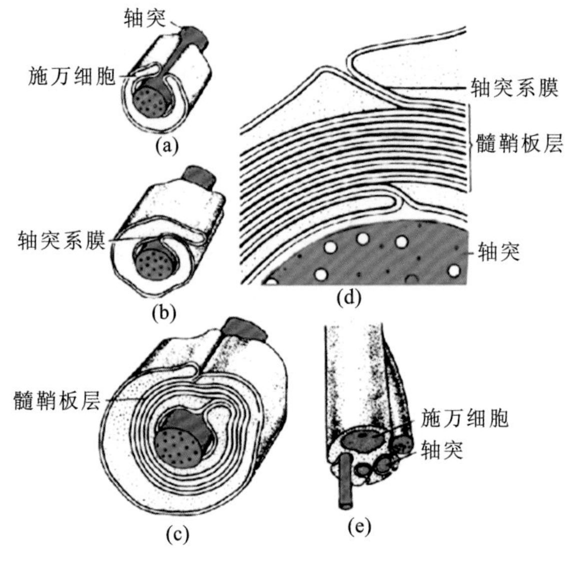

图 2-33 神经纤维的类型及其形成

(a)(b)(c)髓鞘形成过程；(d)有髓神经纤维；(e)无髓神经纤维

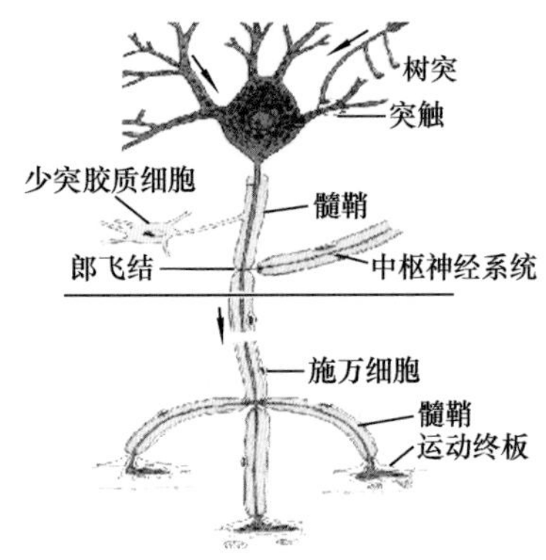

图 2-34 有髓神经纤维模式图

(一) 有髓神经纤维

神经元的长突起外包髓鞘，构成有髓神经纤维(图 2-34)。髓鞘是由神经膜细胞(或少突胶质细胞)的细胞膜呈同心圆状包卷长突起并相互融合而成。每一条长突起被许多神经膜细胞(或少突胶质细胞)呈节段性包裹，相邻两个神经膜细胞(或少突胶质细胞)的连接处无髓鞘，称郎飞结(Ranvier node)。相邻两个郎飞结之间的一段神经纤维，称结间体。

髓鞘具有绝缘作用，故神经冲动只能从一个郎飞结跳跃到下一个郎飞结，称跳跃式传导。结间体愈长，跳跃式传导的速度愈快。另外，髓鞘有绝缘作用，故兴奋在传导时不易向周围扩散，能确保反应的精确性。

(二) 无髓神经纤维

神经元长突起外仅有神经膜细胞(或少突胶质细胞)包裹，没有形成髓鞘，称无髓神经纤维。一个神经膜细胞(或少突胶质细胞)可包裹许多条长突起而不形成髓鞘。

无髓神经纤维无髓鞘和郎飞结，冲动沿细胞膜连续传导，故其传导速度较慢。

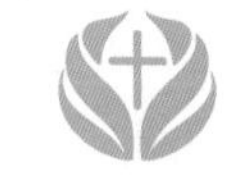

重点:神经末梢的分类。

四、神经末梢

周围神经纤维的终末部分在各组织或器官内形成的结构,称神经末梢。按其功能可分为感觉神经末梢和运动神经末梢两大类。

(一)感觉神经末梢

感觉神经末梢是感觉神经纤维的终末部分与所在组织共同形成的结构,又称感受器。感觉神经末梢能接受内、外环境的各种刺激,并将刺激转化为神经冲动,传向中枢,产生感觉。感觉神经末梢可分为游离神经末梢和有被囊神经末梢两类。

1. 游离神经末梢(图 2-35) 感觉神经纤维的终末部分失去神经膜细胞(或少突胶质细胞),其裸露的细支广泛分布于表皮、角膜、黏膜上皮等,能接受痛、冷、热的刺激。

2. 有被囊神经末梢 在感觉神经纤维终末部分的外面包裹有结缔组织被囊,种类较多。①触觉小体(图 2-36(a)):呈卵圆形,分布在皮肤的真皮乳头内,以手指、足趾掌侧的皮肤居多,感受触觉;②环层小体(图 2-36(b)):体积较大的卵圆形或球形小体,广泛分布在皮下组织、骨膜、肠系膜、韧带和关节囊等处,感受压觉和振动觉;③肌梭(图 2-36(c)):分布在骨骼肌内的梭形小体,是一种本体感受器,主要感受肌纤维的收缩变化。

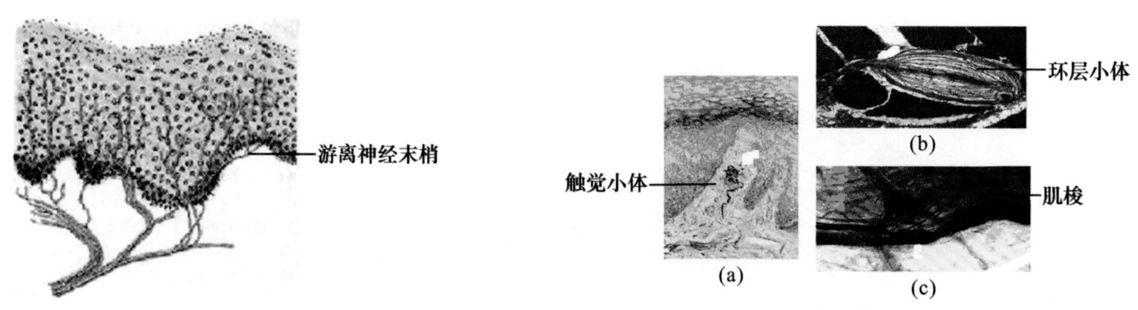

图 2-35 游离神经末梢

图 2-36 触觉小体、环层小体和肌梭

(二)运动神经末梢

运动神经末梢是运动神经纤维分布到肌和腺的终末结构,可与其他组织共同组成效应器,支配肌的收缩和腺的分泌。

骨骼肌中的运动神经末梢,称运动终板,又称神经-肌突触(图 2-37)。神经纤维接近肌细胞时,其裸露的轴突终末,呈爪形分支,末端膨大附着于肌膜上。

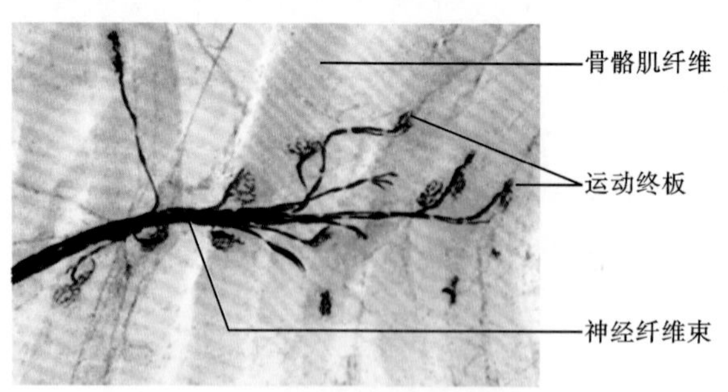

图 2-37 运动终板

知识拓展

神经组织能再生吗?

神经元是高度分化的细胞,通常不能再分裂增殖,当神经元坏死后,不能由周围的神经元通过分裂增殖填补缺损。而神经胶质细胞却可以分裂增生。

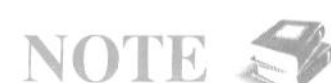

周围神经纤维损伤后，如果发出神经纤维的神经元胞体是活的，则神经组织有再生的可能。因为胞体可不断合成新的蛋白质输向轴突，可长出新生的轴突枝芽。新生的轴突枝芽在神经膜细胞的诱导下可生长至原神经纤维末梢所在处。神经膜细胞对轴突的再生起重要作用。

中枢神经组织的再生比周围神经组织困难。中枢的少突胶质细胞能产生多种抑制因子，可抑制中枢神经元轴突的再生。所以，中枢神经纤维损伤后，其功能不易恢复。

近年的研究表明，神经营养因子、胚胎脑组织或周围神经移植均能促进中枢神经组织再生。

思考题

1. 患者赵某，女，20 岁，全身起红斑一天来诊。患者一天前起床后，把关了一晚上的窗户打开，呼吸一下新鲜空气。刚开窗，一阵凉风就迎面而来，打了个冷战。不久，洗漱时发现手臂上长了一块红色小疙瘩，有点痒，当时还以为是被蚊子叮的，一开始只有手臂上有，但不一会，头上、身上、大腿上都出现这样的红色小疙瘩，全身就像起鸡皮疙瘩一样，越长越多，而且刺痒无比。发病前无服药史及外伤史，既往无系统疾病病史及药物过敏史。

体检：各系统检查未见异常。皮肤科情况：颈、躯干部及四肢可见散发性大片红色斑块高出皮肤，瘙痒。皮肤划痕症（搔刮或用力划皮肤后会出现风团和红晕反应）阳性，斑块消退后不留痕迹。

实验室检查：常规检查均在正常范围。诊断：寒冷性荨麻疹。

问题：

(1) 疏松结缔组织中有哪几种细胞？每种细胞的生理功能是什么？

(2) 该患者皮肤出现红色斑块的原因是什么？

(3) 导致以上疾病的细胞的形态特点及功能是什么？

2. 患者张某，男，33 岁。因感冒后四肢麻木无力伴胸闷、气促 6 天入院。查体：神志清楚，精神差。体温正常，血压 120/75 mmHg。呼吸浅快，40 次/分，口唇轻度发绀，声音细弱，咽反射消失。心率 90 次/分，律齐，双肺少许细湿啰音。四肢肌张力低，双上肢肌力 2 级，双下肢肌力 0 级。轻度肌肉压痛。双踝以下痛觉、触觉减退，因反射消失，病理反射未引出。

实验室检查如下。脑脊液：潘氏试验(+)，白细胞 0.01×10^{9}/L，蛋白定量 0.70 g/L。诊断：急性炎症性脱髓鞘性多发性神经病（格林-巴利综合征）。病理原因：主要病变为神经根周围神经广泛的炎症性脱髓鞘，有时也累及脊膜、脊髓及脑部。

问题：

(1) 该患者的有髓神经纤维的哪种结构被破坏？这种结构的生理功能是什么？

(2) 治愈的时候这种结构是怎么修复的？

（朱　蓓）

第二篇

运动系统

运动系统由骨、骨连结和骨骼肌三部分组成，约占体重的60%。全身各骨和骨连结构成人体的支架称骨骼，骨骼肌附着于骨骼上，并围成体腔，如颅腔、胸腔、腹腔等。骨是运动的杠杆，关节是运动的枢纽，骨骼肌是运动的动力。

在人体体表可以看到或触及到一些骨的突起、凹陷或骨骼肌的隆起，解剖学称之为体表标志。临床上常将这些体表标志作为确定某些内脏器官位置，判定血管和神经的走行，中医针灸的取穴，选取手术切口的部位以及穿刺定位的依据。

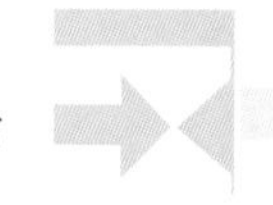

第三章 骨和骨连结

学习目标

1. 掌握骨的形态分类及构造；关节的基本结构和辅助结构；椎骨一般形态及各部椎骨的结构特点；胸骨的结构特点及胸骨角；肋骨的一般结构特点及与胸骨的连结；椎骨的连结，椎间盘的位置、形态及构成；脊柱和胸廓的组成；颅的组成及分部、颞下颌关节的组成及结构特点；颅底内面结构；翼点的位置；鼻旁窦的名称、位置及开口部位；四肢主要骨的位置、形态及重要结构；肩关节、肘关节、髋关节、膝关节的组成及结构特点；骨盆的构成、分部及界线的概念。

2. 熟悉运动系统的组成；成人骨的数目；肋的数目及形态；颅的整体观；手骨及足骨组成；脊柱的运动形式；颅骨的连结。

3. 了解骨的发生和生长；关节的运动；脊柱的整体观和运动功能；新生儿颅的特征及其出生后的变化；成人骨盆的性别差异；足弓的构成及意义。

4. 能够在体表指出胸骨角、锁骨、肩胛冈、肩胛下角、尺骨鹰嘴、桡骨茎突、髂嵴、髂结节、内踝、外踝、髌骨、下颌角、颧弓等重要骨性标志；说出骨的形态分类和构造，椎骨一般形态及各部椎骨的结构特点，关节的结构以及骨连结、胸骨角、翼点、肋弓等概念。

案例引入

患者，男，62岁，1 h前下楼梯踏空摔倒。摔倒时患者左肩及上肢外展，手掌着地，随即出现左肩部疼痛、肿胀、畸形，左上肢活动障碍。患者无昏迷、腹痛、血尿及下肢麻木等伴随症状。

体格检查：神志清，全身一般情况可，左上肢上段压疼，局部骨擦感。

辅助检查：X线片示左肱骨外科颈骨折，骨折近端内收、骨折远端外展，形成成角移位。

诊断：左肱骨外科颈骨折。

问题：上肢骨包括哪些骨？肱骨何处最易骨折？骨折时易损伤什么神经？各产生什么样的体征？

第一节 概 述

一、骨

成人约有206块骨，按其所在部位可分为躯干骨（51块）、颅骨（23块）、上肢骨（64块）、下肢骨（62块）（图3-1），另有6块听小骨位于中耳内。每块骨都是一个器官，具有一定的形态，并有丰富的血管、神经和淋巴管分布。经常锻炼的人，骨发育坚实而粗壮；长期不活动的人，就会导致骨质疏松或骨细小。

（一）骨的形态和分类

按照形态的不同，骨可分为长骨、短骨、扁骨和不规则骨四类。

重点：骨的形态、分类和构造。

1. 长骨 长骨呈长管状，主要分布于四肢，如肱骨、股骨等，在运动中起杠杆作用。长骨可分为一体两端。体又称骨干，位于中部，细长，内有较大的空腔称骨髓腔，容纳骨髓。两端膨大称骺，具有光滑的关节面，关节面上附有一层关节软骨。骨干与骨骺相邻的部位称干骺端，幼年时保留一片骺软骨，通过骺软骨的软骨细胞分裂增殖和骨化，长骨不断增长。成年后，骺软骨骨化，骨干和骺融合为一体，融合遗迹形成骺线。

2. 短骨 短骨形似立方体，多成群分布于承受压力较大、运动较复杂的部位，如腕骨、跗骨等。

3. 扁骨 扁骨呈板状，主要构成体腔的壁，如颅腔的顶骨、胸腔的胸骨和肋骨、盆腔的髋骨等，对腔内器官起保护作用。

4. 不规则骨 不规则骨的形状不规则，主要分布于躯干、颅底和面部，如躯干的椎骨、颅的上颌骨等。有些不规则骨内含有空腔，称含气骨，如上颌骨、额骨等，它们对发音起共鸣作用，同时可减轻颅骨的重量。

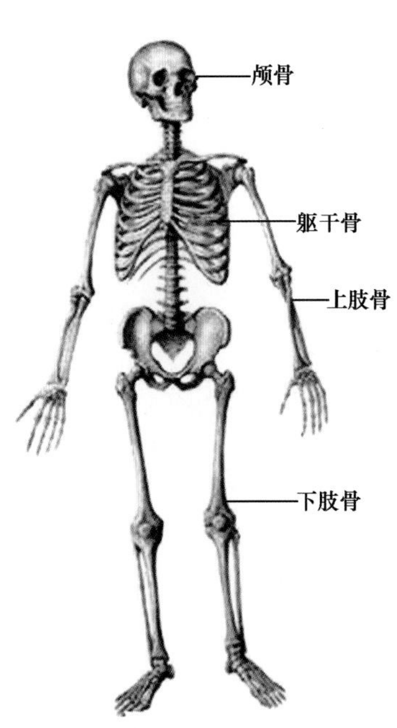

图 3-1 全身骨骼

此外，在手、足和膝部的肌腱内，还有些形如豆状的小骨，称籽骨。运动时，籽骨既可以改变力的方向，又可以减少对肌腱的摩擦。髌骨是人体最大的籽骨。

（二）骨的构造

骨由骨质、骨膜和骨髓三部分构成(图 3-2)，并有血管、神经分布。

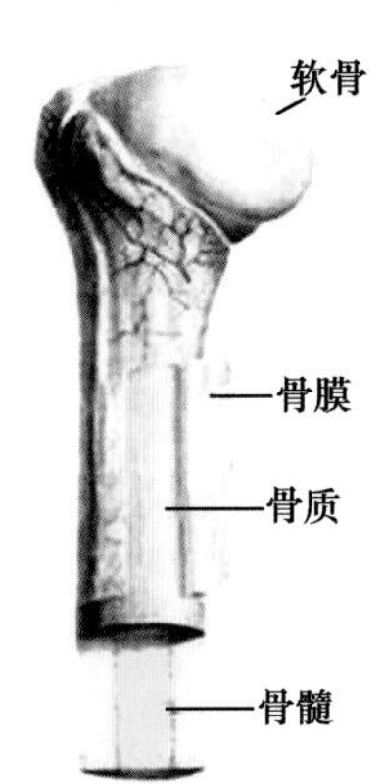

图 3-2 骨的构造

1. 骨质 骨质是骨的主要成分，分为骨密质和骨松质。骨密质分布于骨的外表面及长骨的骨干处，由成层紧密排列的骨板构成；骨密质致密坚硬，抗压性强。骨松质分布于长骨两端和其他骨的内部，由交错排列的骨小梁构成，其排列与压力或张力方向一致，疏松呈海绵状。

2. 骨膜 骨膜是一层致密结缔组织膜，呈淡红色，薄而坚韧，富有血管、神经和淋巴。骨膜分为骨外膜和骨内膜，骨外膜覆盖于除关节面外的骨表面，骨内膜衬覆于骨髓腔内面和骨松质间隙内。骨外膜的神经末梢丰富，骨发生损伤和炎症时疼痛明显。骨膜对骨的营养、生长、修复和感觉具有重要作用，剥离骨膜后，骨不易修复而出现坏死。

3. 骨髓 骨髓充填于骨髓腔和骨松质内，分为红骨髓和黄骨髓两种。红骨髓具有造血功能，因含有大量不同发育阶段的红细胞而呈红色，人体内的红细胞和大部分白细胞均产生于红骨髓。5～7 岁后，长骨骨髓腔内的红骨髓逐渐被黄骨髓代替，黄骨髓内含大量脂肪组织而呈黄色，已不具备造血功能，但当大量失血或重度贫血时，黄骨髓仍可能转化为红骨髓恢复造血功能。成人髂骨、椎骨和胸骨内的骨髓终生都是红骨髓，临床疑有造血功能疾病时，常在髂骨或胸骨处抽取少量红骨髓进行检查来确定。

知识拓展

骨髓移植

骨髓移植就是骨髓干细胞的移植。造血干细胞来源于红骨髓，可以经血流迁移到外周血液循环中，不会因献血和捐献造血干细胞而损坏造血功能。造血干细胞是具有自我更新(即再生)和较强分化能力，可以产生各种类型血细胞的一类细胞。将正常人的造血干细胞通过静脉输注到患者体内，重建患者的造血功能和免疫功能，达到治疗疾病的目的。造血干细胞移植可用于治疗白血病、再生障碍性贫血等血液系统疾病。一个正常人的骨髓重量约 3 kg，如果能提供 10 g 骨髓造血干细胞就能挽救一个人的生命。

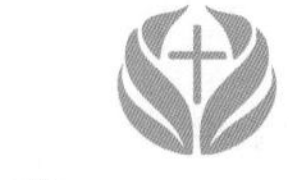

（三）骨的化学成分和物理特性

成人骨的化学成分包括有机质和无机质。有机质约占 1/3，使骨具有韧性和弹性；无机质约占 2/3，使骨坚实、有硬度。人的一生中骨的无机质和有机质的比例随年龄的增长而发生变化。年幼者骨的有机质和无机质约各占一半，故弹性大、硬度小、易变形，在外力作用下不易骨折或折而不断；成年人骨的有机质和无机质的比例最为合适，约为 3∶7，具有很大硬度和一定弹性，也较坚韧；老年人骨的无机质比例更大，脆性较大，易发生骨折。

知识拓展

青枝骨折

儿童的骨骼中含有较多的有机质，外面包裹的骨外膜又特别的厚，因此具有很好的弹性和韧性，不容易折断，遭受暴力发生骨折时就会出现与植物青枝一样折而不断的情况，骨科医生就把这种特殊的骨折称之为青枝骨折。青枝骨折多见于儿童。儿童骨的新陈代谢旺盛，骨折后的再生和愈合能力强，一般预后良好。

（四）骨的发生和生长

1. 膜内成骨 由间充质先形成膜状，然后骨化成骨，如锁骨、颅盖骨等。

2. 软骨内成骨 由间充质先发育成软骨雏形，然后再由软骨逐渐骨化成骨，绝大部分的骨是以此种方式发育而成的，例如长骨的生长(图 3-3)。

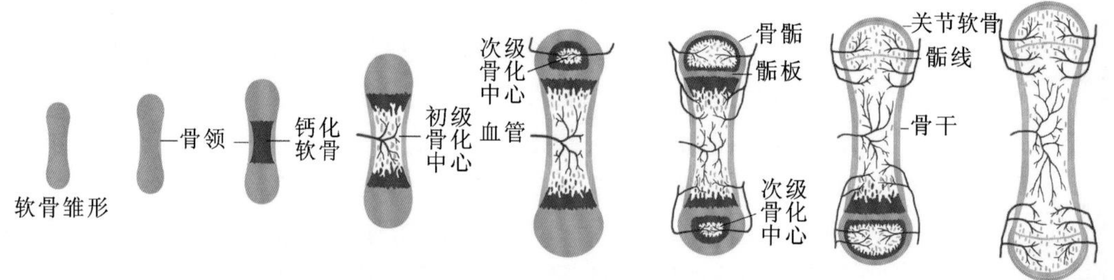

图 3-3 长骨的生长

在形成软骨雏形的基础上，骨干的中央出现初级骨化中心，然后在软骨两端出现次级骨化中心，于是在骨化中心的基础上不断发育成骨。初级骨化中心和次级骨化中心分别形成骨干和骨骺，两者之间有骺软骨。发育到一定年龄(16～24 岁)骨干和骨骺之间的骺软骨全部骨化，长骨即停止增长。在长骨两端的 X 线片或切开的骨上，可见到其痕迹称骺线。

二、骨连结

骨与骨之间的连接装置称骨连结。按照骨连结的方式不同，可分为直接连结和间接连结两种。

（一）直接连结

骨与骨之间借致密结缔组织、软骨或骨直接相连，其间没有腔隙(图 3-4)。这类连结，运动性能很小或完全不能运动。

1. 纤维连结 骨与骨之间借致密结缔组织直接相连称纤维连结，如颅骨间的缝，几乎不能活动。

2. 软骨连结 骨与骨之间借软骨组织直接相连称软骨连结，多见于幼年时期。随着年龄的增长，到一定年龄有些软骨组织发生骨化，骨与骨之间融合在一起，软骨连结则转变成骨性结合，

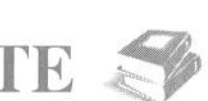

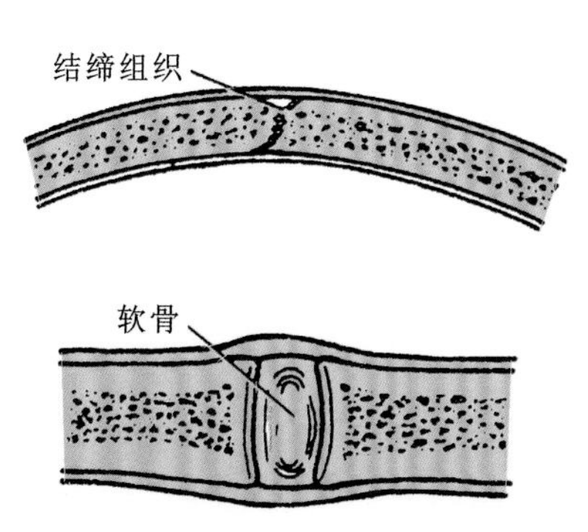

图 3-4 骨的纤维连结和软骨连结

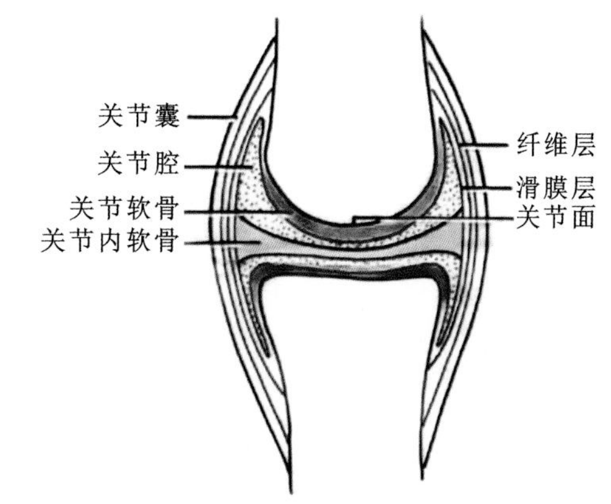

图 3-5 关节的基本结构模式图

如骶椎之间的骨性融合、颅骨缝的骨化等。

（二）间接连结

间接连结又称滑膜关节，简称关节，骨与骨之间借膜性的结缔组织囊互相连接而成，囊内有腔隙。这类连结，具有较大的活动性，它是骨连结的高级分化形式，也是连接的主要方式。

重点：关节的基本结构和辅助结构。

1. 关节的基本结构 关节的基本结构包括关节面、关节囊和关节腔（图 3-5）。

（1）关节面：构成关节各骨的相对面，表面无骨膜，覆盖一层透明软骨称关节软骨，其表面光滑，有弹性，可减少运动时的摩擦，并有缓冲作用。

（2）关节囊：包绕关节周围的结缔组织膜性囊，分为内、外两层。外层为纤维层，由致密结缔组织构成，厚而坚韧，两端附着于关节面周缘，并与骨膜相延续。内层为滑膜层，由疏松结缔组织构成，薄而光滑，有丰富的血管网，可分泌滑液，两端附着于关节软骨周缘。滑膜内衬于纤维层内面及关节内除软骨以外的结构，具有减少摩擦和营养作用。

（3）关节腔：由关节软骨与滑膜围成的密闭腔隙，在正常状态下，内含少量滑液，有润滑关节、减少摩擦的作用。关节腔内为负压，对维持关节稳定有一定的作用。

2. 关节的辅助结构 有些关节除具备上述基本结构外，还有一些辅助结构，以增加关节的稳固性和灵活性。

（1）韧带：连于两骨间的致密结缔组织束，分囊内韧带和囊外韧带。囊内韧带位于关节囊内，如膝关节内的交叉韧带；囊外韧带位于关节囊外，如髋关节的髂股韧带；有的是关节周围肌腱的延续，如髌韧带。这些韧带对关节起加固作用和限制其过度活动的作用。

（2）关节盘：垫于两骨关节面之间的纤维软骨板，中央稍薄，周缘略厚，使两骨关节面更为合适，并增加了运动形式和范围。关节盘既增加了关节的稳固性和灵活性，又减少了外力对关节的冲击和震荡。膝关节的关节盘呈半月形，称半月板。

（3）关节唇：附着于关节窝周缘的纤维软骨环，可加深关节窝，增大关节面，增加关节的稳固性。

3. 关节的运动形式 关节的运动一般都是围绕一定的轴而运动，围绕某一运动轴可产生两种方向相反的运动形式。根据运动轴的方位不同，关节的运动形式可分为以下四组：

（1）屈和伸：围绕冠状轴进行的运动。运动时相关节的两骨互相靠拢为屈，反之为伸。

（2）内收和外展：围绕矢状轴进行的运动。骨向正中矢状面靠拢为内收，反之为外展。

（3）旋转：围绕垂直轴进行的运动。骨的前面转向内侧称旋内，反之称旋外。在前臂则称旋前和旋后，手背转向前方称旋前，反之称旋后。

（4）环转：骨的近端在原位转动，远端做圆周运动，整个骨的运动轨迹是一圆锥形。这实际上是矢状轴和冠状轴连续变换，屈、收、伸、展四种形式不断转换的连续动作。

第二节　躯干骨及其连结

躯干骨包括椎骨、肋和胸骨三部分,借助骨连结构成脊柱和胸廓。

一、脊柱

(一) 椎骨

重点:椎骨的一般形态及各部椎骨的主要特征;椎间盘、骶管裂孔和骶角。

在未成年前椎骨有 32～34 块,即颈椎 7 块、胸椎 12 块、腰椎 5 块、骶椎 5 块和尾椎 3～5 块。青春期后 5 块骶椎融合成 1 块骶骨,3～5 块尾椎融合成 1 块尾骨,因而成年人椎骨共有 26 块。

1. 椎骨的一般形态　椎骨为不规则骨,每块椎骨均由椎体和椎弓两部分组成(图 3-6)。椎体位于椎骨的前部,呈短圆柱状,表面骨密质较薄,内部充满骨松质。上、下面粗糙,借椎间盘与相邻椎骨相连接,是脊柱承重的主体,从颈椎到腰椎,椎体的横断面积逐渐增大。

椎弓是附在椎体后方的弓状骨板,它与椎体共同围成椎孔,所有椎孔相互连通形成椎管,容纳、保护脊髓及脊神经根。椎弓与椎体相连接的部分较细称椎弓根,其上方浅切迹称椎上切迹,其下方深切迹称椎下切迹。相邻椎骨的上、下切迹围成椎间孔,孔内有脊神经和血管通过。椎弓后部宽厚呈板状称椎弓板。从椎弓发出 7 个突起,即棘突 1 个,正中向后突起;横突 1 对,向两侧突起;上关节突 1 对,从椎弓根和椎弓板结合处向上突起;下关节突 1 对,从椎弓根和椎弓板结合处向下突起。

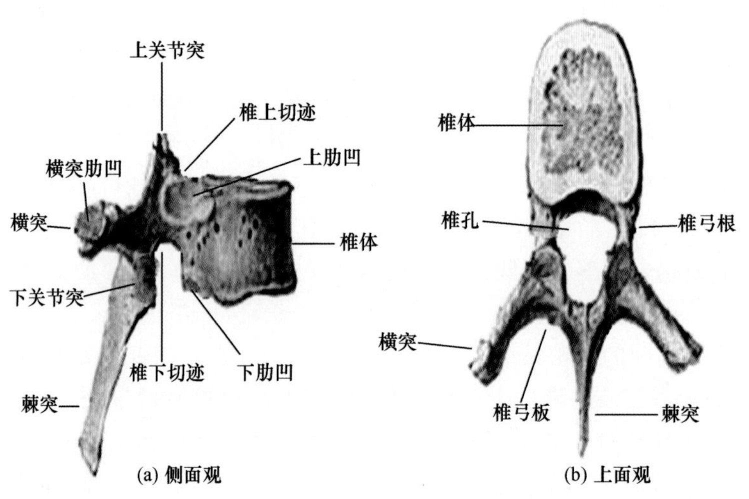

图 3-6　胸椎

2. 各部椎骨的主要特征

(1) 颈椎:椎体相对较小,椎孔相对较大,呈三角形;横突根部有横突孔,其中上 6 位颈椎的横突孔内有椎动脉和椎静脉通过(图 3-7)。除第 1、第 7 颈椎外,其他颈椎棘突末端分叉。第 1 颈椎又称寰椎(atlas)(图 3-8),呈环状,无椎体、棘突和关节突,由前弓、后弓和两个侧块组成。侧块上面各有一椭圆形的关节面,与颅骨枕髁形成寰枕关节。第 2 颈椎又称枢椎(axis)(图 3-9),在椎体上方伸出一指状突起称齿突,齿突原为寰椎的椎体,发育过程中脱离寰椎而与枢椎融合。第 7 颈椎又称隆椎(vertebra prominens)(图 3-10),棘突特别长,末端不分叉,稍低头时,在颈后正中线上很容易看到和摸到,常作为记数椎骨序数的标志。

(2) 胸椎:椎体横断面呈心形(图 3-6),12 个椎体从上向下逐渐增大;椎孔相对较小,呈圆形;棘突细长向后下方倾斜,呈叠瓦状排列;胸椎两侧与肋骨相连接,故椎体两侧的上、下和横突末端均有小的关节面,分别称上肋凹、下肋凹和横突肋凹。

(3) 腰椎:椎体粗大(图 3-11),横断面呈肾形;椎弓发达,椎孔较大,呈三角形;上、下关节突粗

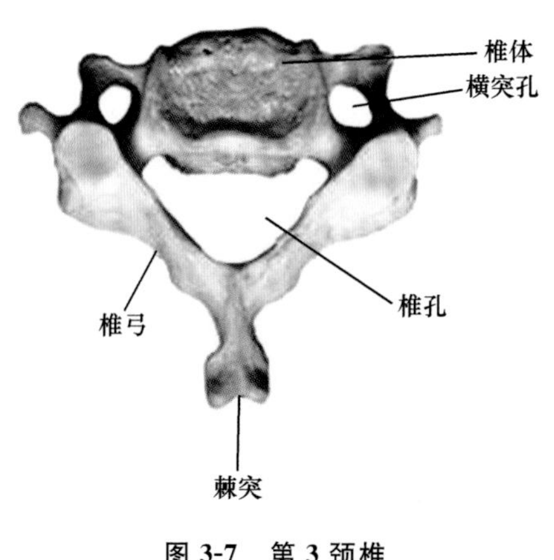

图 3-7　第 3 颈椎

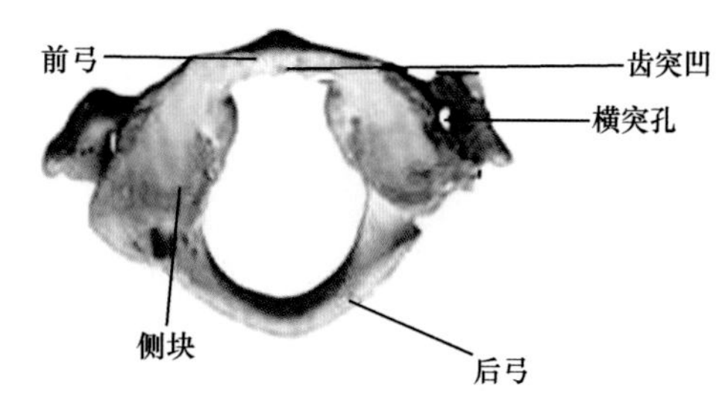

图 3-8　寰椎

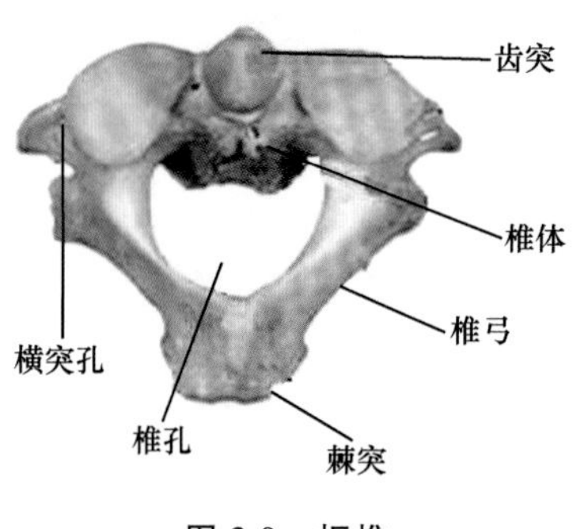

图 3-9　枢椎

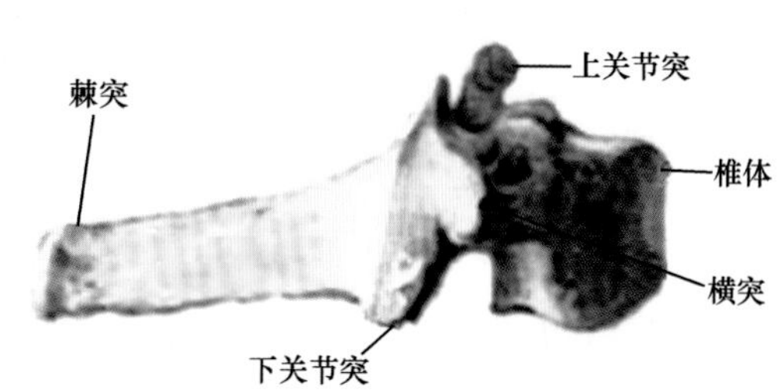

图 3-10　第 7 颈椎

大，关节面基本呈矢状位；棘突宽大呈板状，几乎水平后伸，末端圆钝，且棘突间隙较宽，临床上利用此间隙进行腰椎穿刺术。

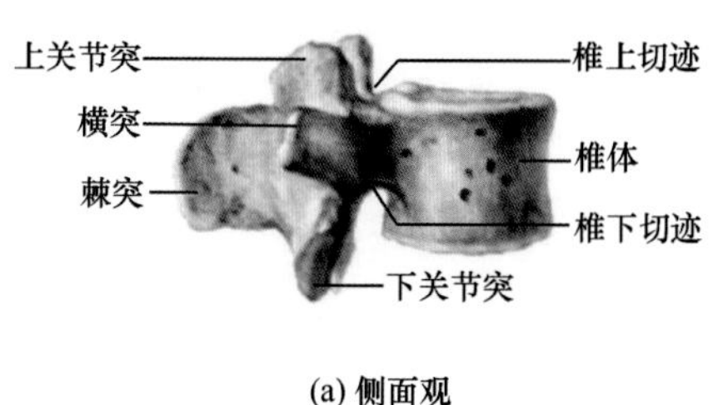

(a) 侧面观

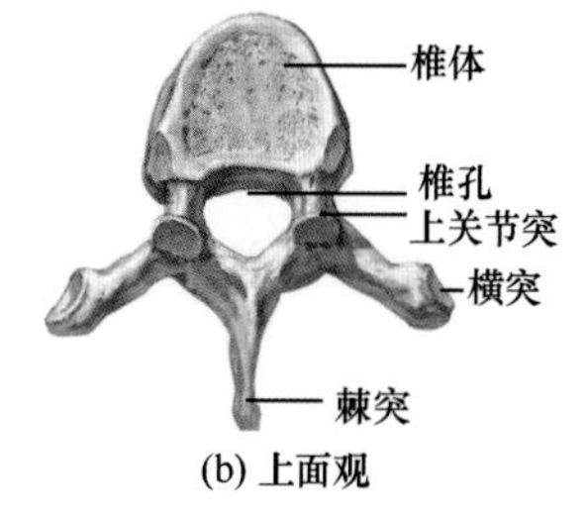

(b) 上面观

图 3-11　腰椎

（4）骶骨：成人骶骨呈倒置三角形（图 3-12），由 5 块骶椎融合而成，分骶骨底、侧部、骶骨尖、盆面和背侧面。

骶骨底位于上方，即第 1 骶椎体的上面，其前缘突出称骶骨岬，女性骶骨岬是产科测量骨盆

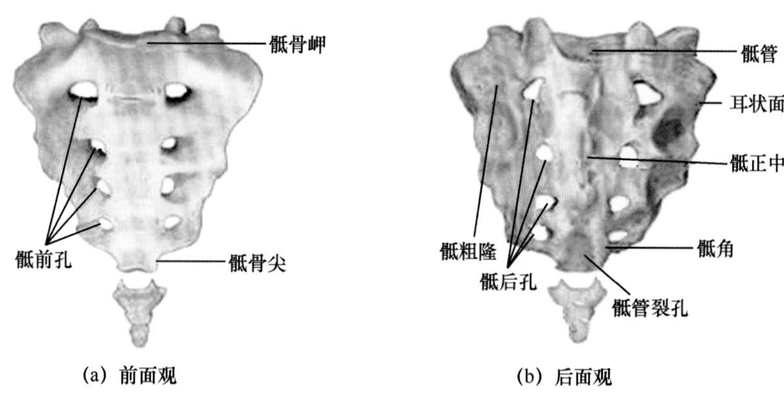

(a) 前面观　　(b) 后面观

图 3-12　骶骨

入口大小的重要标志。侧部的外侧有耳状面,与髂骨的耳状面相对应,形成骶髂关节;耳状面后方有骶粗隆。盆面凹向前下,有4对骶前孔。背侧面凸向后上,中线处有棘突融合而成的纵形骶正中嵴,其两侧有4对骶后孔,与骶前孔相通,其下方有形状不整齐的骶管裂孔,向上通骶管,此孔两侧有明显的突起称骶角,临床上以骶角为标志进行骶管麻醉。骶骨尖向下与尾骨相连。

(5) 尾骨:由3～5块退化的尾椎融合而成,一般在30～40岁才融合成。尾骨形体较小,上与骶骨尖相连接,下端游离称尾骨尖。

(二) 椎骨的连结

1. 椎体间的连结 椎体间借椎间盘、前纵韧带和后纵韧带相连接(图3-13)。

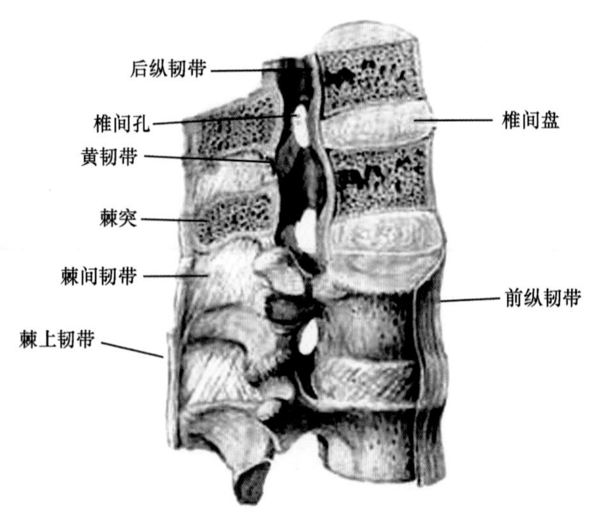

图3-13 椎体间的连结

(1) 椎间盘:连接相邻两个椎体间的纤维软骨盘,由髓核和纤维环两部分构成。髓核位于椎间盘的中央稍偏后,是柔软富有弹性的胶状物。纤维环环绕在髓核周围,由数层同心圆排列的纤维软骨环构成,质坚韧,其前部较宽,后部较窄,牢固连接相邻椎体,并保护和限制髓核向外膨出。因此,整个椎间盘既坚韧又富有弹性,除对椎体起连接作用外,还可缓冲震荡,起到"弹性垫"的作用,并保证脊柱能向各个方向运动。椎间盘厚薄不一,腰部最厚,颈部次之,胸部最薄,故脊柱腰部活动度最大,损伤最多。当椎间盘纤维环破裂时,髓核容易向后外侧脱出,突入椎管或椎间孔,压迫脊髓或脊神经根,产生相应的临床症状称腰椎间盘突出症。

(2) 前纵韧带:紧密附着于所有椎体及椎间盘前面的扁带状、坚固的纤维束,有限制脊柱过度后伸的作用。

(3) 后纵韧带:附着于所有椎体及椎间盘后面的纵长韧带,并形成椎管的前壁,有限制脊柱过度前屈的作用。

知识拓展

腰椎间盘突出症

腰椎间盘突出症是脊柱外科常见病,其主要病因是椎间盘组织在退变、老化等内因基础上,再遇扭伤、劳损、受寒等外因,使纤维环破裂、松弛,髓核突出于椎管或椎间孔,刺激或压迫脊神经根、马尾神经所表现的一种综合征。主要症状表现为腰痛、坐骨神经痛或股神经痛、马尾综合征等。由病史结合体征和辅助检查(CT和MRI)并不难诊断。治疗关键是解除神经刺激或压迫,消除神经炎症,促进神经修复和腰椎功能恢复。治疗方法有手术疗法、非手术疗法和介入疗法,但需因人而异、因病而异,不能用一种疗法治疗所有患者。

2. 椎弓间的连结 主要是韧带和关节。

（1）黄韧带：为连接相邻椎弓板间的短韧带，与椎弓板共同构成椎管后壁。它由黄色的弹性纤维构成，坚韧而有弹性，有限制脊柱过度前屈的作用。

（2）棘间韧带：为连接相邻棘突间的短韧带，前接黄韧带，后接棘上韧带，具有限制脊柱过度前屈的作用。

（3）棘上韧带：为附着于各棘突末端的纵长韧带，也有限制脊柱过度前屈的作用。

（4）关节突关节：相邻椎骨的上、下关节突构成的联合关节，属于微动关节。

3. 寰枕关节和寰枢关节 寰枕关节由寰椎侧块与枕髁构成，可使头前俯、后仰和侧屈。寰枢关节由寰椎和枢椎构成，可使头左、右旋转。

（三）脊柱的整体观

脊柱（图 3-14）因年龄、性别和发育的不同而有差异。成年男性脊柱长约 70 cm，女性约为 60 cm，椎间盘总厚度占脊柱总长度的 1/4。

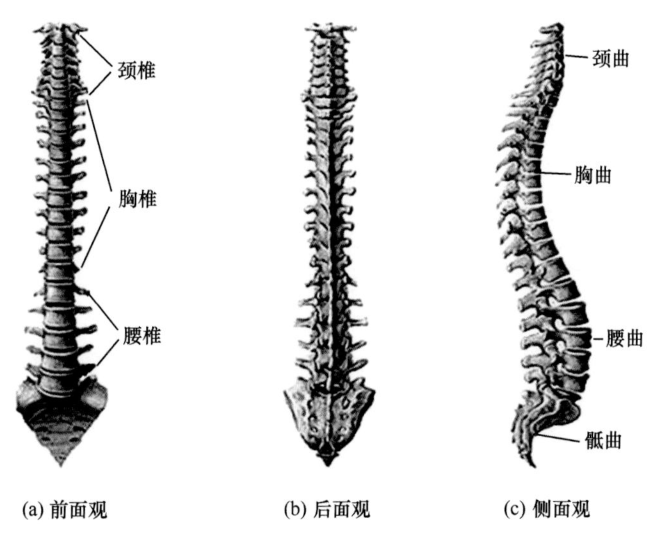

图 3-14 脊柱的整体观

1. 脊柱前面观 椎体自上而下逐渐增大，到骶骨上端最宽，并可见前纵韧带纵贯脊柱全长。

2. 脊柱后面观 可见棘上韧带纵贯脊柱全长；棘突纵列成一条直线，各部棘突形态各异。颈椎棘突短，末端分叉；隆椎棘突长而突出；胸椎棘突长，斜向后下方，并呈叠瓦状排列；腰椎棘突呈板状，水平向后伸，棘突间隙较宽。

3. 脊柱侧面观 可见脊柱有 4 个生理弯曲。颈曲和腰曲凸向前，是出生后发育过程中，随着抬头和坐立而形成；胸曲和骶曲凸向后，在胚胎时期已形成。脊柱的生理弯曲增大了脊柱的弹性，有利于维持身体平衡及缓冲重力和反弹力。

（四）脊柱的功能

脊柱具有支持体重、传递重力和缓冲震动的作用，保护脊髓和内脏器官的作用，以及具有多种运动功能。

二、胸廓

（一）肋

肋由肋骨和肋软骨两部分组成，共 12 对。

1. 肋骨 肋骨呈细长弓状，属扁骨（图 3-15）。肋骨后端稍膨大称肋头；肋头外侧稍细的部分称肋颈，再转向前方为肋体，肋颈、肋体交界处的后外侧有一粗糙突起称肋结节。肋体长而扁，分内、外两面和上、下两缘，内面近下缘处有一浅沟称肋沟，肋间血管、神经行于其中，肋体后份的急转角称肋角。

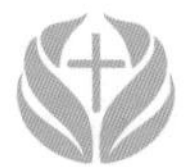

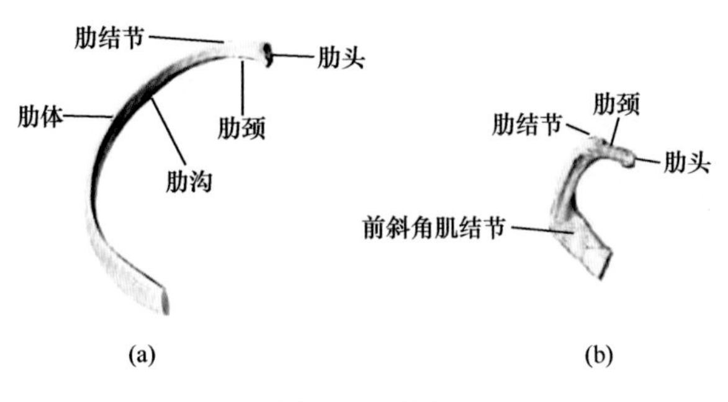

图 3-15　肋骨

2. 肋软骨　肋软骨位于各肋骨的前端，由透明软骨构成，终生不骨化。

（二）胸骨

重点：胸骨角、肋弓、肋沟、肋间隙的概念。

胸骨长而扁，位于胸前壁正中皮下，全长可从体表摸到（图 3-16）。前面微凸，后面微凹，自上而下由胸骨柄、胸骨体和剑突组成。胸骨柄上部宽厚，下部窄薄，上缘有 3 个凹陷，中间的称颈静脉切迹，外侧的称锁切迹，与锁骨相关节；胸骨柄的两侧有 1 对肋切迹，与第 1 肋相连接。胸骨柄和胸骨体相连处稍向前突称胸骨角，是确定第 2 肋的重要标志。胸骨体是长方形的扁骨板，外侧缘有 6 对肋切迹，分别与第 2～7 肋软骨相关节。剑突薄而窄，形状变化较大，上连胸骨体，下端游离。

（三）肋骨的连结

1. 肋椎的连结　肋后端与胸椎之间形成肋椎关节。

2. 肋前端的连结　第 1～7 肋前端直接与胸骨侧缘相连，其中第 1 肋与胸骨柄构成直接连结，第 2～7 肋与胸骨体构成胸肋关节；第 8～10 肋前端借肋软骨与上位的肋软骨依次相连形成肋弓；第 11～12 肋前端游离于腹壁肌中称浮肋。

（四）胸廓的整体观

成人胸廓(thoracic cage)呈前后略扁的圆锥形（图 3-17）。胸廓上口较小，由第 1 胸椎体、第 1 肋和胸骨柄上缘围成，是颈部与胸腔之间的通道。胸廓下口较大，由第 12 胸椎体、第 12 肋和 11 肋前端、肋弓和剑突围成。相邻两肋之间的间隙称肋间隙，共 11 对。两侧肋弓之间的夹角称胸骨下角。

胸廓的形状和大小与年龄、性别、体形、健康状况等因素有关。新生儿的胸廓呈桶状；老年人的胸廓则扁长；成年女性的胸廓短而圆。佝偻病患儿的胸廓前后径大，胸、肋骨向前突出，称鸡胸。肺气肿患者的胸廓各个径线都增大，形成桶状胸。

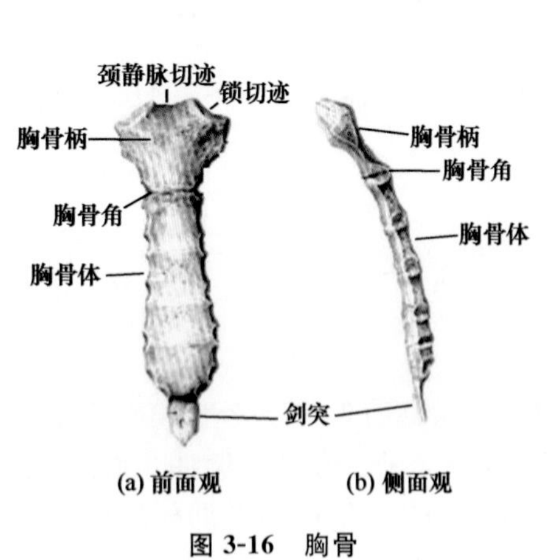

图 3-16　胸骨

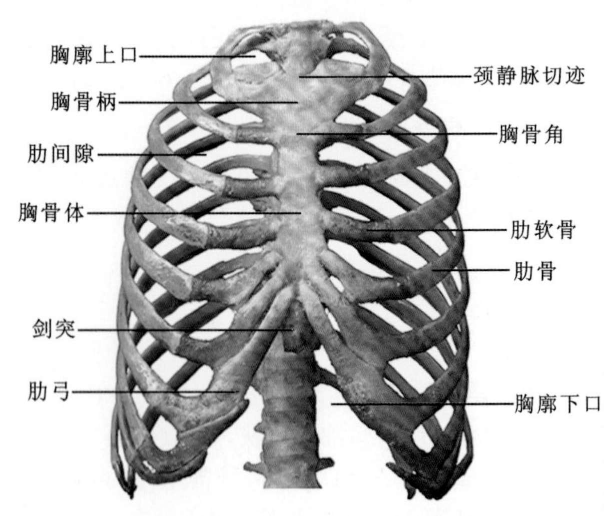

图 3-17　胸廓

（五）胸廓的功能

胸廓对胸腔内器官除具有保护和支持作用外，主要参与呼吸运动。吸气时，在肌的作用下，肋前端上提，胸骨抬高并前移，肋体向外扩展，胸廓前后径和横径都增大，胸腔容积扩大，肺被动扩张，气体吸入；呼气时则相反。

知识拓展

鸡胸和桶状胸

鸡胸是指胸、肋骨向前隆起形成的胸廓畸形。鸡胸的患者胸、肋骨向前突，使胸廓前后径加大，胸廓容积缩小，肺发育受限导致呼吸幅度减弱，运动耐受力差，抵抗力低下。除畸形本身对患者呼吸和循环功能造成损害之外，对患者造成的精神负担和性格影响也不应忽视。桶状胸是指胸廓前后径增加，有时与左右径几乎相等，呈圆桶状，故称为桶状胸。桶状胸表现为肋间隙增宽饱满，腹上角增大。桶状胸一般是由于肺内气体含量过多所致，比如肺气肿、支气管哮喘急性发作以及长期大量吸烟均可导致此类表现，亦可见于老年人或矮胖体型者。

三、躯干骨的主要骨性标志

躯干骨的主要骨性标志有胸骨角、剑突、颈静脉切迹、肋弓、第 7 颈椎棘突、骶角。

第三节　颅骨及其连结

颅位于脊柱上方，由 23 块不同形状、不同大小的颅骨组成，另外有 3 对听小骨位于颞骨内。成人颅骨除下颌骨和舌骨外，其余各颅骨相互连成一个整体，对脑、感觉器官以及消化器官和呼吸器官的起始部分起保护和支持作用。

一、颅的组成

按颅骨所在的部位，颅骨分为脑颅骨和面颅骨两部分（图 3-18）。

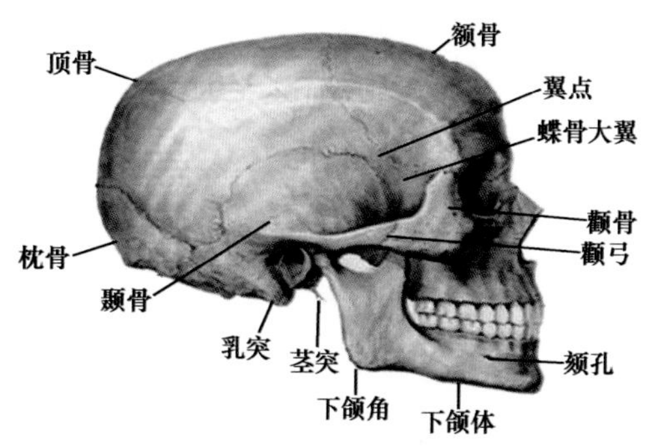

图 3-18　颅的侧面观

（一）脑颅骨

脑颅骨位于颅的后上部，共有 8 块，它们共同围成颅腔，容纳脑。脑颅骨包括：额骨 1 块，突出向前；顶骨 1 对，居头顶两侧；枕骨 1 块，突出向后；颞骨 1 对，居顶骨外下方；蝶骨 1 块，呈蝴蝶形，位于颅底中部；筛骨 1 块，位于颅底前部。

（二）面颅骨

面颅骨位于颅的前下部分，有 15 块，它们构成面部支架，并围成眶、骨性鼻腔和骨性口腔，容纳视器、嗅觉器官和味觉器官。面颅骨包括：下颌骨 1 块，位于下方，可活动，有下颌牙；上颌骨 1 对，与下颌骨相对应，有上颌牙；腭骨 1 对，位于上颌骨之后；鼻骨 1 对，位于两上颌骨上部之间，构成鼻背的基础；颧骨 1 对，位于上颌骨外上方，形成面颊部的骨性突起；犁骨 1 块，位于鼻腔正中后下方，参与鼻中隔的形成；下鼻甲 1 对，位于鼻腔外侧壁下方；泪骨 1 对，位于两眶内侧壁；舌骨 1 块，游离于喉上方的舌肌群中。

(三)下颌骨和舌骨

1. 下颌骨 下颌骨呈蹄铁形,分为中部的下颌体及两侧的下颌支,两者相交于下颌角(图3-19)。下颌体上缘为牙槽弓,牙槽弓上有窝,有容纳牙根的牙槽。下颌体前外侧有一对颏孔,体后正中有突起称颏棘,体内面下部有一个三角形浅窝称下颌下腺凹。

下颌支向上有两个突起,前方尖锐称冠突,后方宽大称髁突,髁突上端膨大称下颌头,其下方缩细称下颌颈。下颌支内面中央有一开口向后上的下颌孔,向下经下颌管通颏孔。

2. 舌骨 舌骨呈"U"形,位于喉上方,借肌连于下颌骨及颅底(图3-20)。其中部称为舌骨体,自舌骨体向后伸出一对大角,舌骨体与大角结合处向上伸出一对小角。

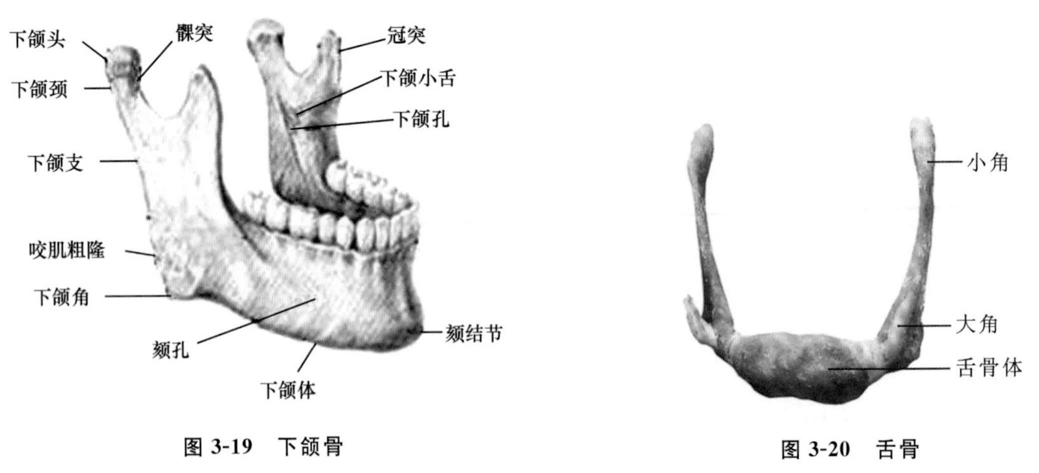

图3-19 下颌骨

图3-20 舌骨

二、颅的整体观

(一)颅的上面观

颅的上面称颅顶,呈卵圆形,光滑隆凸,由顶骨、额骨及部分颞骨和枕骨构成。有三条缝:冠状缝位于额骨与顶骨之间;矢状缝位于两顶骨之间;人字缝位于顶骨与枕骨之间。

(二)颅的侧面观

重点:翼点的位置及特点。

中部有外耳门,向内通外耳道。外耳门前方有颧弓,外耳门后下方有一突起称乳突,两者均可在体表摸到。颧弓内上方有一大而浅的凹陷称颞窝,颞窝内侧面的前下部有额骨、顶骨、颞骨和蝶骨大翼四骨相交而成的"H"形缝称为翼点,此处骨质薄弱,其内侧面有脑膜中动脉分支经过,骨折时,易引起颅内出血,形成硬膜外血肿,可压迫脑组织。

(三)颅的前面观

上部为额骨的鳞部(图3-21),其下方两侧有一对弓形隆起称眉弓,左右眉弓之间较平坦称眉间。眉弓的外下方有一对腔称眶,眶的内下方为骨性鼻腔,骨性鼻腔的下方是不完整的骨性口腔。

1. 眶 眶容纳眼球及附属结构。眶口略呈四边形,上、下缘分别称眶上缘和眶下缘,眶上缘的内、中1/3交界处有一眶上切迹或眶上孔,眶下缘的中点下方有眶下孔,分别有同名血管和神经通过。眶尖朝向后内,有一圆孔称视神经管,通入颅中窝。眶有四个壁:上壁与颅前窝相邻,其前外侧面有一深窝称泪腺窝,容纳泪腺;下壁中部有眶下沟,向前导入眶下管通眶下孔;内侧壁最薄,其前下部有泪囊窝,容纳泪囊,此窝向下经鼻泪管通向鼻腔;外侧壁较厚。上壁与外侧壁间的后份有眶上裂,通颅中窝;下壁与外侧壁间的后份有眶下裂,通颞下窝,眶上裂和眶下裂均有血管和神经经过。

2. 骨性鼻腔 骨性鼻腔位于面颅中央,上至颅底,下邻口腔。内有正中矢状位的骨性鼻中隔将其分为左、右两部分。骨性鼻中隔由筛骨垂直板和犁骨构成。左、右鼻腔共同的前口称梨状孔;后口有两个称鼻后孔,通向鼻咽部。每侧鼻腔的外侧壁自上而下有3个向下弯曲的骨片,分

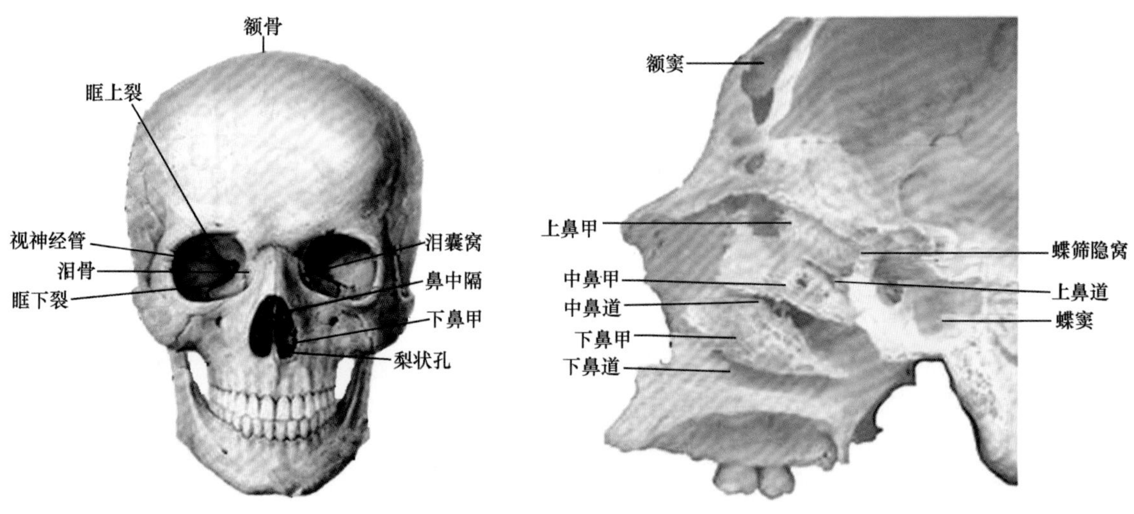

图 3-21 颅的前面观

图 3-22 鼻腔的外侧壁

别称上鼻甲、中鼻甲和下鼻甲，鼻甲的下方都有相应的鼻道，分别称上鼻道、中鼻道和下鼻道(图 3-22)。上鼻甲的后上方与蝶骨体之间有一浅窝称蝶筛隐窝。下鼻道有鼻泪管开口。

3. 鼻旁窦 鼻旁窦又称副鼻窦或鼻窦，包括上颌窦、额窦、蝶窦和筛窦，是位于上颌骨、额骨、蝶骨和筛骨内的含气空腔，它们都位于鼻腔周围，并开口于鼻腔。上颌窦容积最大，窦口高于窦底，人体直立时不宜引流，开口于中鼻道；额窦位于眉弓深面，左右各一，窦口向下开口于中鼻道；蝶窦位于蝶骨体内，由骨板分为两腔，向前开口于蝶筛隐窝；筛窦是筛骨内蜂窝状小房的总称，分前、中、后三群，前、中群开口于中鼻道，后群开口于上鼻道。下鼻道由鼻泪管开口。鼻旁窦对发音共鸣、减轻颅骨重量有一定作用。

重点：鼻窦的位置、形态特点及开口部位。

4. 骨性口腔 骨性口腔由上颌骨、腭骨和下颌骨围成。顶为骨腭，前壁及外侧壁由上、下颌骨的牙槽和牙齿构成。底缺如，由软组织封闭。

(四) 颅底内面观

颅底内面观凹凸不平，前部最高，后部最低，由前向后呈三级阶梯状的三个窝，分别称颅前窝、颅中窝和颅后窝(图 3-23)。

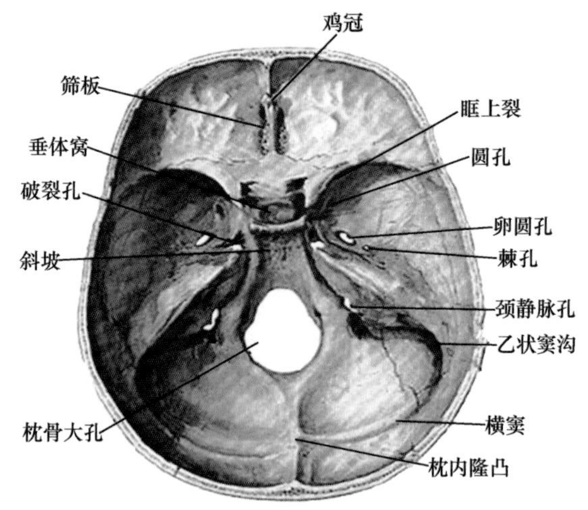

图 3-23 颅底内面观

1. 颅前窝 颅前窝由额骨、筛骨、蝶骨的部分构成。其窝底正中有一向上突起称鸡冠，其两侧的水平骨板称筛板，板上有许多小孔称筛孔，通鼻腔。

2. 颅中窝 颅中窝由蝶骨、颞骨的部分构成。中央马鞍形的结构称蝶鞍，蝶鞍的正中有垂体窝，容纳垂体，垂体窝前是横行的交叉前沟，此沟向两侧通向视神经管，垂体窝后的横位隆起称鞍背,垂体窝和鞍背合称蝶鞍,其两侧有浅沟称颈动脉沟,此沟向前通眶上裂,向后通破裂孔,续于颞骨岩部内的颈动脉管。在蝶鞍两侧,由前向后外依次排列有圆孔、卵圆孔和棘孔。卵圆孔和棘孔的后方骨突为颞骨岩部,呈三棱锥状,颞骨岩部外侧较平坦称鼓室盖,为中耳鼓室的上壁。

3. 颅后窝 颅后窝由枕骨和颞骨岩部构成,容纳小脑和脑干。此窝位置最低,中央有枕骨大孔,孔前外侧缘有舌下神经管的内口,孔前上方的平坦斜面称斜坡,孔后上方的十字隆起称枕内隆凸,由此凸向上的浅沟延伸为上矢状窦沟,向两侧续于横窦沟,转向前下呈"S"形的沟称乙状窦沟,再经颈静脉孔出颅。颅后窝的前外侧,颞骨岩部后面中央有一开口称内耳门,通向内耳道。

(五)颅底外面观

颅底外面观高低不平,孔裂甚多(图 3-24)。后部正中有枕骨大孔,其正后方的突起称枕外隆凸,它的两侧有弓形骨嵴称上项线。枕骨大孔两侧有椭圆形关节面称枕髁,与寰椎形成关节。枕髁前有一边缘不整齐的孔称破裂孔,枕髁的前外侧有颈静脉孔。在颈静脉孔前方有颈动脉管外口,向前内侧通颈动脉管续于破裂孔。枕髁外侧有明显骨突称乳突,其前内侧有细长的茎突,此两突间有一小孔称茎乳孔,向内通面神经管。枕髁根部有一向前外方的开口称舌下神经管外口。茎突前外侧有明显的关节窝称下颌窝,下颌窝前的横形突起称关节结节。颅底外面前部上颌牙齿围绕的部分称骨腭,其前部正中有一小孔称切牙孔,骨腭后部两侧有腭大孔。

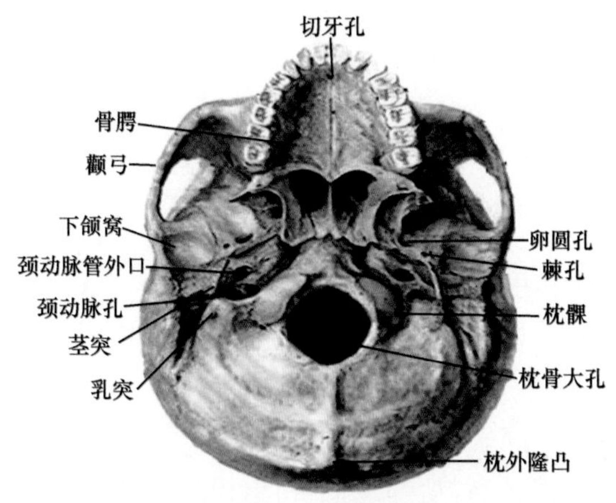

图 3-24 颅底外面观

知识拓展

颅底骨折

颅底骨折按其发生部位分为颅前窝骨折、颅中窝骨折、颅后窝骨折。颅前窝骨折常累及额骨眶板和筛骨,引起的出血可经鼻孔流出;或流进眶内,眶周皮下及球结合膜下形成淤血斑,称为"熊猫眼"征。骨折处脑膜破裂时,脑脊液可经额窦或筛窦由前鼻孔流出,成为脑脊液鼻漏。筛板及视神经管骨折可引起嗅神经和视神经损伤。颅中窝骨折常累及颞骨岩部,脑膜和骨膜均破裂时,脑脊液经中耳由鼓膜裂孔流出形成脑脊液耳漏。颅后窝骨折累及颞骨岩部后外侧时,多在伤后 2～3 日出现乳突部皮下淤血。颅底骨折处理原则:单纯性骨折无需特殊治疗,主要观察有无脑损伤、处理脑脊液漏及脑神经损伤等并发症。当合并脑脊液漏时,需防止颅内感染,禁止填塞或冲洗,禁止腰椎穿刺。取头高体位休息,尽量避免用力咳嗽、打喷嚏和擤鼻涕。多数漏口在伤后 1～2 周内愈合。超过 4 周仍未停止漏液者,可考虑手术。

(六)新生儿颅的特征及其出生后的变化

新生儿颅(图 3-25)由于牙齿未萌出,鼻窦未发育,咀嚼功能不健全,而胎儿脑及感觉器官发

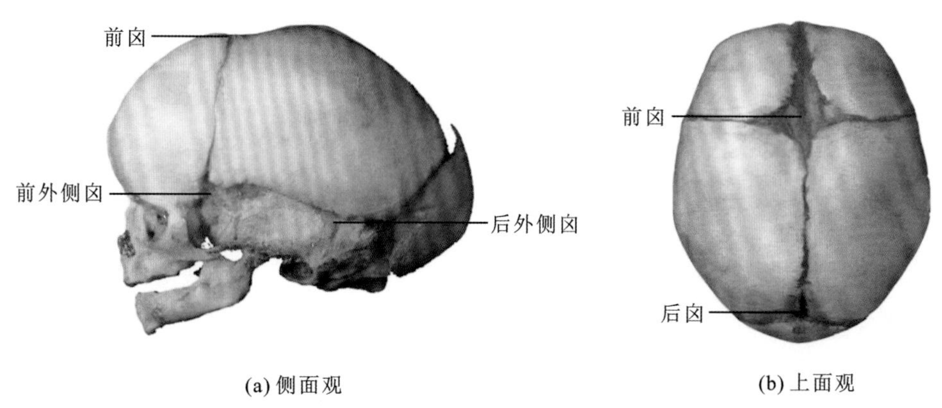

(a) 侧面观 (b) 上面观

图 3-25 新生儿颅

育较早，所以脑颅大于面颅，到成年期，由于牙齿和鼻窦的发育，使面颅迅速扩大；老年人骨质因吸收变薄，牙齿磨损脱落，面颅再次变小。新生儿颅顶各骨间有一定的缝隙，由结缔组织膜封闭，缝隙交接处的膜称囟，其中有较大的前囟和后囟，两者分别位于矢状缝的前和后。前囟一般于一岁半左右闭合，后囟于出生后不久即闭合。前囟闭合的早晚可作为婴儿发育的标志和颅内压力变化的测试窗口。新生儿颅盖只有一层骨板，一般于 4 岁开始逐渐分内、外两层，其间夹有骨松质称板障。

三、颅骨的连结

1. 颅骨的纤维连结和软骨连结 颅盖各骨之间，大多借结缔组织膜相连接构成缝；颅底各骨之间则为软骨连结。随着年龄的增长，有些缝和软骨可转化成骨性结合。舌骨与颞骨茎突间借韧带相连接。

2. 颞下颌关节 颞下颌关节又称下颌关节(图 3-26)，是颅骨间唯一的滑膜关节，它是由颞骨的下颌窝、关节结节与下颌头构成。关节囊松弛，前部较薄弱，外侧有韧带加强。关节囊内有椭圆形的关节盘，将关节腔分隔成上、下两部分。

重点：颞下颌关节的组成特点及运动。

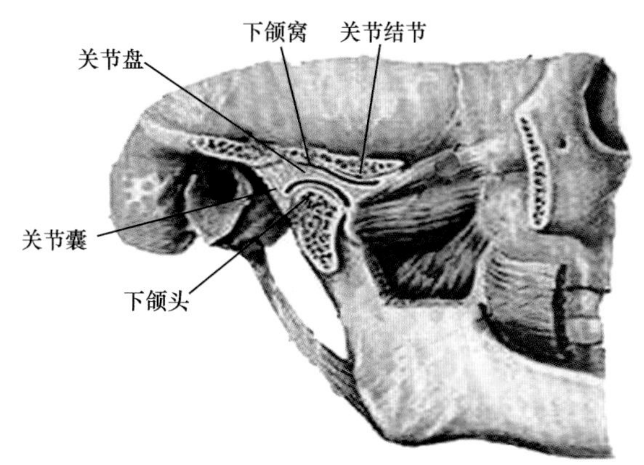

图 3-26 颞下颌关节

颞下颌关节属于联合关节，两侧同时运动，可使上颌骨上提、下降，向前、向后和侧方运动。由于关节囊较松弛，当张口过大时，下颌头有可能向前滑脱，离开关节窝，进入颞下窝而不能退回关节窝，造成颞下颌关节脱位。

知识拓展

颞下颌关节脱位

下颌骨下颌头由于外力作用或关系结构异常，使下颌头超越正常的运动限度，脱离关节凹而不能自行复位,称为颞下颌关节脱位。其临床表现主要有语言不清,下颌运动失常,关节凹空虚。本疾病有单侧、双侧脱位,急性、陈旧性和复发性脱位。按下颌头脱出的方向,位置又可分为前脱位、后脱位和侧方脱位。从下颌关节的构造及其与周围的关系就可以知道,前脱位为常见。急性、复发性脱位手法复位,疗效较佳。

四、颅的主要骨性标志

颅的主要骨性标志有枕外隆凸、乳突、颧弓、下颌角、下颌底、眉弓和眶上切迹。

第四节 四肢骨及其连结

一、上肢骨及其连结

重点:上肢骨的体表标志。

(一) 上肢骨

上肢骨包括锁骨、肩胛骨、肱骨、尺骨、桡骨和手骨。

1. 锁骨 锁骨呈"～"形弯曲(图 3-27),位于胸廓前上部两侧,全长均可在体表摸到。锁骨分一体两端,体的上面光滑,下面粗糙,内侧 2/3 凸向前,呈三棱柱形,外侧 1/3 凸向后,呈扁平形,锁骨的外、中 1/3 交界处较细易骨折;内侧端粗大称胸骨端,有关节面与胸骨柄形成胸锁关节;外侧端扁平称肩峰端,有关节面与肩峰形成关节。锁骨是上肢骨中唯一与躯干骨构成关节的骨,具有固定上肢、支持肩胛骨、便于上肢灵活运动的作用。

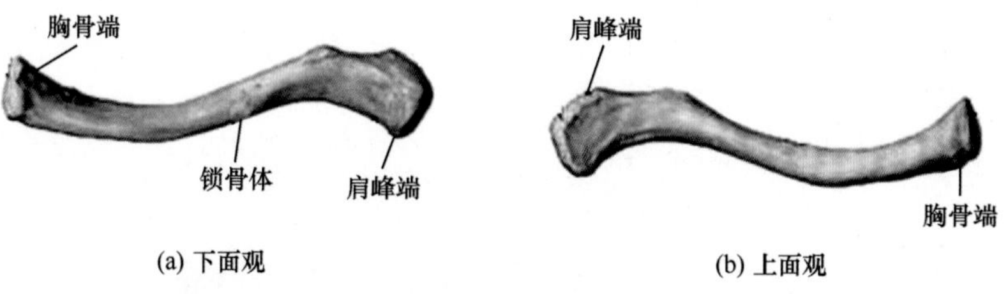

图 3-27 锁骨

2. 肩胛骨 肩胛骨为三角形扁骨(图 3-28),分为两面、三缘和三角。前面为一大而浅的窝称肩胛下窝;后面上方有一横位的骨嵴称肩胛冈,肩胛冈的外侧端较平宽称肩峰,为肩部最高点,肩胛冈的上、下各有一窝,分别称冈上窝和冈下窝。内侧缘薄而锐利,外侧缘肥厚,上缘短而薄,近

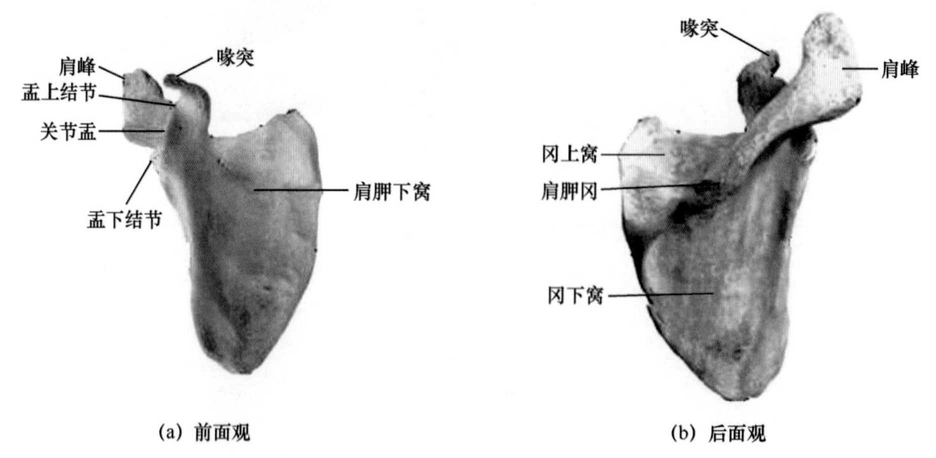

图 3-28 肩胛骨

外侧有一小切迹称肩胛切迹，自肩胛切迹外侧向前伸出一曲指状突起称喙突，有肌附着。上角在内上方，平对第 2 肋；下角为内、外侧缘会合处，对应第 7 肋，体表易于摸到；外侧角膨大，有一微凹朝外的关节面称关节盂，与肱骨头相关节，关节盂的上、下分别有盂上结节和盂下结节，有肌附着。

3. 肱骨 肱骨位于臂部，是典型长骨，分上、下两端及一体(图 3-29)。上端呈半球形，称肱骨头，朝向内后上方，与肩胛骨的关节盂构成肩关节，肱骨头周围的环状浅沟称解剖颈，肱骨头外侧的隆起称大结节，前面的隆起称小结节，两结节向下延伸的骨嵴，分别称大结节嵴和小结节嵴，两结节间的纵沟称结节间沟，内有肱二头肌长头腱通过。上端与肱骨体交界处稍缩细的部位称外科颈，因此处易骨折而得名。

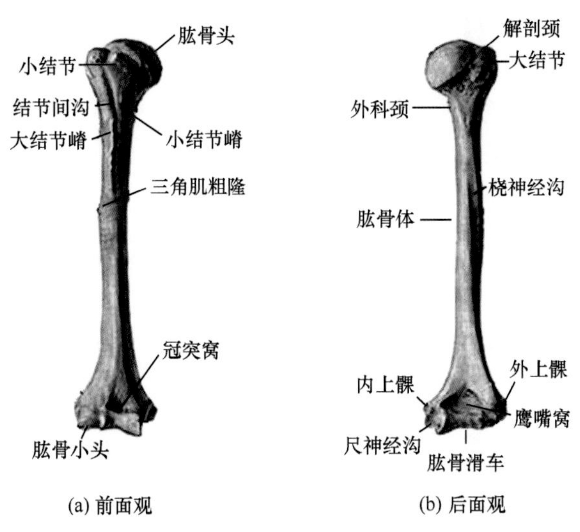

图 3-29 肱骨

肱骨体上端呈圆形，下端呈三棱柱形。肱骨体中部外侧有较大的“V”形粗糙面称三角肌粗隆，是三角肌的附着处；在三角肌粗隆的后内侧有一浅沟称桡神经沟，桡神经沿此沟通过，因此肱骨中段骨折易损伤此神经；肱骨体内侧近中点处有滋养孔，有血管、神经通过。

下端有两个关节面，内侧的关节面形如滑车称肱骨滑车，与尺骨相关节；外侧的关节面呈半球形称肱骨小头，与桡骨相关节；滑车和小头的前上方有一小窝称冠突窝，滑车的后上方有一大窝称鹰嘴窝。下端的两侧各有一突起，分别称内上髁和外上髁，两者在体表均易摸到，内上髁后面有尺神经沟，有尺神经通过。

4. 尺骨 尺骨位于前臂的内侧，分一体两端(图 3-30)。上端粗大，有一向前的深凹称滑车切迹，与肱骨滑车相关节；滑车切迹上方的突起较大称鹰嘴，下方的突起较小称冠突；在滑车切迹的下外侧有一小关节面称桡切迹，与桡骨头相关节；冠突下方有一粗糙隆起称尺骨粗隆。尺骨下端有球形的尺骨头，其后内侧有向下的突起称尺骨茎突。

5. 桡骨 桡骨位于前臂的外侧，分一体两端。上端细小，有圆柱形的桡骨头，桡骨头上面的关节凹与肱骨小头相关节，桡骨头周围的环状关节面与尺骨相关节；桡骨头下方略细部位称桡骨颈，桡骨颈下方前内侧有桡骨粗隆。桡骨体呈三棱柱形，内侧缘锐利称骨间缘。下端较大，左右较宽，略向前弯曲，前面凹，后面凸，外侧向下突起称桡骨茎突，是重要的体表标志，内侧有关节凹称尺切迹，与尺骨头相关节，下面有腕关节面，与腕骨形成桡腕关节。

6. 手骨 手骨包括腕骨、掌骨和指骨三部分(图 3-31)。

(1) 腕骨：共 8 块，均属短骨，排成近远两列，由桡侧向尺侧排列，近侧列依次为手舟骨、月骨、三角骨和豌豆骨；远侧列依次为大多角骨、小多角骨、头状骨和钩骨。8 块腕骨并列，不在一个平面上，掌面凹陷，形成腕骨沟。

(2) 掌骨：共 5 块，属长骨。从桡侧向尺侧，分别称为第 1～5 掌骨。掌骨近侧端为底，接腕骨，中部为体，远侧端为头，接指骨。

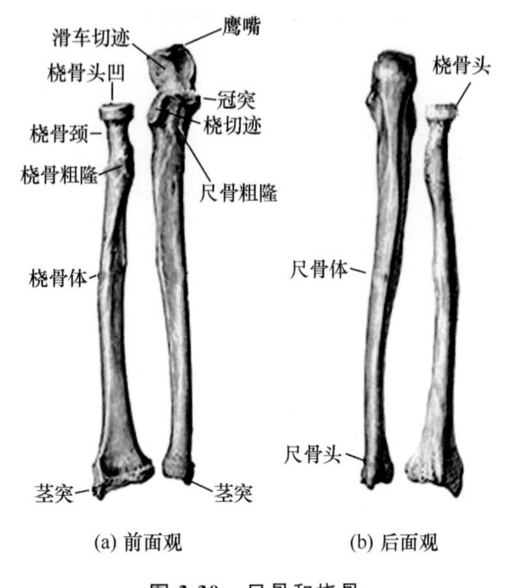

图 3-30 尺骨和桡骨

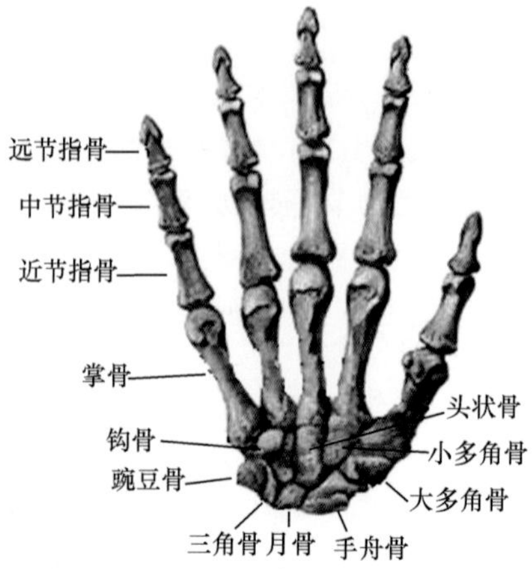

远节指骨
中节指骨
近节指骨
掌骨
钩骨
豌豆骨
头状骨
小多角骨
大多角骨
三角骨
月骨
手舟骨

图 3-31 手骨

(3) 指骨:共 14 块,属长骨。除拇指为 2 节外,其余均为 3 节。由近侧向远侧依次称近节指骨、中节指骨和远节指骨。

(二) 上肢骨的连结

1. 胸锁关节 胸锁关节是上肢骨与躯干骨之间唯一的关节,由胸骨的锁切迹与锁骨的胸骨端构成。其关节囊坚韧,并有韧带加强,关节囊内有关节盘。此关节可使锁骨外侧端小幅度地向上、下、前、后运动,以及旋转和环转运动。

2. 肩锁关节 肩锁关节由肩胛骨的肩峰与锁骨的肩峰端构成,属于平面微动关节。

重点:肩关节、肘关节、腕关节的组成特点及运动。

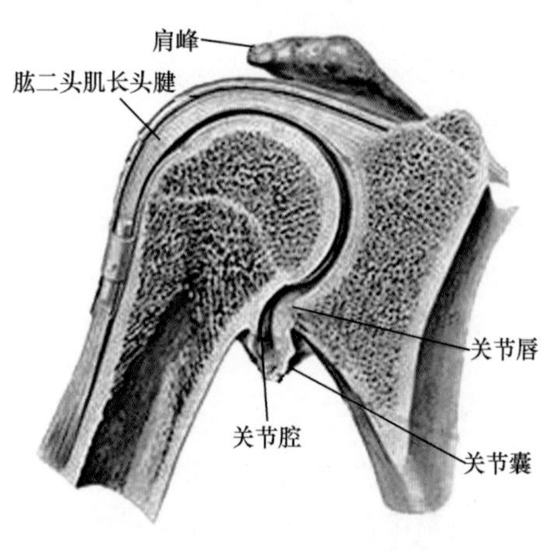

图 3-32 肩关节冠状切面观

3. 肩关节 肩关节由肱骨头与肩胛骨的关节盂构成(图3-32)。关节盂小而浅,边缘附有盂唇;关节囊薄而松弛,囊内有肱二头肌长头腱通过;关节囊外有韧带及肌腱加强其稳固性,唯有关节囊下部无韧带和肌腱加强,最为薄弱,故肩关节脱位时,肱骨头常从下部脱出,脱向前下方,表现为方肩畸形。

肩关节是全身运动幅度最大、运动形式最多、最灵活的关节。可做屈、伸、内收、外展、旋内、旋外和环转运动。

4. 肘关节 肘关节由肱骨下端与尺骨、桡骨上端构成(图 3-33),包括以下三个关节。

(1) 肱尺关节:由肱骨滑车与尺骨的滑车切迹构成。

(2) 肱桡关节:由肱骨小头与桡骨上关节凹构成。

(3) 桡尺近侧关节:由桡骨头环状关节面与尺骨桡切迹构成。

三个关节包在一个关节囊内;关节囊的前、后部薄而松弛,后部最为薄弱,故肘关节脱位时,常见桡骨、尺骨向后脱位;关节囊两侧壁厚而紧张,并有尺侧副韧带和桡侧副韧带加强。此外,环绕在桡骨环状关节面周围的有桡骨环状韧带,可防止桡骨头突出。幼儿的桡骨头发育不全,桡骨环状韧带较宽松,在前臂伸直位受到猛力牵拉时,有可能发生桡骨头半脱位。

肘关节可做屈、伸运动。当肘关节伸直时,肱骨内、外上髁与尺骨鹰嘴三点位于一条直线上;当肘关节屈曲 90°时,以上三点的连线组成一等腰三角形。肘关节脱位时,三点的位置关系便发生改变。

5. 尺桡骨连结 前臂的尺骨和桡骨借桡尺近侧关节、前臂骨间膜、桡尺远侧关节相连。桡尺近侧关节和桡尺远侧关节是联合关节,可使前臂旋前和旋后。

6. 手关节 手关节包括桡腕关节、腕骨间关节、腕掌关节、掌指关节、指骨间关节(图 3-34)。

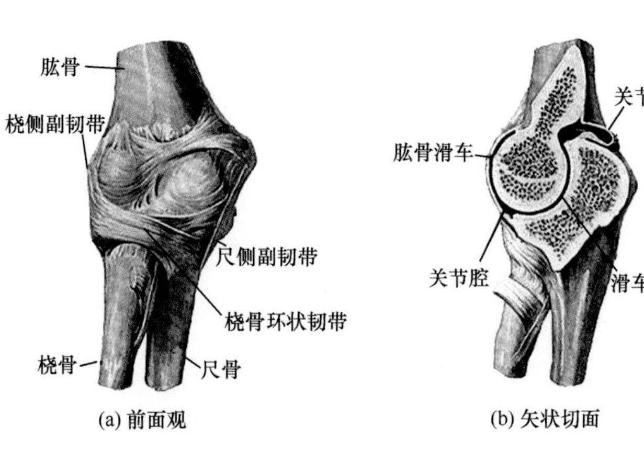

(a) 前面观 (b) 矢状切面

图 3-33 肘关节

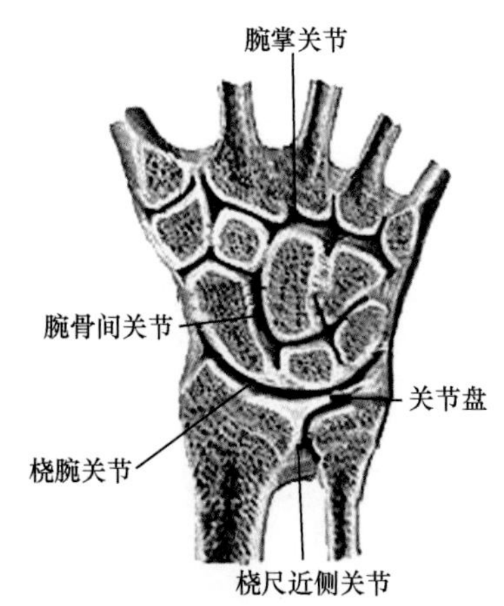

图 3-34 手关节

桡腕关节又称腕关节，由手舟骨、月骨和三角骨近侧的关节面共同组成关节头，与桡骨腕关节面和尺骨头下方关节盘共同构成的关节窝组成。关节囊松弛，周围有韧带加强，可做屈、伸、收、展、环转运动。

知识拓展

桡骨小头半脱位

桡骨小头半脱位是婴幼儿常见的肘部损伤之一，发病年龄为 1～5 岁，其中 2～3 岁发病率最高，日常生活中大人牵拉小儿胳膊上下台阶时最易发生。5 岁以下小儿桡骨头未发育好，桡骨颈部的环状韧带只是一片薄弱的纤维膜。一旦小儿的前臂被牵拉或提拉，桡骨头即向远端滑移，恢复原位时环状韧带的上半部来不及退缩，卡压在肱桡关节内，形成桡骨小头半脱位。临床表现为患儿哭闹，常有被牵拉史，诉肘部疼痛，不肯用该手取物和活动肘部。

二、下肢骨及其连结

（一）下肢骨

重点：下肢骨的体表标志。

下肢骨包括髋骨、股骨、髌骨、胫骨、腓骨和足骨。

1. 髋骨 髋骨是不规则骨，由髂骨、耻骨和坐骨融合而成(图 3-35)。一般在 15 岁以前，三骨间由软骨连接，15 岁后软骨逐渐骨化使三骨融为一骨，三骨体融合处为一大而深的窝称髋臼，朝向外下方，与股骨头相关节；髋臼内有半月形关节面称月状面，髋臼下缘缺损处称髋臼切迹。左右髋骨和骶骨、尾骨共同连接成骨盆。

(1) 髂骨：构成髋骨的后上部，分为髂骨体和髂骨翼两部。髂骨体构成髋臼的上 2/5，髂骨翼位于体上方，上缘肥厚弯曲成弓形称髂嵴，髂嵴的前后突起分别称髂前上棘和髂后上棘，两棘下方又各有一突起称髂前下棘和髂后下棘；髂嵴外缘距髂前上棘 5～7 cm 处向外有一突起称髂结节，它是重要的体表标志，临床上进行骨髓穿刺术常选择于此。髂骨翼内面平滑稍凹称髂窝，髂窝下界为一骨嵴称弓状线，髂窝后部上方粗糙称髂粗隆，其下为耳状面，与骶骨耳状面相关节。

(2) 耻骨：位于髋骨前下部，分体和上、下两支。耻骨体构成髋臼的前下 1/5，向前下延伸为耻骨上支，耻骨上支的上面有一条较锐利的骨嵴称耻骨梳，耻骨梳向后与弓状线相连，向前终于一突起称耻骨结节；耻骨上支向后下移行为耻骨下支，耻骨下支后伸与坐骨支结合。耻骨上、下支移行处的内侧，有一椭圆形的粗糙面称耻骨联合面，两侧联合面相结合形成耻骨联合。耻骨与坐骨共同围成闭孔。

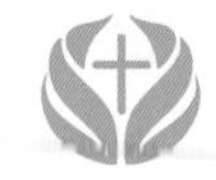

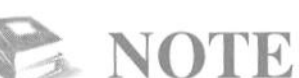
NOTE

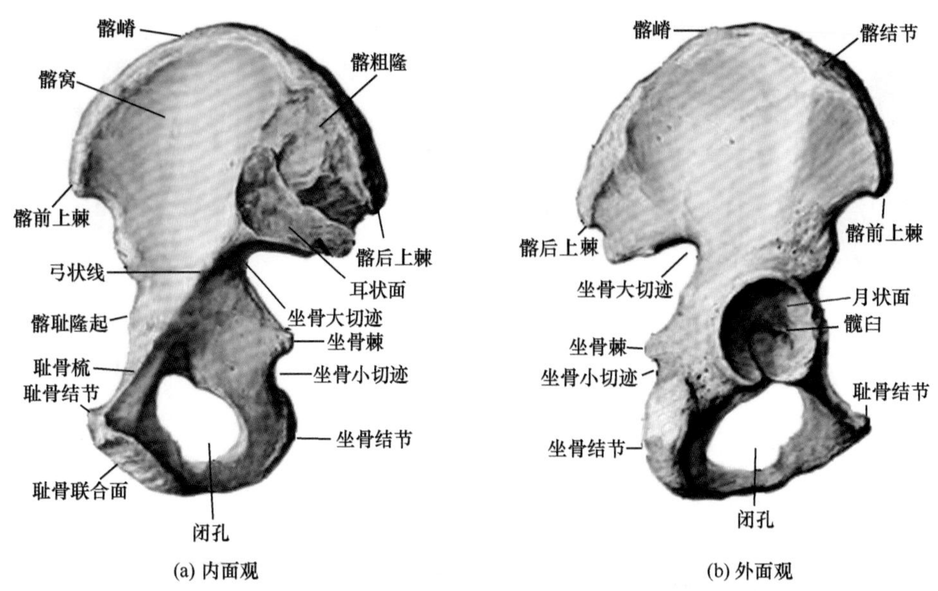

图 3-35　髋骨

(3) 坐骨：位于髋骨后下部，分坐骨体和坐骨支。坐骨体构成髋臼的后下 2/5，坐骨体向后下延续为坐骨支，坐骨体后下份的粗大隆起称坐骨结节，是坐骨最低部，体表可以摸到。髂后下棘与坐骨结节之间有一个突起和两个切迹，突起称坐骨棘，坐骨棘上方切迹大而深称坐骨大切迹，其下方切迹小而浅称坐骨小切迹。

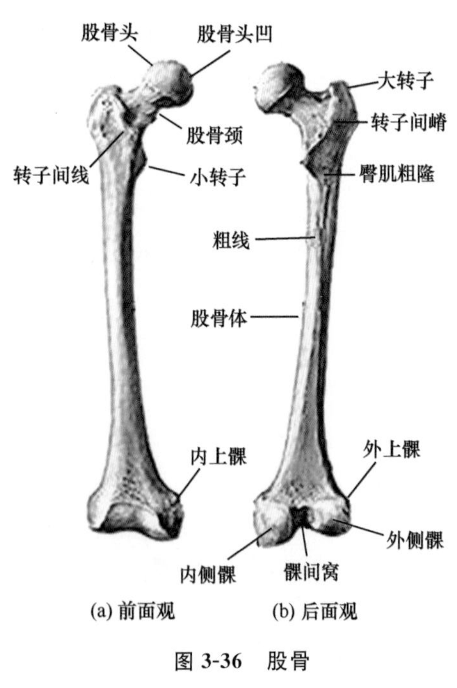

图 3-36　股骨

2. 股骨　股骨位于大腿内，是人体最长、最粗、最结实的长骨，其长度约为身高的 1/4，分为一体两端(图 3-36)。

上端有朝向内上方呈球状的股骨头，与髋臼相关节，股骨头中央稍下有一小凹称股骨头凹，有股骨头韧带附着。股骨头外下缩细部分称股骨颈，它与股骨体之间形成一钝角称颈体角，此角男性平均为 132°，女性约为 127°，儿童为 150°～160°。股骨颈与股骨体交界处的上外侧有粗糙隆起称大转子，后内侧有一隆起称小转子，都有肌附着。大、小转子间，前面有转子间线、后面有转子间嵴相连。大转子是重要的体表标志。

股骨体粗壮结实，略向前弓，上端呈圆柱形，下端前、后较扁。股骨体后面有纵形的骨嵴称粗线，它是由内侧唇和外侧唇合并而成的。粗线向上延续为粗糙的突起称臀肌粗隆，有臀大肌附着。下端向左、右两侧膨大且向后突出形成内侧髁和外侧髁，其间有深窝称髁间窝，两髁侧面上方分别有较小的突起称内上髁和外上髁，是重要的体表标志。

3. 髌骨　髌骨略呈三角形，前面粗糙，后面光滑有关节面，与股骨髌面相关节。在膝关节前方，股四头肌腱包裹髌骨并向下延续为髌韧带。

4. 胫骨　胫骨是三棱柱形粗大的长骨(图 3-37)，位于小腿内侧，对支撑体重起主要作用，分为一体两端。上端粗大，形成与股骨内、外侧髁相对应的胫骨内、外侧髁，两髁之间有向上的髁间隆起。外侧髁的后下方有一小关节面称腓关节面，与腓骨头相关节。上端与胫骨体移行处的前面有粗糙隆起称胫骨粗隆，体表可以摸到，其上附有韧带。胫骨体呈三棱柱形，前缘锐利，体表可以触到。下端稍膨大，内侧有一向下的突起称内踝。

5. 腓骨 腓骨细长，位于小腿的后外侧，不承受体重，主要作为小腿肌的附着部位，可分一体两端(图 3-37)。上端膨大称腓骨头，与胫骨相关节，腓骨头下方缩细部分称腓骨颈。腓骨体较细，内侧有骨间缘。下端膨大称外踝。临床上常截取一段带血管的腓骨，进行自身移植。

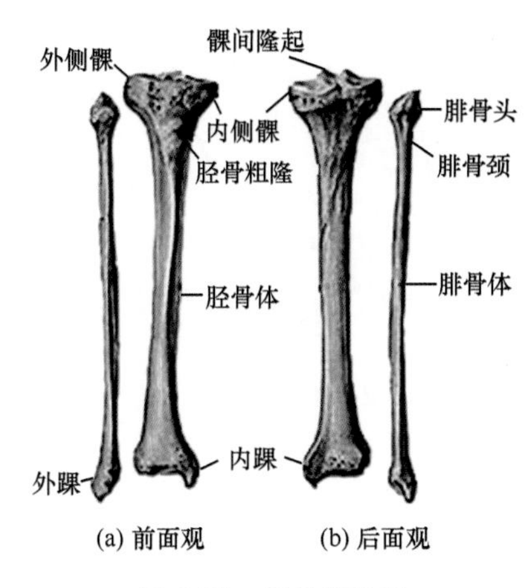

图 3-37 胫骨和腓骨

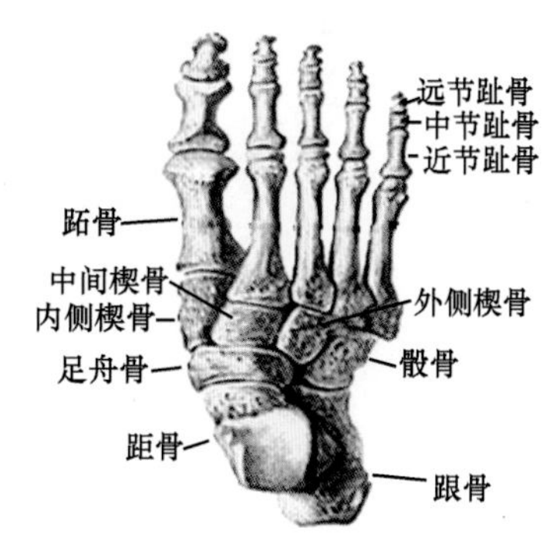

图 3-38 足骨

6. 足骨 足骨包括跗骨、跖骨和趾骨(图 3-38)。

(1) 跗骨：共 7 块，属于短骨，相当于腕骨，但体积较大，主要功能是支撑体重。其排列为前、中、后三列：后列有距骨，与胫骨、腓骨形成关节，距骨下方为跟骨；中列为足舟骨，位于距骨前方偏内侧；前列由内侧向外侧，依次为内侧楔骨、中间楔骨、外侧楔骨和骰骨，三块楔骨位于足舟骨之前，骰骨位于前外侧。

(2) 跖骨：共 5 块，属于长骨，相当于掌骨，由内侧向外侧依次称第 1～5 跖骨。每块跖骨由近及远可分为底、体和头三部分。

(3) 趾骨：共 14 块，一般跗趾为 2 节，其他各趾为 3 节。

（二）下肢骨的连结

重点：骨盆、界线、足弓的概念，髋关节、膝关节和定关节组成特点。

1. 骨盆 骨盆由骶骨、尾骨和左右髋骨及其间的骨连结构成。骨盆各骨间主要靠骶髂关节以及韧带连接。

骶髂关节由骶骨与髂骨的耳状面构成。关节面对合紧密，关节囊紧张，周围有强厚韧带加强，连接牢固，活动性甚微。

骶骨与坐骨之间有两条韧带(图 3-39)相连：①骶结节韧带，从骶骨、尾骨侧缘连至坐骨结节，呈扇形；②骶棘韧带，位于骶结节韧带前方，从骶骨、尾骨侧缘连至坐骨棘，呈三角形。这两条韧带与坐骨大切迹围成坐骨大孔，与坐骨小切迹围成坐骨小孔。

耻骨联合由两侧耻骨联合面借耻骨间盘连接而成，间盘内有一矢状位裂隙。女性耻骨间盘较厚，裂隙较宽，分娩时稍分离，有利于胎儿的娩出。耻骨联合上、下缘都有韧带附着。

在骨盆，由骶骨岬经两侧弓状线、耻骨梳、耻骨结节、耻骨嵴至耻骨联合上缘连成的环形线称界线。骨盆以界线为界分为上部的大骨盆和下部的小骨盆。大骨盆较宽大，向前开放，参与腹腔的构成。小骨盆的上口称骨盆上口，由界线围成；骨盆下口由尾骨尖、骶结节韧带、坐骨结节、坐骨支、耻骨支和耻骨联合下缘围成。两侧耻骨下支之间的夹角称耻骨下角。骨盆上、下口之间的小骨盆内腔称骨盆腔。平常所说骨盆即指小骨盆。

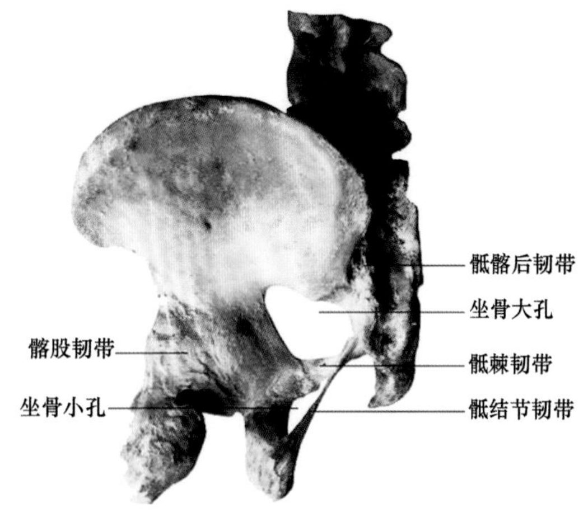

图 3-39 骨盆各骨间的连结(后面观)

骨盆具有承受、传递重力和保护盆内器官的作用，女性骨盆还是胎儿娩出的产道。成年女性的骨盆，由于在功能上与妊娠和分娩相适应，所以在形态上与男性骨盆存在明显差异(图 3-40，表 3-1)。

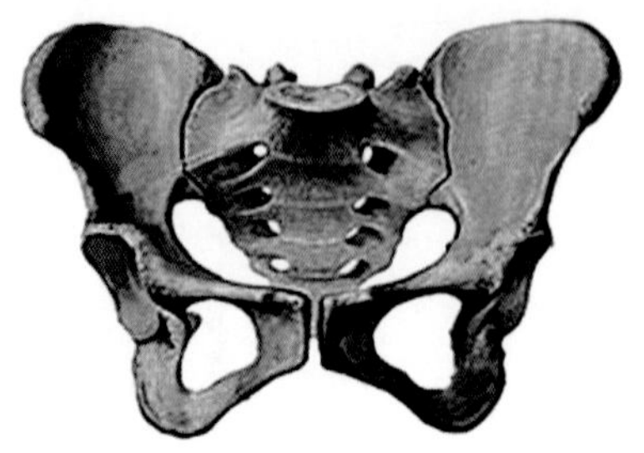
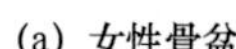
(a) 女性骨盆

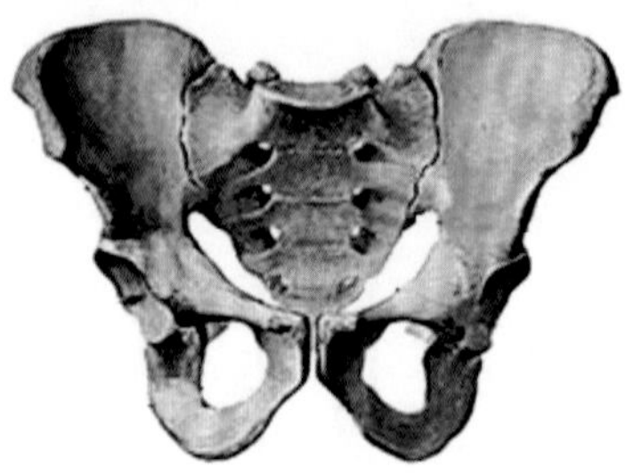
(b) 男性骨盆

图 3-40　女性、男性骨盆

表 3-1　骨盆的性别差异

项　　目	男　　性	女　　性
骨盆形状	窄而长	宽而短
骨盆上口	心形	椭圆形
骨盆下口	狭小	宽大
骨盆腔	漏斗形	圆桶形
耻骨下角	70°～75°	90°～100°
骶骨	窄长、曲度大	宽短、曲度小
骶骨岬	突出明显	突出不明显

2. 髋关节　髋关节由髋臼与股骨头构成(图 3-41)。髋臼深，其周缘附有髋臼唇，关节囊厚而坚韧。股骨颈的前面全部包在关节囊内，后面仅内侧 2/3 包在囊内，外侧 1/3 露于囊外，所以股骨颈骨折分囊内骨折和囊外骨折。关节囊周围有韧带加强，以其前方的髂股韧带最为强厚，它起自髂前上棘，止于转子间线，可加强关节囊前部，并限制髋关节过伸。髋关节关节囊后下部较为薄弱，髋关节发生脱位时，股骨头大多脱向后下方。关节囊内有股骨头韧带，它连于股骨头凹与髋臼之间，内含营养股骨头的血管，与关节的稳固性无关。

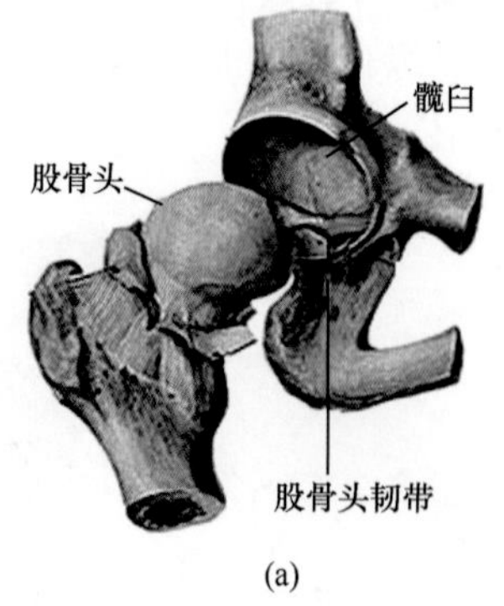

(a)

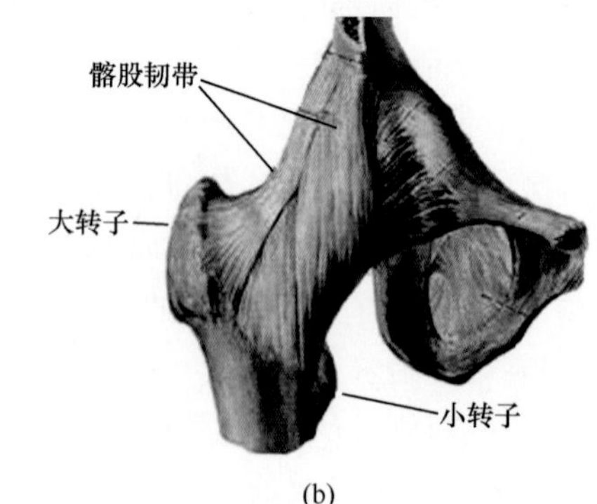

(b)

图 3-41　髋关节

髋关节可做屈、伸、收、展、旋内、旋外和环转运动，其运动幅度远不及肩关节，但稳固性较大，以适应下肢负重行走的功能。

3. 膝关节　膝关节为人体最大、最复杂的关节，由股骨下端、胫骨上端和髌骨构成。关节囊宽阔而松弛；其前方有股四头肌腱及其延续而成的髌韧带，此韧带厚而坚韧，从髌骨下缘止于胫骨粗隆；关节囊两侧分别有胫侧副韧带和腓侧副韧带；关节囊内有前交叉韧带和后交叉韧带，可防止胫骨向前和向后移动。

在关节腔内，股骨与胫骨相对关节面之间垫有两块纤维软骨板，分别称内侧半月板和外侧半月板（图3-42）。内侧半月板较大，呈“C”形；外侧半月板较小，呈“O”形。半月板外缘厚，与关节囊相连，内缘薄而游离。半月板下面平坦，上面凹陷，分别与胫骨、股骨的关节面相适应，增强了关节的稳固性，还可起缓冲作用。

膝关节主要做屈、伸运动，在半屈位时，还可做小幅度的旋内和旋外运动。

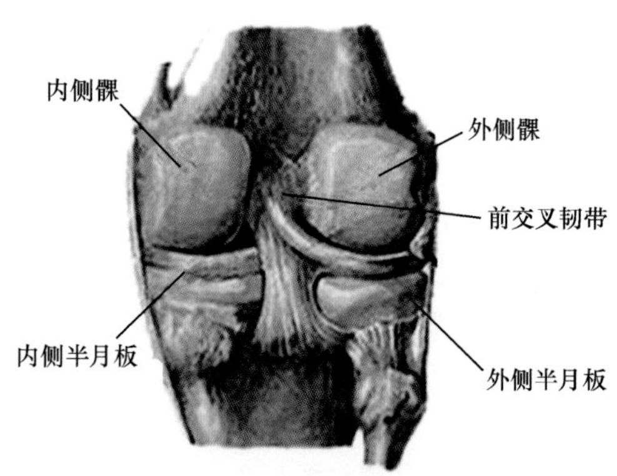

图 3-42 膝关节半月板及前、后交叉韧带

知识拓展

膝关节损伤

膝关节损伤常见于体育运动中的接触性或非接触性损伤，包括膝关节半月板损伤、膝关节韧带损伤、髌骨脱位、肌腱断裂等一系列损伤性疾病。膝关节半月板损伤患者多见于膝关节突然旋转、跳起落地时扭伤，或有多次膝关节扭伤、肿痛病史。损伤时患膝内有撕裂感，随即关节疼痛、肿胀，关节内积血。一般为关节一侧或后方痛，位置较固定。部分患者会发生关节交锁（伸屈障碍）、不稳或滑落感（俗称打软腿），在上、下楼梯时明显。膝关节半月板损伤有时会合并膝关节交叉韧带、侧副韧带损伤，当合并韧带损伤时，可能会有关节不稳的表现。膝关节韧带损伤常常合并膝关节半月板损伤，MRI检查可以帮助诊断。

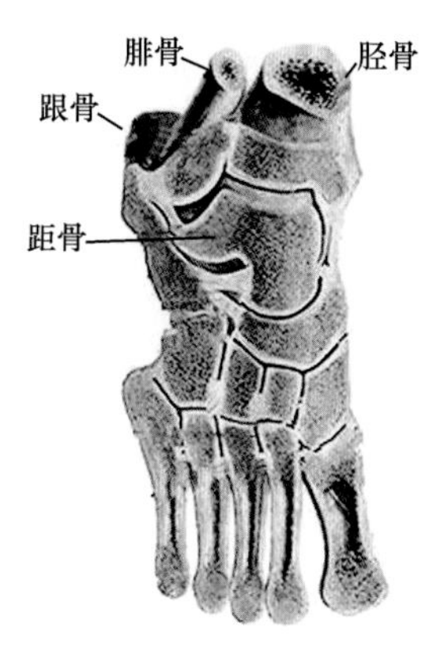

图 3-43 足关节

4. 胫骨和腓骨的连结 胫骨和腓骨的连结包括三部分：上端有胫腓关节；两骨干之间由小腿骨间膜相连；下端借韧带相连。

5. 足关节 足关节包括距小腿关节、跗骨间关节、跗跖关节、跖趾关节、趾骨间关节。距小腿关节又称踝关节，由胫骨、腓骨下端与距骨构成（图3-43）。关节囊前、后部松弛，两侧有韧带加强。内侧韧带较厚，外侧韧带较薄弱，足过度内翻易引起外侧韧带扭伤。距小腿关节能做背屈和跖屈运动。足尖向上称背屈，足尖向下称跖屈。

足弓是跗骨和跖骨借关节和韧带紧密连接而成的凸向上的弓。足弓增加了足的弹性，有利于行走和跳跃，并能缓冲震荡，还可保护足底血管、神经免受压迫。当足底的韧带、肌和肌腱发育不良、萎缩或损伤，便可造成足弓塌陷，足底平坦，称为平底足，影响正常功能。

三、四肢主要骨性标志

（一）上肢骨主要骨性标志

锁骨、肩峰、肩胛冈、肩胛上角、肩胛下角、肱骨内上髁、肱骨外上髁、桡骨茎突、尺骨鹰嘴、尺骨茎突、手掌骨和豌豆骨。

（二）下肢骨主要骨性标志

髂嵴、髂结节、髂前上棘、髂后上棘、坐骨结节、耻骨结节、股骨大转子、股骨内上髁、股骨外上髁、髌骨、胫骨粗隆、腓骨头、内踝、外踝和跟结节。

思考题

1. 患者,女,15 岁,外伤后出现肘部关节肿胀,鉴别肱骨髁上骨折和肘关节脱位的是(　　)。

A. 手臂功能障碍　　B. 局部有无淤血、红肿

C. 是否可摸到尺骨鹰嘴　　D. 肘后三点是否失去正常关系

E. 跌倒后因肘部撑地而受伤

2. 护士进行臀大肌注射的定位,正确的是(　　)。

A. 髂前上棘与臀裂顶点连线外上 1/2 处

B. 髂前上棘与臀裂顶点连线内上 1/2 处

C. 髂前上棘与尾骨连线外上 1/3 处

D. 髂前上棘与尾骨连线内上 1/3 处

E. 髂前上棘与尾骨连线内下 1/3 处

3. 有确诊意义的骨折特征性表现是(　　)。

A. 剧痛难忍　B. 伤口出血　C. 异常活动　D. 关节盂空虚　E. 压痛明显

4. 颈外静脉穿刺点在下颌角与锁骨上缘中点(　　)。

A. 之上 1/3　B. 之上 1/2　C. 之下 1/4　D. 之下 1/3　E. 平环状软骨处

(张　伟)

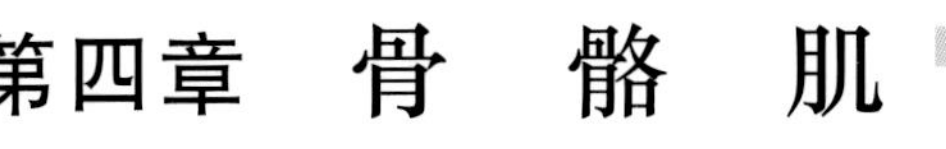

第四章　骨　骼　肌

学习目标

1. 掌握骨骼肌的形态及分类；膈、肋间内外肌的位置、形态和作用，膈的三个裂孔的位置及其内容，躯干的肌性标志；胸锁乳突肌的位置和作用；头颈的肌性标志；三角肌、肱二头肌、肱三头肌的位置、作用，上肢的肌性标志；臀大肌、梨状肌、股四头肌、小腿三头肌的位置、作用，股三角的位置及内容，下肢的肌性标志。

2. 熟悉骨骼肌的结构、起止和作用；背肌、胸肌的名称、位置和作用；腹直肌鞘、白线的构成，腹股沟管的位置、构成及内容；咀嚼肌的名称、位置和作用；前臂肌的分群及各肌群的作用；髋肌、小腿肌的分群及各肌群的作用。

3. 了解骨骼肌的辅助结构；腹前外侧群各肌的名称、位置、层次及作用；表情肌的配布及作用；手肌的分群和作用、上肢重要的局部结构；足肌的分群和作用。

4. 能够指出常用于肌内注射的肌，并能在体表进行定位。

案例引入

患者，男，57岁，有高血压病史10年，糖尿病病史5年，因受凉后咳嗽，咳铁锈色痰，伴头痛、发热、全身无力，来医院就诊。门诊医生以“大叶性肺炎”收住呼吸内科。医嘱：青霉素80万U，肌内注射，每天两次。

任务：(1)临床常用于肌内注射的肌有哪些？

(2) 其位置形态以及注射点如何定位？

一、概述

骨骼肌主要分布于头颈、躯干和四肢，通常附着于骨骼，具有收缩迅速、有力，容易疲劳等特点。由于骨骼肌受人的意识支配，又称随意肌。

骨骼肌数目众多，约600块，占体重的40%左右，分布广泛。每块肌都具有一定的形态和构造，有丰富的血管和淋巴管，受一定的神经支配，完成特定的功能，所以每块肌都可视为一个器官。

（一）肌的形态和构造

肌根据形态大致可分为长肌、短肌、扁肌和轮匝肌4类（图4-1）。长肌多分布于四肢，短肌多分布于躯干深层；扁肌呈薄片状，多分布于胸腹壁，除运动功能外，还具有保护内脏的作用；轮匝肌多位于孔裂周围，收缩时可关闭孔裂。

每块肌由肌腹和肌腱两部分构成。肌腹一般位于中间，主要由肌纤维构成，外面被结缔组织的肌外膜包裹，具有收缩功能。肌腱一般位于肌的两端，由致密的结缔组织构成，不具备收缩能力，但十分坚韧，能抵抗强大的张力。肌借肌腱附着在骨上，长肌的肌腱多呈条索状，扁肌的肌腱扁宽呈膜状，称为腱膜。

（二）肌的起止、配布与作用

肌通常借助肌腱附着于两块或两块以上的骨上，中间跨过一个或多个关节（图4-2），肌

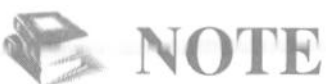

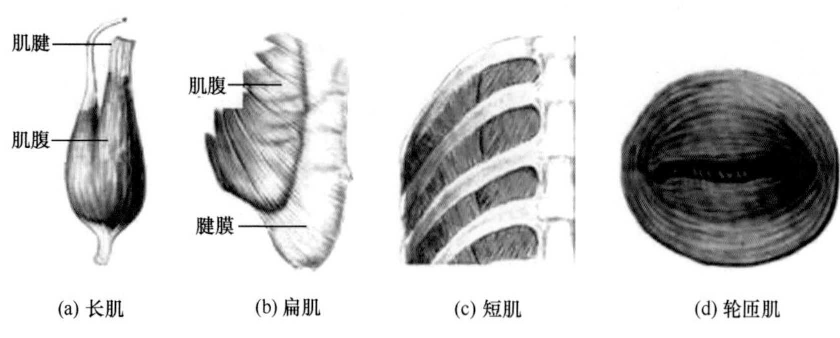

(a) 长肌　(b) 扁肌　(c) 短肌　(d) 轮匝肌

图 4-1　肌的形态、构造

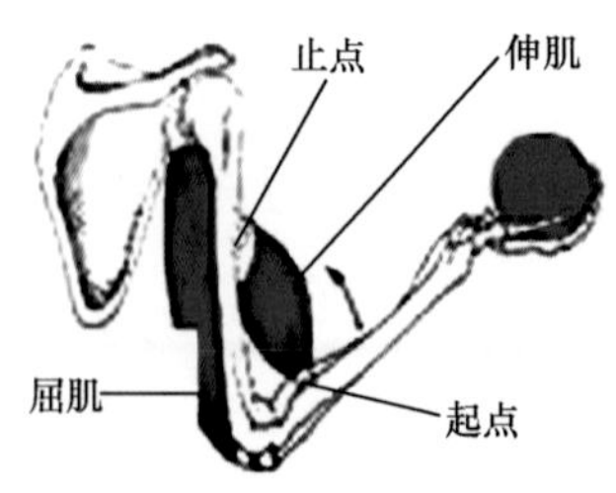

图 4-2　肌的附着和动作

收缩时，一骨的位置相对固定，另一骨相对移动。肌在固定骨上的附着点，称起点或定点；在移动骨上的附着点，称为止点或动点。通常情况下，靠近人体的正中线或肢体的近端的附着点作为起点，反之为止点。肌的定点和动点是相对的，在一定的条件下可以互换。

肌的配布与关节运动轴的关系密切。其规律是一个运动轴的相对两侧至少配布两块或两组作用相反的肌，互为拮抗肌；在运动轴的同一侧，各肌或肌组的作用彼此相同，称为协同肌。

（三）肌的辅助结构

肌的辅助装置位于肌的周围，具有保护和辅助肌活动的作用，包括筋膜、滑膜囊和腱鞘。

1. 筋膜　筋膜是遍布全身的结缔组织结构，分为浅筋膜和深筋膜两种（图 4-3）。

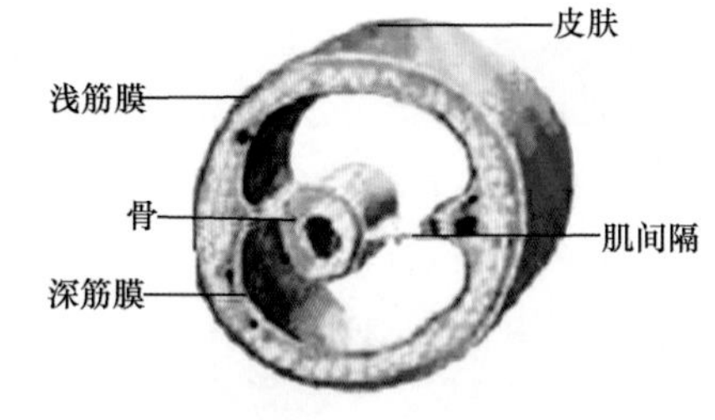

图 4-3　筋膜

（1）浅筋膜：又称皮下筋膜，位于真皮深面，由疏松结缔组织构成，内含有脂肪组织、浅静脉、皮神经、浅淋巴管和淋巴结等。浅筋膜具有维持体温和保护深部结构的作用。临床上做皮下注射时即将药物注入此层中。

（2）深筋膜：又称固有筋膜，位于浅筋膜的深面，由致密结缔组织构成，它包裹肌、肌群以及血管、神经等，遍布全身且相互连续。深筋膜包裹每块肌或肌群形成肌筋膜鞘；包裹神经和血管等形成血管神经鞘。在四肢，深筋膜插入肌群之间，并附于骨上，形成肌间隔。深筋膜有保护和约束肌的作用，并在肌收缩时，减少相邻肌或肌群之间的摩擦，有利于各自的独立运动。

2. 滑膜囊　滑膜囊为封闭的结缔组织小囊，内含滑液，多位于肌腱与骨面相接触处，起减少摩擦，保护、协助肌腱灵活运动的作用。滑膜囊炎症可影响肢体局部的运动。

3. 腱鞘　腱鞘为包裹在长肌腱外面的结缔组织鞘，多位于手、足等活动性较大的部位（图 4-4）。腱鞘可分内、外两层，外层为纤维层，内层为滑膜层。滑膜层又分为两层，分别包在腱的表面和紧贴于纤维层的内面，两层相互移行，形成密闭的滑膜腔，内含少量滑液，从而保证肌收缩时，肌腱能在腱鞘内灵活滑动。手指若不恰当地做长时间、过度而快速的活动，可导致腱鞘炎，产生疼痛并影响肌腱的滑动。

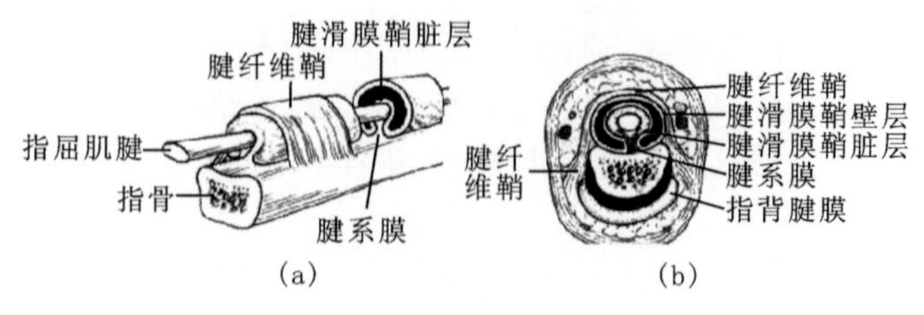

图 4-4　腱鞘示意图

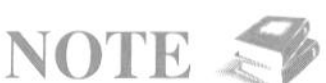

二、躯干肌

躯干肌按位置分为背肌、胸肌、膈、腹肌和会阴肌。

（一）背肌

背肌是位于躯干后面的肌群，分浅、深两群。浅群主要有斜方肌、背阔肌和肩胛提肌（图4-5）；深群主要为竖脊肌。

1. 浅群肌

(1) 斜方肌：位于项、背上部的浅层，一侧呈三角形，两侧合在一起呈斜方形。斜方肌起点很广，从枕外隆凸，直达第 12 胸椎，止于锁骨外侧段、肩峰和肩胛冈。斜方肌收缩时可使肩胛骨向脊柱靠拢并仰头。

(2) 背阔肌：为全身最大的阔肌，位于背下部和胸外侧的浅层，起自下 6 个胸椎及全部腰椎棘突、骶骨背面中线和髂嵴后部，止于肱骨小结节下方。其收缩时使臂后伸、内收和旋内，如背手姿势。

知识拓展

肌皮瓣修复

斜方肌、背阔肌位置表浅，面积大，临床常用部分斜方肌肌皮瓣（上部或下部）修复头颈部组织缺损。背阔肌是临床上应用最多的肌皮瓣，可用于修复大面积组织缺损、肌功能重建等。

2. 深群肌 深群肌位于棘突两侧的脊柱沟内，又可分数层，浅层是长肌，其中主要是竖脊肌。竖脊肌又称骶棘肌（图 4-6），是背肌中最长、最强大的肌，起于骶骨背面和髂嵴后部，向上分出多条肌束分别止于椎骨、肋骨和枕骨。此肌是维持人体直立的重要肌，收缩时使脊柱后伸和仰头。单侧收缩使脊柱侧屈。许多腰痛患者，主要是因此肌受累所致，即临床上所谓的“腰肌劳损”。

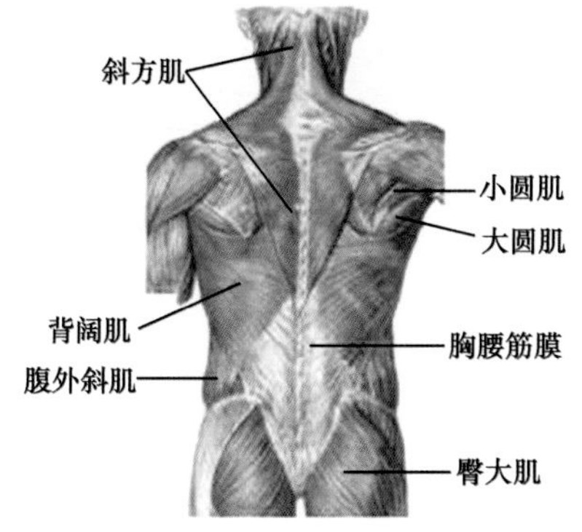

图 4-5 背肌（浅群）

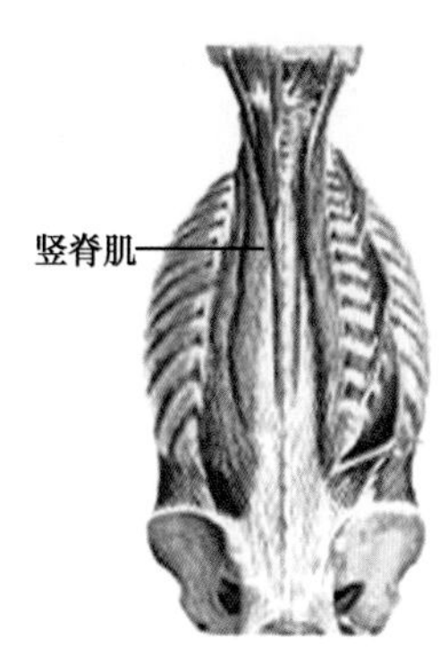

图 4-6 背肌（深群）

（二）胸肌

胸肌（图 4-7）可分为胸上肢肌和胸固有肌，都起于肋骨，并与呼吸运动有关。

1. 胸上肢肌 胸上肢肌均起至胸廓外面，止于上肢骨，主要有胸大肌、胸小肌和前锯肌。

(1) 胸大肌：位于胸前壁的上部，呈扇形，起于锁骨内侧段、胸骨和上部肋软骨，止于肱骨大结节下方。胸大肌作用：使肩关节内收、旋内和前屈，如上肢固定可上提躯干，还可提肋，助吸气。

(2) 胸小肌：位于胸大肌深面，呈三角形，起自第 3～5 肋，止于肩胛骨喙突。胸小肌作用：牵拉肩胛骨向前下方。

(3) 前锯肌：紧贴胸廓外侧壁。前锯肌作用：拉肩胛骨向前使肩胛骨紧贴胸廓，下部肌束可使肩胛骨下角旋外，协助举臂。

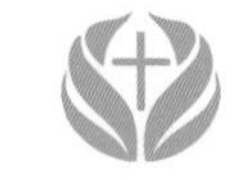

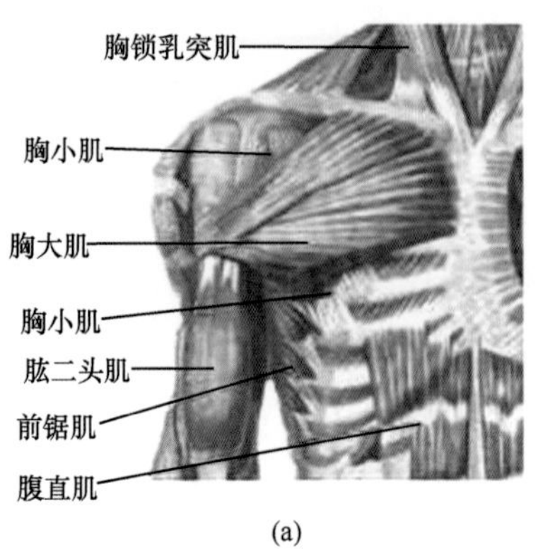

(a)

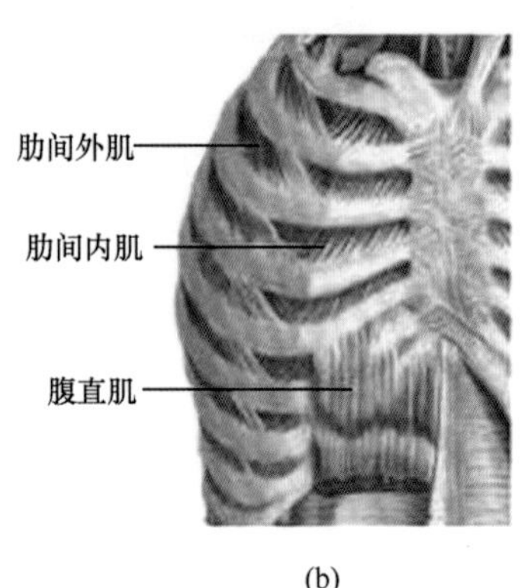

(b)

图 4-7　胸肌

2. 胸固有肌　胸固有肌参与构成胸壁,主要有肋间外肌和肋间内肌。

(1) 肋间外肌:位于肋间隙的浅层,起自上位肋骨下缘,肌纤维从外上方斜向内下方,止于下位肋骨上缘。肋间外肌作用:提肋,助吸气。

(2) 肋间内肌:位于肋间外肌的深面,肌纤维方向与肋间外肌相反,起自下位肋骨上缘,止于上位肋骨下缘。肋间内肌作用:降肋,助呼气。

(三) 膈

膈(图 4-8)为分隔胸腔和腹腔的一块扁肌,向上膨隆呈穹窿状,膈的周围部分为肌性部,附着于胸廓的下口,中央为腱性结构,称为中心腱。膈上有 3 个裂孔。

重点:膈的 3 个裂孔的位置及其内容。

1. 主动脉裂孔　主动脉裂孔位于第 12 胸椎前方,有降主动脉和胸导管通过。

2. 食管裂孔　食管裂孔位于主动脉裂孔的左前方,约平第 10 胸椎,有食管和迷走神经通过。

3. 腔静脉孔　腔静脉孔在食管裂孔的右前方,约平第 8 胸椎,有下腔静脉通过。

膈是重要的呼吸肌,收缩时膈穹窿下降,胸腔容积增大以助吸气;舒张时膈穹窿上升恢复原位,胸腔容积减小以助呼气。膈与腹肌同时收缩,可增加腹压,以协助排便、分娩及呕吐。

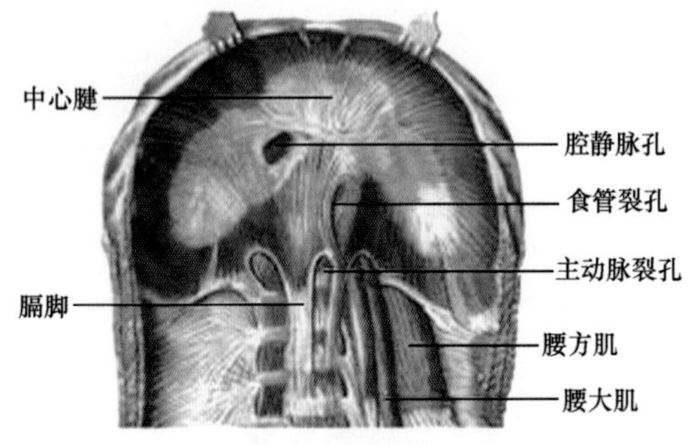

图 4-8　膈

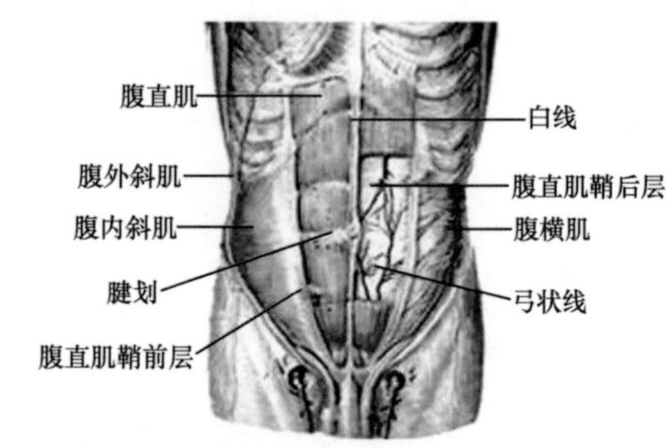

图 4-9　腹前壁肌

(四) 腹肌

腹肌参与组成腹腔的前壁、侧壁和后壁,可分为前外侧群和后群。

重点:腹前外侧壁的层次。

1. 前外侧群　腹前外侧肌群包括腹直肌、腹外斜肌、腹内斜肌和腹横肌(图 4-9),形成腹腔的前外侧壁。

(1) 腹直肌:为位于腹前壁正中线两侧的一对长带状肌,全长被腹直肌鞘包裹,腹直肌纤维被 3～4 条横行的腱划分隔,腱划与腹直肌鞘的前层结合紧密,从体表观察,腱划处呈横形浅沟。

(2) 腹外斜肌:位于腹前外侧壁的最浅层。其起端呈锯齿状,肌束斜向内下方至腹前壁肌束逐渐移行为腱膜,称腹外斜肌腱膜,经腹直肌前方,参与形成腹直肌鞘前层,至中线处与对侧腹外斜肌共同交织并参与形成白线。

腹外斜肌腱膜的下缘卷曲增厚,附着于髂前上棘和耻骨结节之间,形成腹股沟韧带。腹外斜肌腱膜在耻骨结节的外上方，有一个三角形的裂隙，称腹股沟管浅环（皮下环）。男性有精索通过，女性有子宫圆韧带通过。

（3）腹内斜肌：在腹外斜肌深面，大部分肌束斜向内上方走行并移行为腱膜，在腹直肌的外缘，腱膜分为前、后两层，包裹腹直肌，终于白线。下部肌束移行向前下方，形成凸向上的弓形下缘，越过精索（女性为子宫圆韧带）向内延为腱膜，与腹横肌腱膜的下部汇合形成腹股沟镰（联合腱），止于耻骨。在男性，腹内斜肌最下部的少量肌束包绕精索和睾丸，称为提睾肌，收缩时可上提睾丸（图 4-10）。

（4）腹横肌：位于腹内斜肌的深面，肌束横行向内移行为腱膜，经腹直肌后方参与组成腹直肌鞘后层，止于白线。腹横肌下部肌束和腱膜分别参与提睾肌和腹股沟镰的构成（图 4-10）。

腹前外侧肌群的作用是共同保护腹腔脏器及维持腹内压。当腹肌收缩时可增加腹压以协助排便、分娩及呕吐等功能，还可降肋、助呼气，并能使脊柱做前屈、侧屈和旋转运动。

2. 后群 后群有腰方肌和腰大肌。腰方肌位于腹后壁腰椎两侧，呈长方形，收缩时使脊柱侧屈，也可降肋、助呼气。腰大肌将在下肢肌中叙述。

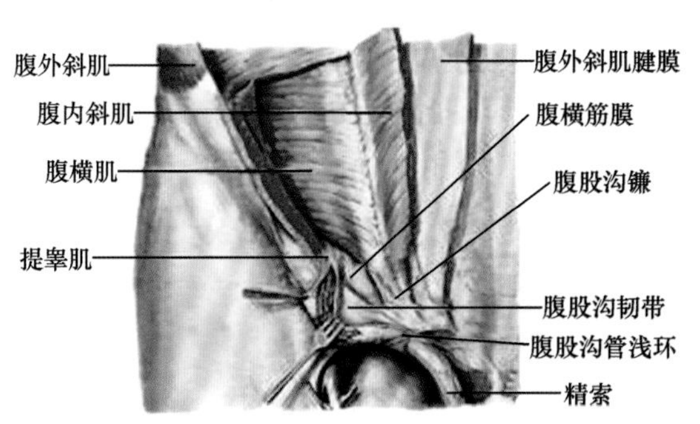

图 4-10 腹前壁肌（下部）

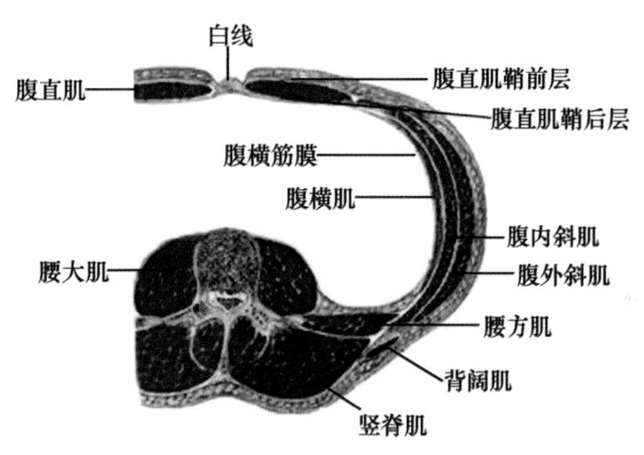

图 4-11 腹直肌鞘

3. 腹肌的肌间结构

（1）腹直肌鞘：包裹在腹直肌表面的鞘状结构，由位于腹前外侧壁的三层扁肌的腱膜构成（图 4-11）。腹直肌鞘分为前、后两层：前层由腹外斜肌腱膜和腹内斜肌腱膜的前层构成；后层由腹内斜肌腱膜的后层和腹横肌腱膜构成，前、后两层在白线处愈合。但在脐下 4～5 cm 处以下，腹直肌鞘后层的腱膜全部转至腹直肌的前方，后层缺乏，这样腹直肌鞘后层下缘游离，形成一凸向上方的弧形线，称弓状线（或半环线），此线以下的腹直肌的后面直接与腹横筋膜相贴。

（2）白线：为腹前壁正中线上的一条腱膜带，由两侧腹直肌鞘的纤维交织而成，白线上端附于剑突，下端附于耻骨联合（图 4-11）。白线上宽下窄，坚韧而少血管。白线中部，脐的周围有白色的脐环，此处是腹壁薄弱区之一，易发生脐疝。

（3）腹股沟管：位于腹股沟韧带内侧半的上方，为腹前壁三层阔肌之间的一条斜行的裂隙，长 4～5 cm（图 4-10）。腹股沟管在男性有精索通过，女性有子宫圆韧带通过。

难点：腹股沟管构成及内容。

腹股沟管有两个口和四个壁：内口即腹股沟管深环（腹环），位于腹股沟韧带中点上方约 1.5 cm 处，为腹横筋膜向外的突出口；外口为腹股沟管浅环（皮下环），位于耻骨结节外上方，为腹外斜肌腱膜的裂孔；前壁为腹外斜肌腱膜；后壁为腹横筋膜和腹股沟镰，下壁为腹股沟韧带；上壁为腹内斜肌和腹横肌的下缘。

（4）腹股沟三角：位于腹前外侧壁下部，内侧界为腹直肌的外侧缘，外侧界是腹壁下动脉，下界是腹股沟韧带。

知识拓展

腹股沟疝

腹股沟管和腹股沟三角是腹壁下部的薄弱区，在病理状况下，腹腔内容物可经腹股沟管腹环进入腹股沟管，再由腹股沟管皮下环突出，下降入阴囊，形成腹股沟斜疝；若腹

腔内容物不经腹股沟管腹环，而是从腹股沟三角突出，则为腹股沟直疝。

（五）会阴肌

会阴肌是封闭小骨盆下口所有肌的总称，其中主要有肛提肌、会阴深横肌和尿道括约肌等（图 4-12）。

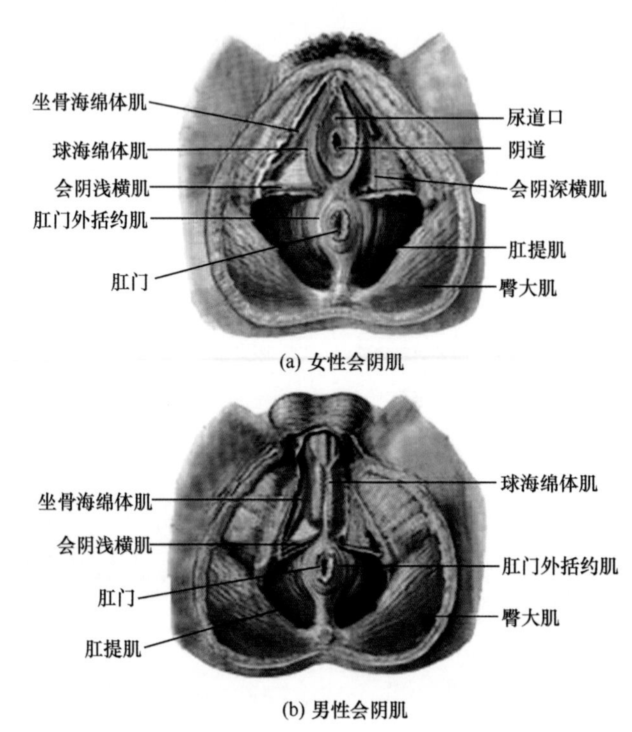

图 4-12　会阴肌

1. 肛提肌　肛提肌起自小骨盆前外侧壁的内面，肌束行向后、内，止于直肠壁、阴道壁和尾骨尖。肛提肌构成盆底，封闭小骨盆下口的大部分，承受盆腔脏器，并对肛管和阴道有括约作用。肛提肌及其覆盖在它上、下面的盆膈上、下筋膜共同构成盆膈，盆膈中部有直肠穿过。

2. 会阴深横肌　会阴深横肌位于小骨盆下口的前下部，肌束横行，两侧附于坐骨支。

3. 尿道括约肌　尿道括约肌位于会阴深横肌的前方，环绕在尿道周围，在女性则环绕尿道和阴道。尿道括约肌有紧缩尿道和阴道的作用。

会阴深横肌和尿道括约肌及其覆盖在它们上、下面的筋膜共同构成尿生殖膈，尿生殖膈位于盆膈的前下方。在男性，尿生殖膈中部有尿道通过，在女性有尿道和阴道通过。

三、头颈肌

（一）头肌

头肌分为面肌和咀嚼肌两部分。

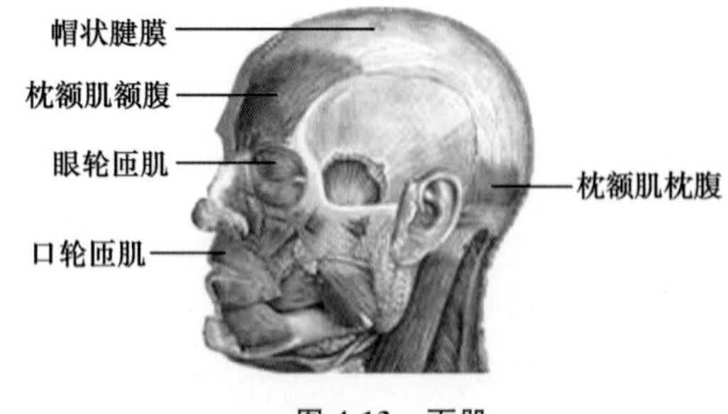

图 4-13　面肌

1. 面肌　面肌也称表情肌（图 4-13），起自颅骨，止于面部皮肤，为分布于孔裂周围的一些扁而薄的皮肌，有环形肌和辐射肌两种，其作用是开大或闭合孔裂，并牵拉面部皮肤，显示出不同的表情。

（1）枕额肌：位于额部和枕部皮下，由前、后两个肌腹和中间的帽状腱膜构成。收缩时可提眉，并可使额部的皮肤出现皱纹。

（2）眼轮匝肌：呈环形，位于眼裂周围，收缩时可使眼裂闭合。

(3) 口周围肌：包括环形肌和辐射状肌。环绕口裂的环形肌称口轮匝肌，位于口裂周围，呈扁环形，收缩时可使口裂闭合。辐射状肌分别位于口唇的上、下方，能提上唇、降下唇或拉口角向上、向下、向外。

2. 咀嚼肌 咀嚼肌包括咬肌、颞肌、翼内肌和翼外肌(图 4-14，图 4-15)。它们均止于下颌骨，参与咀嚼运动。

(1) 咬肌：呈长方形，位于下颌支外面，收缩时可上提下颌骨。

(2) 颞肌：肌束呈扇形，位于颞窝内，有上提下颌骨的作用。

(3) 翼内肌：位于下颌支内面，肌束斜向后下方，可上提下颌骨使其向前运动。

(4) 翼外肌：在冀内肌上方，行向后外，止于下颌颈，主要使下颌骨向前，助张口。

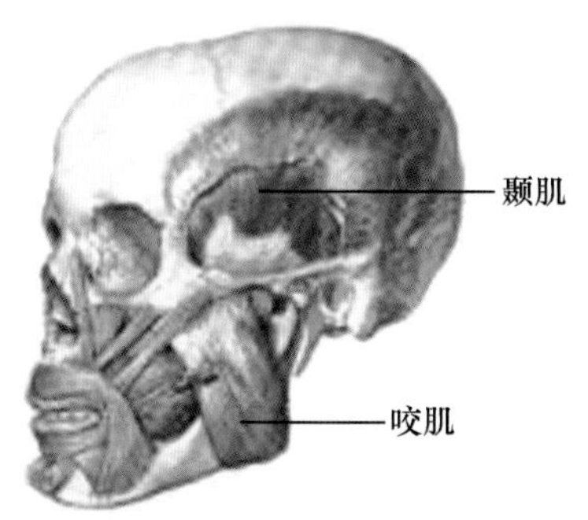

图 4-14 咬肌和颞肌(左侧观)

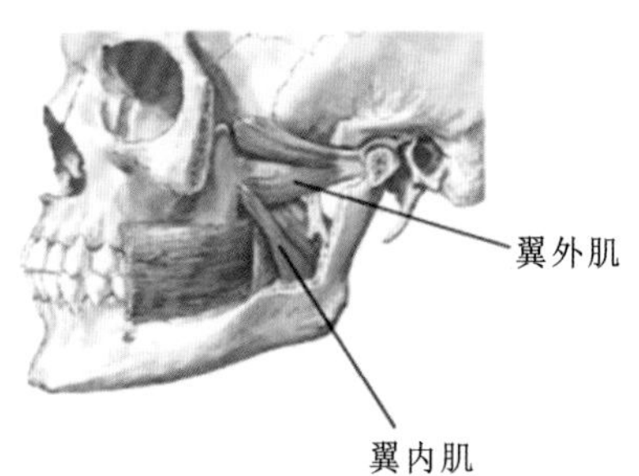

图 4-15 翼内肌和翼外肌(左侧观)

（二）颈肌

颈肌依据其所在位置分浅、深两群。

1. 颈肌浅群

(1) 颈阔肌(图 4-16)：位于颈部浅筋膜内，为扁簿的皮肌，有紧张颈部皮肤和拉口角的作用。

(2) 胸锁乳突肌(图 4-16)：位于颈部两侧的浅层，起于胸骨柄和锁骨的内侧端，止于颞骨乳突。一侧收缩使头向同侧倾斜，脸转向对侧；两侧同时收缩可使头后仰。此肌可因损伤等原因造成一侧痉挛或挛缩，形成斜颈。

重点：胸锁乳突肌的位置、起止和作用。

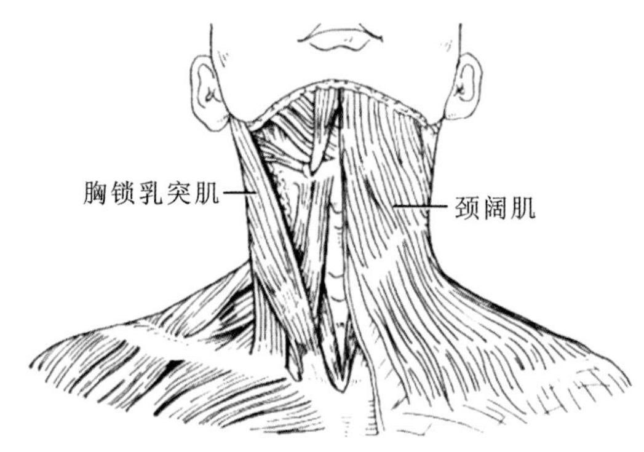

图 4-16 颈阔肌和胸锁乳突肌

(3) 舌骨上肌群(图 4-17)：位于舌骨与下颌骨及颅底之间，包括二腹肌、下颌舌骨肌、颏舌骨肌和茎突舌骨肌。

(4) 舌骨下肌群(图 4-17)：位于颈前正中线两侧，覆盖在喉、气管和甲状腺的前方，依其起止顺序分别为胸骨舌骨肌、肩胛舌骨肌、胸骨甲状肌和甲状舌骨肌。

舌骨上、下肌群有固定舌骨和喉，使之上下移动，配合张口、吞咽和发音等作用。

2. 颈肌深群 其主要有前、中、后斜角肌(图 4-18)。它们均起自颈椎横突。前斜角肌与中斜角肌止于第 1 肋，并与第 1 肋围成三角形间隙，称斜角肌间隙，锁骨下动脉和臂丛由此进入腋窝，

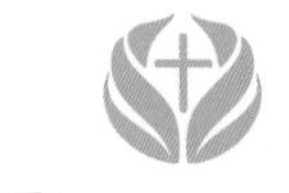

临床上可在此处进行臂丛神经阻滞麻醉。斜角肌群的共同作用是在颈椎固定时,可上提1～2肋,协助深吸气,单侧收缩可以使颈侧屈。

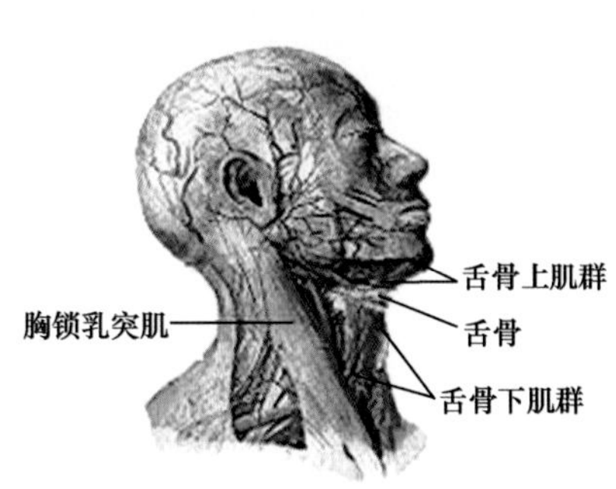

图4-17 舌骨上、下肌群

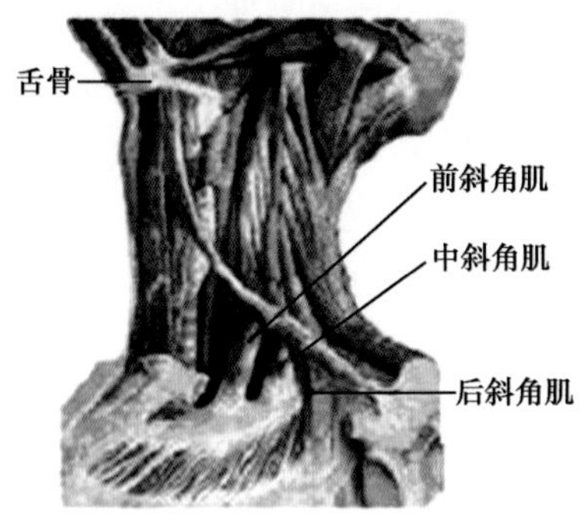

图4-18 颈肌深群

四、上肢肌

上肢肌按其所在部位可分肩肌、臂肌、前臂肌和手肌。

(一)肩肌

肩肌配布于肩关节的周围,能运动肩关节,并增强肩关节的稳固性,共有6块,主要包括位于肩部的三角肌、肩胛下窝的肩胛下肌和肩胛骨背面由上向下依次排列的冈上肌、冈下肌、小圆肌和大圆肌(图4-19)。

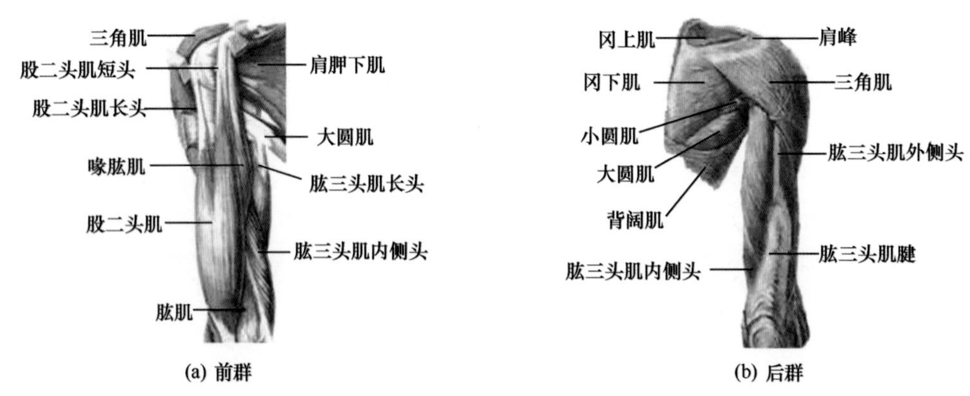

图4-19 肩肌和臂肌

重点:三角肌的位置、起止和作用。

三角肌位于肩部,呈三角形,起于锁骨外侧段、肩峰和肩胛冈,肌束从前、外、后三个方向包裹肩关节,止于肱骨的三角肌粗隆,主要作用可使肩关节外展。该肌在临床上为肌内注射常用部位。

知识拓展

血压测量

临床上测量血压时,听诊器的胸件应放置在肱二头肌的肌腹或肌腱的稍内侧,可使听到的肱动脉搏动更为清楚。

(二)臂肌

臂肌位于肱骨周围,分为前、后两群。前群有肱二头肌、喙肱肌和肱肌。后群有肱三头肌(图4-19)。

1. 肱二头肌 肱二头肌位于臂肌前群的浅层,有两个头,长头起自肩胛骨关节盂上结节,短

NOTE

重点：肱二头肌的位置、起止和作用。

头起自喙突，两个头合为一个肌腹，止于桡骨粗隆。肱二头肌收缩可屈肘关节和肩关节，使已旋前的前臂旋后。

2. 喙肱肌 喙肱肌位于肱二头肌短头的后内方，起自肩胛骨的喙突，止于肱骨体中部的内侧面，可使肩关节前屈和内收。

3. 肱肌 肱肌位于肱二头肌下半部的深层，起自肱骨下半部的前面，止于尺骨粗隆，可屈肘关节。

4. 肱三头肌 肱三头肌位于肱骨的后面，以三个头分别起自肩胛骨关节盂的下方（长头）和肱骨的背面（其他两个头），三个头合为一个肌腹，止于尺骨鹰嘴。收缩时可使肘关节后伸，长头尚可助臂后伸和内收。

（三）前臂肌

前臂肌位于尺骨、桡骨周围，有 19 块，大多数是长肌，分为前、后两群。前臂肌主要运动腕关节、指骨间关节。

1. 前群 前群位于前臂的前面和内侧，共 9 块，分浅、深两层（图 4-20）。

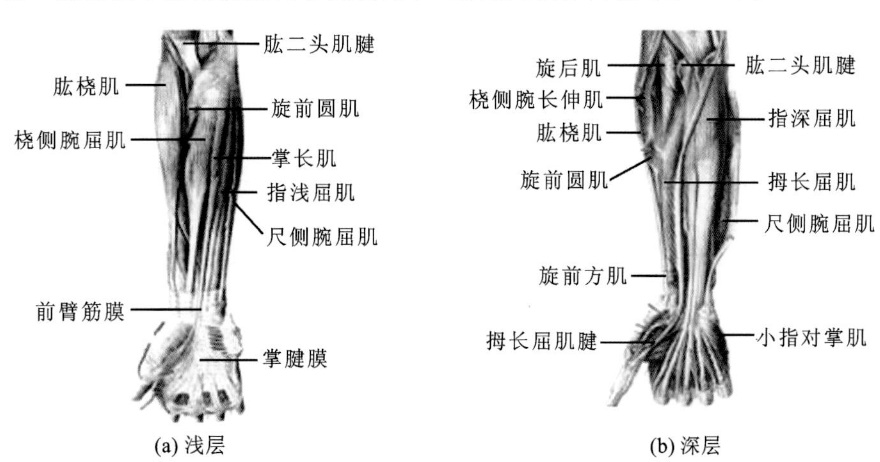

图 4-20 前臂肌前群

（1）浅层：由桡侧向尺侧依次为肱桡肌、旋前圆肌、桡侧腕屈肌、掌长肌、指浅屈肌和尺侧腕屈肌。上述各肌除肱桡肌起于肱骨外上髁上方外，其余 5 块肌共同起自肱骨内上髁。肱桡肌的作用是屈肘，掌长肌可屈腕，其余各肌的作用与该肌的名称相同。

（2）深层：共 3 块，分别为拇长屈肌、指深屈肌和旋前方肌，各肌的作用与该肌的名称相同。

2. 后群 后群共有 10 块，亦分浅、深两层（图 4-21）。

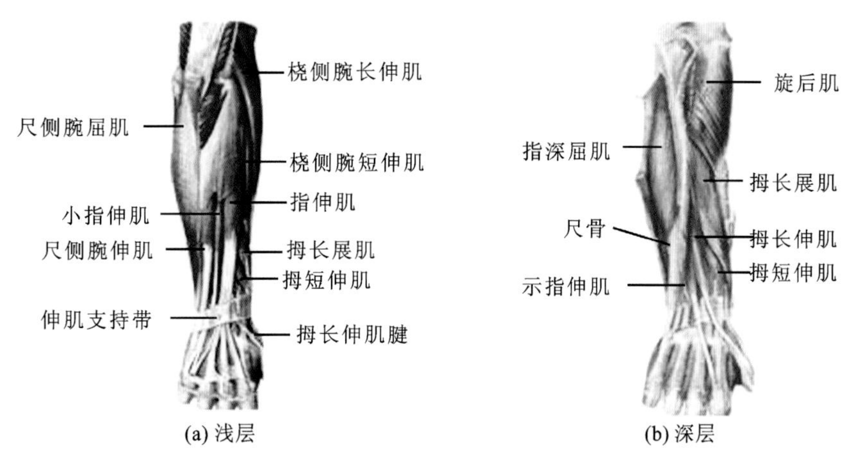

图 4-21 前臂肌后群

（1）浅层：由桡侧向尺侧依次为桡侧腕长伸肌、桡侧腕短伸肌、指伸肌、小指伸肌和尺侧腕伸肌。它们以伸肌总腱共同起自肱骨外上髁和邻近的深筋膜。

(2) 深层:由上外向下内依次为旋后肌、拇长展肌、拇短伸肌、拇长伸肌和示指伸肌。以上各肌皆附着于前臂骨的背面,可按其命名得知其功能。

(四) 手肌

手肌分为内侧群、外侧群和中间群(图 4-22)。

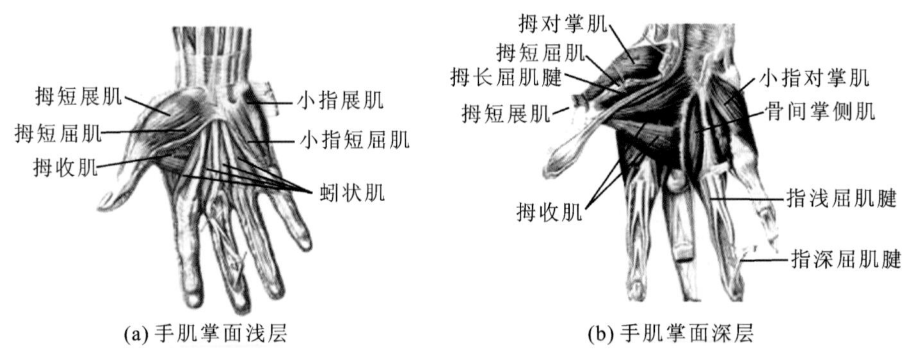

(a) 手肌掌面浅层　(b) 手肌掌面深层

图 4-22　手肌(前面观)

1. 外侧群　在手掌桡侧形成一肌性隆起,又称鱼际。鱼际由 4 块小肌组成,较为发达,可分为浅、深两层。浅层外为拇短展肌,内侧为拇短屈肌;深层外侧为拇对掌肌,内侧为拇收肌。这群肌可使拇指屈、内收、外展和对掌。

2. 内侧群　在手掌尺侧形成一个肌性隆起,又称小鱼际。小鱼际由 3 块小肌构成,小指侧的浅层外侧为小指短屈肌,内侧为小指展肌;深层为小指对掌肌。这群肌可使小指屈、外展和对掌。

3. 中间群　中间群位于手掌的中部,包括 4 块蚓状肌,3 块骨间掌侧肌,4 块骨间背侧肌。蚓状肌的作用是屈掌指关节,伸指骨间关节,骨间掌侧肌使手指内收(即向中指靠拢),骨间背侧肌使手指外展(即手指张开)。

五、下肢肌

下肢肌粗大有力,筋膜厚实而坚韧,按部位可分为髋肌、大腿肌、小腿肌和足肌四部分。

(一) 髋肌

髋肌配布于髋关节周围,起自骨盆,止于股骨,主要运动髋关节。依其部位可分为前、后两群。

1. 前群　前群包括髂腰肌和阔筋膜张肌(图 4-23)。

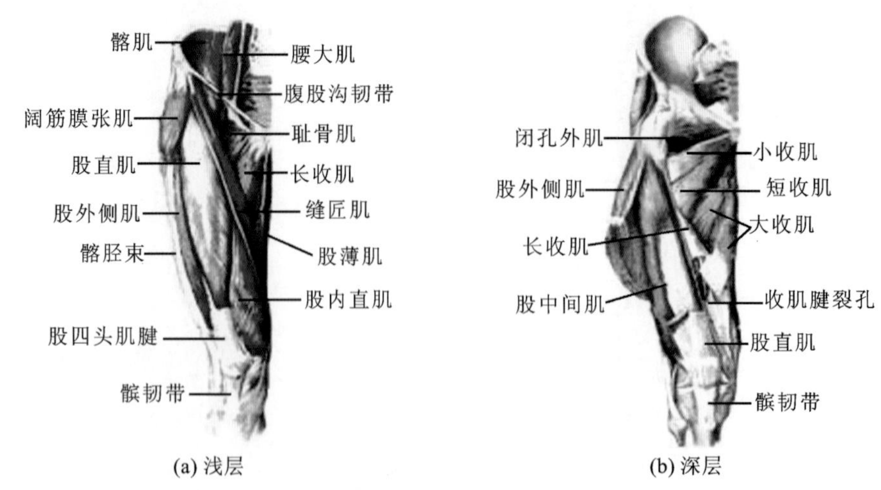

(a) 浅层　(b) 深层

图 4-23　髋肌和大腿肌(前面观)

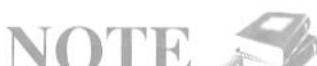

(1) 髂腰肌:由髂肌和腰大肌两部分组成,分别起自髂窝和腰椎,肌腹汇合后经腹股沟韧带的深面向下,止于股骨小转子。髂腰肌收缩可使髋关节前屈和旋外,下肢固定时可使躯干和骨盆前屈。

(2) 阔筋膜张肌:位于股上部前外侧,肌腹被阔筋膜包裹,以髂胫束止于胫骨外上髁,收缩时可紧张阔筋膜,屈髋关节。

2. 后群 后群又称臀肌,包括臀大肌、臀中肌、臀小肌和梨状肌等(图 4-24)。

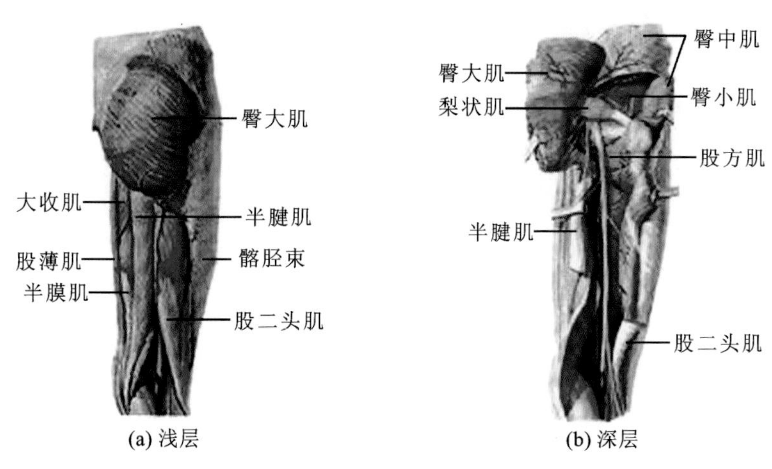

图 4-24 髋肌和大腿肌(后面观)

重点:臀肌的位置、起止和作用。

(1) 臀大肌:为臀部最大的一块肌,略呈方形,位于臀部浅层,它与臀部皮下组织形成特有的臀部隆起。臀大肌起自髂骨和骶骨的背面,主要止于股骨的臀肌粗隆和髂胫束。臀大肌作用:伸髋关节,在人体直立时,可防止躯干前倾。

(2) 臀中肌和臀小肌:位于臀部的外上部,臀大肌的深面,起于髂骨外面,止于股骨大转子,主要作用是使髋关节外展。

(3) 梨状肌:起于骶骨的前面,穿坐骨大孔出骨盆至臀部,止于股骨大转子。梨状肌作用:外旋髋关节。

坐骨大孔被梨状肌分隔成梨状肌上孔和梨状肌下孔,孔内有神经、血管通过。

(二) 大腿肌

大腿肌位于股骨周围,分前群、后群和内侧群。

1. 前群

(1) 缝匠肌(图 4-23):全身最长的肌,起自髂前上棘,斜向内下方,止于股骨上端内侧面。缝匠肌作用:屈髋关节和膝关节。

重点:股四头肌的位置、起止和作用。

(2) 股四头肌(图 4-23):特别发达,是人体中体积最大的肌肉。股四头肌有四个头,分别称为股直肌、股内侧肌、股外侧肌和股中间肌。除股直肌起于髂骨外,其他均起自股骨,四个头合并向下移行为腱,包绕髌骨,向下延续成髌韧带止于胫骨粗隆。肌四头肌作用:伸膝关节,股直肌还可屈髋关节。

知识拓展

肌内注射

肌内注射是一种常用的药物注射治疗方法,指将药液通过注射器注入肌肉组织内,达到治病的目的。最常用的注射部位为臀大肌,其次为臀中肌、臀小肌、股外侧肌及三角肌。肌内注射很重要的是对注射部位的精确定位。十字法臀大肌注射定位:从臀裂顶点向左或右划一水平线,从髂嵴最高点向下做一垂直平分线,将臀部分为四个象限,其中外上 1/4 象限为注射区,要避开内角,以避免损伤坐骨神经。连线法臀大肌注射定

位:从髂前上棘到尾骨连线的外1/3为注射部位。股外侧肌注射定位:位置为大腿中段外侧,一般成人可取髋关节下10 cm至膝上10 cm的一段范围,该处很少有大血管、神经通过,且部位较广,可供多次注射。上臂三角肌注射定位:上臂外侧,肩峰下2～3横指处。此处肌较臀部肌薄,只能做小剂量注射。

2. 内侧群 内侧群位于大腿内侧,共5块肌(图4-23),分别为耻骨肌、长收肌、股薄肌、短收肌和大收肌。这群肌均起自耻骨支、坐骨支和坐骨结节,除股薄肌止于胫骨上端内侧面外,其余都止于股骨体粗线。大收肌下部肌束移行为一条长腱,与股骨之间形成一裂孔,称收肌腱裂孔,有股血管通过。内侧群肌的主要作用是内收髋关节。

3. 后群 后群位于股骨后方,包括股二头肌、半腱肌和半膜肌(图4-24)。

(1) 股二头肌:位于股后部外侧,有2个头,短头起自股骨后面,长头起自坐骨结节,两头汇合后,以长腱止于腓骨头。

(2) 半腱肌:位于股后部内侧,肌腱细长,约占肌的一半,起自坐骨结节,止于胫骨上端内侧面。

(3) 半膜肌:位于半腱肌深面,起端肌腱呈膜状,几乎占全肌长度的一半,起自坐骨结节,止于胫骨内侧髁的后面。

后群肌的主要作用是屈膝关节,伸髋关节。

(三) 小腿肌

小腿肌位于胫骨、腓骨的周围,分前群、后群和外侧群(图4-25,图4-26)。

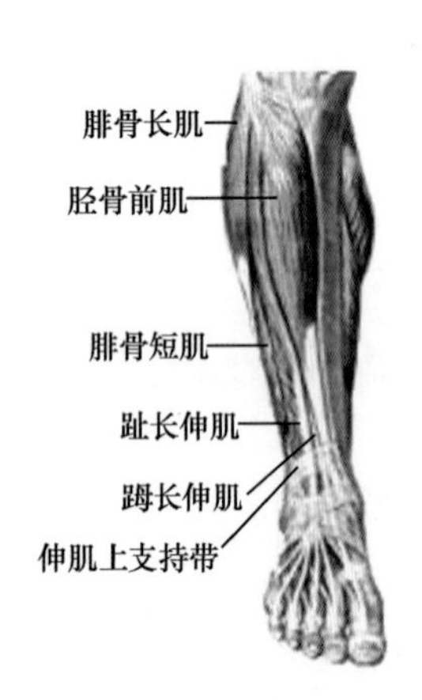

图4-25 小腿肌(前面观)

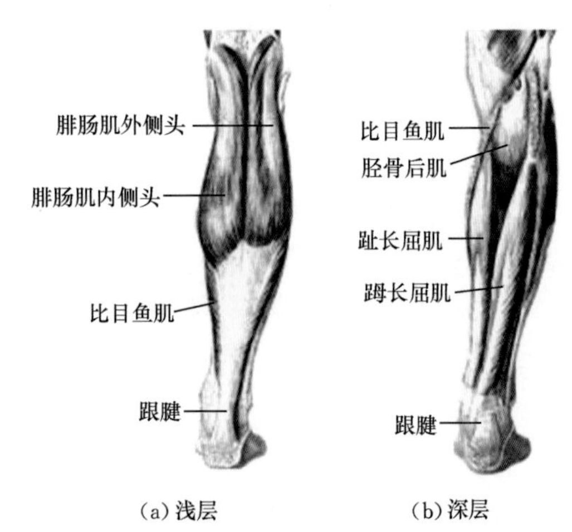

图4-26 小腿肌(后面观)

1. 前群 前群位于小腿前面,有3块肌,由胫侧向腓侧,依次为胫骨前肌、踇长伸肌和趾长伸肌。3块肌均起自胫骨、腓骨上端和骨间膜,下行至足背,胫骨前肌止于内侧楔骨和第1跖骨底,可使足背屈和内翻,踇长伸肌和趾长伸肌的作用与名称相同,并可使足背屈。

2. 外侧群 外侧群位于腓骨外侧,浅层为腓骨长肌,深层为腓骨短肌,腓骨长肌的肌腱经外踝的后方至足底止于第1趾骨底及内侧楔骨,腓骨短肌的肌腱经外踝后方转向前,止于第5跖骨粗隆。腓骨长、短肌的主要作用是使足外翻和跖屈,此外,还有维持足弓的作用。

3. 后群 后群位于小腿后方,分浅、深两层。

重点:小腿三头肌的位置、起止和作用;跟腱的概念。

(1) 浅层:有小腿三头肌,由浅层的腓肠肌和深层的比目鱼肌组成。小腿三头肌粗大有力,在小腿后方形成膨隆的外形。腓肠肌以2个头分别起自股骨的内、外侧髁,比目鱼肌在腓肠肌的深面,起自胫骨、腓骨上端的后面,两肌在小腿中部结合为肌腹向下移行为粗大的跟腱,止于跟骨结节。小腿三头肌的作用是上提足跟,使足跖屈,另外腓肠肌还可屈膝关节。在站立时,该肌对于稳定踝关节,防止身体前倾,维持直立姿势有重要的作用。

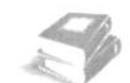

(2) 深层：有 3 块肌，自胫侧向腓侧依次为趾长屈肌、胫骨后肌和踇长屈肌，肌腱经内踝后方转至足底。胫骨后肌的作用是使足跖屈和内翻，趾长屈肌和踇长屈肌的作用与名称相同，屈趾并使足跖屈。

（四）足肌

足肌分为足背肌和足底肌(图 4-27)。

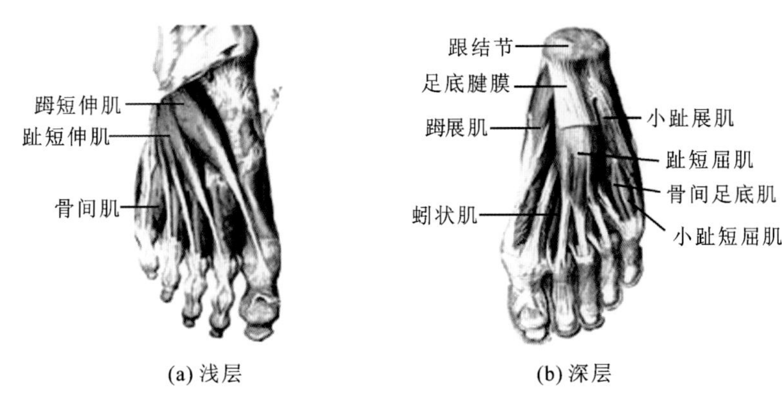

图 4-27　足肌

1. 足背肌　足背肌较薄弱，包括有踇短伸肌和趾短伸肌，作用分别为伸踇趾和第 2～4 趾。

2. 足底肌　足底肌与手肌配布相似，分内侧群、外侧群和中间群三群。内、外侧群肌缺乏对掌肌，中间群除蚓状肌和骨间肌外，还有踇短屈肌和足底方肌。其作用为协助屈趾和维持足弓。

思考题

1. 患者，男，2 个月前检查发现其颈部向右侧倾斜，面部向左侧倾斜，颈部僵硬，在颈部右前区有一质地较硬的肿块。临床诊断：先天性斜颈。请思考以下问题：

(1) 为什么会发生斜颈？

(2) 胸锁乳突肌的范围和功能是什么？

2. 患者，男，53 岁，5 年前右下腹开始出现坠胀感，站立及劳动后症状加重，此后，右下腹出现一逐渐增大的包块，站立时加重，平卧休息或用手可还纳。最近右下腹包块逐渐增大，并进入右侧阴囊，还纳困难。临床诊断：右腹股沟斜疝。请思考以下问题：

(1) 发生腹股沟斜疝的解剖学依据是什么？

(2) 腹股沟斜疝和直疝如何鉴别？

（谯时文）

第三篇

内 脏 学

在解剖学上内脏通常是指消化、呼吸、泌尿、生殖四个系统。研究内脏各器官的位置、形态及结构的科学，称内脏学。某些与内脏联系紧密的结构，如胸膜、腹膜和会阴等，也属于内脏范畴。

内脏包括众多器官，这些器官在位置、形态、结构、功能和发生上都有密切的联系和相似之处。在位置上，绝大部分器官位于胸腔、腹腔和盆腔内；在形态结构上，内脏各系统均有一套连续的中空性管道和一个或多个实质性器官组成，由于相应系统具有摄取或排出某些物质的功能，故各系统都借孔道直接或间接地与外界相通，使机体与外界进行物质交换，以满足机体新陈代谢和繁殖后代的需要；在功能上，内脏各系统与机体其他各系统的活动紧密相关，机体实现新陈代谢过程中所需要的营养物质和氧气，分别由消化系统和呼吸系统不断地从外界摄入体内，新陈代谢过程中产生的二氧化碳、代谢后的废物及多余的水分，分别由呼吸系统、消化系统和泌尿系统及皮肤排出体外。生殖系统具有繁殖后代、延续种族的功能。某些内脏器官如胰、睾丸、卵巢和前列腺等还具有内分泌功能，其分泌的激素参与机体的生理机能调节。

第五章　概　　述

一、内脏器官的一般形态和构造

内脏各器官的形态虽各具特征，但就其基本构造，可分为实质性器官和中空性器官两大类。

（一）实质性器官

实质性器官内部没有特定的空腔，多属腺体，其表面包有结缔组织被膜，具有分泌功能，如肝、胰、肾和生殖腺等。大多数结缔组织被膜伸入其器官的实质内，把器官分为若干叶、段、小叶等，如肝叶、肝段、肝小叶等。分布于实质性器官中的血管、淋巴管、导管和神经等集中出入一凹陷部位，此处称为器官的门，如肺门、肝门和肾门等。

（二）中空性器官

中空性器官呈管状或囊状，内部均有空腔，如消化道（食管、胃、肠等）、呼吸道（喉、气管、支气管等）、泌尿管道（输尿管、膀胱等）、生殖管道（子宫、输卵管、输精管等）。其管壁一般由3～4层组织组成，如消化道管壁由内向外依次为黏膜、黏膜下层、肌层和外膜。

二、胸腹部标志线和腹部分区

内脏大部分器官（消化、呼吸、泌尿和生殖系统）位于胸腔、腹腔和盆腔内，其位置在正常情况下保持相对固定。但因年龄、性别、体形、体位、呼吸运动和器官的功能状态不同等原因，器官的位置和形态会有一定的变化。为了便于描述胸腔、腹腔和盆腔内各器官的位置、毗邻及其体表投影供临床检查、诊断之需要，通常在胸部、腹部的体表确定若干标志线和划分一些区域。

（一）胸部的标志线（图5-1）

（1）前正中线：经身体前面正中所做的垂直线。

（2）胸骨线：经胸骨最宽处的外侧缘所做的垂直线。

（3）锁骨中线：经锁骨中点所做的垂直线。

（4）胸骨旁线：经胸骨线与锁骨中线之间的中点所做的垂直线。

（5）腋前线：经腋窝前缘所做的垂直线。

（6）腋后线：经腋窝后缘所做的垂直线。

（7）腋中线：经腋前、后线的中点所做的垂直线。

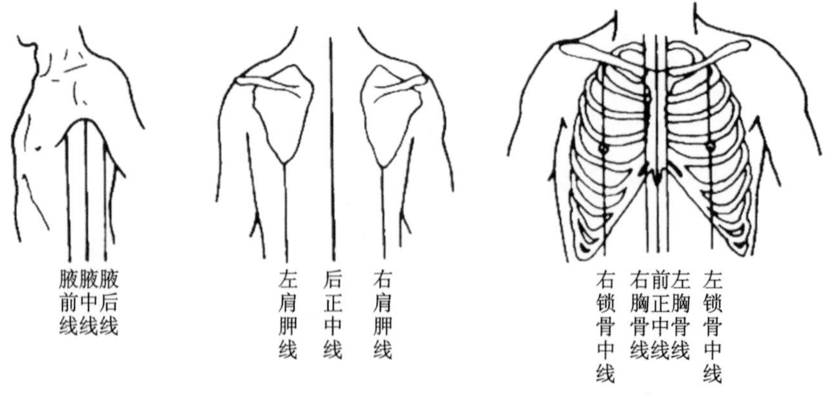

图5-1　胸部标志线

(8) 肩胛线:经肩胛骨下角所做的垂直线。

(9) 后正中线:经身体后面正中所做的垂直线。

(二) 腹部的标志线和分区(图 5-2)

为方便描述腹腔脏器的位置,将腹部分成若干区域,临床上常用的简便方法是通过脐做一水平线和一垂直线,将腹部分为左上腹部、右上腹部、左下腹部和右下腹部四个区。然而较实用的是在腹部的前面采用两条横线和两条垂线将腹部分成九个区的方法。上横线是两肋弓最低点(第 10 肋的最低点)之间的连线,下横线是两髂结节之间的连线;两垂线分别是通过两侧腹股沟韧带中点所做的垂线。上述两横线与两垂线将腹部分为九个区,分别是左季肋区、腹上区、右季肋区、左腹外侧区(左腰区)、脐区、右腹外侧区(右腰区)、左腹股沟区(左髂区)、腹下区(耻区)、右腹股沟区(右髂区)。

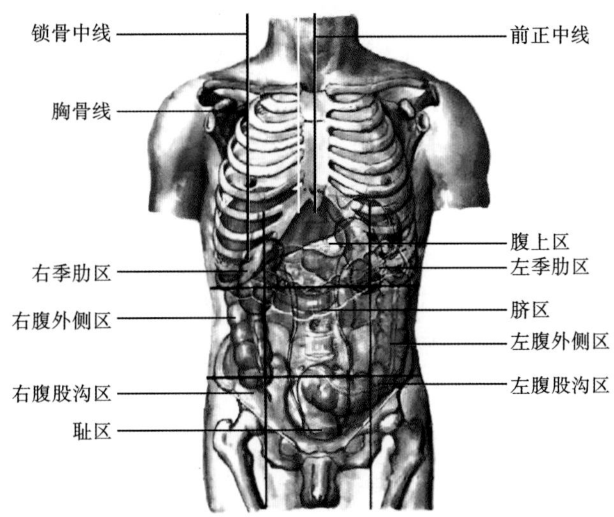

图 5-2 胸腹部标志线及分区

(崔 娟)

第六章　消化系统

学习目标

1. 掌握消化系统的组成及上、下消化道的概念；咽峡、腮腺的位置及腺管的开口部位；食管的位置及生理性狭窄的部位；胃的位置、形态和分部；小肠的分部及其主要形态结构；大肠的形态特点、分部和位置；阑尾的位置及其根部的体表投影；肝的形态、位置及肝的上、下界体表投影；胆囊的位置、形态，胆囊底的体表投影；胰的位置、分部及导管的开口部位。

2. 熟悉口腔的分部；舌的形态、黏膜和舌肌；牙的结构；咽的分部及其交通；小肠的位置；直肠的位置、弯曲和结构及肛管的结构；肝外胆道系统的组成，胆总管的位置；腹膜的概念及形成结构。

3. 了解消化管的一般结构；胃壁的微细结构；肝、胰的微细结构。

4. 能够在体表指出胃的位置；指出肝的体表投影；指出胆囊底、阑尾根部的体表投影；说出胃和十二指肠插管术的相关解剖学知识、胆汁的排出途径、灌肠术和直肠镜检查术的相关解剖学知识。

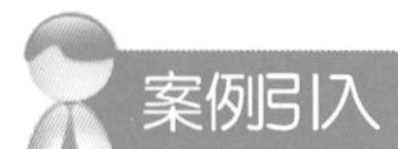

案例引入

患者，女，28岁，已婚。清晨起床时感到不适、厌食，伴上腹部不适及绞痛。患者感到低热、头晕，故决定卧床休息。但4 h后患者感觉脐周部及右下腹持续疼痛伴阵发性加剧，屈曲右侧下肢疼痛稍有减轻。患者以为是痛经，服用缓解痛经药后右下腹固定疼痛仍剧，由于疼痛剧烈，由丈夫陪同入院就诊。体检：患者体温轻度升高，脉搏较快。让患者指出疼痛开始发作的部位时，患者指向脐周部。问及现在的疼痛部位时，患者将手指放于右下腹。医生轻触腹部，局部僵直（肌痉挛），右下腹触诊压痛、反跳痛（+）。实验室检查：白细胞异常升高，中性粒细胞明显增多。诊断：急性阑尾炎。请问：

（1）怎样定位阑尾的体表投影？

（2）根据解剖学知识，你认为该如何暴露患者的阑尾？

（3）该患者的阑尾最有可能位于何处？

（4）什么位置的阑尾炎可以引起盆部或直肠疼痛？讨论阑尾炎所引起的牵涉痛。

（5）除了阑尾炎以外，还有何种结构的炎症会引起阑尾炎样的疼痛？

重点：上、下消化道的概念。

消化系统由消化管和消化腺组成（图6-1）。

消化管为中空性器官，全长为粗细不等的迂曲管道，包括口腔、咽、食管、胃、小肠（分为十二指肠、空肠和回肠）和大肠（分为盲肠、阑尾、结肠、直肠和肛管）。临床上通常把从口腔到十二指肠的这一段消化管称为上消化道，把空肠及其以下的消化管称为下消化道。

消化腺包括大消化腺和小消化腺两种。大消化腺是肉眼可见、独立存在的器官，有口腔腺（腮腺、舌下腺和下颌下腺）、肝和胰；小消化腺是位于消化管壁内的众多小腺体，如唇腺、食管腺、胃腺和肠腺等。其分泌液排入消化管腔内，对食物进行化学性消化。

消化系统的主要功能是摄取食物，将食物进行物理性和化学性消化，吸收营养物质，作为机体活动的能量来源和生长发育的原料，并将消化吸收后的食物残渣排出体外。此外，口腔、咽等还参与呼吸、发音和语言活动。舌尚有味觉功能。

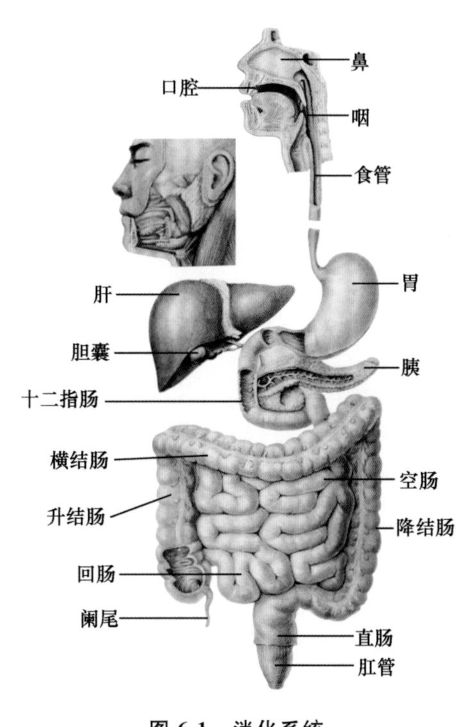

图 6-1 消化系统

第一节 消化系统的大体结构

一、口腔

口腔是消化管的起始部，其前壁为上、下唇，侧壁为颊，上壁为腭，下壁为口腔底。其向前经口裂通外界，向后经咽峡通咽腔。口腔内有牙、舌等器官（图 6-2）。口腔以上、下牙弓（包括牙槽突、牙列和牙龈）分为前外侧部的口腔前庭和后内侧部的固有口腔两部分。前者为上、下唇与颊及上、下牙弓和牙龈之间的狭窄间隙；后者为舌所在的空间。当上、下牙咬合时，口腔前庭与固有口腔之间仍可借最后磨牙后方的间隙相通。当患者牙关紧闭时，临床上可经此间隙通导管，以注入药物和营养物质或做急救灌药。

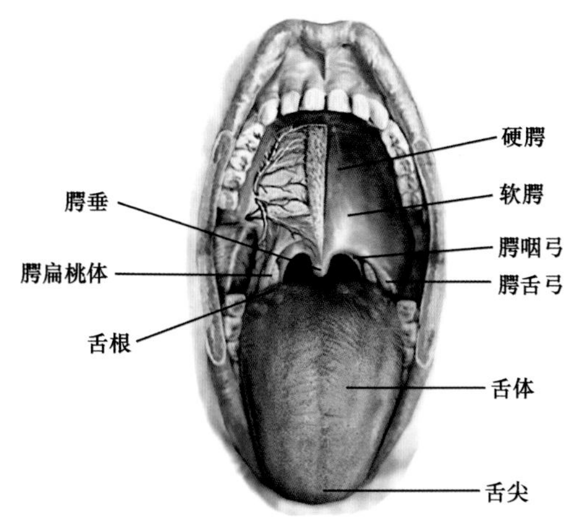

图 6-2 口腔

(一) 口唇与颊

重点:人中、鼻唇沟的位置。

口唇构成口腔的前壁,由皮肤、皮下组织、肌(口轮匝肌、颊肌)和黏膜构成。分为上、下唇,两唇之间的裂隙称口裂,口裂两端结合处称口角。上唇的外面正中线上有一纵形浅沟,称为人中,是人类特有的结构,昏迷患者急救时常在此处进行针刺或指压刺激,使患者苏醒。颊构成口腔的侧壁。颊与上唇之间的浅沟称为鼻唇沟,为口唇与颊的分界线。面肌瘫痪的患者,鼻唇沟变浅或消失。在上颌第二磨牙相对的颊黏膜上有腮腺管的开口称腮腺管乳头。

(二) 腭

重点:咽峡的概念。

腭构成口腔的上壁,分隔鼻腔与口腔,分为硬腭和软腭两部分,其前 2/3 为硬腭,主要以上颌骨的腭突和腭骨水平板为基础,覆盖黏膜而成,后 1/3 为软腭,主要由骨骼肌和黏膜构成。软腭前接硬腭,后部斜向后下称腭帆。腭帆后缘游离,中央有一向下突起称腭垂或悬雍垂。自腭垂的两侧向下各有前、后两对弓形的黏膜皱襞,分别连于舌根和咽的侧壁,前方的一对称为腭舌弓,后方的一对称腭咽弓。两弓之间的窝称扁桃体窝,容纳腭扁桃体。腭垂、两侧的腭舌弓与舌根共同围成咽峡,是口腔与咽的分界线(图 6-2)。

(三) 舌

舌是口腔中可随意运动的器官,位于口腔底。它是以骨骼肌为基础,表面被覆黏膜的肌性器官,具有协助咀嚼、吞咽、感受味觉和辅助发音的功能。

1. 舌的形态 舌分为上、下两面,有舌尖、舌体和舌根三部分。舌上面称舌背,其后部以呈“八”字形的界沟分为前 2/3 的舌体和后 1/3 的舌根,舌体的前端称舌尖。舌的下面光滑,在其正中线上有一连于口腔底的黏膜皱襞,称舌系带,其根部的两侧各有一小圆形黏膜隆起,称舌下阜,是下颌下腺管和舌下腺大管的开口处。舌下阜后外侧的黏膜隆起称舌下襞,其深面埋有舌下腺(图 6-2,图 6-3)。

2. 舌的构造 舌主要以骨骼肌为基础,表面被覆黏膜而构成。

(1) 舌黏膜:舌的黏膜呈淡红色,舌背和舌两侧的黏膜上有许多小突起,称舌乳头。根据形态与功能的不同分为 4 种:①丝状乳头数量最多,体积最小,呈白色,具有一般感觉功能;②菌状乳头数量较少,呈钝圆形,鲜红色,以舌尖部最多;③轮廓乳头体形最大,有 7～11 个,排列在界沟的前方;④叶状乳头在舌体侧缘后部,每侧分布 4～8 条,小儿较清晰。后 3 种乳头中均含有味蕾,它是味觉感受器,能感受酸、甜、苦、咸等味觉刺激。在舌根的黏膜表面有许多丘状隆起,其深部有淋巴滤泡组成的结节,称舌扁桃体(图 6-4)。

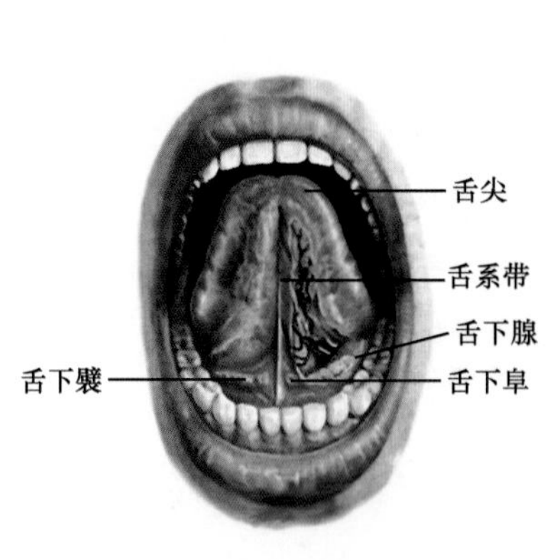

图 6-3 口腔底

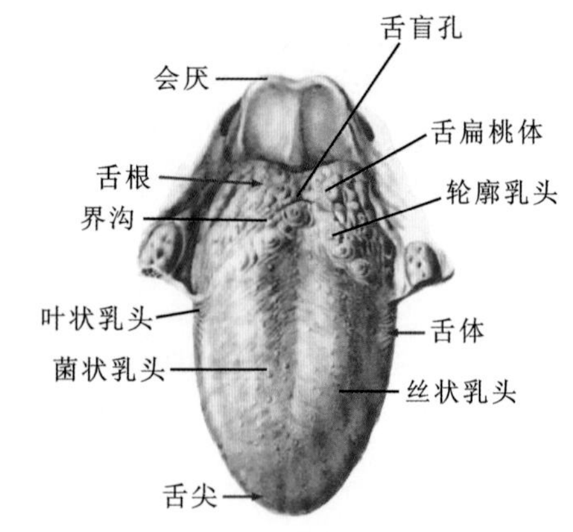

图 6-4 舌的背面

正常情况下,舌黏膜表面上皮细胞角化、脱落并与食物残渣、黏液、细菌和渗出的白细胞等混合在一起,形成附着于舌表面的舌苔。舌苔正常时为淡薄白色。舌苔的厚薄、色泽的改变可反映人体的健康与疾病状况。

(2) 舌肌:为骨骼肌,分舌内肌和舌外肌两种(图 6-5)。舌内肌是指舌本身的肌,起止均在舌

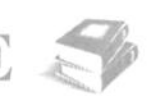
NOTE

重点：颏舌肌的功能。

内，其肌束分纵形、横形和垂直三种，收缩时改变舌的形状；舌外肌起于舌外止于舌内，收缩时改变舌的位置。舌外肌中最具临床意义的是颏舌肌，该肌起自下颌骨体内面中线的两侧，肌纤维向后呈扇形止于舌。两侧颏舌肌同时收缩拉舌向前下方（伸舌）；单侧收缩时可使舌伸向对侧。如果一侧颏舌肌瘫痪时，舌尖将偏向瘫痪侧。

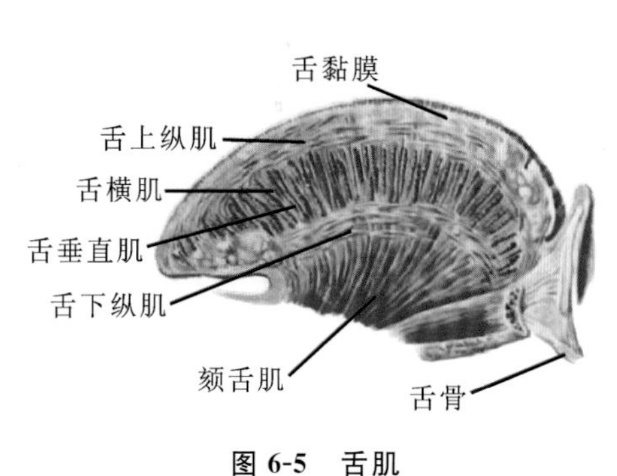

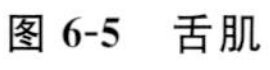
图 6-5 舌肌

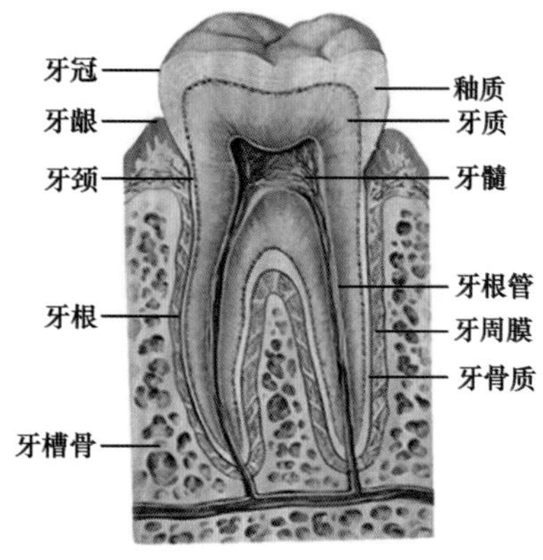

图 6-6 牙的形态及构造

（四）牙

牙是人体最坚硬的器官，嵌于上、下颌骨牙槽内。牙的主要功能是咬切、撕扯、碾磨食物，并对语言、发音有辅助作用。

1. 牙的形态与构造 牙的形状和大小虽各不相同，但其基本形态是相同的。每个牙都分为牙冠、牙颈、牙根三部分（图 6-6）。暴露于口腔内的称牙冠，色白而光泽；嵌于牙槽内的称牙根。介于牙冠与牙根之间被牙龈包绕的部分，称为牙颈。

牙的内腔称牙腔，在牙冠内的部分称牙冠腔，在牙根内的部分称牙根管，牙根尖端有根尖孔，牙的血管、淋巴管和神经由此出入牙腔，并与牙腔内的结缔组织合称为牙髓。由于牙髓周围是坚硬的牙质，当牙髓发炎时，牙腔内压力增高而压迫其神经，可产生剧烈的疼痛。

牙主要由牙质、釉质、牙骨质和牙髓构成。牙质构成牙的主体，位于牙的内部。牙冠表面有一层洁白坚硬的釉质，牙颈和牙根表面有牙骨质，并借牙周膜固定于牙槽内。

牙龈、牙周膜、牙槽骨共同构成牙周组织，对牙有保护、支持和固定作用。牙龈是富含血管的口腔黏膜，包被牙颈和牙槽骨；牙周膜是连于牙根与牙槽骨之间的致密结缔组织，使牙根固定于牙槽内。老年人由于牙龈和骨膜血管萎缩退化，营养降低，牙根及牙周组织萎缩，牙逐渐松动脱落。恒牙脱落后，局部牙槽骨被吸收而萎缩。

重点：牙的萌出、牙的排列及牙式。

2. 牙的名称及萌出时间 人的一生中，先后有两组牙发生，即乳牙和恒牙。人出生后，一般在 6 个月左右开始萌出乳牙，2～3 岁出齐，共 20 个。乳牙分乳切牙、乳尖牙和乳磨牙。6 岁左右乳牙开始脱落，更换成恒牙，在 12～14 岁出齐。恒牙分为切牙、尖牙、前磨牙和磨牙。第三磨牙萌出较晚，有些人到成年后才萌出，称为迟牙（智牙），甚至终生不萌出，成人恒牙有 28～32 个。切牙、尖牙只有一个牙根；前磨牙一般只有一个牙根；上颌磨牙有 3 个牙根；下颌磨牙有 2 个牙根（图 6-7，图 6-8）。

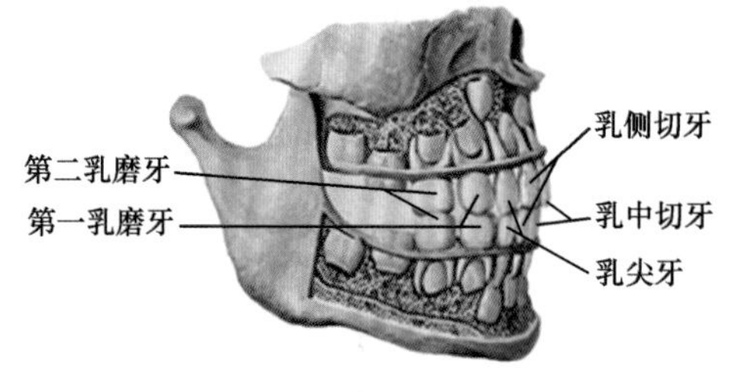

图 6-7 乳牙

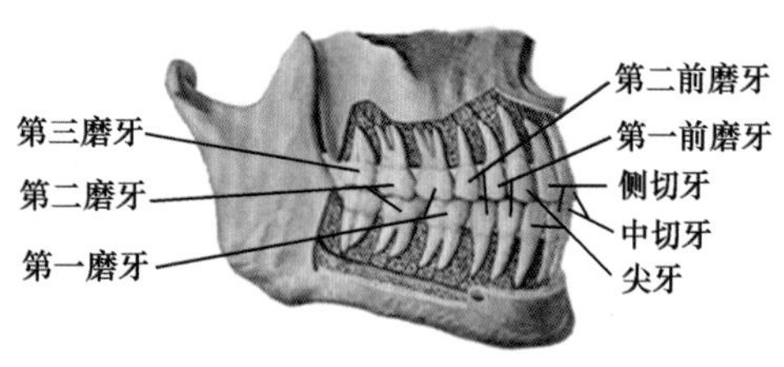

图 6-8 恒牙

3. 牙的排列与牙式 牙呈对称性排列。临床上为迅速、准确而简便地记录牙的位置，以被检查的方位为准，用"＋"记号记录牙的排列形式，即牙式。用罗马数字Ⅰ～Ⅴ表示乳牙；用阿拉伯数字1～8表示恒牙，如"⌊Ⅳ"表示左上颌第一乳磨牙，"5⌉"表示右下颌第二前磨牙。具体表示如下：

乳牙：	右	上颌	Ⅴ	Ⅳ	Ⅲ	Ⅱ	Ⅰ	Ⅰ	Ⅱ	Ⅲ	Ⅳ	Ⅴ	上颌	左
		下颌	Ⅴ	Ⅳ	Ⅲ	Ⅱ	Ⅰ	Ⅰ	Ⅱ	Ⅲ	Ⅳ	Ⅴ	下颌	
			第二乳磨牙	第一乳磨牙	乳尖牙	乳侧切牙	乳中切牙							

恒牙：	右	上颌	8	7	6	5	4	3	2	1	1	2	3	4	5	6	7	8	上颌	左
		下颌	8	7	6	5	4	3	2	1	1	2	3	4	5	6	7	8	下颌	
			第三磨牙	第二磨牙	第一磨牙	第二前磨牙	第一前磨牙	尖牙	侧切牙	中切牙										

（五）口腔腺

重点：大唾液腺的位置及开口部位。

口腔腺又称唾液腺，是开口于口腔内各种腺体的总称。口腔腺分为大、小两种，能分泌唾液，有湿润口腔、清洁口腔、调和食物及消化淀粉等功能。小唾液腺包括唇腺、颊腺等。大唾液腺包括腮腺、下颌下腺和舌下腺3对(图6-9)。

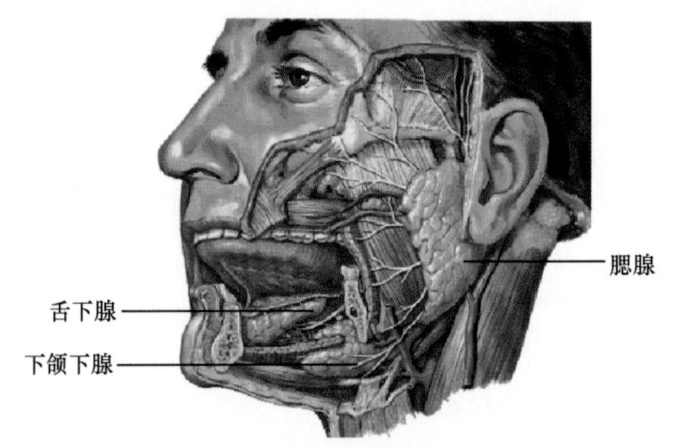

图 6-9 大唾液腺

1. 腮腺 腮腺为最大的一对口腔腺，整体略呈三角楔形，居外耳道的前下方、咬肌后缘与下颌后窝内。腮腺管发自腮腺的前缘，在颧弓下方一横指处向前越过咬肌表面，穿颊肌开口于上颌第二磨牙牙冠相对的颊黏膜上。临床小儿麻疹早期可在腮腺管开口周围出现灰白色的斑点。

2. 下颌下腺 下颌下腺呈卵圆形，位于下颌骨下缘与二腹肌前、后腹围成的下颌下三角内，其腺管开口于舌下阜。

3. 舌下腺 舌下腺位于口腔底舌下襞的深面。其腺管分大、小两种，一条大导管与下颌下腺管共同开口于舌下阜；多条小导管直接开口于舌下襞表面。

二、咽

咽是消化管上端膨大的部分，为前后略扁的漏斗形肌性管道，位于第1～6颈椎前方，上起自颅底，下至第6颈椎体下缘(平环状软骨弓)续于食管，全长约12 cm。咽的前壁不完整，自上而下分别与鼻腔、口腔和喉腔相通，因此，咽以软腭后缘和会厌上缘为界，自上而下分为鼻咽、口咽和喉咽三部分(图 6-10)。

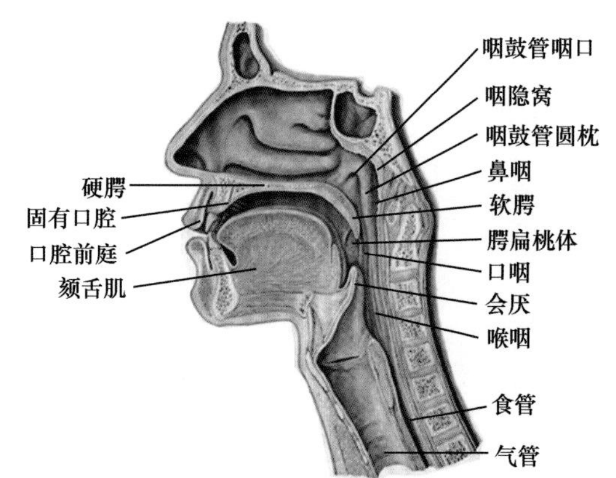

图 6-10 头颈部的正中矢状面

(一) 鼻咽

鼻咽位于鼻腔的后方,介于颅底与软腭之间,向前经鼻后孔与鼻腔相通。在其两侧壁上,正对下鼻甲的后方 1.0 cm 处,各有一咽鼓管咽口,经咽鼓管通中耳鼓室。在咽鼓管咽口的前、上和后方有一弧形的隆起,称为咽鼓管圆枕,是临床检查寻找咽鼓管咽口的标志。咽鼓管圆枕的后方与咽后壁之间的纵形深窝,称为咽隐窝,是临床鼻咽癌好发的部位。

在咽后壁上部的黏膜内,有丰富的淋巴组织,称为咽扁桃体,幼儿时期较发达,6～7 岁时开始萎缩,10 岁以后则完全退化。

(二) 口咽

口咽位于口腔的后方,会厌上缘与软腭之间,向前经咽峡通口腔。口咽的前壁经咽峡邻舌根的后部,此处有一纵形黏膜皱襞与会厌相连,称舌会厌襞,是异物易滞留之处。

在口咽的外侧壁腭舌弓与腭咽之间的腭扁桃体窝内容纳腭扁桃体。它是咽部最大的淋巴组织,呈扁卵圆形,除内侧面外,均包有扁桃体囊。内侧面被有被覆上皮,并陷入扁桃体实质内,形成深浅不一的扁桃体隐窝,扁桃体隐窝内易存留和繁殖细菌,使其成为感染灶。

舌扁桃体、腭扁桃体、咽扁桃体在鼻腔和口腔通咽处,共同形成一个淋巴环,称咽淋巴环,是消化管和呼吸道上端的防御结构,具有重要的防御功能。

(三) 喉咽

喉咽位于喉的后方,介于会厌上缘与环状软骨下缘平面之间,向下续于食管,向前经喉口通喉腔,向下续于食管。在喉口的两侧与咽侧壁之间各有一个深窝,称梨状隐窝(图 6-11),是异物易滞留的部位。

咽是消化与呼吸的共同通道,食物经口腔、咽和食管进入胃;空气经鼻腔、咽、喉、气管和主支气管进入肺。

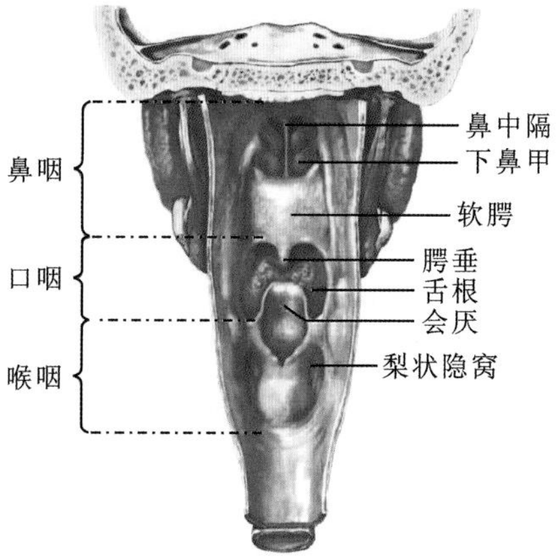

鼻中隔
下鼻甲
软腭
腭垂
舌根
会厌
梨状隐窝
鼻咽
口咽
喉咽

图 6-11 咽(后壁切开)

三、食管

(一) 食管的位置与分部

食管为一前后略扁的肌性管道,是消化管各部中最窄的部分,上端在第 6 颈椎体下缘水平续咽,下行经胸廓上口入胸腔,穿膈的食管裂孔入腹腔,末端在第 11 胸椎体左侧与胃的贲门相连,全长约 25 cm。整个食管均贴近脊柱的前方下行,自上而下其前方分别与气管、左主支气管、心包相邻。按其行程可分为颈部、胸部和腹部三部(图 6-12)。食管颈部长约 5 cm,较短,上自第 6 颈椎体下缘接咽,下至胸骨颈静脉切迹水平;食管胸部长约 18 cm,较长,自颈静脉切迹至膈的食管裂孔处;食管腹部最短,长 1～2 cm,自膈的食管裂孔处至胃的贲门处。

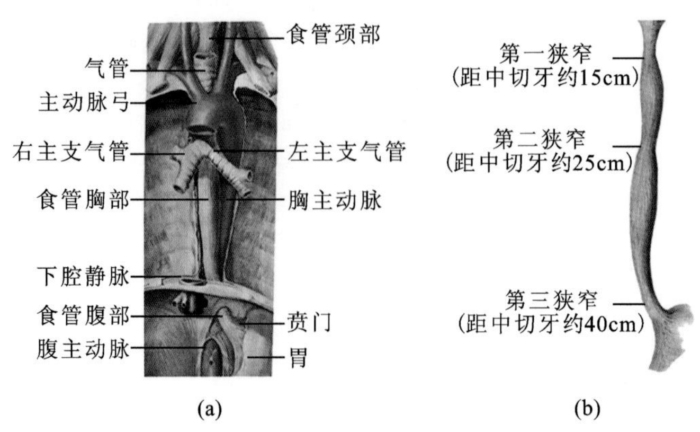

图 6-12 食管的位置和狭窄

重点:食管的三个狭窄位置及临床意义。

(二) 食管的形态和狭窄

食管因其本身的结构特点和邻近器官的影响,全长有三个生理性狭窄。第一狭窄(又称颈狭窄)位于食管的起始处,距中切牙约 15 cm;第二狭窄(又称支气管狭窄)位于左主支气管后方与食管交叉处,相当于第 4 和第 5 胸椎之间的椎间盘水平,距中切牙约 25 cm;第三狭窄(又称膈狭窄)位于食管穿膈的食管裂孔处,相当于第 10 胸椎水平,距中切牙约 40 cm。这些狭窄处是异物易滞留部位,也是食管炎症、肿瘤的好发部位。临床上进行食管内插管时要注意其狭窄,根据食管镜插入的距离可推知器械已到达的部位,防止损伤食管壁。

四、胃

胃是消化管最膨大的部分,上接食管,下续十二指肠。胃具有容纳食物、分泌胃液、初步消化食物和吸收水分及小分子物质等功能。

重点:胃的形态及分部。

(一) 胃的形态与分部

1. 胃的形态 其形状可随胃内容物的多少、体位、体形和年龄等情况不同而有差异。成人的胃一般容量约 1500 mL,新生儿约 50 mL。胃有两壁、两缘和两口(图 6-13)。两壁为朝向前上方的胃前壁和朝向后下方的胃后壁;两缘为上、下缘,上缘凹而短,朝向右上方,称胃小弯,其最低点弯曲成角,称角切迹,是胃体部与幽门部在胃小弯的分界标志,下缘凸而长,朝向左下方,称胃大弯;胃的入口称贲门,接食管。出口称幽门,通十二指肠。

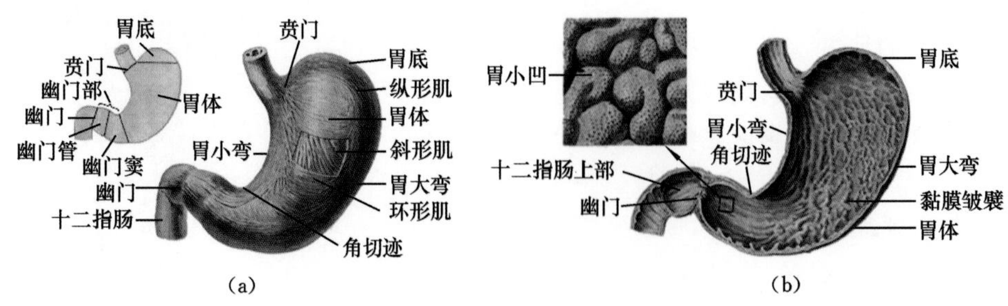

图 6-13 胃的形态、分部及胃壁的构造

2. 胃的分部 胃可分为贲门部、胃底、胃体和幽门部四部分(图 6-13)。贲门部是指贲门附近的部分,它与胃体和胃底的分界不明显;胃底是位于贲门左上膨出的部分,即高出贲门平面以上的部分;胃体居胃的中部,至胃底与角切迹之间的部分;幽门部指角切迹至幽门的部分,临床上常称此部为胃窦。幽门部在胃大弯侧有一称为中间沟的浅沟,以此沟为界,将幽门部分为右侧的幽门管和左侧的幽门窦两部分。胃小弯和幽门部是溃疡病和肿瘤的好发部位。

知识拓展

胃癌

胃癌是指胃体或幽门部发生的恶性肿瘤，大部分是可以触及的，此类肿瘤的发生率男性高于女性。虽然目前此类肿瘤的病因还不清楚，但据统计可能与饮食有关。随着可弯曲纤维内窥镜的发展，胃镜开始普遍应用。利用胃镜，医生可以检查充气的胃黏膜，观察胃黏膜的病变并且进行活检。

（二）胃的位置与毗邻

重点：胃的位置。

胃的位置常因体位、体形和胃的紧张度及充盈度不同而有较大的变化。一般情况下，胃在中等充盈时大部分位于左季肋区，小部分位于腹上区。胃的贲门和幽门位置较固定，贲门位于第 11 胸椎体的左侧，幽门位于第 1 腰椎体的右侧。

胃前壁的右侧部被肝左叶掩盖，左侧部与膈相邻，其中间部与腹前壁相贴，是临床上触诊胃的部位。胃后壁与左肾、左肾上腺、胰、脾等相邻（图 6-14）。

五、小肠

小肠是消化管最长的一段，也是消化和吸收最重要的场所。小肠盘曲在腹腔的中、下部，上接幽门，下续盲肠，成人的小肠全长 5～7 m。小肠全长可分为十二指肠、空肠和回肠三部分。

（一）十二指肠

重点：十二指肠的分部，十二指肠大乳头、十二指肠悬肌的位置及意义。

十二指肠为小肠的起始部，介于胃与空肠之间，全长 25 cm，上端起于幽门，下端至十二指肠空肠曲与空肠相连，位置较深，大部分紧贴腹后壁，呈“C”字形，从右侧包绕胰头，全长可分为上部、降部、水平部和升部四部分（图 6-15）。

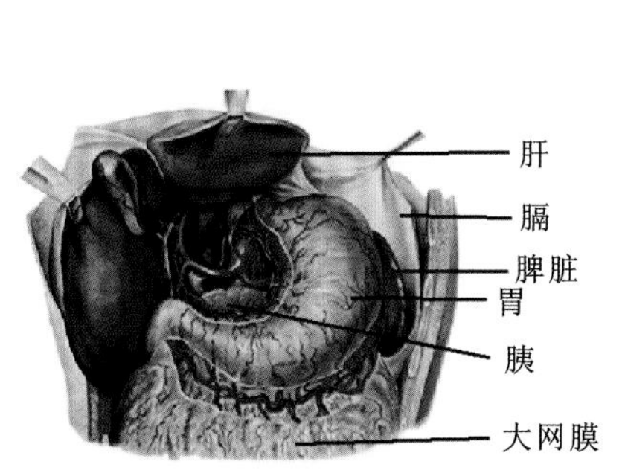

图 6-14 胃的位置与毗邻

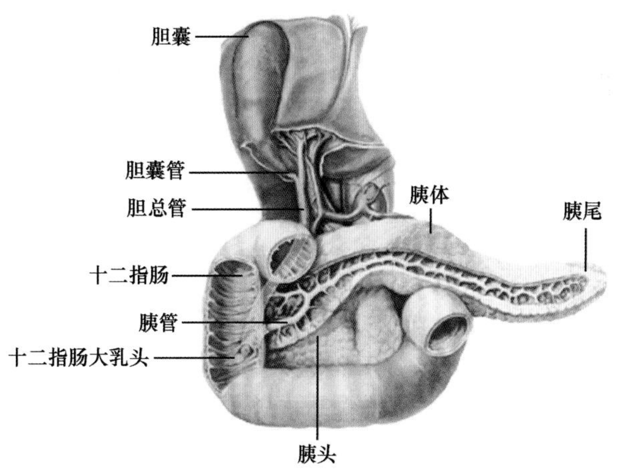

图 6-15 十二指肠及胰

1. 上部 十二指肠上部长约 5 cm，在第 1 腰椎体的右侧起自胃的幽门，行向右后方，至肝门下方、胆囊颈附近急转向下，移行为十二指肠降部，转折处称十二指肠上曲。上部左侧与幽门相接约 2.5 cm 的一段肠壁较薄，黏膜较光滑无皱襞，称十二指肠球，是十二指肠溃疡的好发部位。

2. 降部 降部长 7～8 cm，沿第 1～3 腰椎右侧下降，至第 3 腰椎体下缘平面弯向左侧，移行为水平部，转折处称十二指肠下曲。降部的后内侧壁上有一纵形黏膜皱襞，称十二指肠纵襞，其下端有十二指肠大乳头，是胆总管和胰管的共同开口处，距中切牙约 75 cm，可作为临床十二指肠引流管插入深度的参考值。在十二指肠大乳头的上方，有时可见十二指肠小乳头，是副胰管的开口处。

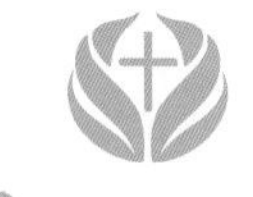

3. 水平部 水平部又称下部,全长约 10 cm。在第 3 腰椎水平横过下腔静脉和腹主动脉的前面,向左移行为升部,水平部的前方有肠系膜上动、静脉跨过。其末端移行为升部。

4. 升部 十二指肠升部长 2～3 cm,最短。自第 3 腰椎左侧斜向左上至第 2 腰椎左侧急转向前下方,形成十二指肠空肠曲,移行为空肠。十二指肠空肠曲的后上壁被十二指肠悬肌(十二指肠悬韧带)固定于腹后壁。十二指肠悬肌由肌纤维和结缔组织构成,表面被有腹膜,临床上又称 Treitz 韧带,是腹部手术中确认空肠起始部的重要标志。

(二)空肠与回肠

空肠与回肠全长为身长的 3.5～4 倍,迂回盘曲成肠袢,空肠上接十二指肠,回肠下连盲肠。两者位于腹腔的中部和下部,周围为大肠所环绕,并借腹膜形成的小肠系膜连于腹后壁,故又称系膜小肠,其活动度较大(图 6-16,图 6-17)。肠管与系膜相连的缘称系膜缘,系膜缘处的肠壁与两层腹膜围成系膜三角,此处肠壁无浆膜,不易愈合,小肠切除吻合术时应妥善缝合,以免形成肠瘘和感染扩散。

空肠起自十二指肠空肠曲,约占空肠、回肠全长近端的 2/5,回肠约占全长的 3/5,两者之间无明显的界限,回肠末端续于盲肠。约有 2%的人在回肠末端距回盲瓣 1 m 的范围内,其肠壁上见有一囊状突起,称美克尔(Meckel)憩室,是胚胎时期卵黄蒂未完全消失的遗迹,发炎时易误诊为阑尾炎。

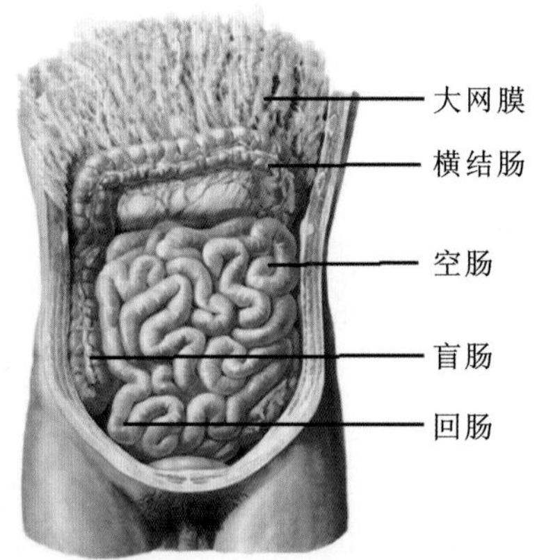

图 6-16 空肠与回肠

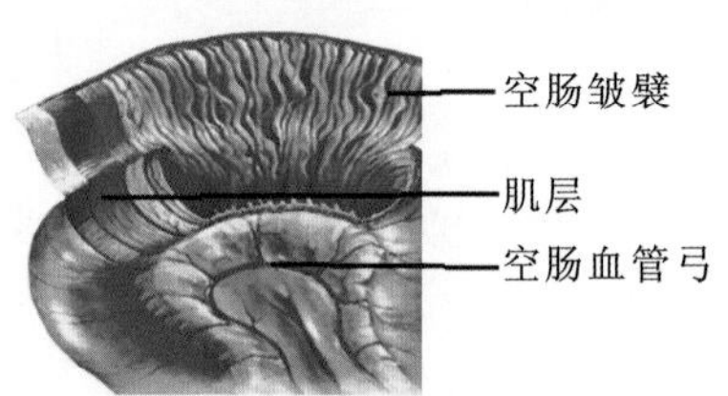

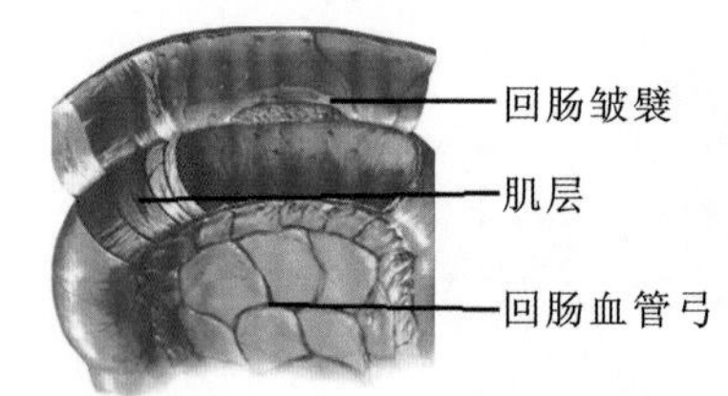

图 6-17 空肠与回肠比较

空肠、回肠的比较如表 6-1 所示。

表 6-1 空肠和回肠的比较

项　目	空　肠	回　肠
位置	腹腔的左上部	腹腔的右下部
长度	占近端的 2/5	占远端的 3/5
管壁	较厚	较薄
管径	较粗	较细
环形皱襞	高而密	低而疏

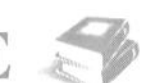

续表

项目	空肠	回肠
淋巴小结	孤立	孤立、集合
血管	较丰富	较稀少
颜色	粉红色	较淡

六、大肠

大肠是消化管的下段，全长约 1.5 m，在空肠、回肠周围形成一方框，可分为盲肠、阑尾、结肠、直肠和肛管五部分。大肠的主要功能是吸收水分、分泌黏液和形成粪便。

除阑尾、直肠和肛管外，在盲肠与结肠的表面具有三种特征性结构，即结肠带、结肠袋和肠脂垂。这些特征是肉眼鉴别结肠与小肠的标志(图 6-18)。

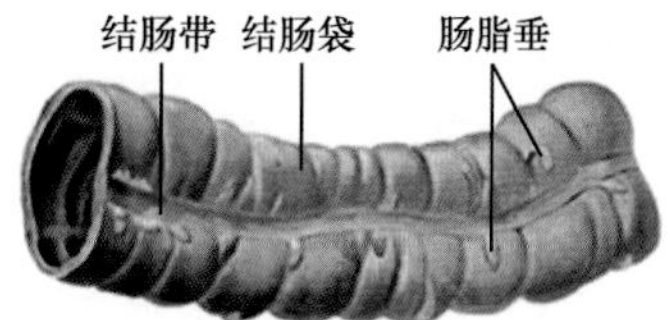

图 6-18 结肠的特征

结肠带有三条，是由肠壁纵形肌增厚而形成，沿肠的纵轴排列。三条结肠带汇集于阑尾的根部；结肠袋是由于结肠带较肠管短，致使肠管壁形成众多的由横沟间隔的向外膨出的囊袋状突起；肠脂垂是沿结肠带两侧分布的众多脂肪组织的浆膜小突起。在结肠腔面，相当于结肠袋之间的横沟处，环形肌增厚使黏膜向腔内突起，形成结肠半月襞。

(一) 盲肠

盲肠是大肠的起始部，呈囊状，一般位于右髂窝内，长 6～8 cm。其左侧连回肠，向上续为升结肠。回肠末端开口于盲肠内侧壁，开口处称回盲口。口的上、下缘各有一半月形的黏膜皱襞，称回盲瓣。此瓣的作用是可控制回肠内容物进入盲肠的速度，又可防止大肠内容物逆流入小肠。在回盲瓣下方约 2 cm 处，有阑尾的开口(图 6-19)。

重点：盲肠和结肠的特征。

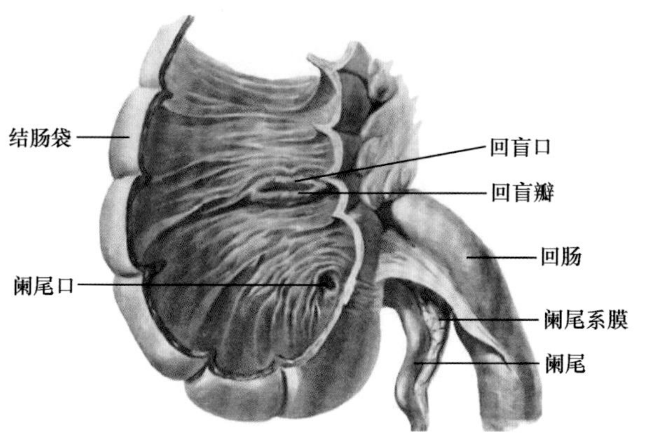

图 6-19 盲肠与阑尾

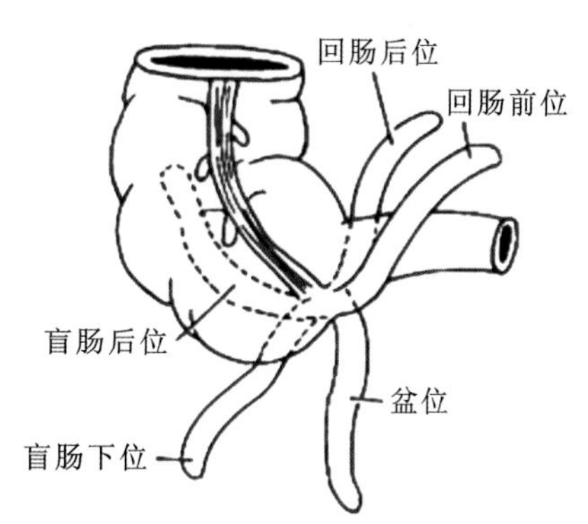

图 6-20 阑尾的位置

(二) 阑尾

阑尾为一蚓状盲管状结构，长 6～8 cm。位于右髂窝内，根部连于盲肠后内侧壁上，末端游离，其位置变化较大，据资料统计，以回肠后位和盲肠后位多见，盆位次之(图 6-20)。阑尾根部的位置较恒定，盲肠的三条结肠带恰在此根部汇集，临床上做阑尾手术时，可沿结肠带向下寻找阑尾。

重点：阑尾根部的位置及体表投影。

阑尾根部的体表投影，约在脐与右髂前上棘连线的中、外 1/3 交点处，此处称麦氏(McBurney)点。当急性阑尾炎时，此处压痛最明显。

(三) 结肠

结肠是盲肠与直肠之间的一段大肠，整体呈方框状，环绕在空肠、回肠的周围，可分为升结肠、横结肠、降结肠和乙状结肠四部分(图 6-1)。

1. 升结肠 长约 15 cm,自右髂窝起于盲肠,沿腹后壁右外侧区上升,至肝右叶下方转向左形成结肠右曲(或肝曲),移行为横结肠。因升结肠无系膜,其借结缔组织贴附于腹后壁,故活动度甚小。

2. 横结肠 长约 50 cm,始于结肠右曲,自右向左横行至左季肋区,于脾的下方转折向下,形成结肠左曲(脾曲),移行为降结肠。横结肠被腹膜完全包被,并借横结肠系膜连于腹后壁,活动度较大,常下垂成弓形,最低点有时可达脐平面以下。

3. 降结肠 长约 20 cm,自左季肋区续于结肠左曲,沿左腹外侧区下降,至左髂嵴水平续于乙状结肠。降结肠借结缔组织贴附于腹后壁,活动度甚小。

4. 乙状结肠 长约 45 cm,自左髂嵴水平接于降结肠,呈"乙"字形弯曲,向下进入盆腔,至第 3 骶椎平面移行为直肠。乙状结肠由乙状结肠系膜连于左髂窝和骨盆侧壁,活动度较大。空虚时其前面常被小肠袢遮盖,充盈时在左髂窝可触及。老年人易引起肠扭转。

(四) 直肠

直肠长 10～14 cm,位居于盆腔后部,骶骨的前方,其上端平第 3 骶椎平面接乙状结肠,沿骶骨和尾骨前面下行,向下穿盆膈移行为肛管。

重点:直肠的两个弯曲。

直肠并非笔直,在矢状面上有两个弯曲,上部弯曲在骶骨盆面下降,凸向后,称骶曲;下部弯曲绕过尾骨尖,凸向前,称会阴曲(图 6-21)。临床上做直肠镜或乙状结肠检查时,应注意其弯曲,以避免损伤肠壁。

直肠下段肠腔膨大,称直肠壶腹,其肠腔面有 2～3 个半月形皱襞,是环形肌和黏膜共同形成突向肠腔的皱襞,称直肠横襞。其中,中间的直肠横襞位置最恒定、最大,位于直肠的右前壁,距肛门约 7 cm,可作为直肠镜检查的定位标志(图 6-22)。

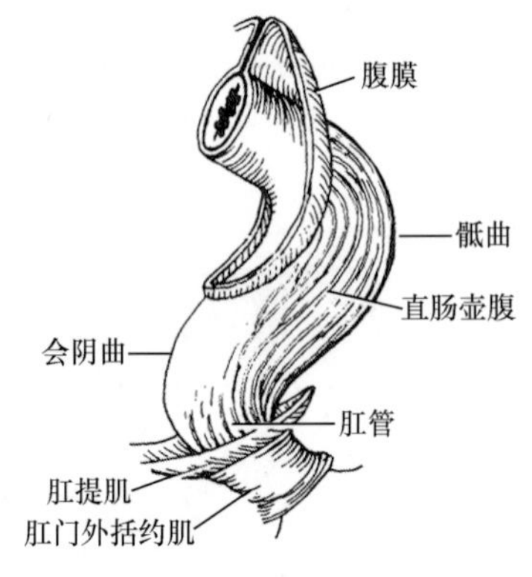

图 6-21 直肠与肛管外形

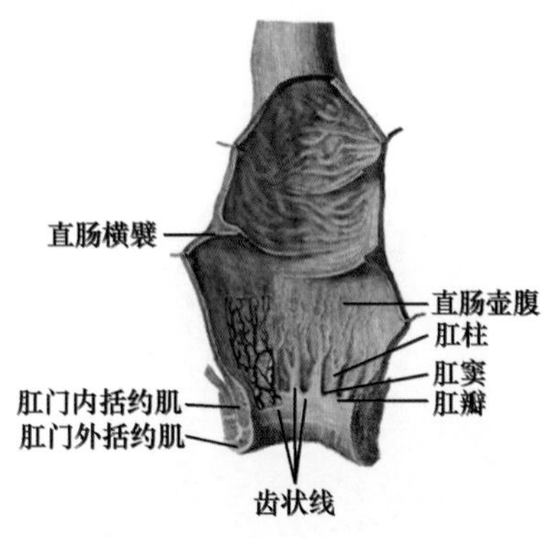

图 6-22 直肠与肛管内面观

(五) 肛管

肛管为盆膈以下的消化管(图 6-22),上续直肠,末端终于肛门,长 3～4 cm。

肛管上段内面的黏膜形成 6～10 条纵形的黏膜皱襞,称肛柱。在相邻肛柱的下端有半月形的黏膜皱襞,称肛瓣。两个相邻肛柱下端与肛瓣围成的小隐窝,称肛窦,窦内常有粪屑存积,易诱发感染而引起肛窦炎。

各肛柱的下端与肛瓣的边缘连成锯齿状的环形线,称齿状线(又称肛皮线),此线是黏膜与皮肤的分界线。齿状线上、下方的上皮组织、血管、淋巴管、神经的分布来源以及体液回流方向完全不同。

重点:齿状线的位置和临床意义。

齿状线以下有一宽约 1 cm 的环状区,表面光滑而略有光泽,称肛梳(或痔环)。肛梳下端在距肛门 1～1.5 cm 处,活体上可见一浅蓝色的环形浅沟,称白线(或 Hilton 线),此处相当于肛门内、外括约肌的交界处,肛门指诊时可以触到。

在肛柱的黏膜下层和肛梳的皮下组织中含有丰富的静脉丛,病理情况下静脉丛淤血曲张而突起,则形成痔。发生在齿状线以上的称内痔,齿状线以下的称外痔,跨越齿状线上、下的称混合痔。

肛管周围有肛门内、外括约肌环绕。肛门内括约肌是肛管下部的环形平滑肌增厚而成，有协助排便的作用。肛门外括约肌是围绕肛门内括约肌周围的骨骼肌，可随意识收缩肛门，控制排便。手术时注意防止其损伤，以免造成大便失禁。

知识拓展

灌 肠 术

灌肠术是将一定量的液体由肛门经直肠灌入结肠，以帮助患者清洁肠道、排泄、排气或由肠道供给药物或营养，达到确定诊断和治疗目的的方法。依据灌肠的目的可将灌肠术分为保留灌肠和不保留灌肠。不保留灌肠又根据灌入的液体量分为大量不保留灌肠和小量不保留灌肠。如果为了达到清洁肠道的目的，而反复采用大量不保留灌肠，则称为清洁灌肠。

第二节 消 化 腺

消化腺包括大消化腺和小消化腺。大消化腺包括口腔腺、肝、胰。小消化腺是分布在消化管壁内的胃腺、肠腺等小腺体。消化腺的主要功能是分泌消化液，参与对食物的化学性消化。口腔腺在本章第一节已讲述，本节只讲述肝和胰。

一、肝

肝是人体最大的腺体，也是最大的消化腺，我国成年男性肝平均重 1300 g，女性肝平均重 1220 g。胎儿和新生儿的肝相对较成人大，可达体重的 1/20。肝的功能极为复杂和重要，具有分泌胆汁、储存糖原、参与代谢、解毒和防御等功能，在胚胎时期肝还有造血和再生的功能。

（一）肝的形态

肝在活体中呈棕红色，质软而脆，遭受暴力打击时易破裂而引起大出血。

肝外形呈不规则的楔形，可分为上、下两面，前、后两缘。上面隆凸，与膈相邻，又称膈面，借呈矢状位的镰状韧带将肝分为大而厚的肝右叶和小而薄的肝左叶（图 6-23）。上面的后部无腹膜被覆的部分称为肝裸区；下面朝向后下方，与腹腔的器官相邻，又称脏面，凹凸不平，有呈“H”形的沟，即左、右纵沟和横沟（图 6-24）。右纵沟宽而浅，其前部为胆囊窝，容纳胆囊；右纵沟的后部为腔静脉沟，容纳下腔静脉。左纵沟的前部为肝圆韧带，是胚胎时期脐静脉退化后的遗迹，后部为静脉韧带，是胚胎时期静脉导管退化后的遗迹。连于左、右纵沟之间的是横沟，称肝门，是肝固有动脉、肝门静脉和左、右肝管、淋巴管和神经等出入之处。出入肝门的结构被结缔组织包绕形成肝蒂。肝的下面被上述三条沟分为肝右叶、肝左叶、肝方叶和肝尾状叶。

重点：肝的两面及肝门的结构。

肝的前缘（又称下缘）薄而锐利，是肝的膈面与脏面的界线。前缘上有胆囊切迹和肝圆韧带切迹。胆囊底常微露出肝前缘与腹前壁相接触。肝的后缘圆钝。

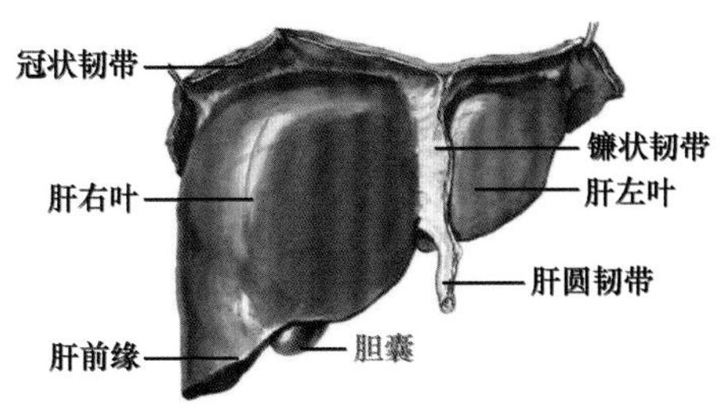

图 6-23 肝的膈面

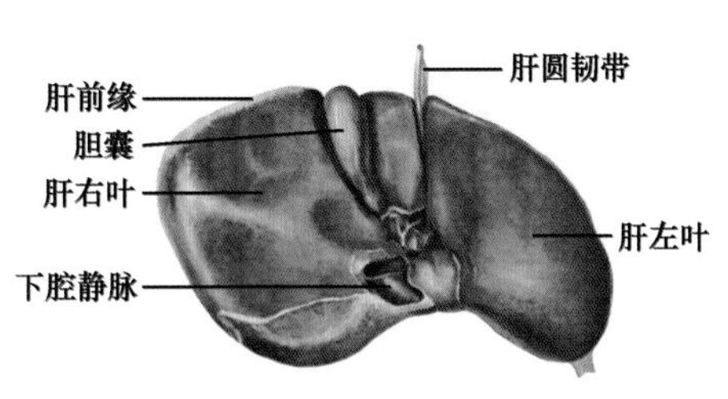

图 6-24 肝的脏面

重点:肝的位置及体表投影。

(二) 肝的位置与毗邻

肝位于腹腔内,大部分位于右季肋区和腹上区,小部分位于左季肋区。肝的绝大部分被胸廓所掩盖,仅在腹上区剑突下露出,直接与腹前壁接触。当右季肋区或腹上区遭受暴力打击或肋骨骨折时,可导致肝破裂。

肝的上界与膈穹窿一致,在右侧腋中线处平第 7 肋,右锁骨中线平第 5 肋,前正中线处平剑胸结合,左锁骨中线平第 5 肋间隙。肝的下界其右侧与右肋弓大体一致,腹上区剑突下方 3～4 cm。正常成年人肝脏在右肋弓下缘一般不能触及。3 岁以下的幼儿,由于肝的体积相对较大,肝下界可低于右肋弓下缘 1～2 cm,7 岁以上的儿童在右肋弓下缘不能触及肝(图 6-25)。

肝的位置可随膈的运动而上下移动,在安静呼吸时,肝可上、下移动 2～3 cm。

肝的膈面小部分贴近腹前壁,大部分被膈覆盖。肝左叶上面借膈邻近心包和心;肝右叶上面借膈邻近右侧胸膜腔和右肺。肝右叶脓肿时,炎症向上波及右侧胸膜腔和肺。肝的脏面临近腹腔器官,肝右叶自前向后分别与结肠右曲、十二指肠、右肾和右肾上腺相邻;肝左叶大部分与胃前壁相接触,左叶后部与食管的腹部相邻。

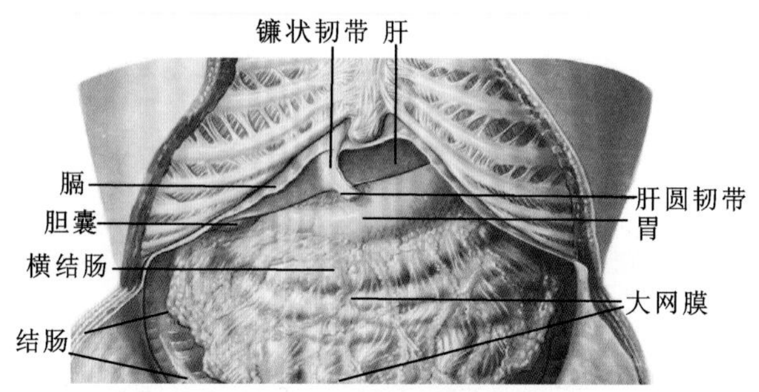

图 6-25　肝的位置及体表投影

(三) 肝的分叶与分段

肝内有 4 套管道,形成 2 个系统,即格利森系统(Glisson 系统)和肝静脉系统两部分。肝固有动脉的分支和肝门静脉及肝管的属支在肝内伴行,其周围有纤维结缔组织鞘包绕而构成格利森系统。通常以肝内缺少格利森系统分布的肝组织(肝裂)为界,按格利森系统在各叶、各段分支的分布区,将肝分成左、右两半,五叶,八段。临床肝外科根据这些分叶、分段进行定位诊断或施行肝段、肝叶或半肝切除术(图 6-26)。

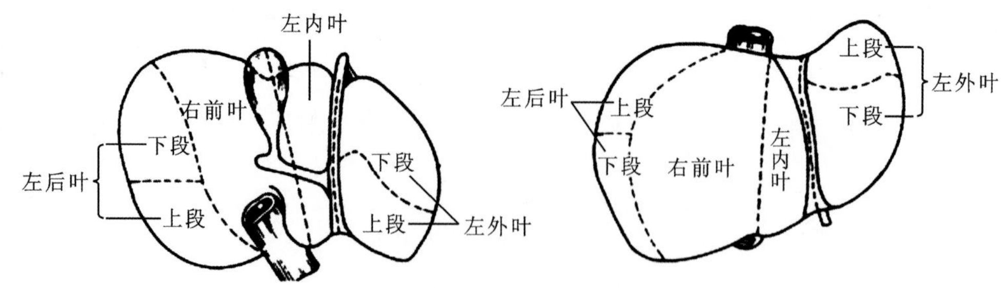

图 6-26　肝的分叶与分段

知识拓展

肝　硬　化

肝硬化患者的肝细胞(肝实质细胞)存在着进行性坏死,并渐渐被纤维组织所代替。肝硬化最常见的原因是病毒性肝炎,也有不少是慢性酒精中毒所致。酒精性肝硬化的特征是由于脂肪变性和纤维化导致肝脏增大。酒精肝的表面呈结节状,通俗地称为"鞋钉状肝”。纤维组织包绕在肝血管和胆管的周围，不仅使肝变硬，而且阻碍了肝的血液循环。

（四）肝外胆道系统

肝外胆道系统包括胆囊及输胆管道。

1. 胆囊 胆囊是储存和浓缩胆汁的囊状器官，其容量为 40～60 mL。胆囊位于右季肋区、肝右叶脏面的胆囊窝内，其上面借结缔组织与肝相连，下面游离，表面被有腹膜，并与十二指肠上曲、结肠右曲相邻。

重点：胆囊底的体表投影。

胆囊呈梨形，可分为胆囊底、胆囊体、胆囊颈和胆囊管四部分（图 6-27）。胆囊底是胆囊突向前下方的盲端，钝圆且略膨大，微露出肝的前下缘，并与腹前壁相接触。胆囊底的体表投影在右锁骨中线与右肋弓相交处的稍下方，当胆囊病变时，此处有明显压痛；胆囊体是胆囊的主体部分，与胆囊底之间无明显的界限，约在肝门右侧续于胆囊颈；胆囊颈是胆囊逐渐缩细的部分，向左侧弯转续于胆囊管；胆囊管长 3～4 cm，直径约 0.3 cm，并与肝总管汇合成胆总管。胆囊内面衬有黏膜，胆囊底和胆囊体的黏膜呈蜂窝状。而胆囊颈与胆囊管的黏膜形成螺旋状的皱襞，称螺旋襞，可控制胆汁的进出，同时亦是胆囊结石易嵌顿之处。

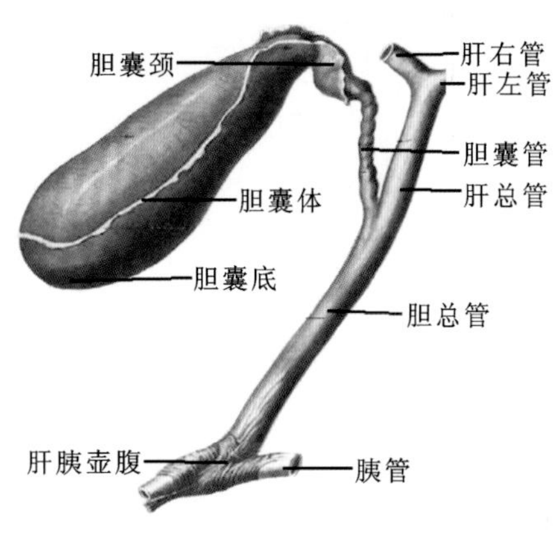

图 6-27 胆囊及肝外胆道

2. 输胆管道 输胆管道是将肝细胞分泌的胆汁输送到十二指肠腔内的管道，简称胆道。由肝内胆道和肝外胆道两部分组成。肝内胆道包括胆小管、小叶间胆管等。肝外胆道包括肝左管、肝右管、肝总管、胆囊管和胆总管等。

肝内的胆小管先汇合为小叶间胆管，小叶间胆管逐渐汇合，在肝门内汇成肝左管和肝右管，出肝后很快汇合成肝总管。肝总管在肝十二指肠韧带内下行，并在其韧带内与胆囊管以锐角汇合成胆总管。胆总管长 4～8 cm，直径 0.3～0.6 cm，位于肝固有动脉右侧和肝门静脉的前方，在肝十二指肠韧带内下行，经十二指肠上部的后方，至胰头与十二指肠降部之间与胰管汇合，共同斜穿十二指肠降部的后内侧壁，两者汇合处形成略膨大的肝胰壶腹（又称 Vater 壶腹），开口于十二指肠大乳头。在肝胰壶腹和胆总管末端管壁内，有环形平滑肌增厚形成的肝胰壶腹括约肌（Oddi 括约肌）（图 6-27）。

空腹时肝胰壶腹括约肌保持收缩状态，由肝细胞分泌的胆汁，经肝左管、肝右管、肝总管、胆囊管进入胆囊储存和浓缩；进食后，特别是进食高脂肪食物后，肝胰壶腹括约肌舒张，胆囊收缩，胆囊内的胆汁经胆囊管、胆总管、肝胰壶腹、十二指肠大乳头排入十二指肠，参与对脂肪的消化和吸收（图 6-28）。

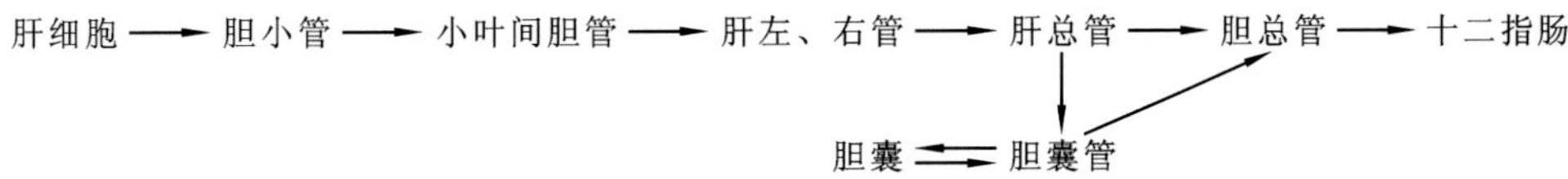

图 6-28 胆汁的产生及排除途径

输胆管道可因肿瘤、结石或蛔虫等造成胆汁或胰液排出受阻，引发胆囊炎、胰腺炎或阻塞性黄疸等疾病。

二、胰

重点：胰的形态及位置。

胰是人体的第二大消化腺，呈灰红色，质地柔软，略呈三棱柱状。胰位于胃的后方，横贴于腹后壁，相当于第 1～2 腰椎水平，是腹膜外位器官。由于胰的位置较深，前面有胃、横结肠和大网膜等遮盖,故胰病变时,早期腹壁体征不明显,加大了诊断疾病的困难性。

胰全长可分为头、体、尾三部分(图 6-15)。胰头较宽大,位于第 2 腰椎的右侧,被十二指肠包绕,其下部有一向左后上的钩突。胰头后面与胆总管、肝门静脉和下腔静脉相邻。当胰头肿瘤或炎性肿大时,可压迫胆总管和肝门静脉而引起阻塞性黄疸或腹腔积液。

胰体为胰的中间大部分,横过第 1 腰椎体的前方,并与腹主动脉、肠系膜上动脉、左肾、左肾上腺相邻。胰体前面借网膜囊与胃后壁相邻。当胃后壁溃疡穿孔或癌肿时,常与胰粘连,给手术治疗增加了难度。

胰尾较细,伸入左季肋区与脾门相邻。

胰管起自胰尾,向右纵贯胰实质的全长,沿途接受各小叶间导管的汇入,其末端与胆总管汇合成肝胰壶腹,开口于十二指肠大乳头。在胰头的上部,常有一小管行于胰管的上方,称副胰管,开口于十二指肠小乳头。

第三节　消化系统主要器官微细结构

任务一　消化管的微细结构

一、消化管的一般结构

消化管各段的形态和功能不同,其构造也各有特点,但从整体来看,消化管大部分管壁,从内向外可分为黏膜、黏膜下层、肌层和外膜四层(图 6-29)。

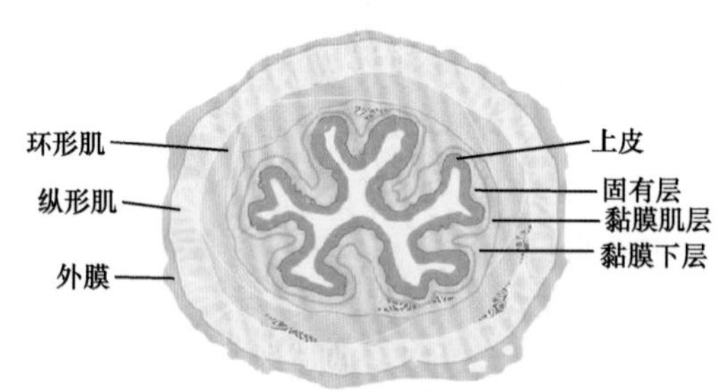

图 6-29　消化管的一般结构

(一) 黏膜

黏膜在管壁最内层,表面润滑,便于食物的消化吸收,是消化管进行消化吸收活动最重要的部分。黏膜由上皮、固有层和黏膜肌层三部分组成。

1. 上皮　上皮衬于黏膜表层,上皮的类型因其所在位置而异。消化管两端(咽、食管与肛门)为复层扁平上皮,以保护作用为主;其余部分为单层柱状上皮,除保护作用外,以消化吸收功能为主。上皮与管壁内的小消化腺(如食管腺、胃腺等)及大消化腺的导管相延续。

2. 固有层　固有层由细密的结缔组织组成,其纤维较细。胃、肠的固有层含有类似网状组织的成分以及较丰富的淋巴组织。固有层内还有小消化腺、血管、淋巴管、神经和分散的平滑肌。淋巴组织呈弥散形或淋巴小结形式,尤以咽、回肠、阑尾等处较多。胃肠道的上皮和腺体内有散在分布的内分泌细胞,其分泌的激素对胃肠道和其他器官的功能具有重要的调节作用。

3. 黏膜肌层　黏膜肌层由 1～2 层薄层平滑肌构成。一般为内、外两层,内层为环形,外层为纵形。平滑肌的收缩和舒张,可改变黏膜形态,有利于物质吸收、血液运行和腺体的排泌。

(二) 黏膜下层

黏膜下层又称黏膜下组织,由疏松结缔组织构成,含有较大的血管、淋巴管和神经。食管、胃和十二指肠的黏膜下层分别有食管腺和十二指肠腺。黏膜下层内还有神经丛,称黏膜下神经丛。

黏膜和部分黏膜下层常共同形成纵形或环形皱褶，突入腔内，称皱襞，借以扩大黏膜的表面积。

（三）肌层

口腔、咽、食管上端和肛门的肌层为骨骼肌，其余均由平滑肌组成。平滑肌一般排列成两层，内层为环形，外层为纵形。某些部位平滑肌增厚，形成括约肌。肌层的收缩和舒张，使消化液与消化管内的食物充分混合，并不断将食物向下推进。两层肌肉之间有肌间神经丛，其结构和性质与黏膜下神经丛相同。

（四）外膜

外膜是消化管的最外层，为纤维膜或浆膜。咽、食管、直肠下端的外膜为纤维膜，由疏松结缔组织构成，使消化管与周围器官相互联系与固定。胃、小肠和大肠大部分的外膜由疏松结缔组织及其表面的间皮共同构成，称浆膜，保持表面光滑，可减少器官蠕动时的摩擦，有利于器官的活动。

二、口腔及舌的一般结构

（一）口腔

口腔腔面覆以黏膜，由复层扁平上皮与固有层组成。唇和硬腭的复层扁平上皮浅部有角化层，其他部分的上皮无角化层。固有层为结缔组织，其中胶原纤维较细，细胞较多。固有层内尚有黏液腺，黏膜下层的深部为骨骼肌（唇、颊）或骨（硬腭）。

（二）舌

舌表面被黏膜覆盖，内部为较厚的骨骼肌，肌纤维呈横形、纵形或垂直等不同方向排列。黏膜由复层扁平上皮及固有层组成。舌底部黏膜较薄，表面光滑，与口腔黏膜结构相同。舌背部黏膜粗糙不平，表面有许多乳头状隆起（图 6-30）。

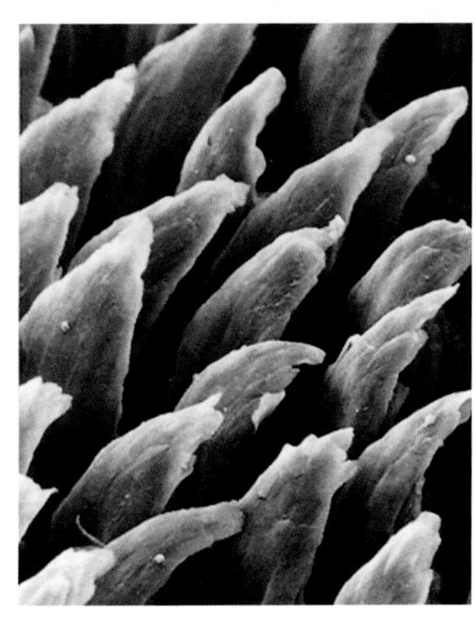

(a) 丝状乳头

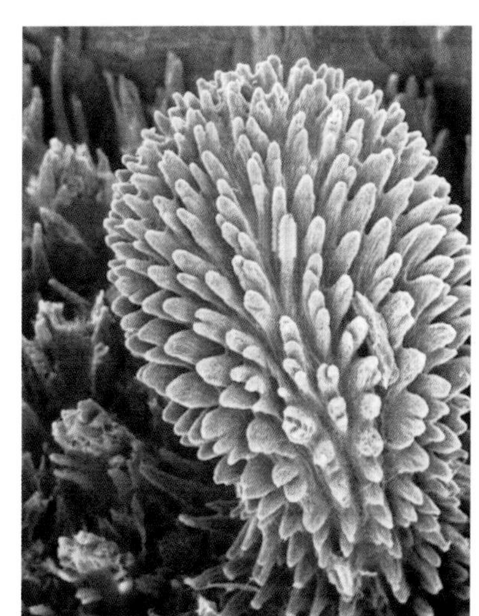

(b) 菌状乳头

图 6-30 丝状乳头及菌状乳头

三、食管的一般结构

食管壁的内面有 7～10 条纵形黏膜皱襞，食物通过时皱襞展平。食管壁由黏膜、黏膜下层、肌层和外膜四层构成（图 6-31）。

（一）黏膜

1. 上皮 上皮为较厚的未角化的复层扁平上皮，耐摩擦，具有保护作用。在食管与胃贲门交

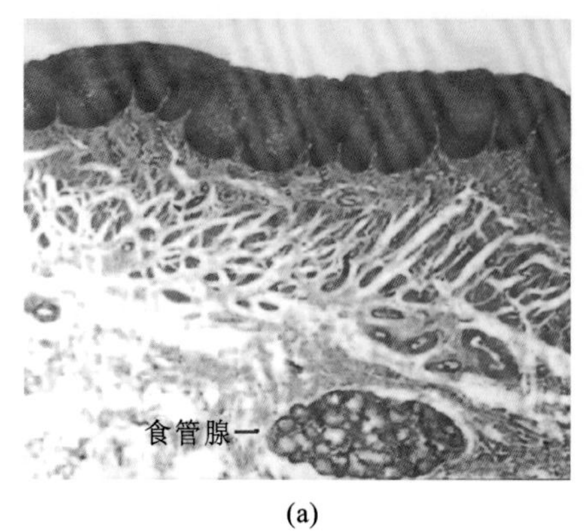

(a)

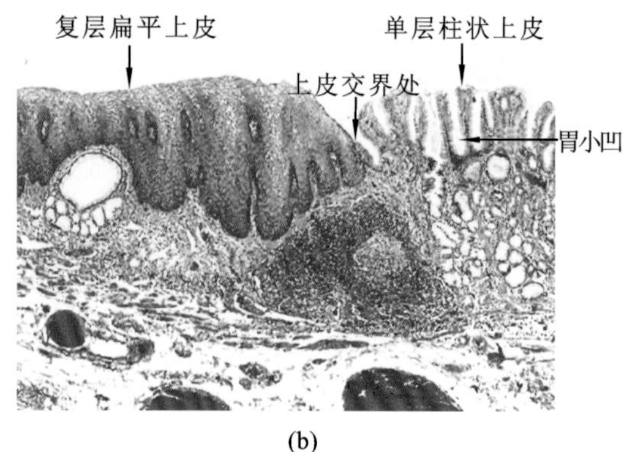

(b)

图 6-31 食管壁镜下结构

界处,复层扁平上皮骤然变成单层柱状上皮。

2. 固有层 固有层为疏松结缔组织,含有血管、淋巴管、神经和食管腺导管,淋巴组织常围绕于导管周围。食管下段近贲门处有食管贲门腺,为黏液腺,可分泌黏液。

3. 黏膜肌层 黏膜肌层由一层纵形的平滑肌组成。

(二) 黏膜下层

黏膜下层为疏松结缔组织,内含血管、淋巴管、神经和大量食管腺。食管腺为黏液腺,分泌的黏液经导管排入食管。

(三) 肌层

食管壁的肌层分内环形、外纵形两层。上 1/3 段为骨骼肌,下 1/3 段为平滑肌,中段由骨骼肌与平滑肌混合组成。

(四) 外膜

外膜为纤维膜,由疏松结缔组织构成,含有较大的血管、淋巴管和神经。

四、胃的一般结构

胃壁由黏膜、黏膜下层、肌层、浆膜四层组成(图 6-32)。

重点:胃壁黏膜的结构特点。

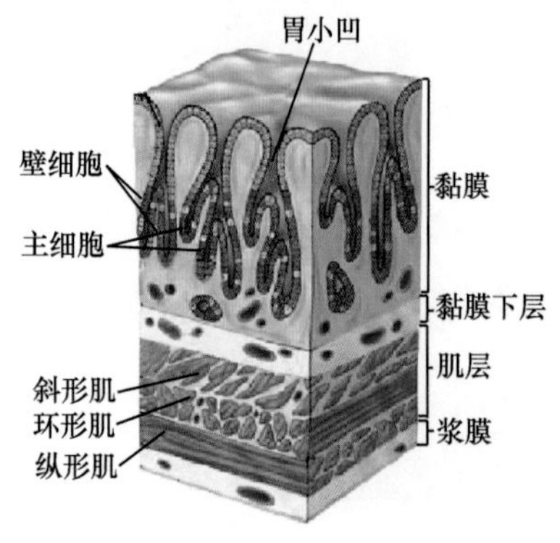

图 6-32 胃壁组成

(一) 黏膜

胃的黏膜较厚,浅红色,有光泽。黏膜表面有许多胃小凹,由上皮深陷而成,胃小凹的底部有 3～5 个胃腺开口。黏膜上皮与胃小凹及胃腺的上皮相连续。胃空虚时,表面有许多皱襞,在胃充盈时皱襞变低或消失,但胃小弯处有 4～5 条纵形皱襞且较恒定。幽门处黏膜皱襞呈环形,突向腔内称幽门瓣,此瓣可控制胃内容物进入十二指肠的速度。

1. 上皮 上皮为单层柱状上皮,能分泌黏液,组成胃黏膜屏障,可阻止离子通过,如阻止 H^+ 从胃腔进入黏膜及 Na^+ 从黏膜透向胃腔,并可缓冲胃酸和吸附胃蛋白酶,防止胃酸与胃蛋白酶对黏膜自身的消化。

2. 固有层 此层内有大量腺体紧密排列,根据结构与分布部位的不同,胃腺分为贲门腺、胃底腺与幽门腺三种。另外,还含有分散的平滑肌、淋巴细胞、浆细胞等。

(1) 贲门腺:分布于贲门附近的固有层内。胃贲门腺与食管腺相似,细胞呈柱状,细胞质色浅,分泌黏液与溶菌酶,形成黏膜表面的黏液层,贲门腺内可有少量壁细胞分布。

(2) 胃底腺:为管状腺,分布于胃底与胃体的固有层内。每个腺体可分为三部分:上段颈部最短,与胃小凹底部相连;中段体部较长;下段底部靠近黏膜肌层,略有弯曲。胃底腺由壁细胞、主

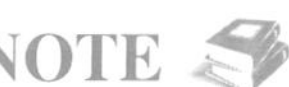

细胞、颈黏液细胞、未分化细胞和内分泌细胞等组成(图 6-33)。

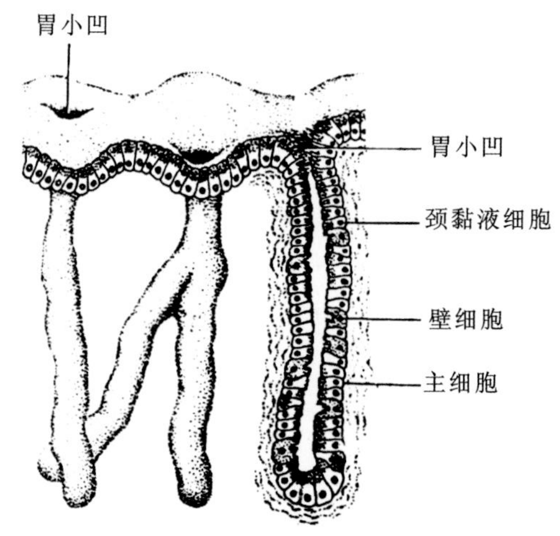

图 6-33 胃底腺模式图

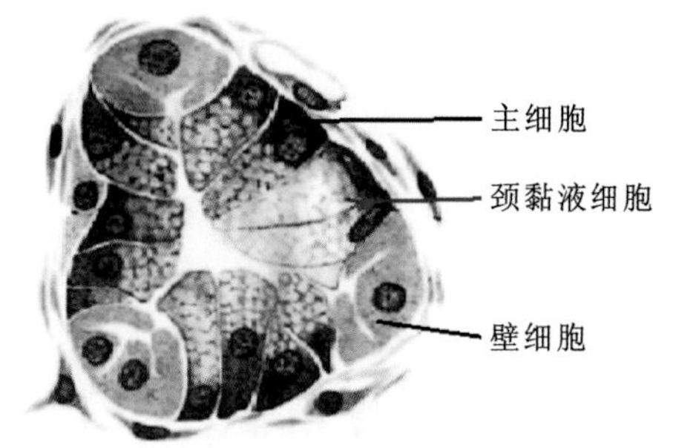

图 6-34 壁细胞、主细胞和颈黏液细胞

① 壁细胞(又称盐酸细胞)分布在胃底腺各段,以颈部与体部较多。细胞较大,呈圆形或三角形,少数有双核,细胞质呈嗜酸性(图 6-34)。壁细胞的功能是合成和分泌盐酸。

盐酸是胃液的重要组成部分,具有杀菌作用,并能激活胃蛋白酶原变成胃蛋白酶。胃蛋白酶可水解蛋白质和多肽。盐酸还能刺激胃肠内分泌细胞的分泌和促进胰液的分泌。人的壁细胞还能分泌一种糖蛋白,称内因子,它能与维生素 B_{12}(抗恶性贫血因子或外因子)结合成一种复合物,后者与回肠上皮细胞的特殊受体相结合,促使回肠吸收维生素 B_{12}。萎缩性胃炎时,内因子缺乏,维生素 B_{12} 的吸收出现障碍,影响骨髓内红细胞的生成,可出现恶性贫血。

② 主细胞(又称胃酶细胞)数量较多,多位于腺体的中、下部。细胞呈柱状,细胞核呈圆形,位于细胞的基底部,细胞质呈嗜碱性。主细胞分泌胃蛋白酶原,经胃酸激活后变成有活性的胃蛋白酶,在酸性环境下参与蛋白质的分解。

③ 颈黏液细胞数量较少,位于胃底腺的颈部,常夹在壁细胞之间。细胞呈柱形或烧瓶形,细胞核呈扁圆形,位于基底部。

④ 未分化细胞位于腺体的颈部,颈黏液细胞的下方,细胞较小,也呈柱形,能分化形成胃上皮细胞与胃腺的各种细胞。

(3) 幽门腺:位于幽门部固有层内,为复管状腺,分支较多而弯曲。腺细胞结构与颈黏液细胞相似。幽门腺无壁细胞,腺体的颈部、体部也有内分泌细胞。幽门腺除分泌黏液和电解质外,还分泌溶菌酶和微量的蛋白分解酶。

胃上皮表面覆盖着一层黏稠的黏液,其成分以糖蛋白为主。黏液是由黏膜上皮细胞、贲门腺、幽门腺以及胃底腺的颈黏液细胞的分泌物组成,具有轻微中和酸的作用,但不能阻止 H^+、Na^+ 和水的通过。

3. 黏膜肌层 由薄层平滑肌组成,分内环形与外纵形两层。平滑肌的收缩有助于胃腺分泌物的排出。

(二) 黏膜下层

黏膜下层为疏松结缔组织,内含血管、淋巴管与黏膜下神经丛。

(三) 肌层

肌层较厚,有内斜形、中环形和外纵形三层平滑肌。内斜形肌很薄,与食管的环形肌相续。中环形肌较发达,有幽门处增厚,形成幽门括约肌,贲门处也有环形肌,但不及幽门括约肌明显。外纵形肌是食管纵形肌的延续。

(四) 浆膜

浆膜由间皮和纤维结缔组织构成。

重点:小肠黏膜层的结构特点。

五、小肠的一般结构

小肠壁由黏膜、黏膜下层、肌层和浆膜四层组成(图 6-35)。

(一) 黏膜

小肠黏膜有许多环形皱襞,它是黏膜和部分黏膜下层向腔内突出而成,在十二指肠远端与空肠近端最明显。黏膜表面有许多突向肠腔内的指状突起,称绒毛,小肠各部分的绒毛形状也不完全相同,十二指肠的绒毛较宽呈叶状,空肠绒毛呈舌状,回肠绒毛较细呈指状。环形皱襞、绒毛以及上皮细胞表面的微绒毛可使小肠的表面积扩大 600 倍左右,因而小肠的吸收面积达 200～300 m^2(图 6-36)。

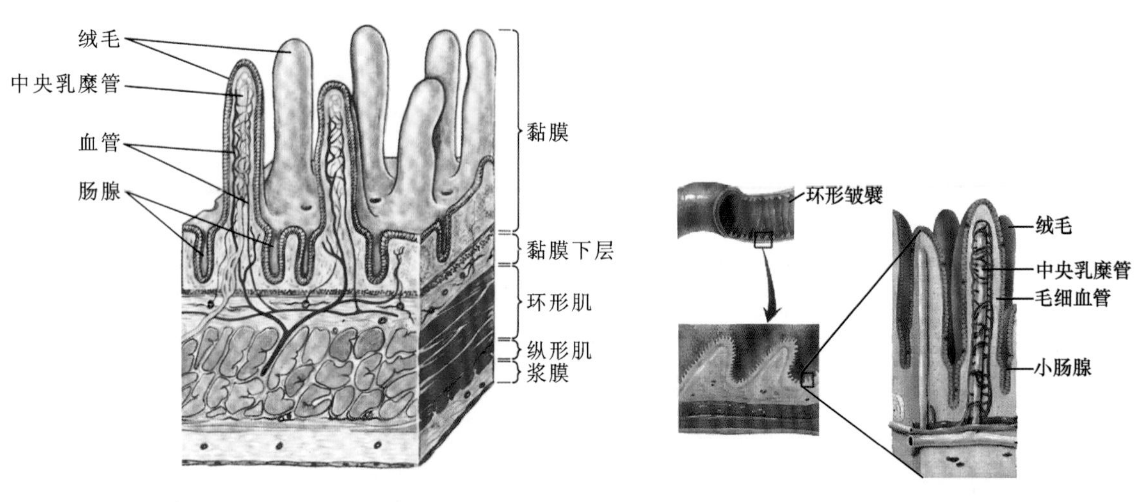

图 6-35　小肠壁结构　　图 6-36　小肠增加吸收面积的模式图

相邻绒毛基部的上皮下陷至固有层内,形成管状的肠隐窝又称肠腺,开口于相邻绒毛之间。绒毛和肠腺的上皮相连续。

1. 上皮　上皮呈单层柱状,主要有柱状细胞、杯状细胞、少量未分化细胞、潘氏细胞与内分泌细胞(图 6-37)。

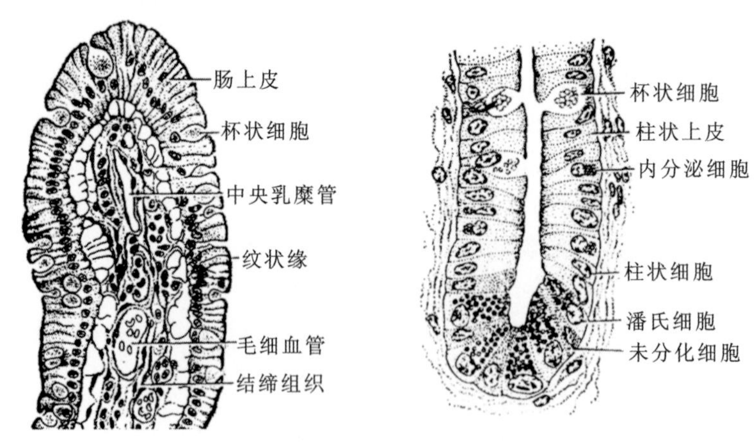

图 6-37　小肠绒毛与肠腺

(1) 柱状细胞:又称吸收细胞,数量最多,约占 90%。细胞呈高柱状,细胞核呈椭圆形,位于细胞基底部。在细胞的游离面,有明显的纹状缘(由许多排列整齐而紧密的微绒毛组成),每个细胞约有 3000 根微绒毛。微绒毛表面附有一层由糖蛋白组成的糖衣,它除有保护作用外,还具有分子筛的作用。小肠黏膜环形皱襞、绒毛及微绒毛共同增加小肠的吸收面积。

(2) 杯状细胞:数量较少,细胞核居细胞基底部。其散布于绒毛及肠腺上皮柱状细胞之间,十二指肠分布较少,回肠较多。杯状细胞不断分泌黏液,附于上皮表面,有润滑和保护黏膜作用。

（3）潘氏细胞：细胞呈锥体形，多成群位于肠腺基底部。细胞顶部有粗大的嗜酸性分泌颗粒。电镜下观察，粗面内质网较多，位于细胞基底部，高尔基复合体较大，位于细胞核上方。嗜酸性分泌颗粒含有糖蛋白、精氨酸、锌及溶菌酶（图6-38）。

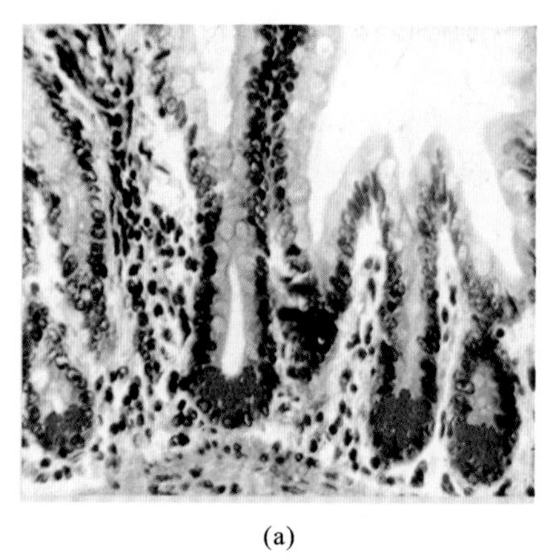

(a)

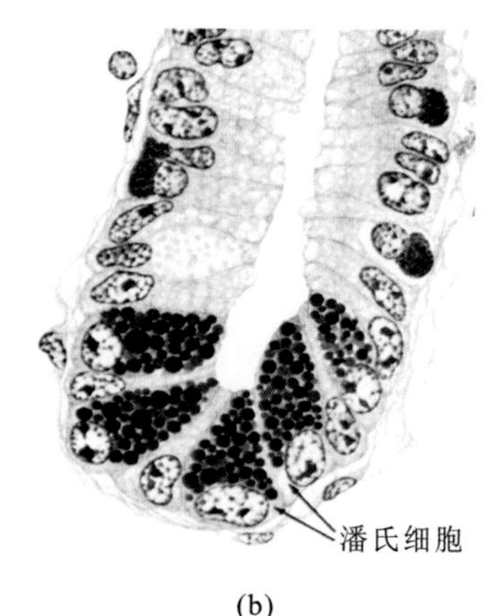

(b)

图6-38 潘氏细胞

（4）未分化细胞：细胞较小，呈柱状，靠近肠腺基底部，夹在其他细胞之间，细胞质内核糖体较多，其他细胞器较少。细胞不断进行分裂，由肠腺基底部向上迁移，逐步分化形成柱状细胞或杯状细胞等。

小肠上皮每2～4天更新一次，绒毛顶部的柱状上皮细胞经常脱落，由未分化细胞增生补充。

（5）内分泌细胞：存在与绒毛、肠腺、十二指肠腺的上皮细胞之间，有多种类型。

2. 固有层 固有层与网状结缔组织相似，富含毛细血管网、神经、毛细淋巴管、分散的平滑肌和浆细胞、淋巴细胞、巨噬细胞等。固有层随上皮突向肠腔形成绒毛的中轴，中轴的固有层内有1～2条纵行毛细淋巴管，称中央乳糜管，顶端为盲管，下端穿过黏膜肌层，形成淋巴管丛。中央乳糜管的管壁由一层内皮细胞组成，内皮细胞间隙较大，缺少基膜，通透性较大，可允许大分子物质如乳糜微粒进入中央乳糜管内。中央乳糜管周围有丰富的毛细血管网，毛细血管的内皮有孔，以利于物质通过。绒毛内有散在的平滑肌，收缩时有利于绒毛缩短，以推动淋巴与血液的运行。

固有层富有淋巴，包括淋巴小结与弥散淋巴组织。空肠的淋巴小结较少，回肠的淋巴小结较多，多聚集在集合淋巴小结中，分布在肠系膜附着缘对侧肠壁的固有层及黏膜下层内，该部的绒毛短而少。肠受寒时，细菌多侵犯集合淋巴小结，出现黏膜溃疡、坏死，导致肠出血或肠穿孔。

3. 黏膜肌层 黏膜肌层由内环形、外纵形两层平滑肌组成。

（二）黏膜下层

由疏松结缔组织组成，内含较大的血管、神经和淋巴管。十二指肠黏膜下层内有十二指肠腺，为复管泡状腺，其导管穿过黏膜肌层开口于肠腺的基底部（图6-39）。十二指肠腺为黏液腺，分泌黏液、溶菌酶与碳酸氢盐，分泌物呈碱性，可保护十二指肠免受胰液和酸性胃液的侵蚀。

（三）肌层

由内环形、外纵形两层平滑肌组成。

（四）浆膜

除十二指肠后壁为纤维膜附着后腹膜壁外，其余均是浆膜。

六、大肠的一般结构

大肠的肠壁也由黏膜、黏膜下层、肌层和浆膜四层结构组成。

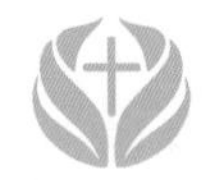

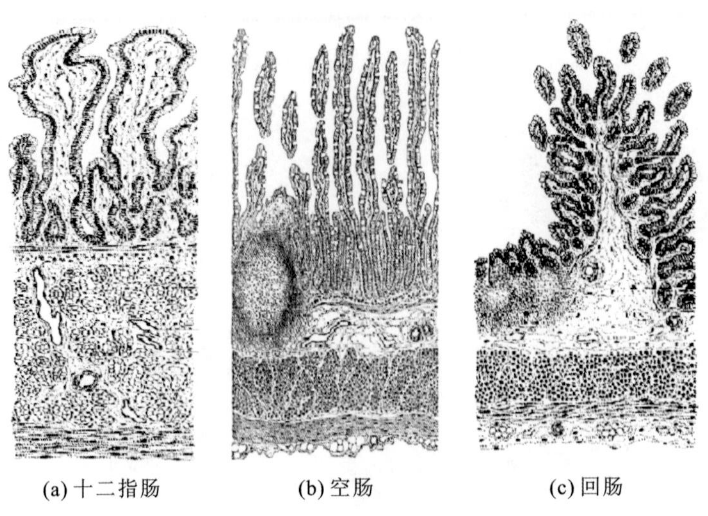

图 6-39　十二指肠、空肠和回肠比较

（一）结肠

1. 黏膜　黏膜光滑，有半环形皱襞，无绒毛。黏膜上皮为单层柱状上皮。因有层内有大量肠腺，呈单管状，较小肠腺长 1～2 倍。肠腺上皮有柱状细胞和大量杯状细胞，以及少量未分化细胞和内分泌细胞。杯状细胞分泌黏液，润滑黏膜。未分化细胞接近大肠腺的基底部，它不断增生分化形成肠上皮细胞，补充脱落的上皮细胞。固有层内有较多的孤立淋巴小结，常突入黏膜下层。黏膜肌层由内环形和外纵形平滑肌组成。

2. 黏膜下层　黏膜下层为疏松结缔组织，内有小动脉、小静脉、神经、淋巴管及较多的脂肪细胞。

3. 肌层　肌层为内环形、外纵形两层平滑肌，内环形肌节段性增厚形成结肠袋，外纵形肌集中形成三条结肠带，各带之间的外纵形肌甚薄。

4. 浆膜　结肠带外面的浆膜中脂肪细胞较多(图 6-40)。

（二）阑尾

阑尾的管壁结构与结肠基本相似，但肠腔狭窄而不规则，内无绒毛。黏膜上皮内杯状细胞很多，固有层内肠腺短而少，杯状细胞少，但淋巴小结与弥散淋巴组织特别丰富，并与黏膜下层的淋巴组织连成一片，以致黏膜肌层很不完整。肌层较薄，也分内环、外纵形两层平滑肌。最外层为浆膜(图 6-41)。

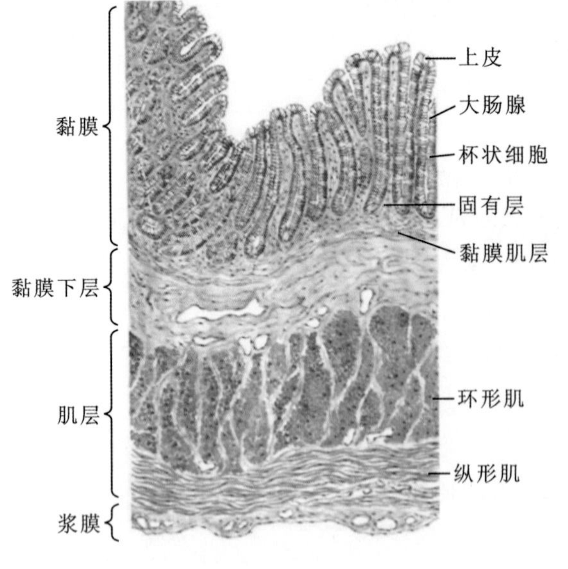

图 6-40　结肠肠壁

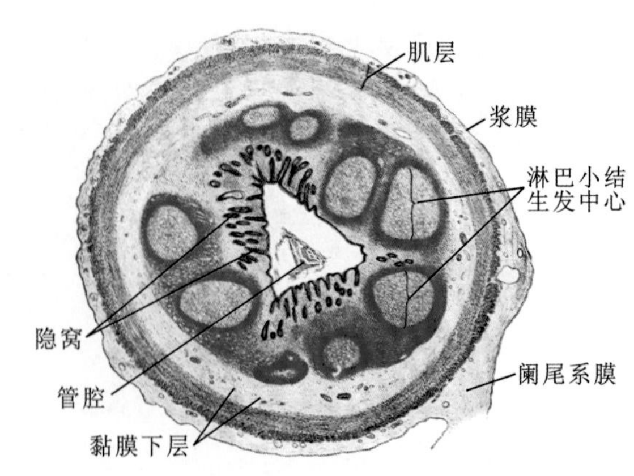

图 6-41　阑尾的横断面

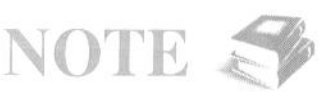

（三）直肠

1. 黏膜 黏膜上皮为单层柱状上皮，有大量杯状细胞。在齿状线以下，单层柱状上皮突然转变为未角化的复层扁平上皮，在痔环以下则为角化的复层扁平上皮。固有层内有很多肠腺，齿状线以下肠腺消失，近肛门处有环肛腺（顶泌汗腺）和孤立淋巴小结。直肠下部有丰富的静脉丛，容易发生淤血而静脉曲张，形成痔。黏膜肌层为内环、外纵形两层平滑肌，齿状线附近黏膜肌层消失。

2. 黏膜下层 黏膜下层为疏松结缔组织，内含血管，静脉丛比较丰富，还有神经、淋巴管和脂肪细胞等。

3. 肌层 肌层为内环、外纵形两层平滑肌。内环形肌在肛管处形成肛门内括约肌；近肛门处，外纵形肌的外周有骨骼肌形成的肛门外括约肌。

4. 外膜 直肠上部 1/3 段的前面与两侧为浆膜，其余部分为纤维膜。

任务二　消化腺的微细结构

一、唾液腺

唾液腺为复管状腺，表面覆有结缔组织被膜，结缔组织被膜伸入唾液腺内将腺实质分成许多小叶，小叶间结缔组织中含有血管、神经、淋巴管。腺实质由腺泡（分泌部）和反复分支的导管（排泄管）组成。

（一）腺泡

腺泡呈泡状或管泡状，腺泡上皮由单层立方或锥体形腺细胞构成。腺细胞基底面与基膜之间有肌上皮细胞，肌上皮细胞的收缩有助于腺泡分泌物的排出。腺细胞有浆液性、黏液性和混合性三种类型。

1. 浆液性腺泡 由浆液性腺细胞组成。在 HE 染色切片中，细胞着色较深，细胞核呈圆形，近基部。基部细胞质嗜碱性较强，顶部常见嗜酸性分泌颗粒。浆液性腺泡分泌物较稀薄，含淀粉酶和少量黏液。

2. 黏液性腺泡 由黏液性腺细胞组成。在 HE 染色切片中，细胞着色较浅，细胞核多为扁圆形，近细胞底部。黏液性腺泡的分泌物较黏稠，主要为黏液。

3. 混合性腺泡 由浆液性腺细胞和黏液性腺细胞共同组成。常见的形式是黏液性腺细胞组成腺泡，于腺泡的末端附有几个浆液性腺细胞，在切片中常呈半月形排列，故称浆半月（图 6-42）。

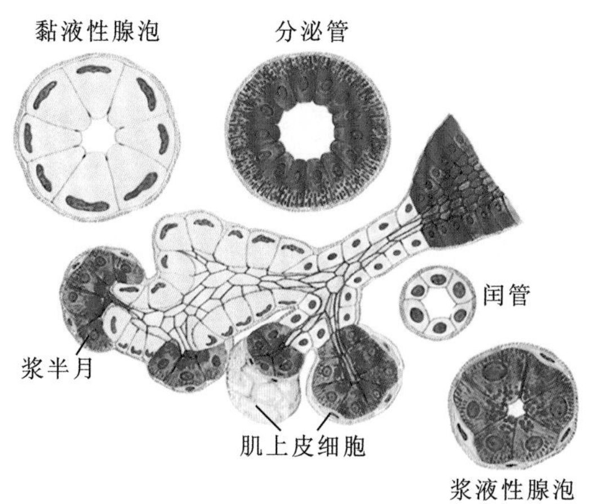

图 6-42　唾液腺的腺细胞

（二）导管

导管是腺的排泄部，为反复分支的上皮性管道。导管可分为闰管、分泌管、小叶间导管和总

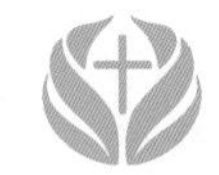

导管。

1. 闰管 闰管与腺泡相连,较短,管径细,管壁为单层立方或扁平上皮。

2. 分泌管 分泌管与闰管相延续,管径粗,管壁为单层柱状上皮,细胞核近细胞上部,细胞质呈嗜酸性,细胞基部可见垂直纵纹,故称纹状管。腺泡分泌物经分泌管时,上皮细胞能主动吸收钠,排出钾,并转运水,改变唾液的量和渗透压。分泌管的吸收和排泌功能受肾上腺皮质中的醛固酮等激素的调节。

3. 小叶间导管 纹状管汇合形成小叶间导管,行于小叶间结缔组织内。小叶间导管管径较粗,多为假复层柱状上皮。

4. 总导管 小叶间导管逐级汇合,增粗,最后形成一条或几条总导管开口于口腔。总导管在口腔开口处,上皮移行为复层扁平上皮。

二、胰腺

胰腺是人体内起主要消化作用的消化腺,包括外分泌部和内分泌部两部分(图6-43)。外分泌部分泌胰液,内含胰蛋白酶、胰淀粉酶、胰脂肪酶和核糖核酸酶等多种消化酶,主要对蛋白质、脂肪和淀粉起消化作用。内分泌部是散布在外分泌部之间的大小不等、形状不规则的细胞团,这些细胞团称为胰岛,分泌激素,进入血液或淋巴,主要参与糖代谢的调节。

胰腺表面覆以薄层结缔组织被膜,结缔组织伸入胰腺内将腺实质分隔成许多小叶,但人的胰腺小叶分界不明显,为浆液性的复管泡状腺。小叶间结缔组织内有导管、血管、神经和淋巴管。

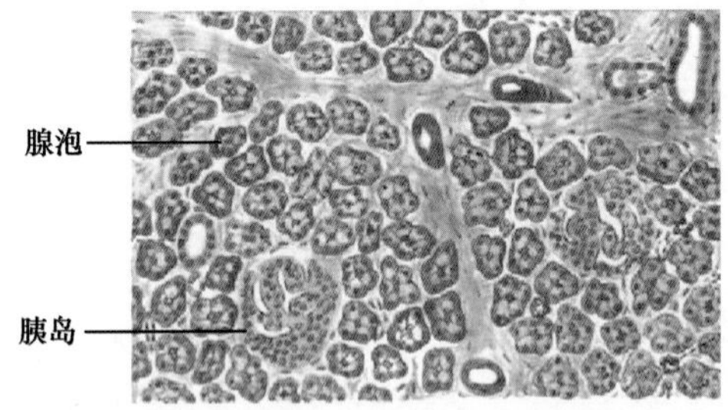

图6-43 胰腺的外分泌部和内分泌部

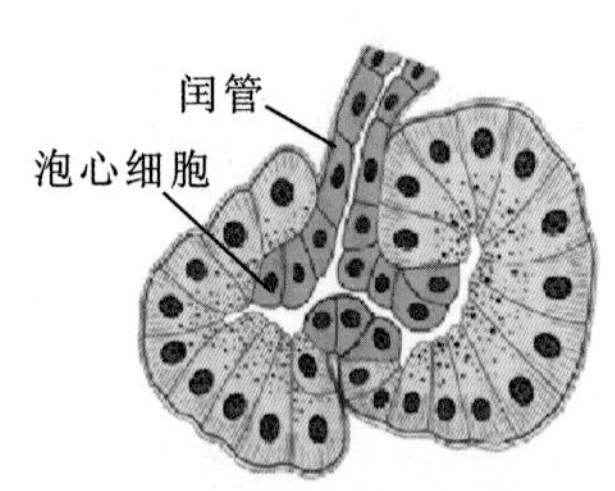

图6-44 胰腺的泡心细胞和闰管

(一)外分泌部

重点:胰的外分泌部和内分泌部组成。

1. 腺泡 每个腺泡由40～50个锥体形腺细胞构成。腺细胞基底面有基膜,无肌上皮细胞。腺细胞核圆形,位于基底部,顶部胞质内可见许多嗜酸性染色的酶原颗粒。腺细胞合成蛋白质的速度很快,分泌旺盛时,若干酶原颗粒可成串地互相融合连接,分泌物通过这些颗粒迅速释放。

腺腔内有一些扁平或立方细胞,称泡心细胞(图6-44)。细胞较小,细胞质染色浅,细胞核呈圆形。泡心细胞是闰管上皮细胞延伸入腺泡腔内所形成的。

2. 导管 胰的闰管较长,由单层立方上皮组成,无纹状管。闰管直接汇合成小叶内导管,后者管径较粗,管壁为单层立方上皮。小叶内导管于小叶间结缔组织内汇合成小叶间导管,管径较粗,管壁为单层柱状上皮。许多小叶间导管汇合成一条较粗大的主导管(胰管),贯穿胰腺全长,在胰头部与胆总管汇合,开口于十二指肠乳头。主导管为单层柱状上皮,有杯状细胞。导管上皮细胞(包括泡心细胞)具有分泌水和电解质的功能,胰液中的钠、钾、碳酸氢盐、磷酸盐等电解质,主要是由导管上皮细胞分泌的。

(二)内分泌部

胰岛是由内分泌细胞组成的细胞团,分布于外分泌部的腺泡之间。成人胰腺有100万～200万个胰岛,约占胰腺体积的1.5%,胰尾部的胰岛较多。胰岛大小不等,小者由数十个细胞组成,大者由数百个细胞组成,偶见单个细胞(多为B细胞)散在于腺泡之间。胰岛内有丰富的有孔型毛细血管,胰岛细胞分泌的激素直接排入血液。胰岛内分泌细胞有多种类型,但在HE染色标本中不易区分。应用特殊染色法可显示下列各种细胞(图 6-45)。

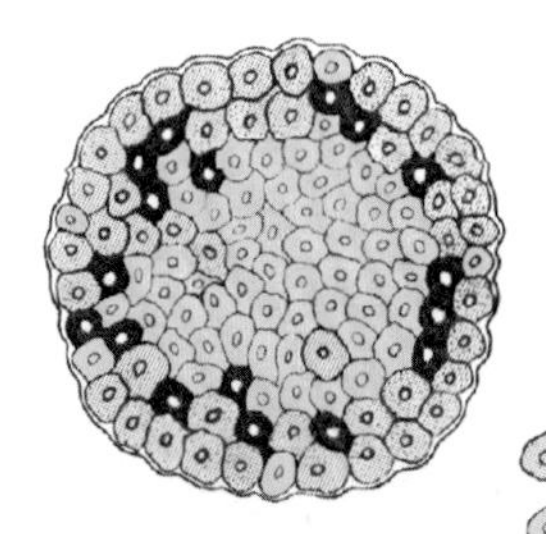

图 6-45 胰腺的内分泌部

1. A 细胞 A 细胞数量约占胰岛细胞总数的 20%,细胞体积较大,多分布于胰岛外周部。A 细胞分泌胰高血糖素,它的作用是促进糖原分解为葡萄糖并抑制糖原合成,使血糖升高。

2. B 细胞 B 细胞数量较多,约占胰岛细胞总数的 70%,细胞较小,多位于胰岛中央部。B 细胞分泌胰岛素。胰岛素的作用与胰高血糖素相反,可促进糖原合成和抑制葡萄糖分解,使血糖降低。胰岛素与胰高血糖素的协同作用,维持血糖浓度的相对恒定。若胰岛素分泌不足或胰高血糖素过多,糖原合成发生障碍,从而导致血糖浓度升高,并从尿中排出,临床上称为糖尿病。

3. D 细胞 D 细胞数量较少,约占胰岛细胞总数的 5%,散布于 A、B 细胞之间,分泌生长抑素,调节 A、B 细胞的分泌活动功能。

4. PP 细胞 新近发现胰岛内存在分泌胰多肽的细胞,称 PP 细胞,数量很少。胰多肽具有抑制胃肠运动,减弱胆囊收缩,增强胆总管括约肌收缩等作用。

三、肝

肝是人体最大的消化腺,是机体新陈代谢的重要器官。肝细胞分泌胆汁,有助于脂肪的消化和吸收;能参与物质代谢,能合成多种蛋白质和脂类,并参与多种物质的储存、转化和分解。肝细胞也能合成一些重要物质,有的直接释放入血,对维持机体正常生命活动有重要作用,所以有近似内分泌腺的结构形式。肝内还有大量巨噬细胞,是清除有害物质的重要场所。胚胎时期的肝是造血器官。

肝表面大部分有浆膜覆盖,浆膜下面为一层致密结缔组织的被膜,富含弹性纤维。在肝门处的结缔组织随肝门的结构(门静脉、肝动脉、肝管的分支)伸入肝实质,将肝实质分隔成许多肝小叶,相邻的几个肝小叶之间有门管区(图 6-46)。

(一) 肝小叶

肝小叶是肝的基本结构和功能单位,为不规则的多面棱柱体,高约 2 mm,宽约 1 mm,主要由肝细胞组成。成人有 50 万~100 万个肝小叶,人的肝小叶间结缔组织较少,故肝小叶分界不明显。肝小叶的基本结构包括中央静脉、肝板或肝索、肝血窦、窦周间隙及胆小管五部分。其中,以中央静脉为中轴,呈放射状排列,共同组成肝小叶的复杂立体构型(图 6-47)。

重点:肝小叶的五部分组成。

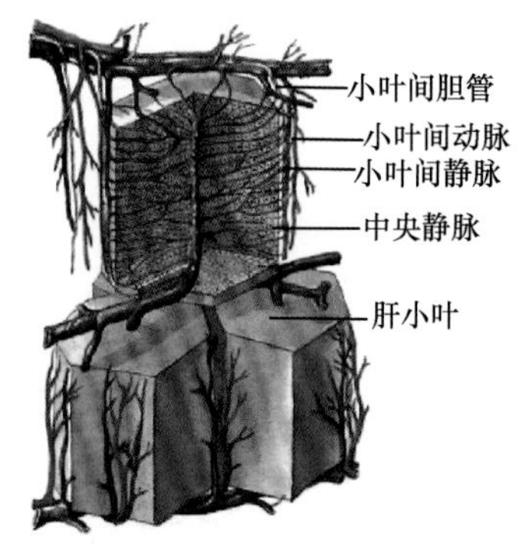

图 6-46 肝小叶模式图

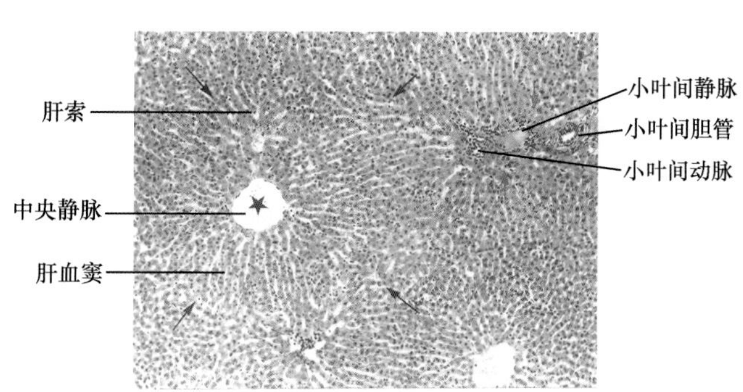

图 6-47 肝小叶与门管区切面模式图

1. 中央静脉 中央静脉位于肝小叶中央,是许多肝血窦在肝小叶中轴汇集成的一条多孔静脉,故管壁不完整,且肝血窦中血液均流入中央静脉。中央静脉管壁由内皮和少量结缔组织围成。

2. 肝板或肝索 肝细胞单层排列,形成凸凹不平的板状结构,称肝板。肝板以中央静脉为中轴,呈放射状排列,相邻肝板吻合连成网状。在肝切面中,肝板呈索状,又称肝索。

肝细胞是构成肝实质的主要成分,是实现肝功能的结构和功能基础。肝细胞体积较大,为多面体形,直径为20～30 μm。细胞核圆,位于细胞中央,染色质稀疏,染色较浅,核膜清晰,有1～2个核仁(图6-48),部分肝细胞有双核(一般认为双核肝细胞的功能比较活跃)。肝细胞的细胞质呈嗜酸性,当蛋白质合成旺盛时,细胞质出现散在的嗜碱性物质,电镜下,肝细胞的细胞质内含有各种丰富的细胞器及内含物,这些成分与肝功能的多样性有关。它们的含量与分布常因细胞的功能状况或饮食的变化而变动。肝细胞几种主要细胞器的结构和功能如下。

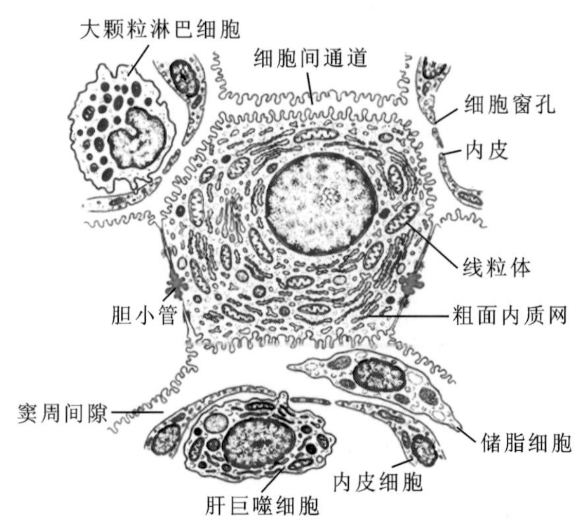

图6-48　肝细胞模式图

(1) 线粒体:数量很多,遍布于细胞质内,常移向需要较多能量的部位,为细胞的多种功能活动提供能量。

(2) 粗面内质网和游离核糖体:很丰富,常成群分布于细胞核与线粒体周围,它们能合成多种血浆蛋白,如白蛋白、纤维蛋白原和凝血酶原等。肝细胞合成的血浆蛋白直接释放至肝血窦中。

(3) 滑面内质网:数量多,广泛分布于肝细胞质内。其膜上含有氧化还原酶、水解酶、转移酶及合成酶等多种酶系,参与肝细胞合成胆汁、糖、脂类,激素代谢及解毒等功能作用。

(4) 高尔基复合体:数量多,分布于细胞核附近及胆小管周围,与肝细胞的分泌活动有密切关系。内质网合成的蛋白质和脂蛋白,在高尔基复合体内储存、加工后,再释放入窦周间隙。高尔基复合体还参与胆汁的形成和分泌过程。

(5) 溶酶体:数量较多,分布于胆小管和高尔基复合体附近,参与肝细胞的细胞内消化和分解,也参与胆红素的代谢和铁的储存。因此,溶酶体对保持肝细胞的正常功能和结构的不断更新十分重要。

3. 肝血窦　肝血窦是位于肝板之间扩大的不规则腔隙,通过肝板孔相互吻合成网状管道。血液从肝小叶周边经肝血窦流向中央,汇入中央静脉(图6-46,图6-47)。肝血窦的窦壁主要由多孔的内皮细胞组成,肝血窦内还有肝巨噬细胞。

(1) 内皮细胞:细胞体具有许多大小不等的细胞窗孔,孔上无隔膜。内皮细胞之间的间隙较宽,细胞质内有较多的吞饮小泡。内皮外无基膜,但有少量网状纤维。故肝血窦内皮具有较大的通透性,有利于肝细胞和血液间的物质交换。

(2) 肝巨噬细胞:又称库普弗细胞(Kupffer cell)。在肝血窦的内表面,细胞体积较大,形状不规则。细胞位于肝血窦腔内,细胞质呈嗜酸性,常以突起附于内皮细胞上,或者穿过内皮间隙或细胞窗孔伸至窦周间隙。肝巨噬细胞具有活跃的变形运动,可吞噬或清除病毒、细菌、异物及衰老的红细胞,还能处理抗原,参与免疫应答。

4. 窦周间隙　其又称Disse隙。它是肝血窦内皮细胞与肝细胞之间的狭小间隙。光镜下难以辨认,电镜下窦周间隙明显,宽约0.4 μm。窦周间隙内充满从肝血窦内渗出的血浆,肝细胞有许多微绒毛，浸泡其中，微绒毛使肝细胞表面积增大，有利于肝细胞与血液之间进行物质交换。

窦周间隙内还有散在的储脂细胞和网状纤维。储脂细胞形状不规则，细胞质内有大小不等的脂滴，其主要功能是储存脂肪和维生素 A，合成网状纤维和基质。慢性肝炎、慢性酒精中毒时，窦周间隙内网状纤维和储脂细胞增多，导致肝硬化。

5. 胆小管 相邻肝细胞之间，彼此对应的细胞膜局部凹陷形成的微细管道，称胆小管。胆小管以盲端起自中央静脉周围的肝板内，并互相吻合成网，从肝小叶中央向周边部行走。胆小管周围的相邻肝细胞膜形成紧密连接，封闭胆小管腔(图 6-48)，防止胆汁外溢入窦周间隙。

知识拓展

黄疸是怎样形成的?

当患溶血性黄疸、黄胆性肝炎或胆道阻塞等疾病时，肝细胞出现变性坏死或胆道阻力增高，致使胆小管的正常结构被破坏，胆汁溢出，流经窦周间隙进入肝血窦，经血液循环达全身，其中的胆红素将皮肤、巩膜等黄染，形成黄疸。

综上所述，每个肝细胞均具有两种连接面：通过窦周间隙与肝血窦进行物质交换的肝血窦面，以及相邻肝细胞的连接面。在连接面除有细胞间的连接外，局部细胞膜还特化形成胆小管。肝细胞通过这些不同的连接面实现其多种多样的功能。

(二) 肝门管区

相邻肝小叶之间的区域，结缔组织较多，其中含有肝动脉、门静脉和肝管的分支，它们分别称小叶间动脉、小叶间静脉和小叶间胆管，此区称肝门管区。此外，该区还有淋巴管和神经(图 6-47)。

(三) 胆汁的排出途径

肝细胞分泌的胆汁经胆小管从肝小叶的中央流向周边，出肝小叶进入小叶间胆管，继而向肝门方向汇集，分别形成肝左、右管出肝，汇合成肝总管，再与胆囊管汇合形成胆总管，开口于十二指肠大乳头。

(四) 肝血液循环

肝有两套血管：肝门静脉是肝的功能性血管，它将胃肠吸收的营养物质送入肝内供肝细胞代谢和转化。其血量约占肝内总血量的四分之三，肝门静脉入肝后，反复分支，在小叶间结缔组织内形成小叶间静脉，其终末分支称为终末门微静脉，经小叶周边将血液输入肝血窦；肝动脉是肝的营养性血管，血含氧量高，为肝细胞新陈代谢提供充足的氧分。肝动脉入肝后的分支形成小叶间动脉，与肝门静脉的分支伴行，其终末分支称为终末肝微动脉，将血导入肝血窦。因此，肝血窦内为混合血，血液透过肝血窦壁进入窦周间隙，与肝细胞进行物质交换，并从小叶周边流向中央静脉，许多中央静脉再汇合成小叶下静脉，小叶下静脉单独行走于小叶间结缔组织内，最后汇集成肝静脉出肝(图 6-49)。

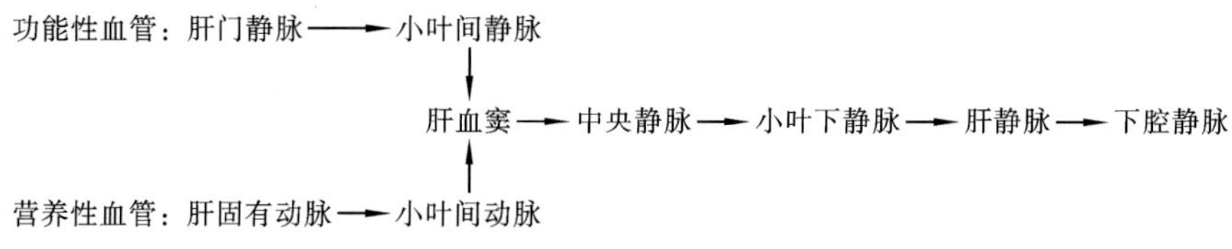

图 6-49 肝的血液循环

四、胆囊

胆囊壁分三层(图 6-50)。

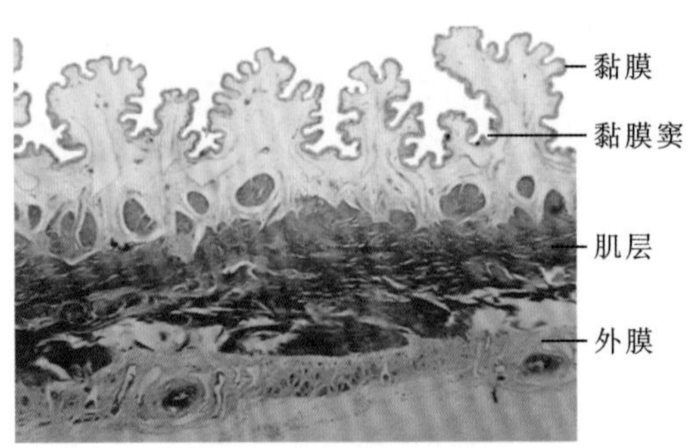

图 6-50　胆囊壁结构

(一) 黏膜

黏膜形成许多高而有分支的皱襞。上皮为单层柱状上皮,固有层为薄层结缔组织,无腺体。

(二) 肌层

肌层较薄,大致为内纵形和外环形平滑肌。

(三) 外膜

外膜较厚,在与肝相贴面为纤维膜,其余表面为浆膜。

胆囊能储存和浓缩胆汁。小肠Ⅰ细胞分泌的缩胆囊素-促胰酶素可刺激胆囊收缩,促进胆汁排出。

第四节　腹　　膜

重点:腹膜及腹膜腔的概念。

一、概述

(一) 腹膜的概念和分部

腹膜是全身面积最大、分布最复杂的一层浆膜,由间皮和结缔组织构成(图 6-51)。腹膜薄而光滑,呈半透明状,覆盖于腹壁、盆壁内面和腹腔、盆腔脏器外表面。依其分布部位不同,腹膜可分为以下几种。

1. 壁腹膜　被覆在腹壁及盆壁内面的腹膜,称壁腹膜或腹膜壁层。

2. 脏腹膜　被覆在腹腔、盆腔内脏外表面的腹膜,称脏腹膜或腹膜脏层。

腹膜具有分泌、吸收、支持、固定、保护、修复及防御等功能。正常情况下,腹膜可产生少量浆液,润滑脏器表面,减少活动时脏器之间的摩擦。病理情况下,腹膜渗出液增加,可形成腹腔积液。腹膜吸收能力较强,能吸收腹膜腔内的液体和空气等,特别是上腹部腹膜的吸收能力更强,故对腹膜炎或腹部手术后患者多采取半坐位,以减少对毒素的吸收。除此以外,腹膜还具有很强的修复、再生能力。

(二) 腹膜腔与腹腔的概念

脏腹膜和壁腹膜相互延续、移行所围成的潜在间隙,称为腹膜腔(图 6-52)。此腔在男性为完全封闭的腔;而女性腹膜腔则可通过输卵管腹腔口、输卵管、子宫和阴道与外界相通。腹膜腔内仅有少量浆液。

腹腔的概念不同于腹膜腔。腹腔是指小骨盆上口以上由腹壁和膈围成的腔。腹腔内容纳所有器官,而这些脏器均位于腹膜腔之外。

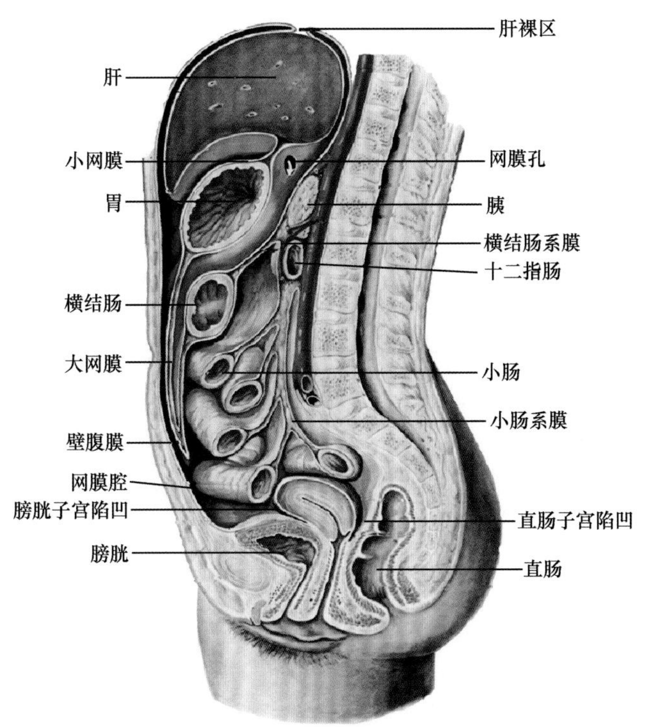

图 6-51 女性腹腔正中矢状切面

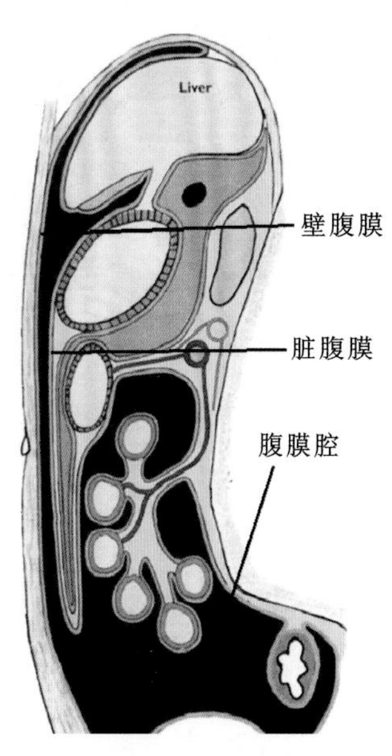

图 6-52 腹膜腔

二、腹膜与腹腔、盆腔脏器的关系

根据腹腔、盆腔脏器被腹膜覆盖的范围大小，可以将腹腔、盆腔脏器分为以下三类。

（一）腹膜内位器官

腹膜内位器官是指表面几乎全部被腹膜覆盖的器官。这些器官的活动性较大，如胃、十二指肠上部、空肠、回肠、盲肠、阑尾、横结肠、乙状结肠、脾、卵巢和输卵管等。

（二）腹膜间位器官

腹膜间位器官是指三个面或大部分被腹膜覆盖的器官，少部分显露于腹膜外。这些器官活动性较小，如肝、胆囊、升结肠、降结肠、直肠上部、子宫和充盈的膀胱等。

（三）腹膜外位器官

腹膜外位器官是指仅一个面或极少部分被腹膜覆盖的器官。这些器官位置固定，几乎不能活动，如肾、肾上腺、输尿管、胰腺、十二指肠降部和下部、直肠中部和下部以及空虚的膀胱等。

熟悉腹腔、盆腔脏器与腹膜的关系，有重要的临床意义。如对腹膜内位器官手术时就必须通过腹膜腔才能完成；但对属于腹膜外位器官的肾、输尿管或腹膜间位器官的膀胱等进行手术时，则可以不经过腹膜腔，从而避免损伤腹膜，防止引起腹膜腔感染和术后粘连。

三、腹膜形成的结构

腹膜在腹壁、盆壁和器官之间以及器官与器官之间移行，形成了许多结构，主要包括韧带、系膜、网膜、陷凹（图 6-53）。

（一）韧带

韧带是连于腹壁、盆壁与脏器之间或相邻脏器之间的双层或单层腹膜结构，对器官有固定作用（图 6-53，图 6-54）。

1. 韧带 肝下方有肝胃韧带和肝十二指肠韧带。肝上方的韧带有镰状韧带、冠状韧带和三角韧带。镰状韧带是位于肝的膈面与膈之间的双层腹膜结构，呈矢状位，其游离缘肥厚，内有肝

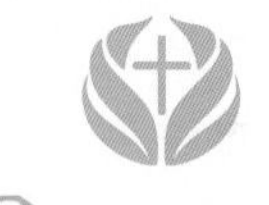

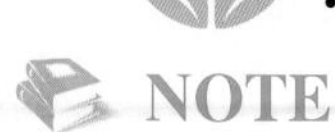

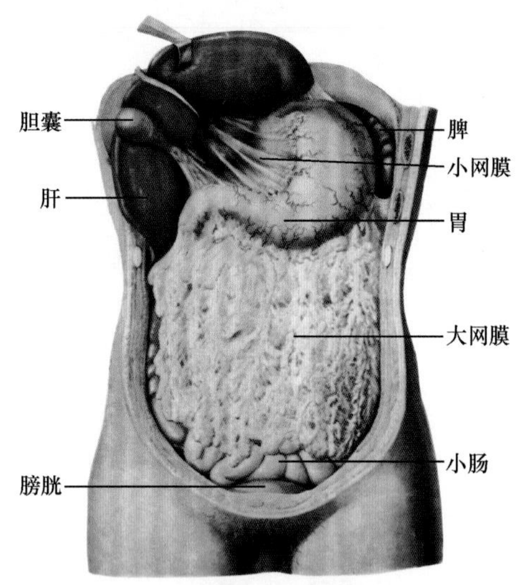

图 6-53 网膜

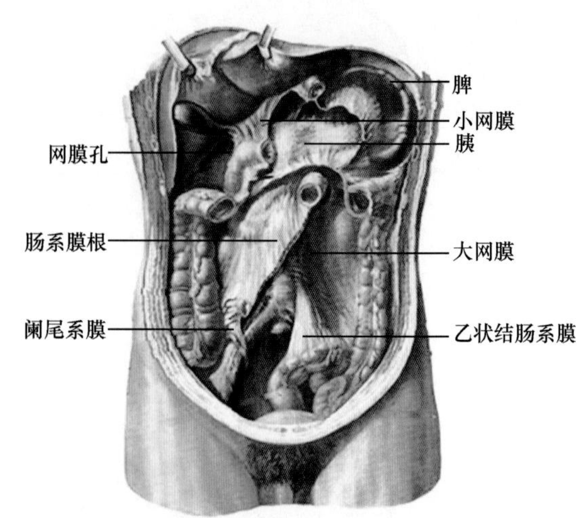

图 6-54 腹后壁腹膜的配布

圆韧带。冠状韧带是连于肝上面与膈下之间的双层腹膜结构,呈冠状位,分前、后两层,两层之间为肝裸区,前层与镰状韧带相移行。在冠状韧带的左、右两端处,前、后两层相互贴合形成左、右三角韧带。

2. 脾的韧带 脾的韧带有胃脾韧带和脾肾韧带。胃脾韧带是连于胃底和胃大弯与脾门之间的双层腹膜结构;脾肾韧带是连于脾门与左肾之间的双层腹膜结构。

3. 子宫的韧带 子宫的两侧有子宫阔韧带。

(二) 系膜

系膜(图 6-54)是将肠管连于腹后壁的双层腹膜结构,凡有肠系膜的肠管,活动性均较大。在两层系膜间分布有血管、神经、淋巴管、淋巴结和脂肪等。根据肠系膜连接器官的结构特点,系膜可分为小肠系膜 、阑尾系膜 、横结肠系膜和乙状结肠系膜等。其中,小肠系膜最长,又称为空、回肠系膜,形态广阔呈扇形,一端连于空、回肠,另一端连于腹后壁,它附着于腹后壁的部分称为小肠系膜根。肠系膜根从第 2 腰椎左侧的十二指肠空肠曲开始,斜向右下,止于右髂窝,长约 15 cm,故腹腔化脓感染时脓液可以顺着该肠系膜根下降,从而引起右髂窝脓肿。

1. 小肠系膜 小肠系膜是将空、回肠连于腹后壁的双层腹膜结构,其附于腹后壁的部分称小肠系膜根,起自第 2 腰椎左侧,斜向右下方,至右骶髂关节的前方,长约 15 cm。因肠系膜长而宽阔,因而空、回肠的活动性大,有利于食物在肠腔内消化吸收,但也容易发生系膜扭转,血管梗阻造成肠管坏死。系膜两层间含有肠系膜上血管的分支和属支,淋巴管、神经、脂肪及大量的肠系膜淋巴结。

2. 阑尾系膜 阑尾系膜是将阑尾连于小肠系膜下端,呈三角形。阑尾系膜的游离缘内有阑尾动、静脉血管、淋巴管、神经,故阑尾切除术时,应在阑尾系膜游离缘进行血管结扎。

3. 横结肠系膜 横结肠系膜是将横结肠连于腹后壁横行的双层腹膜结构,其根部起自结肠右曲,止于结肠左曲。横结肠系膜两层间含有横结肠血管、淋巴管、淋巴结和神经丛等。

4. 乙状结肠系膜 乙状结肠系膜是将乙状结肠连于左下腹的双层腹膜结构,其根部附于左髂窝和骨盆左后壁。该系膜较长,使乙状结肠活动度较大,故较易发生乙状结肠扭转。该系膜两层间含有乙状结肠和直肠上血管、淋巴管、淋巴结和神经丛等。

(三) 网膜

网膜包括小网膜和大网膜(图 6-53,图 6-54)。

1. 小网膜 小网膜是肝门至胃小弯和十二指肠上部之间的双层腹膜结构,可分为左侧的肝胃韧带和右侧的肝十二指肠韧带两部分。在肝十二指肠韧带内,由右向左依次为胆总管、肝门静

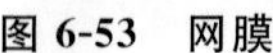

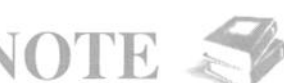

脉、肝固有动脉三条管道。小网膜的右侧为游离缘,该缘的后方为网膜孔,通过网膜孔可进入胃后方的网膜囊。

2. 大网膜 大网膜为胃大弯与横结肠之间的四层腹膜结构,呈围裙状,悬垂于小肠和结肠的前面。被覆胃前、后壁的腹膜,自胃大弯和十二指肠上部下降,形成大网膜的前两层,约至骨盆缘再向后上反折,形成大网膜的后两层,向上包绕横结肠,并与横结肠的系膜相连。成人大网膜的四层常合为一层,其内含有丰富的血管和脂肪。大网膜有较强的吸收、保护和防御功能,腹膜腔如有炎症或胃肠穿孔时,它即向病变处移位,将病灶包裹,限制炎症蔓延。因此,手术时可借大网膜移位情况,寻查病变的发生部位。

3. 网膜囊和网膜孔 网膜囊是位于小网膜和胃后方与腹后壁之间的1个前后扁窄的腹膜间隙,属于腹膜腔的一部分,又称小腹膜腔。网膜孔位于肝十二指肠韧带游离缘的后方,是网膜囊与腹膜腔的唯一通道,可容纳1～2个手指通过(图6-55)。当胃后壁穿孔时,胃内容物首先流入网膜囊,继而经网膜孔至腹膜腔,引起弥漫性腹膜炎。

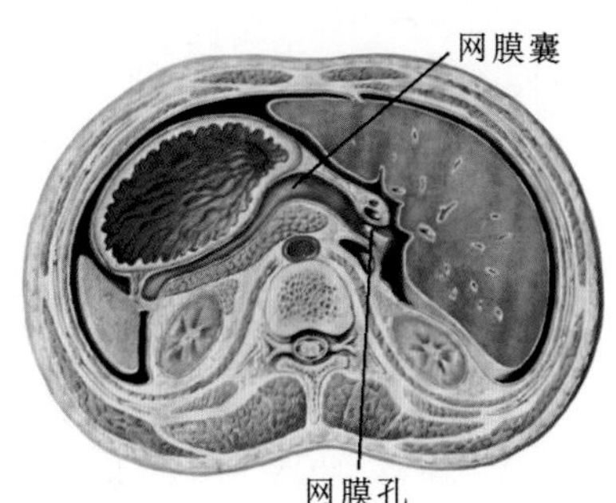

图 6-55 网膜囊和网膜孔

(四) 陷凹

陷凹(图6-56)是由腹膜在盆腔脏器之间移行反折而形成,陷凹位置较固定,但深浅不等,是站立和坐位时腹膜腔的较低点。

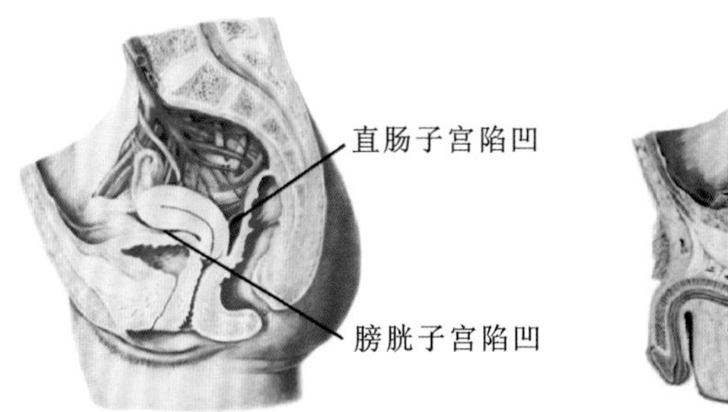

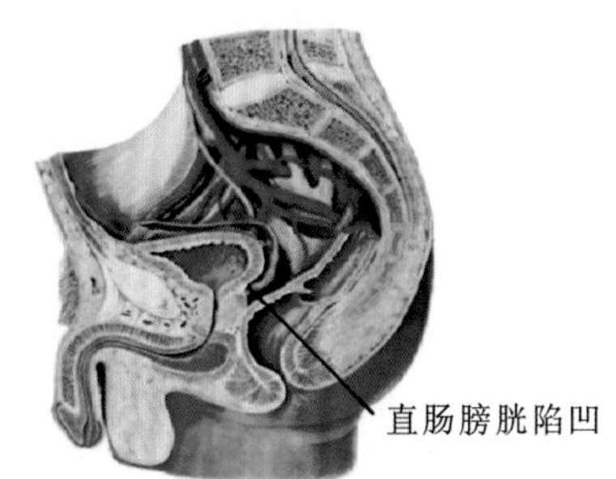

图 6-56 腹膜形成的陷凹

1. 男性腹膜形成的陷凹 男性腹膜只在直肠与膀胱之间形成一个深窝,称为直肠膀胱陷凹,距肛门约7 cm。

2. 女性腹膜形成的陷凹 女性腹膜在直肠与子宫之间形成较深的一个窝,称为直肠子宫陷凹,又称道格拉斯(Douglas)腔,与阴道后穹窿相邻。该陷凹距肛门约3.5 cm,为女性半卧位或站立时腹膜腔的最低处。另外,还在膀胱与子宫之间形成一浅窝,称为膀胱子宫陷凹。

腹膜腔里的渗出液或脓液,常因重力作用聚集于各陷凹中,故临床上可经直肠前壁或阴道后穹窿部处做穿刺或切开引流。

知识拓展

腹膜炎体位

为减少对毒素的吸收,根据腹膜上部吸收能力强于下部的特点,嘱腹膜炎患者多采取半卧位;临床上的腹膜透析治疗是源于腹膜的弥散和渗透作用;对于女性而言,当腹膜腔有积液时,可经阴道后穹窿穿刺或切开引流。

思考题

1. 肠结核的好发部位是(　　)。

A. 直肠、乙状结肠　　B. 降结肠　　C. 横结肠

D. 升结肠　　E. 回盲部

2. 预防急性腹膜炎并发膈下脓肿最有效的措施是(　　)。

A. 早期下床活动　　B. 大剂量抗生素　　C. 半卧位

D. 禁食　　E. 胃肠减压

3. 典型的急性阑尾炎腹痛开始的部位是(　　)。

A. 右下腹　　B. 左下腹　　C. 脐周　　D. 右上腹　　E. 左上腹

4. 胰头癌最主要的临床表现是(　　)。

A. 腹痛、腹胀　　B. 进行性黄疸　　C. 食欲不振　　D. 消化不良　　E. 乏力消瘦

5. 女性,60 岁,剑突下持续性疼痛 6 h,寒战、高热伴黄疸。既往有类似发作史。查体:神志淡漠,体温 39 ℃,血压 80/60 mmHg,脉搏 120 次/分,剑突下压痛,肌紧,白细胞 16×10^9/L,中性粒细胞 95%。肝区叩击痛,血清胰淀粉酶 240 IU/L,可能的诊断为(　　)。

A. 急性胰腺炎　　B. 胆道蛔虫病

C. 急性梗阻性化脓性胆管炎　　D. 急性胆囊炎

E. 溃疡病穿孔

(崔　娟)

第七章 呼吸系统

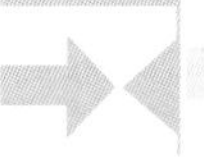

学习目标

1. 掌握呼吸道的组成及上、下呼吸道的概念；喉的位置及喉软骨的名称；气管的形态位置及左、右支气管的形态区别；肺的位置形态和体表投影；胸膜和胸膜腔的概念；壁胸膜的分布及肋膈隐窝的位置；胸膜的体表投影。

2. 熟悉固有鼻腔黏膜的分布；喉腔的分布；气管的分段；纵隔的概念、位置及分布。

3. 了解外鼻的形态结构；喉软骨的连结和喉肌；肺和呼吸道的微细结构。

4. 能够在体表指出肺和胸膜下界的位置，说出鼻窦的开口位置、气管切开的常选位置；解释胸膜腔穿刺的应用解剖；从解剖学的角度分析引起上颌窦炎的原因。

案例引入

患者，女，60 岁，间断咳嗽、咳痰 12 年，加重伴呼吸困难 7 天，12 年前开始出现咳嗽、咳痰，之后常有发作，多于秋、冬季节较重，往往 1 年中症状能持续约 3 个月，1 周前受凉后出现咳嗽、咳痰加重并伴呼吸困难，使用抗生素和止咳化痰药物治疗有效，患者吸烟 20 余年，平均每日两包。检查：桶状胸，双肺可闻及湿啰音，胸部 X 线可见肺纹理增粗紊乱。请问：

(1) 你认为患者最有可能患有哪种呼吸系统疾病？为什么会出现咳嗽、咳痰及呼吸困难？

(2) 思考一下正常胸廓是怎样的。患者为什么会出现桶状胸？

呼吸系统由呼吸道和肺两大部分组成(图 7-1)。呼吸道是输送气体的管道，包括鼻、咽、喉、

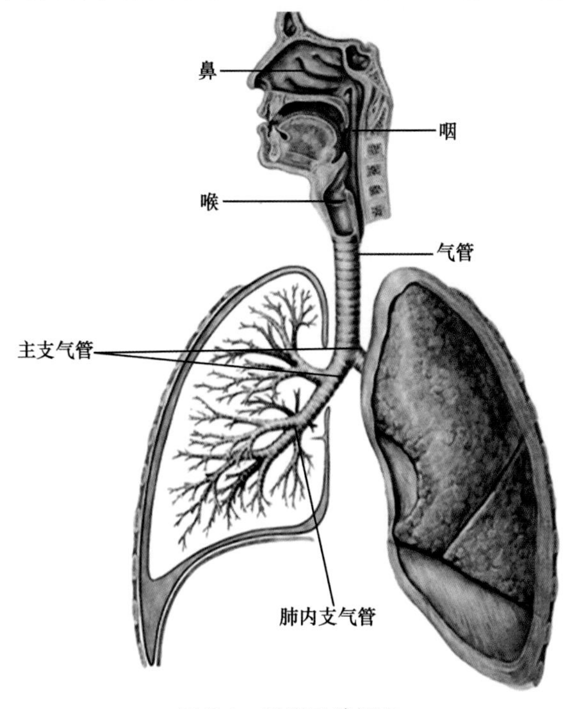

图 7-1 呼吸系统概况

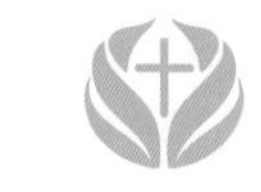

气管及各级支气管。临床上通常把鼻、咽、喉称为上呼吸道,把气管和各级支气管称为下呼吸道。肺是气体交换的场所,由肺实质和肺间质两部分组成。呼吸系统的主要功能是完成机体与外界环境之间的气体交换,生命就在这一呼一吸间把二氧化碳呼出,把氧气吸入体内。此外,人类由于受劳动、语言及思维的影响,呼吸器官高度发达,除呼吸功能外,鼻还是嗅觉器官,喉有发音功能,咽是消化道和呼吸道的共同器官。

第一节　呼吸系统的大体结构

一、鼻

鼻是呼吸道的起始部分,分为外鼻、鼻腔和鼻旁窦三部分。

(一) 外鼻

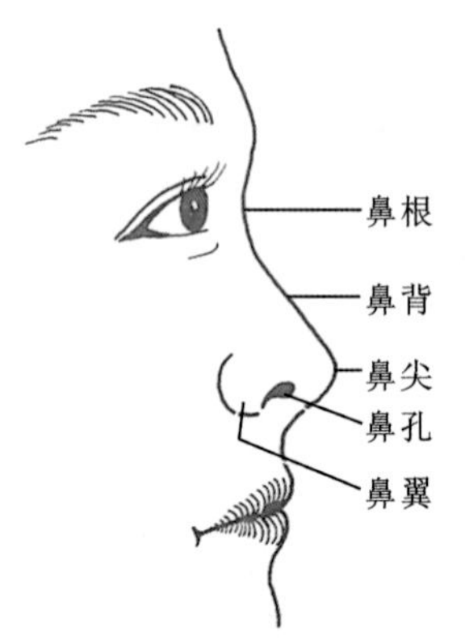

图 7-2　外鼻

外鼻位于面部中央,呈锥体形,以骨和软骨作为支架,外覆皮肤和少量皮下组织,内覆黏膜,软骨部表面皮肤较厚,富含皮脂腺和汗腺,是痤疮、酒糟鼻、疖肿的好发部位,外鼻上端位于两眼之间狭窄的部位称鼻根,鼻根向下延伸为鼻背,下端隆起称鼻尖,鼻尖两侧弧形隆起称鼻翼,呼吸困难时,患者可出现明显的鼻翼扇动(图 7-2)。从鼻翼向外下方到口角的浅沟称鼻唇沟,两侧鼻唇沟深度对称,临床上面肌瘫痪时,可出现瘫痪侧鼻唇沟变浅或消失。

(二) 鼻腔

以骨和软骨为基础,表面衬以黏膜和皮肤。鼻腔由鼻中隔分为左、右两腔,前方经鼻孔通外界,后方经鼻后孔通鼻咽。每侧鼻腔可分为鼻前庭和固有鼻腔两个部分。

1. 鼻前庭　鼻前庭位于鼻腔前下方,为鼻翼围成的空间,内面衬以皮肤,生有鼻毛,可滞留吸入的尘埃,有过滤和净化空气的作用,鼻前庭起于鼻孔,止于鼻阈。鼻阈是皮肤与鼻黏膜的分界标志,此外,鼻前庭的皮肤与软骨膜紧密相贴,所以发生疖肿时,疼痛较剧。

重点:鼻中隔的组成;易出血区的位置。
难点:固有鼻腔的结构。

2. 固有鼻腔　固有鼻腔是指鼻前庭以后的部分,后借鼻后孔通咽,其形态与骨性鼻腔基本一致,由骨和软骨覆以黏膜而成。每侧鼻腔有上、下、内、外四个壁。上壁(顶)较狭窄,与颅前窝相邻,由鼻骨、额骨、筛骨筛板和蝶骨构成,筛板的筛孔有嗅神经穿过,下壁(底)即口腔顶,由硬腭构成。内侧壁为鼻中隔,由犁骨、筛骨垂直板和鼻中隔软骨覆以黏膜构成(图 7-3),鼻中隔一般不在正中矢状位上,多偏向一侧,偏向左侧者多见,鼻中隔前下部的黏膜内有丰富的血管吻合丛,约90%的鼻出血(鼻衄)发生于此,临床上称易出血区。外侧壁上有三个突出的鼻甲,由上而下依次称上鼻甲、中鼻甲和下鼻甲,各鼻甲下方的间隙分别称上鼻道、中鼻道和下鼻道(图 7-4)。上鼻甲

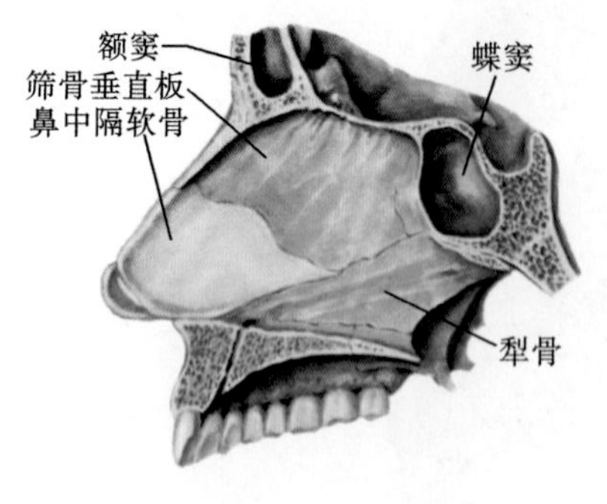

图 7-3　鼻中隔

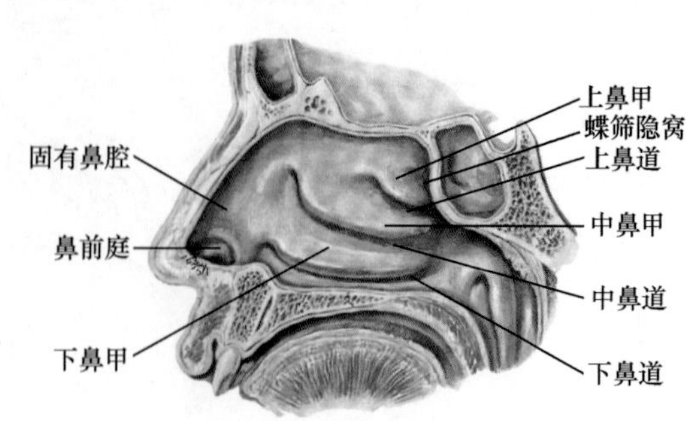

图 7-4　固有鼻腔外侧壁

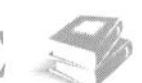

的后上方与鼻腔顶壁间的凹窝叫蝶筛隐窝。在中、上鼻道和蝶筛隐窝有鼻旁窦开口，下鼻道有鼻泪管开口。

固有鼻腔黏膜按其生理功能可分为嗅部和呼吸部。嗅部黏膜覆于上鼻甲内侧面以上及其相对的鼻中隔部分，活体呈淡黄色或苍白色，内含有嗅细胞，能感受气味的刺激。其余部分覆以粉红色的呼吸部黏膜，范围较大，黏膜内含丰富的海绵状静脉丛和黏液腺，上皮有纤毛，对空气有湿润、调温、除尘、溶菌的作用，同时易受物理、化学和炎症的刺激而充血水肿引起鼻塞流涕。

（三）鼻旁窦

重点：各鼻旁窦的开口位置；引起上颌窦炎的解剖学原因。

鼻旁窦又称副鼻窦或鼻窦，为鼻腔周围颅骨（额骨、蝶骨、上颌骨、筛骨）内的含气空腔的总称，均有窦口与鼻腔相通。鼻窦左、右成对，共四对，分别称为额窦、上颌窦、蝶窦和筛窦（图 7-5，图 7-6）。

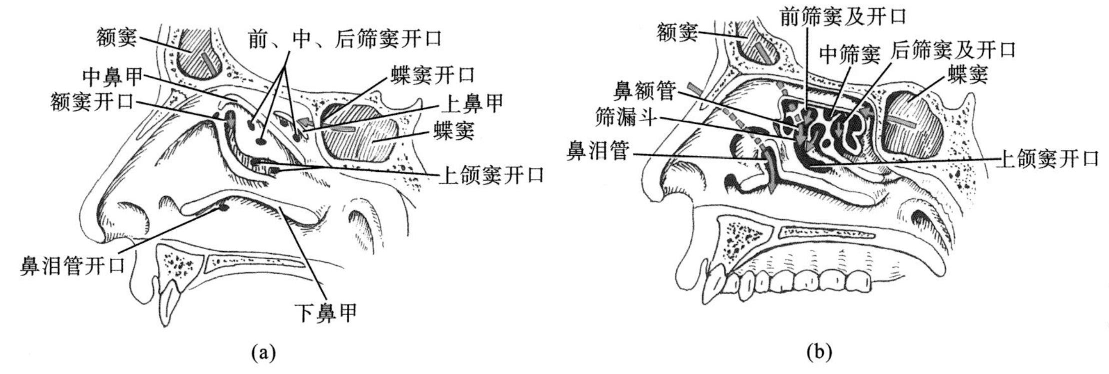

图 7-5 鼻旁窦及鼻泪管的开口

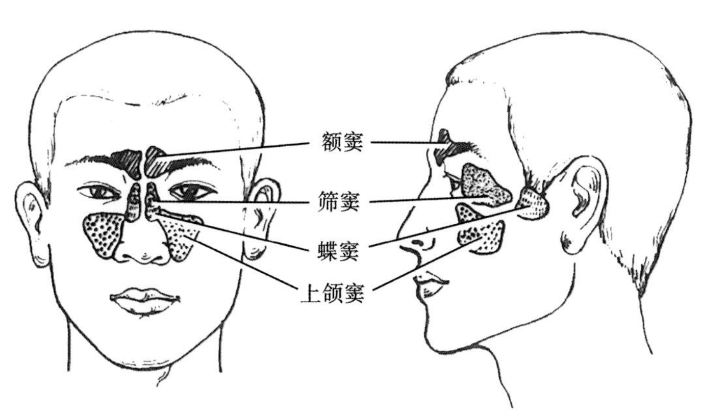

图 7-6 鼻旁窦体表投影

1. 额窦 额窦位于眉弓深面两层骨板之间，开口于中鼻道。眼眶的内上角为额窦的底部，骨质较薄，发生额窦炎时，此处压痛明显。

2. 上颌窦 上颌窦位于上颌骨体内，是最大的鼻窦，容积为 12～15 mL，开口于中鼻道。

3. 蝶窦 蝶窦位于蝶骨体内，开口于蝶筛隐窝。

4. 筛窦 筛窦由筛骨迷路内含气小房构成，是各鼻旁窦中结构最复杂的，又分前、中、后筛窦。前、中筛窦开口于中鼻道，后筛窦开口于上鼻道。

由于鼻旁窦黏膜与鼻腔黏膜相延续，鼻腔黏膜的炎症常可蔓延至鼻旁窦引起鼻窦炎，上颌窦容积大，开口位置位于其内侧壁最高处，窦口高于窦底，自然引流不通畅，容易形成慢性炎症，因此，临床上鼻窦炎多为上颌窦炎。

鼻旁窦主要对发音起共鸣作用。此外，鼻旁窦具有丰富的血管，可协助调节吸入空气的温度和湿度。

知识拓展

鼻 窦 炎

鼻旁窦炎即鼻窦炎,为五官科常见疾病,慢性者居多,其中上颌窦炎最为常见。鼻腔疾病和临近器官的感染病灶是造成鼻窦炎的主要原因,例如:上列第二前磨牙和第一、二磨牙的根尖感染就有可能引起上颌窦炎。临床主要表现:鼻塞、流脓涕、头痛等。上颌窦体位引流术是通过摆放适当的体位,促使上颌窦内脓性分泌物排出的方法。患者取足高头低侧卧位,患侧向上,使上颌窦底抬高,窦口降低,并轻轻晃动患者头部,促使分泌物排出,当患者自觉鼻腔内充满分泌物时,将头抬起使分泌物经鼻前孔排出。重复该动作,直至分泌物排出,每天 2～3 次,持续 5～7 天。该方法简便、无痛苦、效果好,是上颌窦炎的一种重要辅助治疗方法。

二、咽

咽见消化系统。

三、喉

喉既是呼吸的管道,又是发音器官。它以喉软骨为支架,借关节、韧带和肌肉连接,内覆黏膜而构成。

重点:喉的位置,喉软骨的名称,喉腔的分布。

难点:喉腔的结构。能在体表找到喉结和环甲正中韧带,解释环甲正中韧带的临床意义。

(一) 喉的位置

喉位于颈前部,相当于第 4～6 颈椎体范围。女性略高于男性、小儿略高于成人。喉的上方以韧带和肌肉系于舌骨,下方续于气管,故吞咽时喉可向上移动。喉的前面覆以皮肤、颈筋膜和舌骨下肌群。后方与咽紧密相连,两侧有颈部血管、神经和甲状腺左、右叶。

(二) 喉软骨及其连结

喉的软骨包括不成对的甲状软骨、环状软骨、会厌软骨和成对的杓状软骨(图 7-7)。

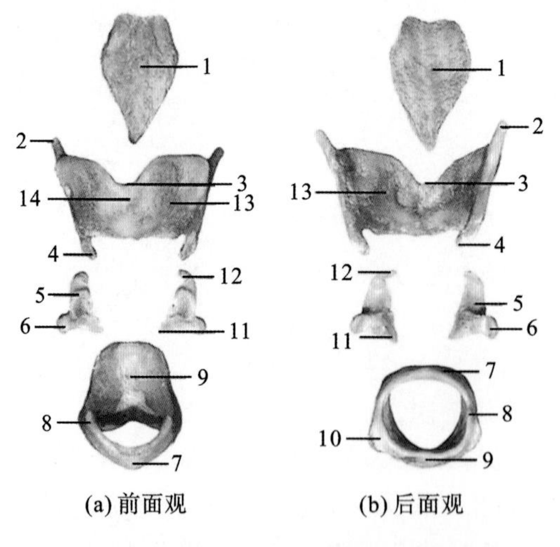

图 7-7 喉软骨

1. 甲状软骨 甲状软骨是最大的喉软骨,位于舌骨的下方、环状软骨的上方。甲状软骨的上缘平对第 4 颈椎上缘,颈总动脉在此平面分为颈内动脉和颈外动脉。甲状软骨构成喉的前壁和侧壁,由左、右两块方形软骨板构成,两板在前方彼此融合形成前角,前角的上端为喉结,成年男子明显,为男性第二性征之一。喉结上方呈 V 形的切迹,称甲状软骨上切迹,两板后缘游离,向上、下各有一对突起,上方的一对为甲状软骨上角,借韧带与舌骨大角相连,下方的一对为甲状软

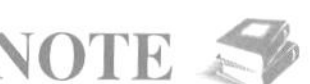

骨下角，下角的内侧面有关节面，与环状软骨构成关节。

2. 环状软骨 环状软骨位于甲状软骨的下方，形成喉的底座，其下方连接气管，前部低窄，称为环状软骨弓，后部较高，称为环状软骨板，此板上缘两侧各有小关节面与杓状软骨构成环杓关节，环状软骨弓平对第6颈椎，是颈部重要标志之一，环状软骨是呼吸道中唯一完整的软骨环，对保持呼吸道通畅有重要作用，损伤后常会引起喉狭窄。

3. 会厌软骨 会厌软骨位于舌骨体的后方，形似树叶，上宽下窄，上端游离，下端借韧带连于甲状软骨前角的后面。会厌软骨是喉的活瓣，与开放或关闭喉口有关，吞咽时关闭喉口，防止食物误入喉腔。

4. 杓状软骨 杓状软骨为成对的，左右各一，位于环状软骨板的上方，呈三棱锥形，尖朝上，底朝下。其底部和环状软骨连接成环杓关节，它在关节面上的滑动和旋转可使声带张开或闭合。底的前角为声带突，声带后端附着于此。底的外侧角名肌突，为喉肌附着处，可使声门开放和关闭。

（三）喉的连结

喉的连结包括喉软骨之间以及喉与舌骨和气管间的连结（图7-8）。

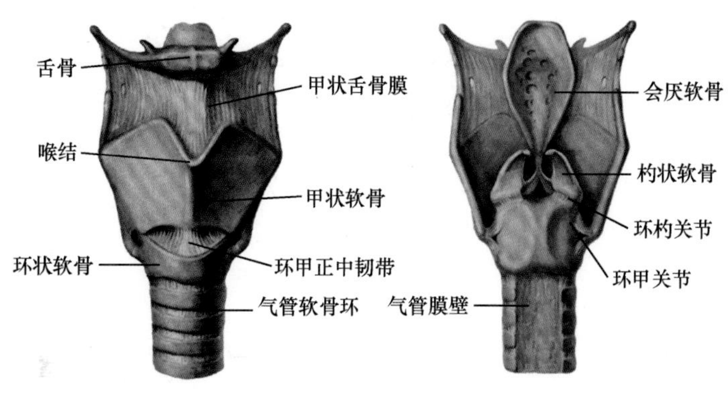

图7-8 喉的连结

1. 环杓关节 由杓状软骨底与环状软骨板上缘的关节面构成。杓状软骨在此关节上可沿垂直轴做旋转运动，使声带突向内、外侧转动，因而能开大或缩小声门。

2. 环甲关节 由甲状软骨下角与环状软骨板侧部的关节面构成。甲状软骨在冠状轴上做前倾和复位运动。前倾时，加大甲状软骨前角与杓状软骨间的距离，使声带紧张；复位时，两者间的距离缩小，声带松弛。

3. 弹性圆锥 弹性圆锥为弹性纤维组成的膜状结构，自甲状软骨前角的后面，向下、向后附着于环状软骨上缘和杓状软骨声带突。此膜的上缘游离，紧张于甲状软骨前角的后方与杓状软骨声带突之间，称声韧带，其是构成声带的基础。弹性圆锥前份较厚，张于甲状软骨下缘与环状软骨弓上缘之间，称环甲正中韧带。当急性喉阻塞来不及进行气管切开术时，可切开此韧带或在此做穿刺，建立暂时的流通气道，抢救患者生命。

4. 甲状舌骨膜 甲状舌骨膜连于甲状软骨上缘与舌骨之间。

（四）喉肌

喉肌属于骨骼肌，根据功能可分为两群，一群作用于环甲关节，可使声带紧张和松弛，另一群作用于环杓关节，与开大或缩小声门裂或喉口有关，因此，喉肌的运动可控制和调节发音的强弱和音调的高低（图7-9），环甲肌起自环状软骨弓前外侧，止于甲状软骨下缘，作用是紧张声带，环杓后肌起自环状软骨板后面，止于杓状软骨肌突，作用是开大声门裂和紧张声带。

（五）喉腔

喉腔是以喉软骨为支架，借韧带和纤维膜连接，并附以喉肌为基础，内面衬以喉黏膜而构成的管形腔。喉黏膜与咽和气管的黏膜相延续，极为敏感，受异物刺激可引起咳嗽。喉腔上方借喉口开口于喉咽，喉口朝向后上方，由会厌上缘、杓状会厌襞和杓状切迹围成，向下直通气管。

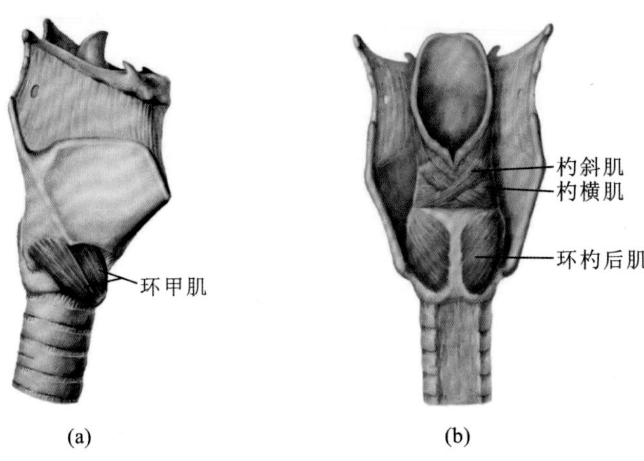

图 7-9　喉肌

喉腔中部有两对自外侧突入腔内的黏膜皱襞,呈前后方向,上方一对称前庭襞,下方一对称声襞,前庭襞活体呈粉红色,与发音没有直接关系,左、右前庭襞之间的裂隙称前庭裂,声襞在活体时呈苍白色,左、右声襞与杓状软骨基底部之间的裂隙称声门裂。声门裂较前庭裂长而狭窄,是喉腔最狭窄的部分,前 3/5 位于两侧声襞之间,称作膜间部(声带部);后 2/5 位于两侧杓状软骨底内侧缘和声带突之间,称作软骨间部(呼吸部)。通常所说的声带是以声襞及声襞内的声韧带和声带肌为基础,表面覆以黏膜构成的。临床上可以把声襞理解为声带(图 7-10)。

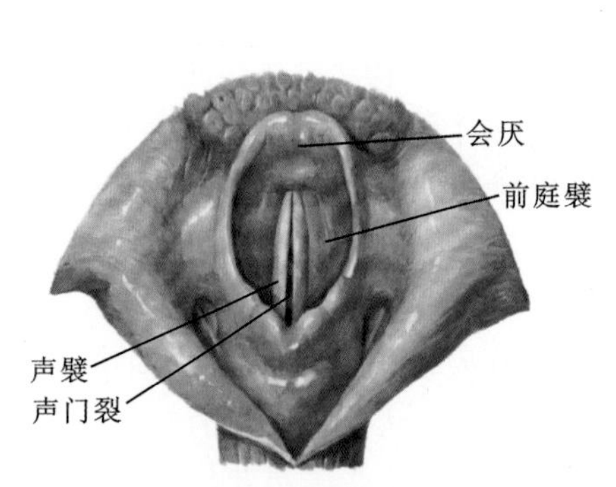

图 7-10　喉腔上面观

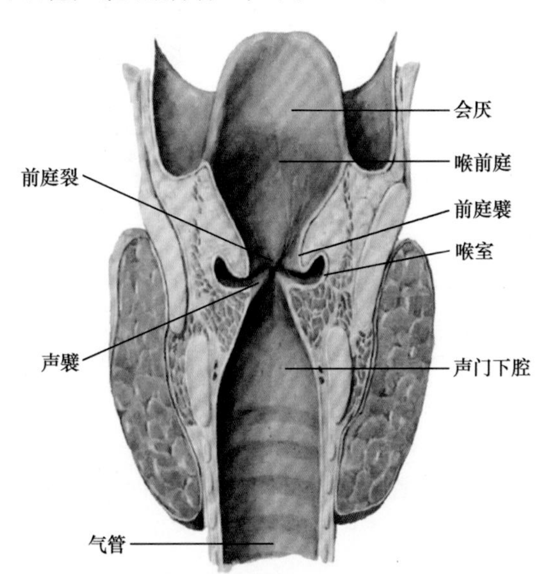

图 7-11　喉腔的冠状切面

喉腔借两对黏膜可分为上、中、下三部。上部最宽大,为喉前庭,中部最狭窄,为喉中间腔,下部为喉下腔(图 7-11)。

喉前庭上宽下窄,呈漏斗形,上界为喉口,下界为两侧的前庭襞及其间的前庭裂。

喉中间腔体积最小,不仅是气体出入的必经之路,也是发音器官。上界为前庭襞,下界为声襞,两侧向外侧突出的间隙为喉室,其上端可高达甲状软骨上缘附近,以盲端而终。

喉下腔为声门裂以下的喉腔部分,又称声门下腔,此处黏膜下组织结构疏松,炎症时容易引起水肿,尤其婴幼儿的喉腔较窄,常因喉水肿引起喉阻塞,造成呼吸困难。

知识拓展

急性喉炎的护理

急性喉炎是儿科常见急重症之一,是喉黏膜的急性炎症,多由病毒、细菌或过敏引

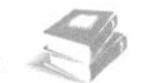

起，具有起病急、病情变化快的特点，可在短时间内出现喉头水肿，引起喉阻塞，出现呼吸困难，因此救治工作要争分夺秒。护理要点：①严密观察呼吸情况，重点注意呼吸频率、节律及呼吸深浅等变化，护士应将急救设备、用物、药物等准备齐全，确保患儿出现异常情况时能及时抢救。②护士要注意雾化给药的技巧，使药物能在咽喉部发挥治疗作用。③及时、有效的吸痰是保持呼吸道通畅的主要措施，是护理过程中的关键内容。护士在吸痰时动作要稳、准、轻，注意规范操作，注意吸痰时的压力。④避免在情绪不稳定时为患儿喂饲，切勿强行灌服使食物误入气管。

四、气管和主支气管

气管和主支气管均以软骨、平滑肌、结缔组织和黏膜构成。成人气管全长为 10～13 cm，含 15～20 个软骨环，软骨环为 C 字形，缺口向后，各软骨环以韧带相连，软骨环后方缺口处由平滑肌和致密结缔组织连接，称膜壁，这样的结构特点可保持气管的持续张开状态。气管管腔衬以黏膜，表面覆盖纤毛上皮，黏膜分泌的黏液可黏附吸入空气中的灰尘颗粒，纤毛不断向咽部摆动将黏液与灰尘排出，以利于净化吸入的气体。

重点：气管的形态位置，左、右主支气管的区别。能在体表触及颈段气管。说出气管切开的位置。

（一）气管

气管位于食管的前方，上接环状软骨，经颈部正中向下至胸腔，在胸骨角平面（平第 4 胸椎体下缘）分为左、右主支气管，其分杈处称气管杈。在气管杈内面形成向上凸的半月形纵嵴，称气管隆嵴，常偏向左侧，是支气管镜检时的重要定位标志。

根据气管的行程和位置，气管可分为颈、胸两段，颈段较浅表，在胸骨颈静脉切迹上方可以摸到。在第 2～4 气管软骨环的前面有甲状腺峡，气管两侧有甲状腺左、右叶及颈部的大血管，气管后方紧贴食管。气管的胸段位于上纵隔后部，两侧胸膜之间，前方有胸腺，左头臂静脉和主动脉弓，后方贴食管，左侧临近左喉返神经、主动脉弓，右侧临近迷走神经、奇静脉等，如有病变时，周围组织与气管之间相互影响，可使气管移位或受侵，临床上切开气管常在第 3～5 气管软骨环处进行。

（二）主支气管

左、右支气管之间的夹角为 65°～85°。左支气管细而长，平均长 4～5 cm，与气管中线的延长线形成 35°～36°的角，走向比较倾斜，由左肺门进入左肺；右支气管短而粗，平均长 2～3 cm，与气管中线的延长线形成 22°～25°的角，走向较为陡直，经右肺门入右肺。因而气管异物易落入右支气管（图 7-12）。

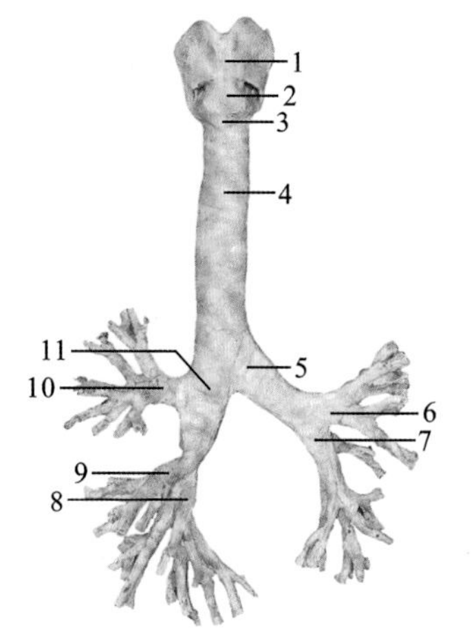

1. 甲状软骨
2. 环甲正中韧带
3. 环状软骨
4. 气管
5. 左主支气管
6. 左肺上叶支气管
7. 左肺下叶支气管
8. 右肺下叶支气管
9. 右肺中叶支气管
10. 右肺上叶支气管
11. 右主支气管

图 7-12 气管和支气管

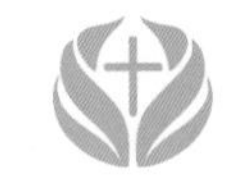

知识拓展

支气管炎

支气管炎是指气管、支气管黏膜及其周围组织的慢性非特异性炎症。临床上以咳嗽、咳痰为主要症状,造成支气管炎的主要原因为细菌、病毒、支原体的反复感染。当秋冬季节气温下降时、呼吸道小血管痉挛缺血、防御功能下降等易于致病;受烟雾、粉尘、刺激性气体等因素影响也可发病;吸烟可使支气管痉挛、纤毛运动减退、腺体分泌亢进,是造成支气管炎的主要原因;过敏因素、免疫力下降与支气管炎也有一定关系。慢性支气管炎是指除慢性咳嗽、咳痰、喘息等各种原因后,患者每年慢性咳嗽、咳痰三个月以上,并连续两年或两年以上者。

五、肺

重点:肺位置,左、右肺的形态特点。

难点:肺段支气管和支气管肺段。解释肺门和肺根的概念,说出支气管肺段的临床意义。

肺是气体交换的场所,是呼吸系统最重要的器官,婴幼儿肺呈淡红色,随着年龄增长,吸入空气中的灰尘沉积增多,肺的颜色逐渐变为灰暗色或蓝黑色,并出现蓝黑色斑,吸烟者尤其明显。肺质软而轻,呈海绵状而富有弹性,内含空气,相对密度小于1,故浮水不沉。而未经呼吸的肺,肺内不含空气,相对密度大于1,入水则沉。法医常由此来判断新生儿是否宫内死亡。

(一)肺的位置和形态

肺位于胸腔内,左、右两肺分别位于膈的上方和纵隔两侧。肺形似圆锥形,具有一尖、一底、两面和三缘。

肺尖呈钝圆形,经胸廓上口突入颈根部,高出锁骨内侧1/3段上方2～3 cm。肺底呈半月形凹陷,位于膈上面,故又称膈面。肋面隆凸,邻接肋和肋间肌。内侧面邻接纵隔,亦称纵隔面,此面中部凹陷处,称肺门,是主支气管、肺动脉、肺静脉、淋巴管和神经等进出之处,这些进出肺门的结构被结缔组织包绕,构成肺根。肺根内重要结构的排列自前向后依次为上肺静脉、肺动脉、主支气管和下肺静脉;自上而下,在左肺依次为肺动脉、主支气管、上肺静脉和下肺静脉;在右肺根为上叶支气管、肺动脉、中叶支气管、下叶支气管、上肺静脉和下肺静脉。肺的前缘薄锐,左肺前缘下部有左肺心切迹,切迹下方的舌状突起,称左肺小舌。肺的后缘圆钝,朝向脊柱,肺的下缘亦较薄锐(图7-13)。

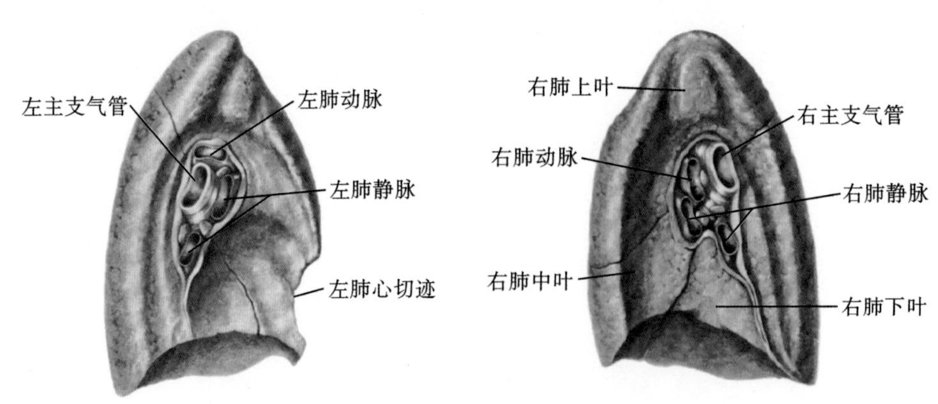

图7-13 左、右肺(内面侧)

左肺受心脏影响,较狭长,由后上斜向前下的一条斜裂分为上、下两叶。右肺受肝的影响,较宽短,除斜裂外,还有一条近于水平方向的水平裂,将右肺分为上叶、中叶和下叶(图7-14)。

(二)肺段支气管和支气管肺段

左、右主支气管进入肺门后,分为肺叶支气管,进入肺叶。肺叶支气管进入肺叶后分为肺段

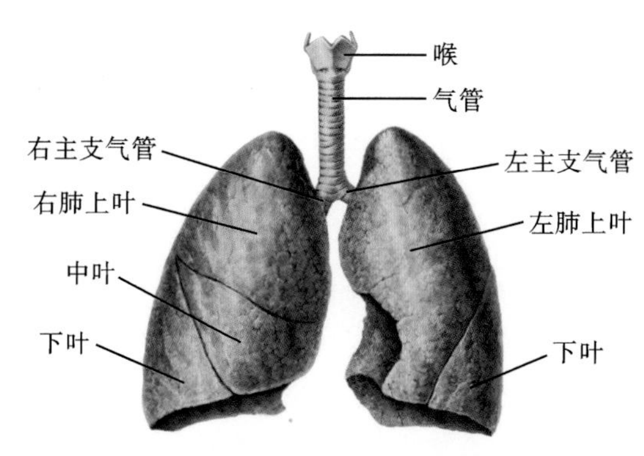

图 7-14 气管、主支气管和肺(前面观)

支气管,并在肺内反复分支,越分越细,呈树枝状,称支气管树。每一肺叶支气管及其所属的肺组织为肺叶。每一肺段支气管及其所属的肺组织,称支气管肺段,简称肺段,各肺段呈圆锥形,其尖朝向肺门,底朝向肺表面。

按照肺段支气管的分支分布,左、右肺各分为 10 个肺段。左肺上叶的尖段和后段常合为尖后段;下叶的内侧底段与前底段常合为内前底段,因此左肺也可分为 8 个肺段(图 7-15)。当肺段支气管阻塞时,该肺段的空气进出受阻。根据这些特点,临床上可做定位诊断或做肺段切除术。

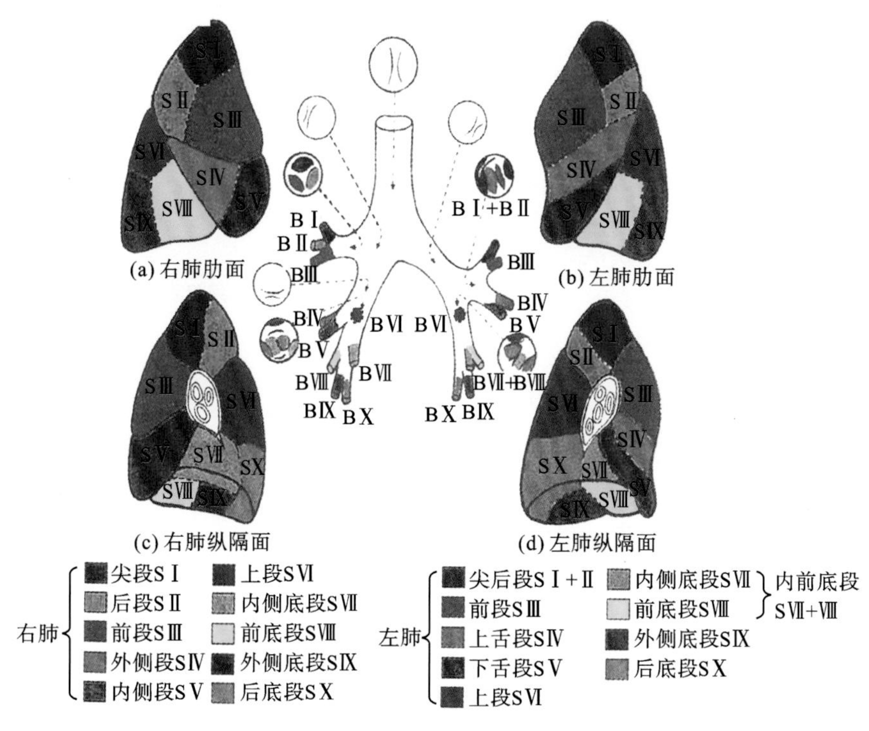

图 7-15 肺段模式图

知识拓展

肺段的临床应用

支气管肺段在结构和功能上有一定的独立性,若某肺段支气管阻塞,则该肺段内呼吸完全中断。若某个肺段发生感染或结核,那么早期多局限在一个肺段,随着病情发展可蔓延到其他支气管肺段。根据病变范围,临床上以肺段为单位施行肺段切除,因此肺段的解剖学特征具有重要的临床意义。

(三) 肺的血管

肺有两套血管系统即肺血管系统和支气管血管系统,肺血管为功能性血管,参与气体交换,支气管血管为营养性血管,供给肺氧气和营养物质。

1. 肺动脉和肺静脉 肺动脉是肺的功能性血管,属于弹性动脉,肺动脉自肺门进入肺后,动脉的分支与各级支气管相伴行,到肺泡隔内形成毛细血管网,毛细血管内的血液与肺泡进行气体交换后,汇入小静脉,小静脉逐渐汇集,最后形成肺静脉出肺。

2. 支气管动脉和支气管静脉 支气管动脉是肺的营养性血管,属于肌性动脉,支气管动脉起自胸主动脉或肋间后动脉,与支气管分支伴行,营养导气部各段管壁和脏胸膜,然后汇集成小静脉,其中一部分注入肺静脉,另一部分合成支气管静脉出肺。

第二节　呼吸系统的微细结构

一、呼吸道微细结构

气管和主支气管的管壁可分为三层,由内向外依次由黏膜、黏膜下层和外膜构成(图 7-16)。

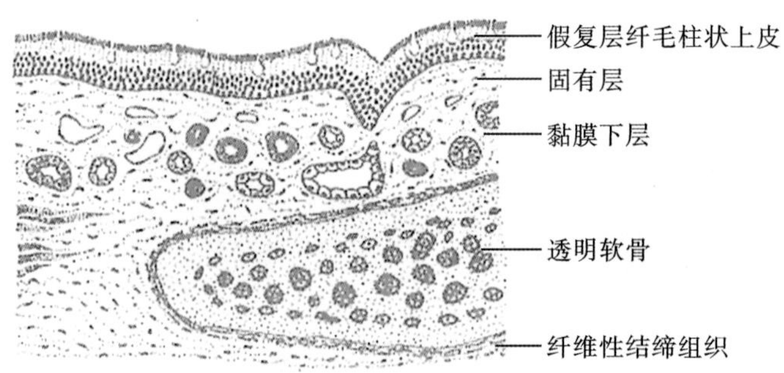

图 7-16　气管的微细结构

1. 黏膜 由上皮及固有层组成。

(1) 上皮:气管到细支气管为假复层纤毛柱状上皮。气管到终末细支气管末端的纤毛柱状上皮细胞间散在分布有杯状细胞;终末细支气管和呼吸性细支气管的黏膜上皮内有 Clara 细胞;气管到肺泡均有神经小体;气管到细支气管黏膜上皮基底上有基底细胞。气管到细支气管黏膜表面有黏液纤毛装置,具有防御功能,黏液附着的灰尘、细菌等可由规律摆动的纤毛推至喉部清除出去。

(2) 固有层:位于黏膜深层,由丰富的弹力纤维、胶原纤维、血管、腺体导管、淋巴组织及浆细胞和致密结缔组织等构成。浆细胞可以分泌、储存抗体,弹性纤维和胶原纤维可使呼吸性细支气管具有弹性,保持气道的舒缩功能。

2. 黏膜下层 黏膜下层由疏松结缔组织形成,内含许多混合性气管腺,导管开口于黏膜表面,这些腺体分泌黏液,使黏膜上皮保持湿润并能黏附吸入的灰尘和细菌,便于通过上皮的纤毛运动而咳出体外。感染或过敏性炎症时,腺体分泌亢进,痰量增多。

3. 外膜 外膜由软骨环和结缔组织组成。在气管部,软骨环为透明软骨,呈 C 字形,软骨环之间有韧带相连,软骨缺口处有平滑肌束和结缔组织连接。软骨环的作用在于支撑呼吸道使之不易陷闭。咳嗽反射时,平滑肌束收缩,使气管腔缩小,有助于排痰。

二、肺的微细结构

肺的表面覆有一层浆膜。肺可分实质和间质两部分。肺实质由支气管树和肺泡构成。肺间质为肺内的结缔组织、血管、淋巴管和神经等。

主支气管从肺门入肺后反复分支，由肺叶支气管发出的分支为肺段支气管，之后愈分愈细，管径在 1 mm 以下者为细支气管，细支气管的分支为终末细支气管，管径小于 0.5 mm，终末细支气管继续分支，直至肺泡。每条细支气管及其各级分支和其所属的肺泡构成一个肺小叶（图 7-17）。每个肺一般有 50～80 个肺小叶，肺小叶呈锥形，底朝向肺的表面，尖朝下肺门。根据功能不同，肺实质又可分为导气部和呼吸部。

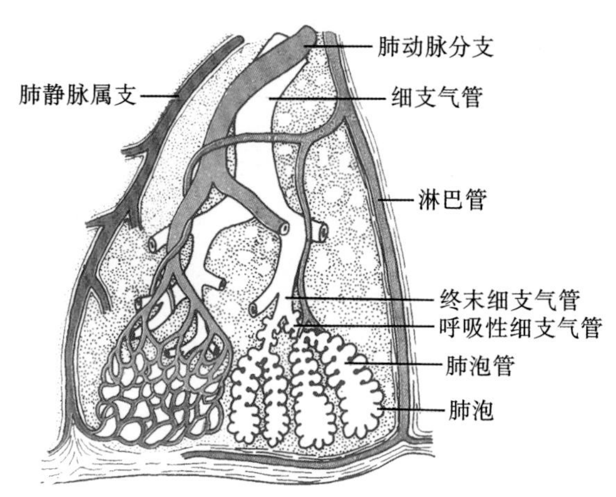

图 7-17　肺小叶示意图

重点：导气部管道名称及结构特点；呼吸部的组成；气血屏障的概念。

1. 导气部　导气部包括肺叶支气管、肺段支气管、小支气管、细支气管以及终末细支气管等，仅有输送气体的功能，不能进行气体交换。

导气部各级支气管管壁的微细结构与主支气管基本相似，但随着管腔逐渐变细，管壁越来越薄，上皮由假复层纤毛柱状上皮移行为单层纤毛柱状上皮，杯状细胞、腺体和软骨逐渐减少，然而平滑肌纤维相对增多。到终末细支气管，其管壁的上皮已是单层柱状上皮，杯状细胞、腺体和软骨均已消失，并且形成一层完整的环形平滑肌（表 7-1）。平滑肌的收缩或舒张可直接控制进入肺泡的气流量，从而影响出入肺泡的气体量。如果细支气管平滑肌发生痉挛性收缩，使管腔变窄，导致呼吸困难，临床上称支气管哮喘。

表 7-1　导气部各级支气管的特点

项　　目	肺内支气管	细支气管	终末细支气管
管内直径/mm	2～3	1	0.5
上皮	假复层纤毛柱状上皮	单层纤毛柱状上皮	单层柱状上皮
杯状细胞	较多	较少	无
腺体	较多	较少	无
软骨	较多	较少	无
平滑肌	较少	较多	环形平滑肌

知识拓展

支气管哮喘

支气管哮喘简称哮喘，是由多种细胞特别是嗜酸性粒细胞、肥大细胞、T 淋巴细胞参与的慢性呼吸道炎症；在易感者中此种炎症可引起反复发作的喘息、气急、胸闷和（或）咳嗽等症状，常在夜间或凌晨发生；支气管哮喘常伴有广泛而多变的呼气流速受限，但部分可自然缓解或经治疗缓解；支气管哮喘与气道对多种刺激因子反应性增高有关。目前，认为支气管哮喘是一种有明显家族聚集倾向的多基因遗传性疾病，它的发生既受遗传因素的影响，又受环境因素的影响。钟南山教授指出：全球约有 1.6 亿哮喘患者,不正确的治疗可导致哮喘反复发作。因此,合理的治疗至关重要。

2. 呼吸部

呼吸部是进行气体交换的部分。呼吸部包括呼吸性细支气管、肺泡管、肺泡囊和肺泡等(图7-18,图7-19)。

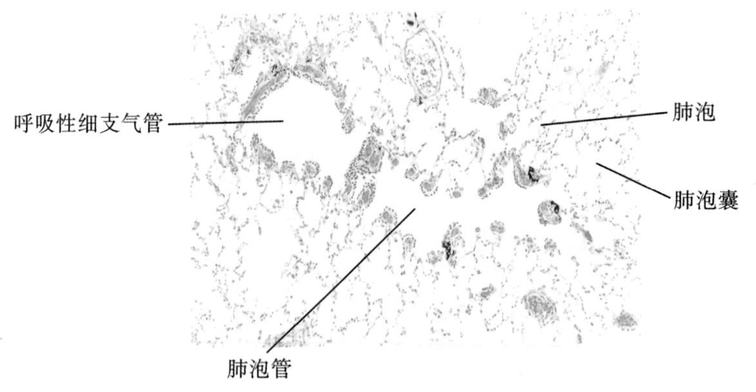

图 7-18 肺内组织结构

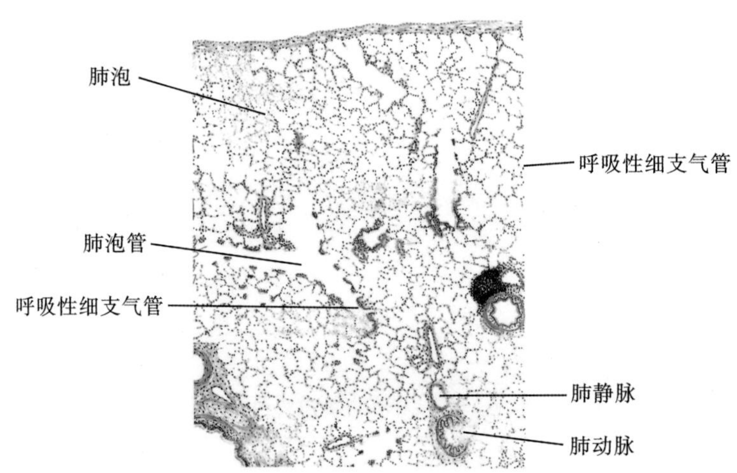

图 7-19 呼吸部组织结构

(1) 呼吸性细支气管:终末细支气管的分支,管壁上有少数肺泡的开口,故管壁不完整。上皮由单层柱状上皮移行为单层立方上皮,其外围有少量结缔组织和平滑肌。

(2) 肺泡管:呼吸性细支气管的分支,管壁上有许多肺泡,每个肺泡管有 20～60 个肺泡开口,因此管壁本身结构很少,只有相邻肺泡开口之间的部分是肺泡管管壁,呈结节状膨大,表面覆有单层立方上皮或扁平上皮,上皮下有少量的结缔组织和平滑肌纤维。

(3) 肺泡囊:结构与肺泡管相似,也由许多肺泡围成,故肺泡囊是许多肺泡共同开口而成的囊腔。肺泡囊的相邻肺泡之间为薄层结缔组织隔(肺泡隔),在肺泡开口处无环形平滑肌,故在切片中的肺泡隔末端无结节状膨大。

(4) 肺泡:为多面形囊泡,由肺泡上皮和基膜构成,每侧肺有肺泡 3 亿～4 亿个,是进行气体交换的场所。肺泡壁极薄,周围有丰富的毛细血管网和少量的结缔组织。

肺泡上皮细胞为单层上皮细胞,有两种类型:一种是Ⅰ型肺泡细胞,呈扁平形,是肺泡上皮的主要细胞,约占肺泡上皮细胞总数的 25%,但覆盖了肺泡约 95%的面积,构成气体交换的广大面积;电镜下可见细胞质中有许多小泡,小泡内有细胞吞入的微小粉尘,细胞将它们转入到间质内清除,Ⅰ型肺泡细胞无增殖能力,损伤后由Ⅱ型肺泡细胞增殖分化补充。另一种是Ⅱ型肺泡细胞,呈圆形或立方体形,嵌在Ⅰ型肺泡细胞之间,体积小,数量多,约占肺泡上皮细胞总数的 75%,覆盖肺泡约 5%的面积,Ⅱ型肺泡细胞的细胞核大而圆,细胞质着色较浅,呈泡沫状。电镜下,细

胞质内可见较多的线粒体和溶酶体，粗面内质网和高尔基复合体比较发达，细胞核上方可见较多电子密度高的分泌颗粒，颗粒内含板层结构，称嗜锇性板层小体，其主要成分有磷脂、蛋白质、糖胺多糖等，该细胞将颗粒内容物以胞吐的方式释放于肺泡上皮表面，称肺泡表面活性物质，具有降低肺泡的表面张力、稳定肺泡容积的作用(图 7-20)。

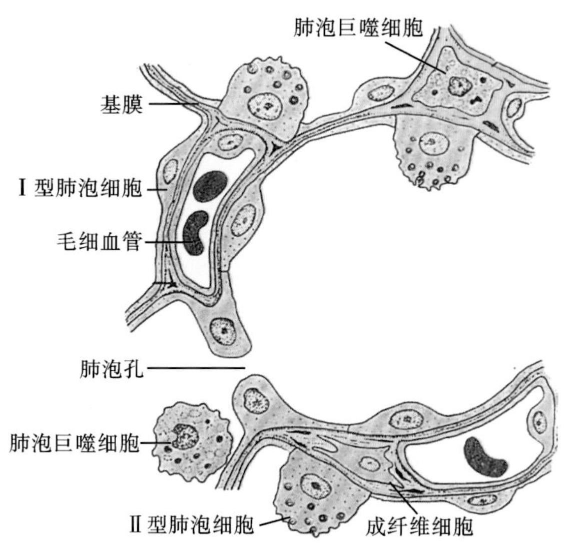

图 7-20 肺泡结构模式图

知识拓展

新生儿呼吸窘迫综合征

新生儿呼吸窘迫综合征又称新生儿肺透明膜病，是由肺泡表面活性物质缺乏而导致，为出生后不久出现呼吸窘迫且进行性加重的临床综合征，多见于早产儿，胎龄愈小，发病率愈高，胎龄 32 周发病率为 25%，28 周 70%，24 周超过 80%。其主要表现是呼吸急促(大于 60 次/分)，严重时呼吸浅表，呼吸节律不整，呼吸暂停，四肢松弛，甚至死亡。对胎龄在 24～34 周的早产儿，最好在出生后 30 min 内常规应用人工合成的肺泡表面活性物质，如果条件不允许，也应在 24 h 内使用，可明显降低死亡率。

肺泡隔是相邻肺泡之间的薄层结缔组织，内含丰富的毛细血管网及较多的弹性纤维、成纤维细胞、肺泡巨噬细胞及肥大细胞等。肺泡隔的毛细血管与肺泡上皮紧密相贴，有利于肺泡与血液之间进行气体交换。肺泡隔中的弹性纤维使肺泡具有良好的弹性回缩力。肺泡巨噬细胞能做变行运动，有吞噬病菌、异物、渗出的红细胞，若吞噬了灰尘即称尘细胞，若吞噬了大量渗出的红细胞，则称心衰细胞。

肺泡孔是肺泡与肺泡之间气体流通的小孔。肺泡发生感染时，病原体可经肺泡孔扩散。

气血屏障是肺泡与血液之间气体分子交换所通过的结构。构成气血屏障的结构包括肺泡表面液体层、Ⅰ型肺泡细胞、基膜、薄层结缔组织、毛细血管基膜与内皮共 6 层。

第三节 胸　膜

一、胸膜和胸膜腔

胸膜是一层薄而光滑的浆膜，由间皮和薄层结缔组织构成，分为互相移行的脏胸膜和壁胸膜

重点：壁胸膜的分布，胸膜腔及肋膈隐窝的概念，解释胸膜腔穿刺的常选部位。

两部分。

脏胸膜又称肺胸膜，紧贴在肺表面，并伸入斜裂、水平裂内。壁胸膜衬贴在胸壁的内面、膈的上面及纵隔的两侧面，壁胸膜因贴附部位不同可分为四部分，分别称胸膜顶、肋胸膜、膈胸膜和纵隔胸膜。

壁胸膜覆盖在肺尖上方的部分称胸膜顶。膈胸膜贴附于膈的上面，与膈紧密相连，不易剥离。肋胸膜贴附于肋骨与肋间肌内面，由于肋胸膜与肋骨和肋间肌之间有胸内筋膜存在，故较易剥离。纵隔胸膜贴附于纵隔的两侧面，纵隔胸膜的中部包绕肺根移行于脏胸膜，并在肺根下方前、后两层重叠，连于纵隔外侧面之间，称肺韧带，对肺有固定作用，也是肺手术的标志。胸膜顶高出胸廓上口，伸向颈根部，罩于肺尖上方，高出锁骨内侧 1/3 段上方 2～3 cm。中医针灸或手术前做臂丛神经麻醉时，应注意胸膜顶的解剖位置，切勿穿破胸膜顶而造成气胸。壁胸膜各部相互连续，并在肺根部与脏胸膜相互移行，因而脏胸膜和壁胸膜共同形成一个封闭的囊腔，称胸膜腔(图 7-21)。

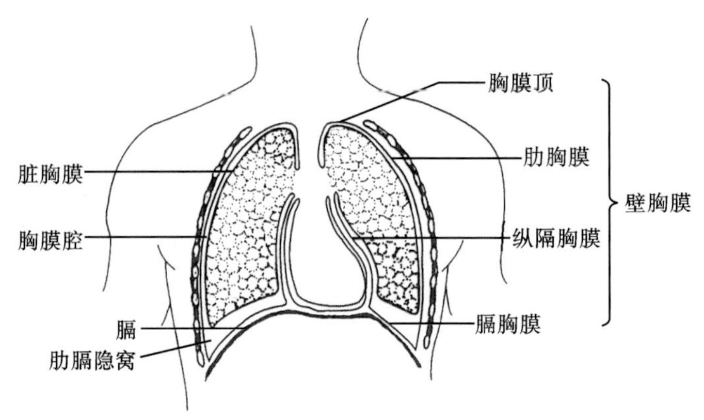

图 7-21　胸膜和胸膜腔示意图

二、胸膜腔及胸膜的隐窝

胸膜腔左右各一，互不相通，腔内为负压，含有少量浆液，浆液分子的内聚力使两层胸膜贴附在一起不易分开，使肺随胸廓的舒缩而舒缩，也可减少呼吸时脏胸膜与壁胸膜之间的摩擦。转折处的胸膜腔，即使在深吸气时肺缘也不能伸入此空间，胸膜腔的这些部分称胸膜隐窝。其中最大、最重要的胸膜隐窝是在肋胸膜和膈胸膜相互转折处，左右各一，为半环形，称肋膈隐窝。肋膈隐窝是胸膜腔的最低部位，胸腔积液首先积聚于此处，该处是临床上胸膜腔穿刺的常选部位，同时也是易发生粘连的部位。其深度一般可达两个肋及其肋间隙，深吸气时，肺下缘也不能伸入肋膈隐窝。

知识拓展

气　胸

气胸是指气体进入胸膜腔，造成积气状态。气胸的形成多由于肺组织、气管、支气管、食管破裂，空气逸入胸膜腔，或因胸壁伤口穿破胸膜，胸膜腔与外界相通，外界空气进入所致。气胸分为闭合性气胸、开放性气胸和张力性气胸。张力性气胸是指较大、较深的肺裂伤或支气管破裂，裂口与胸膜腔相通，且形成单向活瓣，吸气时空气从裂口进入胸膜腔内，而呼气时活瓣关闭，腔内空气不能排出，胸膜腔内压力不断升高，压迫肺使之逐渐萎陷，并将纵隔推向健侧，挤压健侧肺，产生呼吸和循环功能严重障碍，常危及生命，在紧急状况下，可用粗针头在伤侧第 2 肋间锁骨中线处刺入胸膜腔，有喷射状气体排出，便能起到排气减压效果。

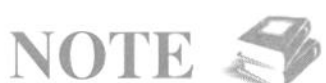

三、胸膜和肺的体表投影

壁胸膜各部位互相移行所形成的反折线在体表的位置即胸膜的体表投影，标志着胸膜腔的范围，壁胸膜反折线为胸膜前界和下界，有较重要的临床意义。

胸膜前界为肋胸膜前缘和纵隔胸膜前缘之间的反折线。两侧上端均起自胸膜顶，即锁骨内侧 1/3 段上方 2～3 cm，向内下方经胸锁关节后方至胸骨柄后方，约在第 2 胸肋关节平面，两侧靠拢并沿正中线偏左垂直下行。左侧在第 4 胸肋关节处转向外下，沿胸骨左缘外侧 2～2.5 cm 处下行，至第 6 肋软骨中点移行于胸膜下界；右侧在第 6 胸肋关节处移行于胸膜下界。两侧胸膜前界在第 2～4 胸肋关节高度相互靠拢，在此上下两端相互分开，所以在胸骨后面形成两个三角形区域；上方者在胸骨柄后方称胸腺区，内有胸腺；下方者位于胸骨体下部和左侧第 4～6 肋软骨后方，称心包区，其间显露心和心包。临床上可在心包区进行心包穿刺或心内注射，在此位置可避免损伤胸膜和肺。肺的前界几乎与胸膜前界相同(图 7-22)。

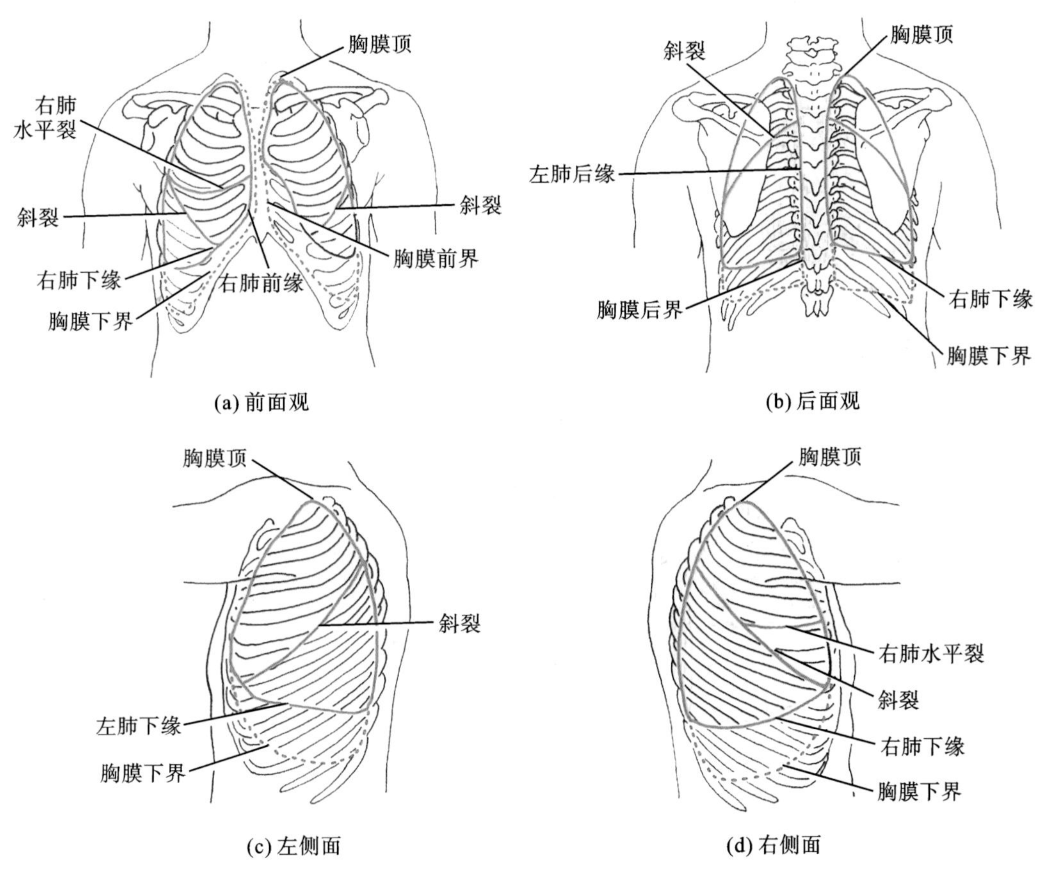

图 7-22　肺和胸膜的体表投影

胸膜下界是肋胸膜下缘与膈胸膜之间的反折线。左侧起自第 6 肋软骨后方，右侧起自第 6 胸肋关节处，两侧均斜向外下方，在锁骨中线与第 8 肋相交，在腋中线与第 10 肋相交，并转向后内侧，在肩胛线与第 11 肋相交，在脊柱旁平第 12 胸椎棘突高度。肺下界体表投影比胸膜下界的反折线高出约两个肋骨，即在锁骨中线与第 6 肋相交，在腋中线与第 8 肋相交，在肩胛线与第 10 肋相交，在脊柱旁平第 10 胸椎棘突高度(表 7-2)。

表 7-2　肺和胸膜下界的体表投影

部位	锁骨中线	腋中线	肩胛线	后正中线
肺下界	第 6 肋	第 8 肋	第 10 肋	第 10 胸椎棘突
胸膜下界	第 8 肋	第 10 肋	第 11 肋	第 12 胸椎棘突

知识拓展

胸腔闭式引流术的护理

胸腔闭式引流术的目的是引流胸腔内渗液、脓液、血液及气体，用于心胸、脓胸、血胸、气胸手术后的引流等。胸腔闭式引流术的置入位置一般在腋中线和腋后线之间第6～8肋间插管引流；气胸的患者，常选锁骨中线第2肋间；用于排液的引流管宜选用质地较硬的橡皮管，不易折叠堵塞，以利于通畅引流；用于排气的引流管则选择质地较软的塑胶管，既不影响引流，又可减少局部刺激，减轻疼痛。护士在护理中要注意：保持管道的密闭，随时检查引流装置是否密闭及引流管有无脱落；严格执行无菌操作，防止逆行感染，引流瓶应低于胸壁引流口平面60～100 cm，以防瓶内液体逆流入胸膜腔；保持引流管通畅，定时挤压引流管，防止引流管阻塞、扭曲、受压。另外，要准确记录引流量。

第四节 纵 隔

一、纵隔的概念和境界

纵隔位于胸腔正中稍偏左，是两侧纵隔胸膜之间所有器官、结构和结缔组织的总称。纵隔呈上宽下窄、前短后长的矢状位。

纵隔上界为胸廓上口，下界为膈，前界为胸骨，后界为脊柱的胸部，两侧界为纵隔胸膜。

二、纵隔的分区及内容

1. 四分法 四分法是解剖学常用的分法，以胸骨角至第4胸椎体下缘的平面为界，分为上纵隔和下纵隔。下纵隔以心包为界，又可分为三部分(图7-23)：胸骨与心包之间的部分称前纵隔；心包及大血管所在部位称中纵隔；心包后壁与脊柱胸部之间的部分称后纵隔。四部分包含的结构如下。

(1) 上纵隔：胸腺或胸腺遗迹、头臂静脉、上腔静脉、主动脉弓及其三大分支、迷走神经、膈神经、食管胸段、气管胸部、左喉返神经以及胸导管等。

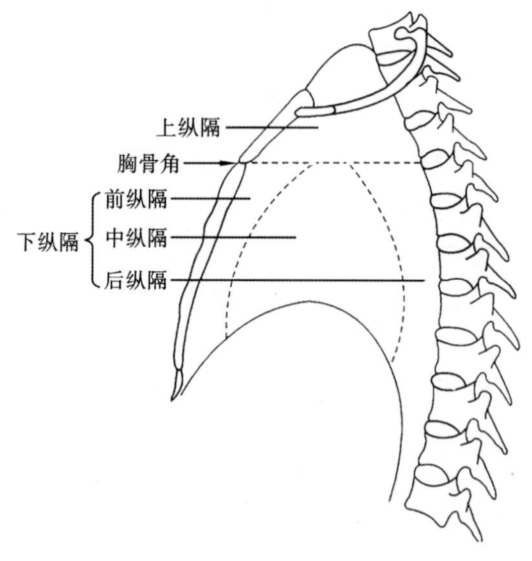

图7-23 纵隔

(2) 前纵隔:纵隔前淋巴结、胸廓内动脉的分支以及疏松结缔组织等。

(3) 中纵隔:主要被心包和心占据,此外还有升主动脉、上腔静脉、肺动脉干及其分支、左肺静脉、右肺静脉、气管杈、膈神经、心包膈血管、心丛以及淋巴结等。

(4) 后纵隔:食管胸部、主支气管、胸主动脉、胸导管、奇静脉、半奇静脉、迷走神经、胸交感干、淋巴结等。

2. 三分法 三分法为临床上常用的方法,以气管、气管杈前壁和心包后壁的冠状面为界,分为前纵隔和后纵隔,前纵隔以胸骨角平面为界,分为上纵隔和下纵隔。

思考题

1. 患儿,男,4 岁,因患急性喉炎,出现声音嘶哑、犬吠样咳嗽、咳痰、喉部疼痛不适,使用抗生素治疗,治疗中突发喉阻塞,出现吸气性呼吸困难,吸气时胸骨上窝、锁骨上下窝、胸骨剑突下、肋间隙向内凹陷,面色青紫,烦躁,试解释:

(1) 药物治疗未见好转,宜尽早行气管切开术,请问气管切开的位置在何处?

(2) 若病情十分紧急时,可在什么部位先行穿刺或切开?

(3) 急性喉阻塞紧急气管切开术预先置入气管插管以解决呼吸困难,请问经鼻气管插管沿途经过哪些结构?

(4) 为什么幼儿发生喉阻塞的概率比成人多?

2. 患者,女,17 岁,高中学生,患有慢性鼻炎多年,近期出现鼻塞、鼻腔大量脓涕、头痛(主要在眶上方额部、颌面)及下睑红肿,此部位压痛明显,全身症状为畏寒、发热、食欲减退、周身不适,医生诊断为急性鼻窦炎。试解释:

(1) 患者被诊断为急性鼻窦炎,请问有几对鼻旁窦,各鼻旁窦的开口位置在何处?

(2) 根据解剖学特点结合临床表现,该患者最有可能是哪对鼻旁窦感染,为什么?

3. 患者,男,71 岁,因持续咳嗽、咳痰半年,出现气短、咳血痰伴右侧胸痛 2 个月余入院,患者退休前是某煤矿工人,吸烟近 40 年,每天两包左右,戒烟不到 3 个月,少量喝酒,入院检查:患者消瘦,面色晦暗,口唇发绀,呼吸较急促;右肺叩诊呈浊音,呼吸音极弱。CT 提示:右肺中央型肺癌。讨论病历提出如下问题:

(1) 右肺中央型肺癌侵犯到肺门,请问肺门有哪些结构?

(2) 如果为患者做支气管镜检,根据什么标志可判断是气管分叉处?

(3) 若患者出现胸腔积液,欲行胸膜腔穿刺,你能说出穿刺的部位吗?为何在此部位穿刺?依次要经过哪些结构?

(贾雪瑞)

第八章　泌尿系统

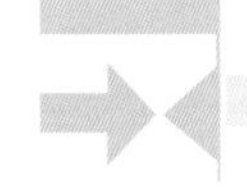

学习目标

1. 掌握泌尿系统的组成及功能；肾的位置、形态、构造；肾单位的组成；滤过屏障的构成及功能；输尿管的形态、分部及其狭窄；膀胱的位置、形态及黏膜特点。

2. 熟悉肾的被膜、肾小体的结构和功能；肾、膀胱的毗邻；输尿管的走行；女性尿道的结构特点和开口部位。

3. 了解肾的血液循环特点；球旁复合体的组成、结构特点及功能。

4. 能够在体表指出肾区的位置，说出尿液形成过程中起到滤过作用的结构，说出进行膀胱穿刺的体表定位点、进针位置和方向，在模型上指出女性导尿的位置及插入导尿管长度。

案例引入

患者，女，58岁，因腰部疼痛、间歇性全程血尿半个月入院。入院前半个月小便时可见尿全程红色，腰部钝痛，到当地医院就诊未见好转而入院。检查显示：左肾区有叩击痛；B超显示左肾中上极外前方有一个3.3 cm×3.0 cm×2.5 cm肿块，肿块回声低，境界不清；尿常规：尿蛋白(－)，白细胞(＋)，红细胞(＋＋＋)。临床诊断：左肾癌。请分析：

(1) 简要说出肾的形态和位置。

(2) 患者为何会出现腰痛？

(3) 肿瘤可能会侵袭周围哪些结构？

泌尿系统由左右肾、左右输尿管、膀胱和尿道组成(图8-1)，泌尿系统是人体新陈代谢过程中的主要排泄器官，其主要功能是排出机体多余水分、无机盐及代谢产物(如尿酸、肌酸、尿素和肌

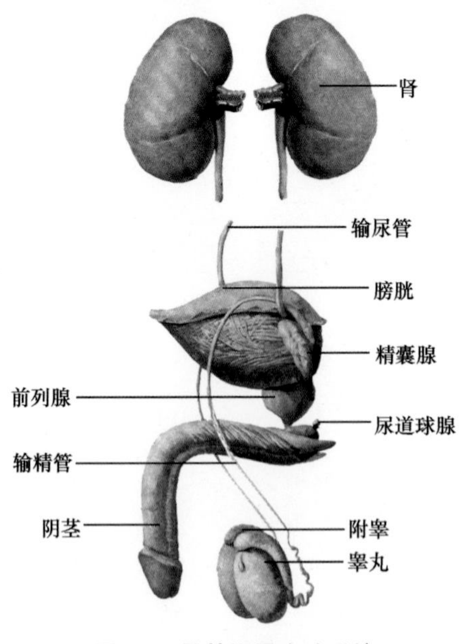

图8-1　男性泌尿生殖系统

酐等)，以维持机体内环境相对稳定和水、电解质平衡。肾滤过血液生成尿液，输尿管将尿液输送至膀胱，膀胱暂时储存尿液，尿液通过尿道排出体外。如果发生肾功能障碍，代谢产物则聚集于体液中，破坏内环境的稳定，影响人体新陈代谢正常进行，严重时可造成尿毒症，危及生命。此外，肾还具有一定内分泌功能，产生促红细胞生成素和肾素等。

第一节　泌尿系统的大体结构

一、肾

肾是泌尿系统中重要的实质性器官。新鲜的肾因血供丰富而呈红褐色，柔软而光滑。单侧肾重 130～150 g。

（一）肾的形态

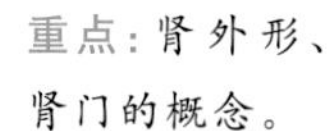
重点：肾外形、肾门的概念。

肾(图 8-2)左右各一，形似蚕豆。肾有上、下两端，前、后两面及内侧、外侧两缘。肾的上端和下端均为钝圆形，但其上端尖耸而宽薄，下端窄而厚。前面朝向腹外侧较凸，后面贴近腹后壁较平坦。肾外侧缘较薄并向外隆凸；内侧缘的中部凹陷，称为肾门，有肾动脉、肾静脉、肾盂、肾的神经和淋巴管等出入，出入肾门的结构被结缔组织包裹称肾蒂。由于下腔静脉靠近右肾，因此右肾蒂较左肾蒂短，故临床上右肾的手术较难施行。肾蒂内众多结构的位置关系，由前向后依次为：肾静脉、肾动脉、肾盂末端。由上而下依次为：肾动脉、肾静脉、肾盂末端。由肾门伸入肾实质内的腔隙称肾窦，肾门是肾窦的开口，肾窦内容纳有肾动脉、肾静脉、神经、淋巴管、肾小盏、肾大盏、肾盂和脂肪组织等。

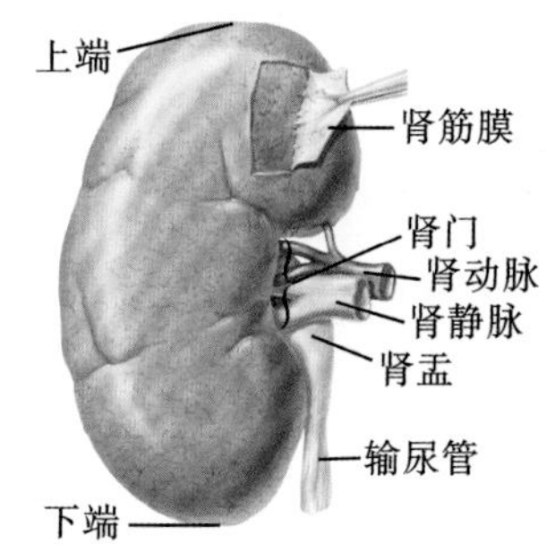

图 8-2　右肾前面观

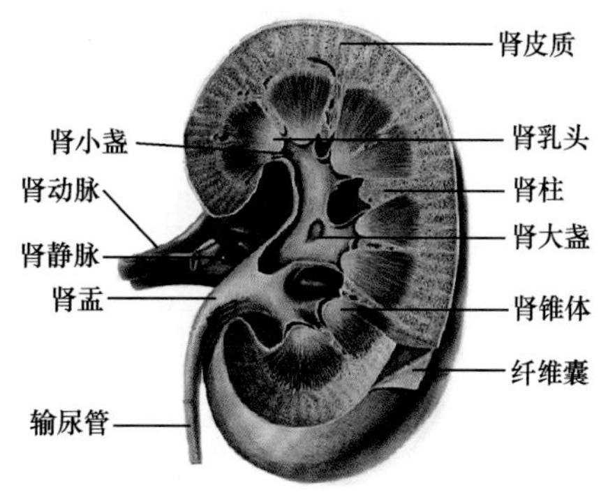

图 8-3　右肾冠状切面

（二）肾的构造

重点：在图 8-3 中指出肾皮质、肾髓质、肾柱、肾小盏、肾大盏、肾盂的位置。

在肾的额状切面上，肾实质可分为肾皮质和肾髓质两部分(图 8-3)。肾皮质主要位于肾实质浅层，厚 0.5～1.5 cm，新鲜肾标本因富有血管而呈红褐色，肉眼可见许多红点状颗粒，主要由肾小体和肾小管构成。肾髓质位于肾实质的深层，约占肾实质厚度的 2/3，因血管较少而呈淡红色，由 15～20 个肾锥体构成。肾锥体呈圆锥形，底朝向肾皮质，尖朝向肾窦，结构致密而有光泽，有许多颜色较深的放射状条纹。肾锥体近肾皮质的部分宽大，与肾皮质分界不清。尖端钝圆，突入肾小盏，称为肾乳头(有时 2～3 个肾锥体的尖端合成一个较大的肾乳头)，每侧肾有 7～12 个肾乳头。肾乳头上有 10～30 个小孔，称为乳头孔，为乳头管的开口。肾内生成的尿液，经乳头孔流入肾小盏。肾皮质嵌入肾锥体之间的部分称为肾柱。肾小盏位于肾窦内，包绕着肾乳头，为漏斗形的膜性管状结构，每侧肾有 7～8 个。有时 1 个肾小盏可包绕 2～3 个肾乳头，所以肾小盏的数目较肾乳头少。在肾窦内相邻的 2～3 个肾小盏合并成较大的膜性管状结构，称为肾大盏。2～3 个肾大盏再合并成 1 个漏斗状的扁囊，称为肾盂。成人肾盂的容量为 3～10 mL(平均约 7.5 mL)。肾盂离开肾门逐渐变窄，向内下走行，约在第 2 腰椎上缘水平与输尿管相移行。肾盂是尿

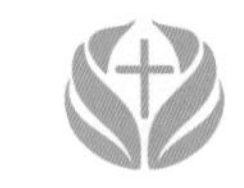

路炎症和结石的好发部位。

(三)肾的血管与肾段

肾动脉在肾门处一般分为前支和后支。前支较粗大,供应区域较大,通常再分出 4 个二级分支(分别是上前段动脉、下前段动脉和下段动脉及上段动脉),连同后支(后段动脉)一起进入肾实质内,这 5 个分支称肾段动脉。每支肾段动脉所分布的一定区域的肾实质,称为肾段。每侧肾一般都分为 5 个肾段(图 8-4):上段、上前段、下前段、下段及后段。每个肾段一般由一条同名动脉分布。各肾段之间被少血管的段间组织分隔,称乏血管带。肾段的动脉之间缺乏吻合,不存在段间的侧副循环。当某一肾段动脉阻塞时,可造成该肾段的血液循环障碍,而致肾坏死。因此,肾的解剖学在临床上对肾血管造影和肾部分切除术具有实用意义。肾内静脉无一定节段性,各肾段静脉之间互相有广泛的吻合支,最后在肾门处汇合为 1 支肾静脉。

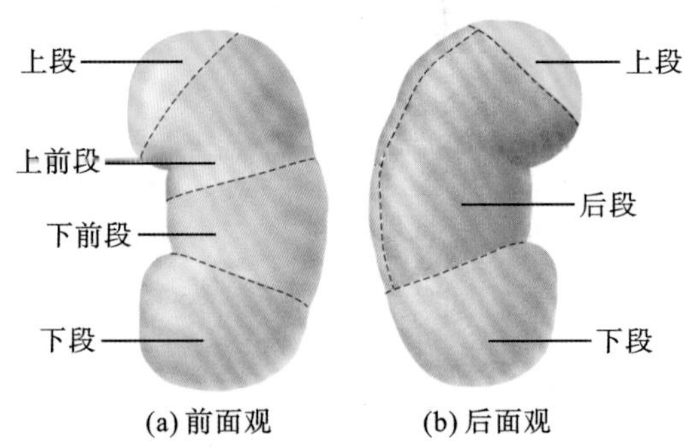

图 8-4　左肾肾段

(四)肾的被膜及固定

肾的表面有 3 层被膜,由内向外依次为纤维囊、脂肪囊和肾筋膜(图 8-5)。

重点:肾的 3 层被膜由内向外依次为纤维囊、脂肪囊和肾筋膜。

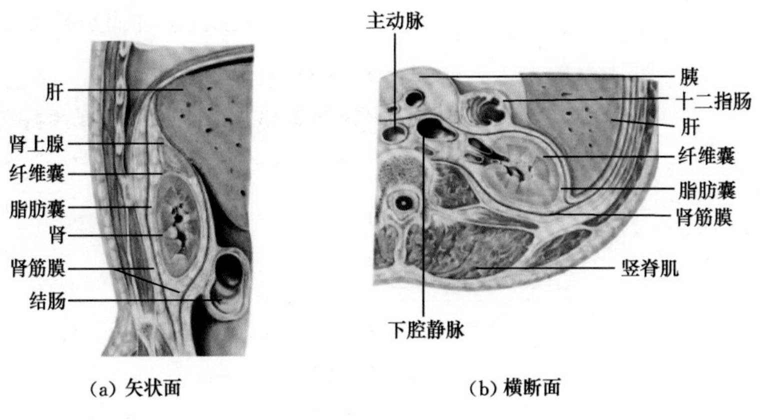

图 8-5　肾的被膜

1. 纤维囊　纤维囊紧密包裹于肾实质的表面,为肾的固有膜,薄而坚韧,由致密结缔组织及少量弹性纤维构成。肾破裂或部分切除时需缝合此膜。通常纤维囊与肾实质表面连接疏松,易于剥离,若剥离困难,即属病理现象。

2. 脂肪囊　脂肪囊也称肾床,是位于纤维囊外周的脂肪层,包裹肾,在肾下端尤为丰富。肾周围的脂肪经肾门进入肾窦,充填于肾窦内容物的间隙内。脂肪囊对肾起到类似弹性垫的保护作用。临床上做肾囊封闭,就是将药液经腹后壁注入肾脂肪囊内。

3. 肾筋膜　肾筋膜是由腹膜外组织形成的,位于脂肪囊的外面,分前、后层,包于肾上腺和肾周围,由它发出的一些结缔组织小梁及隔障穿过脂肪囊与纤维囊相连,是固定肾的主要结构。结缔组织小梁愈近肾的下端愈坚韧。在肾外侧缘处和肾上腺的上方,肾筋膜前、后层均互相附着。肾筋膜前层向内侧逐渐变薄,覆盖于肾血管表面,并与腹主动脉和下腔静脉周围的结缔组织及对侧的肾筋膜前层相延续。肾筋膜后层与腰大肌和腰方肌的筋膜相融合,并经肾血管和输尿管等结构的后方,

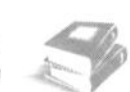

附着于腰椎体和椎间盘上。在肾的下方，肾筋膜的两层仍然互相分离，中间有输尿管经过。

肾的正常位置主要依靠肾的脂肪囊、肾筋膜以及肾周围器官和肾的大血管来维持。另外，腹压和腹膜等也参与固定肾。如果肾的上述固定装置不健全，则可出现肾向下移位，形成游走肾或肾下垂。

（五）肾的位置与毗邻

重点：肾的体表投影，肾区的概念。

1. 肾的位置 肾是腹膜外位器官，位于脊柱两侧，紧贴腹后壁的上部，前面覆盖有肾的被膜及腹膜（图 8-6）。正常肾可随呼吸运动和体位变化而有轻度的上、下移动。多数人右肾较左肾低 1～2 cm，一般左肾在第 11 胸椎体下缘至第 2～3 腰椎间盘之间；右肾则在第 12 胸椎体上缘至第 3 腰椎体上缘之间。两肾的长轴均稍向外下斜行，故两肾上端相距较近，下端相距较远。左、右两侧的第 12 肋分别斜过左肾后面中部和右肾后面上部。肾门约与第 1 腰椎体平齐，距正中线约 5 cm。肾门在腰背部的体表投影点位于竖脊肌外侧缘与第 12 肋所形成的夹角处，称肾区，又称脊肋角（图 8-7）。在肾盂肾炎患者中，若触压和叩击肾区可引起剧烈疼痛。肾的位置有个体差异，一般女性较男性低半个腰椎体。儿童低于成人，新生儿肾位置更低，有时甚至达髂嵴附近水平。

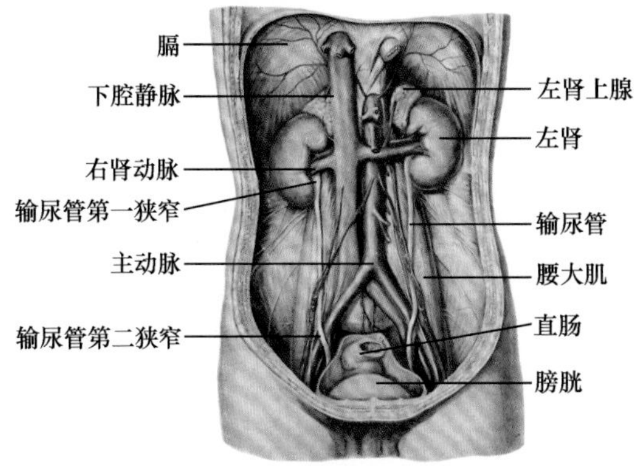

图 8-6 肾和输尿管

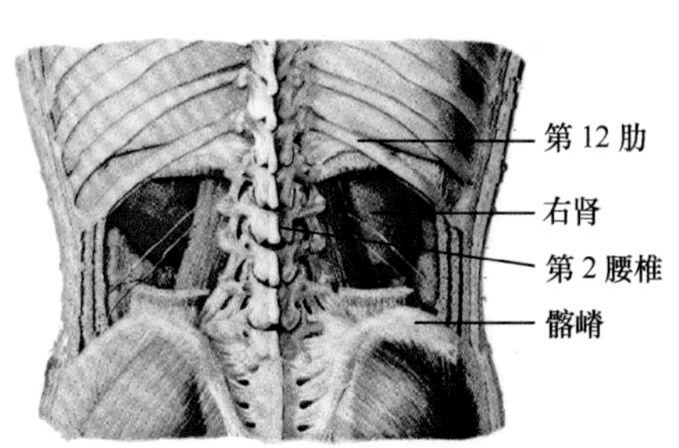

图 8-7 肾和肋骨、椎骨的关系（后面观）

2. 肾的毗邻 左、右肾的周围器官不同。左、右肾的上方分别是左、右肾上腺。左肾上部与胃底后面和脾相邻，中部与胰尾和脾血管相依，下部邻接结肠左曲及空肠。右肾前面上 2/3 部分与肝相邻，下 1/3 部与结肠右曲相接触，内侧缘邻接十二指肠降部。两肾后面的上 1/3 借膈与肋膈隐窝相邻，肾手术时注意不要伤及胸膜；2/3 下部自内向外依次与腰大肌、腰方肌及腹横肌相毗邻。肾与邻近器官的复杂关系有很重要的临床意义，当肾发生病变时可能转移到邻近器官，而邻近器官的疾病也可波及肾。

知识拓展

肾囊封闭术

肾囊封闭术又称腰封，是将麻药注入肾的脂肪囊内，以治疗麻痹性肠梗阻、胃肠痉挛以及术后腹胀、无尿、下肢血栓闭塞性脉管炎等。其通过阻滞周围分布的传入神经，起到麻醉和阻断疼痛的反射作用，减轻或消除患处疼痛。穿刺时患者侧卧，穿刺侧在上，腰部垫高；或反坐于椅子上，双上肢扶于椅背。穿刺部位进针点平第 1 腰椎平面，距正中线 6.0～8.0 cm 处，肾下垂者除外。穿刺针于进针点部位皮肤成直角刺入，一般刺入 4.0～6.0 cm，针抵达脂肪囊内时多有空虚感，并随患者呼吸运动，针杆轻微摆动，此为穿刺成功的重要标志。穿刺时注意：穿刺进针点过于靠内或进针过程中针杆偏向内侧且刺入过深可损伤出入肾门的结构，损伤肾蒂；若盲目进针，速度过快、过深则会损伤肾实质，故对体质瘦弱患者进针时尤应谨慎。

二、输尿管

输尿管是一对扁而细长的肌性管道,为腹膜外位器官(图 8-6)。其约平第 2 腰椎上缘水平,起自肾盂末端,终于膀胱,全长 20～30 cm。左、右两侧输尿管长度大致相等。其管径平均长为 0.5～1.0 cm,最窄处口径只有 0.3 cm。输尿管有比较厚的平滑肌肌层,可进行节律性蠕动,使尿液不断流入膀胱。如果因结石阻塞而输尿管过度扩张,可导致痉挛性收缩而产生疼痛即肾绞痛。

(一)输尿管的分部

输尿管全长按行径分 3 个部分:输尿管腹部、输尿管盆部和输尿管壁内部。

1. 输尿管腹部 输尿管腹部位于腹后壁腰椎两侧,属于腹膜外位器官。其起自肾盂下端,经腰大肌前面斜向外下行,约在腰大肌中点附近,男性输尿管经过睾丸血管的后方,与之成锐角交叉(女性输尿管与卵巢血管交叉),继续向下达骨盆入口处。

2. 输尿管盆部 其长度较输尿管腹部稍短,自小骨盆入口处向下后外方走行,经盆腔侧壁髂内血管和骶髂关节前方下行,达坐骨棘水平,转向前内,到达膀胱底。在小骨盆入口处,左输尿管越过左髂总动脉末端前方;右输尿管则跨过右髂外动脉起始部的前方。在坐骨棘水平以下,男性输尿管走向前、内、下方,经直肠前外侧壁与膀胱后壁之间下行,在输精管后外方与之以直角相交叉,从膀胱底外上角向内下方斜穿入膀胱壁,开口于膀胱三角的外侧角,两侧输尿管达膀胱后壁时相距约 5 cm;女性输尿管向前内经子宫颈外侧约 2.5 cm 处,从子宫动脉后下方绕过,行向下内至膀胱底外上角穿入膀胱壁内。在女性输尿管与子宫动脉、子宫颈和阴道穹窿的关系,在临床上实施子宫切除手术中具有重要意义。

3. 输尿管壁内部 输尿管壁内部斜贯膀胱壁,长约 1.5 cm。在膀胱空虚时,膀胱三角区的两输尿管口间距约 2.5 cm;当膀胱充盈时,膀胱内压的升高可引起壁内部的管腔闭合,阻止尿液由膀胱向输尿管回流。如果壁内部过短或肌组织发育不良,则可发生尿液回流。

重点:输尿管的三处狭窄位置。

(二)输尿管的狭窄

输尿管全程有上、中、下三处狭窄:①肾盂与输尿管移行处;②骨盆上口,输尿管跨过髂血管处;③输尿管壁内部。狭窄处口径仅为 0.2～0.3 cm,是肾盂结石易滞留、梗阻的部位。

三、膀胱

膀胱(图 8-8)是储存尿液的肌性囊状器官,其形状、大小、位置、壁的厚度随尿液充盈程度不同而不同。膀胱容量也随年龄、性别及个体差异而不同。成年人的膀胱容量为 350～500 mL,最大容量为 800 mL。当容量超过 500 mL 时,可因膀胱壁张力过大而产生疼痛。新生儿膀胱容量约为成年人的 1/10,女性膀胱的容量小于男性,老年人因膀胱肌张力减低而容量增大。

重点:膀胱的分部,膀胱三角的概念。

(一)膀胱的形态

空虚时的膀胱呈三棱锥体形,充盈时呈卵圆形,分为四部分:膀胱尖、膀胱体、膀胱底和膀胱颈,各部分之间无明显界限。膀胱尖朝向前上方,由膀胱尖向上沿腹前壁内侧至脐之间有一纤维索称脐正中韧带。膀胱的后面朝向后下方,呈三角形,为膀胱底。膀胱尖与膀胱底之间的部分为膀胱体。膀胱的最下部称膀胱颈。膀胱颈下端的开口为尿道内口,通尿道。

切开膀胱可观察到膀胱内面被覆黏膜,当膀胱壁肌收缩时,黏膜形成许多皱襞;当膀胱膨胀时,皱襞可全部消失。而在膀胱底内面,位于左、右输尿管口和尿道内口之间有一个三角形区域,该区域黏膜与肌层紧密连接,缺少黏膜下层,无论膀胱膨胀或收缩,始终保持光滑,永不形成黏膜皱襞,此区称膀胱三角(图 8-9),是肿瘤、结核和炎症的好发部位,膀胱镜检查时应特别注意。两个输尿管口之间的皱襞称输尿管间襞,膀胱镜下所见为一苍白带,是临床上寻找输尿管口的标志。

(二)膀胱的位置和毗邻

成年人空虚时的膀胱全部位于骨盆腔的前部(图 8-10)。膀胱前方为耻骨联合,后方在女性

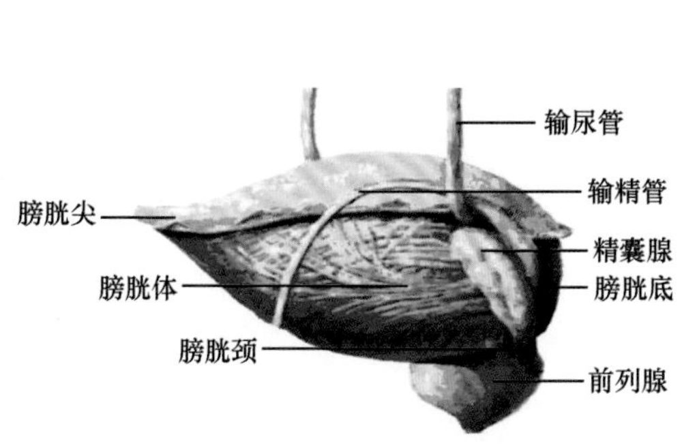

图 8-8 膀胱侧面观(左侧)

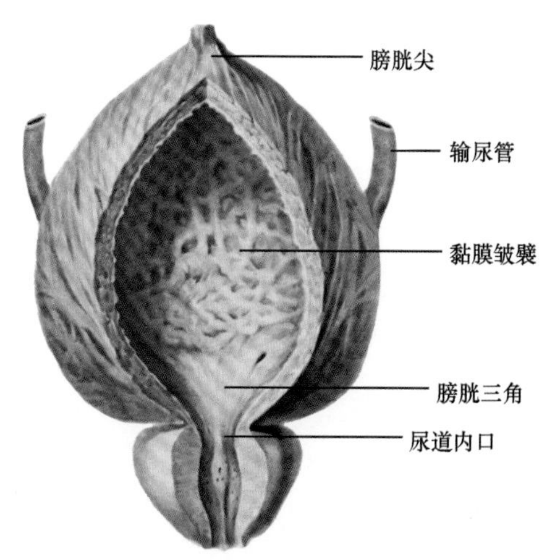

图 8-9 膀胱的额状切面(前面观)

为子宫和阴道,在男性为精囊腺、输精管壶腹和直肠。男性膀胱在收缩状态时,膀胱底的上部覆有腹膜,并向后移行至直肠,在直肠与膀胱之间形成直肠膀胱陷凹;在女性膀胱底没有腹膜覆盖,借富有静脉的疏松结缔组织与子宫颈和阴道前壁连接。膀胱颈下方在女性与尿生殖膈相邻接,在男性与前列腺底相邻接。膀胱上方有腹膜覆盖,在男性与小肠相邻;在女性有子宫覆其上,腹膜自此向后上移行至子宫体前面,并形成膀胱子宫陷凹。膀胱随尿液的充盈逐渐向上伸展,腹膜也随之上移。当膀胱空虚时,膀胱尖不超过耻骨联合上缘。当膀胱充盈时,膀胱与腹前外侧壁之间的腹膜反折线可上移到耻骨联合上方,使膀胱的前下壁直接与腹前壁相贴。此时在耻骨联合上缘进行膀胱手术或膀胱穿刺,可以不经过腹膜腔避免损伤腹膜。

重点:不同充盈度、不同年龄膀胱的位置。

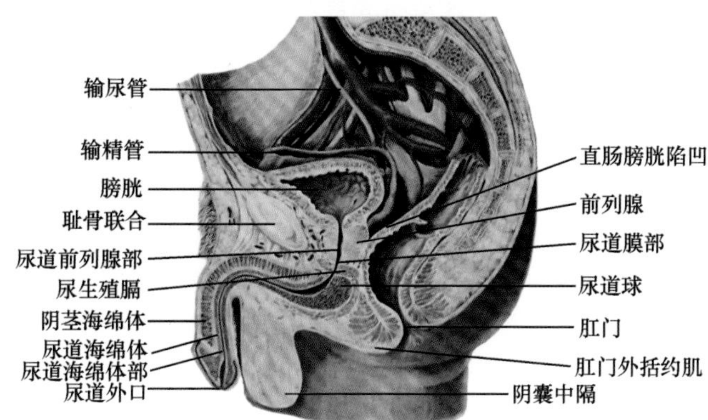

图 8-10 男性骨盆正中矢状面

膀胱的位置随年龄不同而不同,新生儿的膀胱位置高于成年人,大部分位于腹腔内。随年龄的增长和盆腔的发育,膀胱位置逐渐下降,至 6 岁才降入盆腔,约至青春期才达成年人位置。老年人因盆底肌的收缩力减弱,膀胱位置则更低。

知识拓展

膀胱穿刺术

①适应证:适用于急性尿潴留禁忌导尿或导尿失败而又无条件实施膀胱造瘘术者,也可适用于采集膀胱尿液进行检验或细菌培养。②操作方法:患者仰卧,用穿刺针在腹中线耻骨联合上缘的上方 1～2 cm 处垂直进入。由于膀胱充盈,腹膜上移,膀胱前壁与腹前壁相贴,穿刺针可不通过腹膜腔进入膀胱,进针层次:皮肤、浅筋膜、腹白线、腹横筋膜、膀胱前壁。③注意事项:穿刺前应首先确定膀胱内有足够多尿液,针尖应垂直进入勿偏,以免损伤腹膜及膀胱周围静脉丛。待有尿液抽出后,再缓慢进针 1～2 cm。对于

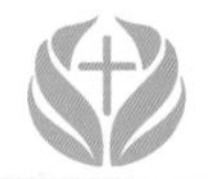

NOTE

过分膨胀的膀胱，宜缓慢抽取，持续1～2 h将膀胱内尿液缓慢排出，以免膀胱内压力骤减而引起虚脱，诱发休克，或导致膀胱内出血。

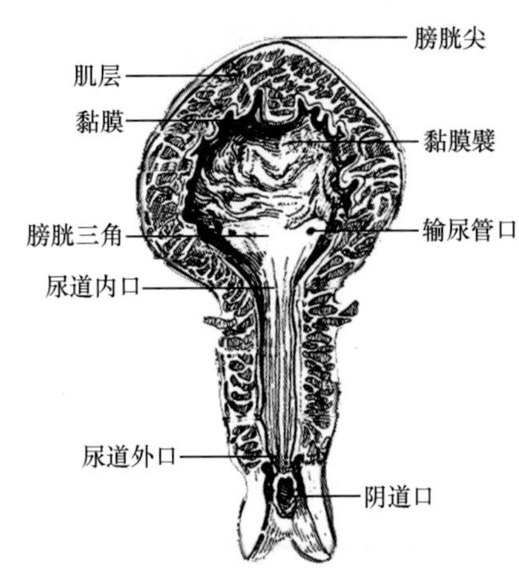

图8-11　女性膀胱和尿道冠状面(前面观)

四、尿道

男性尿道与女性尿道在形态、结构和功能上不完全相同。男性尿道将在男性生殖系统中叙述。

女性尿道(图8-11)仅有排尿功能，较男性尿道短、宽而直，易于扩张，长3～5 cm，直径约6 mm。在约平耻骨联合下缘，起于膀胱的尿道内口，经阴道前方行向前下，穿过尿生殖膈，开口于阴道前庭的尿道外口。尿道内口周围被平滑肌构成的膀胱括约肌环绕。穿过尿生殖膈时有尿道阴道括约肌(为横纹肌)环绕，可控制排尿。在尿道下端有一些腺体，称为尿道旁腺，其导管开口于尿道外口周围，发生感染时可形成囊肿而引起尿路阻塞。由于女性尿道较短且具有宽、直的特点，临床上易发生逆行尿路感染，导致膀胱炎、肾盂肾炎等。

知识拓展

女性导尿术

导尿术是指在严格无菌操作下将导尿管经尿道插入膀胱引流尿液的方法。导尿术适用于导尿、膀胱测压、尿道扩张、膀胱镜检查、尿路逆行造影等各种检查与治疗，导尿在临床各科中又较广泛应用于解除尿滞留、采集不污染的尿液标本等。女性导尿术注意事项：由于女性尿道外口较小，形态多种，进行女性导尿术时，应仔细观察辨认尿道外口，将导尿管自尿道外口插入尿道约4 cm，见有尿液流出，再插入少许；经产妇和老年女性因会阴部肌肉松弛，尿道回缩，使术者不容易辨清尿道外口而误将导尿管插入阴道；患者由于过度精神紧张、恐惧，导致尿道外括约肌痉挛，使导尿管无法顺利进入，此时要采取按摩、热敷等方法，或进行患者心理护理，使尿道外括约肌松弛，切不可强行插入。

第二节　泌尿系统的微细结构

重点：肾单位的组成。

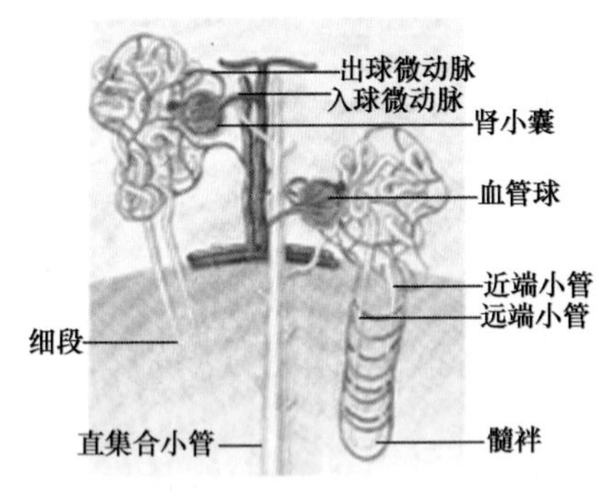

图8-12　肾单位和集合管模式图

一、肾的微细结构

肾实质分肾皮质和肾髓质两部分。肾实质主要由大量泌尿小管构成，其间有少量结缔组织、血管和神经等构成肾间质。泌尿小管包括肾小管和集合小管系两部分，是由单层上皮构成的管道。肾小管细长、弯曲、无分支，其起始部分膨大内陷，形成肾小囊。肾小囊与血管球构成肾小体。肾单位由肾小体和与之相连的肾小管构成，是肾的结构和功能基本单位(图8-12)。每侧肾有100万个以上的肾单位，它们与集合管系共同完成肾的泌尿功能。人体的肾单位约85%位于

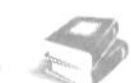

肾皮质中，10%～15%位于肾髓质。

（一）肾小体

难点：血管球、肾小囊结构特点，滤过屏障结构。

肾小体似球形，又称肾小球（图 8-13），包括血管球与肾小囊两部分（图 8-14）。血管球是包裹在肾小囊内的一团盘曲成球状的毛细血管，毛细血管内皮细胞是有孔内皮细胞。一条入球微动脉进入肾小囊内，逐渐分支成毛细血管袢，毛细血管又逐渐汇合成一条出球微动脉离开肾小囊。肾小囊是肾小管起始部膨大内陷形成的双层杯状囊，血管球则嵌在肾小囊内。肾小囊壁由内、外两层组成。内层又称脏层，紧贴毛细血管壁的基膜上，内层由很多体积大、扁平、有突起的细胞组成，称此细胞为足细胞，足细胞突起之间的缝隙，称为裂孔，裂孔间的隔膜称为裂孔膜。外层又称壁层，与肾小管管壁相连，两层上皮之间的腔隙称肾小囊腔，与近端小管相通。

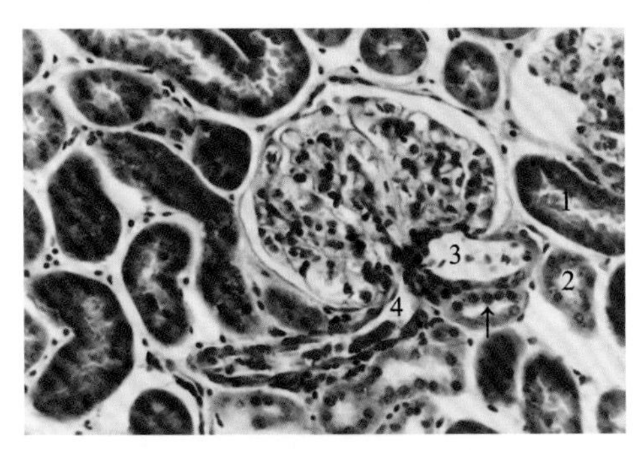

图 8-13　肾组织切片（肾小体）

1—近曲小管；2—远曲小管；↑—致密斑；3—X 球微动脉；4—出球微动脉

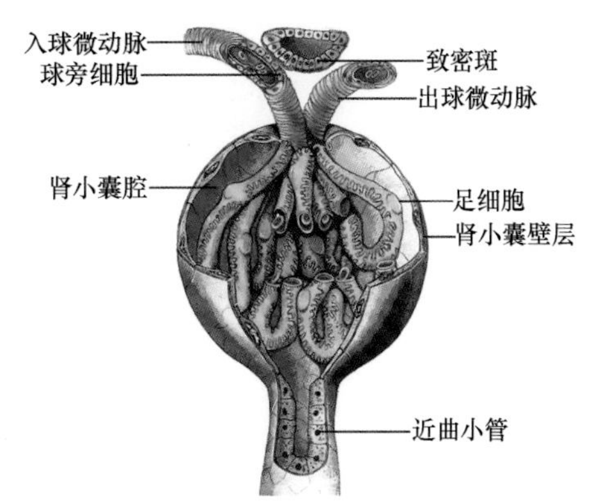

图 8-14　肾小体与球旁复合体立体模式图

肾小体类似一个过滤器，可以滤过血液形成滤液。肾小体的入球微动脉管径及壁内平滑肌层均大于出球微动脉。当血液流经血管球时，平滑肌收缩，血管球内毛细血管的血压升高，血浆中的水分及小分子物质经过内皮小孔、基膜和裂孔膜三层滤过进入肾小囊腔。这三层结构构成滤过屏障又称滤过膜（图 8-15）。血浆中除蛋白质等大分子物质外，其他相对分子质量小于70000、直径小于 4 nm、带正电荷的物质易于通过滤过膜滤入肾小囊腔成为原尿。在成年人，一昼夜两肾可形成原尿约 180 L。在病理状态下，滤过膜受损，可造成大分子蛋白质或血细胞漏出，出现蛋白质尿或血尿。当经过治疗，滤过膜结构修复后，滤过膜功能又可恢复。

（二）肾小管

重点：肾小管的分部。

肾小管是由单层上皮围成的一条细长的管道，全程分为近端小管、细段和远端小管三部分。近端小管起自肾小囊，远端小管连接集合小管。近端小管是肾小管中最粗、最长的一段，其起始段在肾小体附近盘曲走行，称近端小管曲部或近曲小管，接着直行进入肾髓质，称近端小管直部。随后肾小管管径突然变细，称为细段。细段之后管径又骤然增粗，为远端小管。其近段反折向上直行于肾髓质内，为远端小管直部。远端小管直部离开肾髓质后，在肾皮质内弯曲盘旋走行于原肾小体附近，称为远端小管曲部，最后汇入集合小管系。近端小管直部、细段和远端小管直部三者构成 U 形的袢，称为髓袢，又称肾单位袢。近端小管是原尿重吸收的主要场所，原尿中几乎所有的葡萄糖、氨基酸和蛋白质以及大部分水、离子和尿素均在此吸收。远端小管曲部是离子交换的重要部位，细胞有吸收水、钠离子和排出钾离子、氢离子和氨分子等作用，对维持体液的酸碱平衡起重要作用。肾上腺皮质分泌的醛固酮能促进此段重吸收钠离子，排出钾离子，垂体后叶抗利尿激素能促进此段对水的重吸收，使尿液浓缩，尿量减少。

（三）集合管系

数条远曲小管汇合为弓形集合小管，然后再汇集为直行小管即集合管，集合管自肾皮质直行入肾髓质，在肾髓质内不断与其他集合管相汇合，最后在肾锥体尖端处形成较大的乳头管。乳头

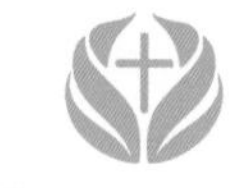

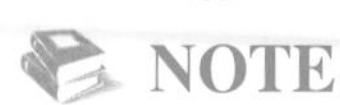

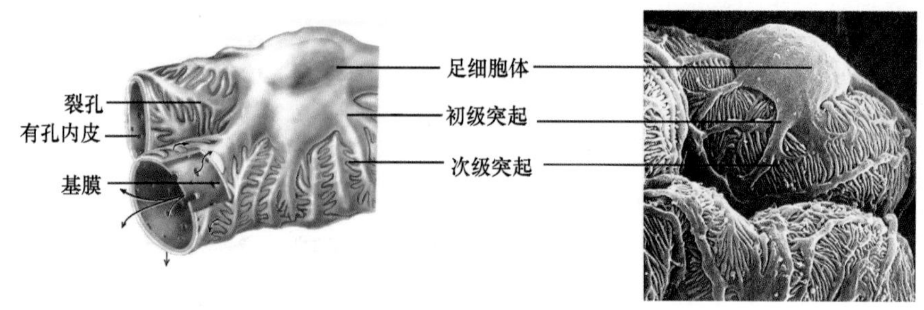

(a) 立体示意图

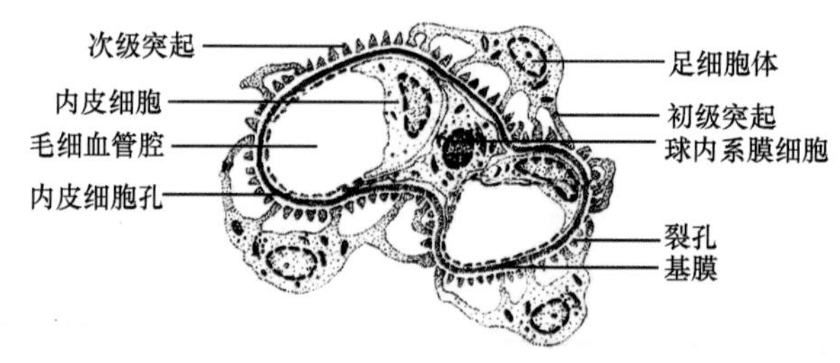

(b) 切面图

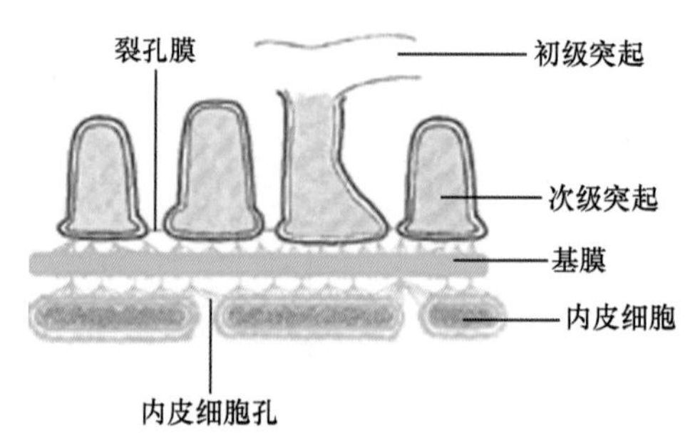

(c) 滤过屏障示意图

图 8-15 肾的血管球毛细血管、基膜和足细胞超微结构模式图

管开口于肾乳头，与肾小盏相通。集合管能进一步重吸收水和交换离子，使原尿进一步浓缩，并与远端小管一样受抗利尿激素和醛固酮的调节。

综上所述，由肾小体滤过形成的原尿，经过肾小管各段和集合小管后，其中大部分的水、营养物质和无机盐又被重吸收入血液。最终形成的终尿经乳头管排入肾小盏，其量仅占肾小体滤液的1%左右，每天1～2 L。因此，肾在泌尿过程中排出了机体的代谢产物，同时还起到维持水、电解质平衡和内环境稳定的作用。

（四）球旁复合体

球旁复合体也称肾小球旁器，包括球旁细胞、致密斑和球外系膜细胞(图 8-13)。球旁细胞是由入球微动脉管壁中膜的平滑肌细胞转变而成的上皮样立方形细胞，细胞较大，细胞质呈弱嗜碱性，内有丰富的能分泌肾素的颗粒。致密斑为远曲小管靠近肾小体血管极一侧的管壁的上皮细胞增高变窄而形成的椭圆形隆起的细胞密集区。致密斑能感受远端小管内液体的容量和钠离子浓度的变化，是化学感受器，从而调节球旁细胞分泌肾素。球外系膜细胞位于入球微动脉、出球微动脉和致密斑之间的三角区域内，并与球旁细胞和球内系膜细胞以及血管的平滑肌细胞之间有缝隙连接，借此可以互通信息。

（五）肾的血液循环

肾动脉由腹主动脉直接发出，经肾门入肾，然后分为数条叶间动脉，在肾皮质与肾髓质交界处，又分支为弓形动脉。弓形动脉分出若干小叶间动脉走行于肾皮质迷路里，一直到达被膜下形成毛细血管网。小叶间动脉向前走行，两次形成毛细血管网，然后汇合成小叶间静脉、弓形静脉、叶间静脉，它们与同名动脉相伴行，最后形成肾静脉从肾门出肾。

肾的血液循环（表 8-1）与肾的泌尿功能有密切关系，有如下特点：①肾动脉直接由腹主动脉发出，管径粗，且长度短，血流量占心输出量的 1/5～1/4。因此每 4～5 min 人体内的全部血流即流经肾而被滤过一次。②肾皮质血流量大，流速快；肾髓质血流量小，流速慢。③肾的血管球的毛细血管两端均为微动脉，入球微动脉管径粗，而出球微动脉管径细，血管球内血压高，血流量大，有利于滤过生成原尿。④动脉在肾内形成两次毛细血管网，一次是血管球；另一次是球后毛细血管网，在肾小管周围分布，因大量的水分从血管球被滤出，所以球后毛细血管网内血浆渗透压较高，有利于肾小管上皮细胞吸收的物质进入血液。⑤肾髓质内的 U 形血管袢与髓袢相伴行，有利于肾小管和集合管系的重吸收和尿液的浓缩。

表 8-1 肾的血液循环

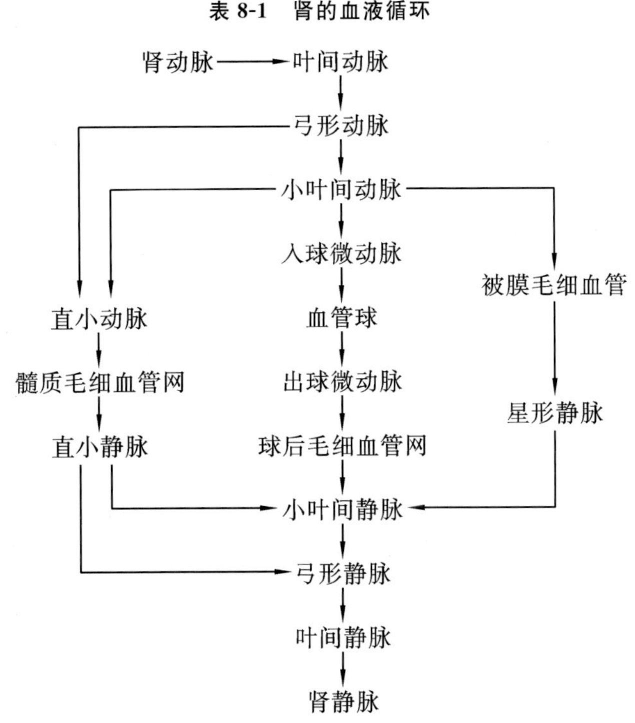

知识拓展

肾小球肾炎

肾小球肾炎又称肾炎，是常见的肾脏疾病，是以肾小体损害为主的变态反应性疾病。肾小球炎症时，滤过膜受损伤，通透性增加，大分子蛋白质漏出，甚至红细胞也可漏出，形成蛋白尿或血尿，临床表现主要有血尿、蛋白尿、水肿和高血压等。由于肾小球肾炎早期症状和体征不明显，发病隐匿，往往容易被人忽视。临床调查资料表明，肾小球肾炎患者往往由于不能早期诊断，而失去最佳的治疗时机，导致肾脏纤维化，病情逐步进展，最终发展到肾功能衰竭、尿毒症。目前一般采用常规透析或肾移植维持生命。

二、排尿管道的微细结构

（一）输尿管的微细结构

输尿管管壁由内向外有三层：黏膜、肌层和外膜。黏膜上皮较厚，为变移上皮，有 4～5 层细胞，扩张时变薄为 2～3 层。固有层为结缔组织。输尿管上 2/3 段的肌层为内纵、外环形两层平滑肌，输尿管下 1/3 段的肌层增厚为内纵、中环、外纵形三层平滑机。外膜为疏松结缔组织。

（二）膀胱的微细结构

膀胱壁由内向外可分为黏膜、肌层和外膜。除膀胱三角外，膀胱壁其他黏膜形成许多皱襞，扩张时皱襞可减少或消失。黏膜上皮为变移上皮，膀胱空虚收缩时有 8～10 层细胞，表层细胞大，呈正方形，称盖细胞；膀胱充盈膨胀时上皮变薄，仅 3～4 层，表面细胞也变扁平。肌层较厚，肌纤维互相交错，分为三层：内纵、中环、外纵，各层分界不清。在尿道内口处，中层环形肌增厚形成括约肌。外膜主要为纤维膜，纤维排列疏松富含血管神经。在膀胱后上方，则为浆膜。

思考题

1. 患者，男，74 岁，因下腹胀痛，尿意强烈又不能排尿到医院就诊，经检查膀胱极度膨胀，诊断为急性尿潴留，又因患者前列腺肥大致导尿失败，考虑行膀胱穿刺术进行排尿。

(1) 穿刺的部位应在(　　)。

A. 麦氏点　　B. Moffer's 点　　C. 耻骨联合上缘
D. 脐与耻骨联合之间　　E. 耻骨联合下缘

(2) 穿刺经过结构的层次为(　　)。

A. 皮肤、浅筋膜、腹肌、腹膜、膀胱黏膜、肌层和外膜
B. 皮肤、浅筋膜、腹肌、膀胱外膜、肌层和黏膜
C. 皮肤、浅筋膜、腹肌、膀胱黏膜、肌层和外膜
D. 皮肤、浅筋膜、腹肌、腹膜、膀胱外膜、肌层和黏膜
E. 皮肤、腹肌、浅筋膜、膀胱黏膜、肌层和外膜

2. 患者，女，33 岁，畏寒，发热，头痛，恶心两天，伴有腰痛和尿频、尿急、尿痛。体温 39.5 ℃，脉搏 120 次/分，呼吸 22 次/分，血压 110/80 mmHg。神志清，急性病容，肾区叩击痛和膀胱压痛。尿镜检见大量白细胞和成堆脓细胞，少许红细胞，白细胞 1.2×10^{9}/L，中性粒细胞 0.9。诊断为急性肾盂肾炎。

(1) 肾盂肾炎最常见的感染途径是(　　)。

A. 血行感染　　B. 上行感染　　C. 直接感染　　D. 淋巴道感染　　E. 邻近组织感染

(2) 肾损伤最常见的症状是(　　)。

A. 疼痛　　B. 肿块　　C. 血尿　　D. 休克　　E. 感染

3. 成年男性患者，突发肾区剧烈疼痛并向腰背部和腹股沟区放射，医生在叩击其腰部时有疼痛感觉，B 超检查为泌尿系结石，试解释：

(1) 医生叩击患者腰部的哪个区域？

(2) 在做 B 超检查时应特别注意肾、输尿管和膀胱的什么部位？

(3) 若结石位于肾盂内，经排石治疗后，结石可经何种途径排出体外？

（黄　华）

第九章　男性生殖系统

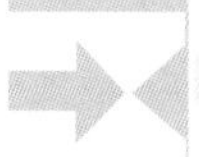

学习目标

1. 掌握男性生殖系统的组成；睾丸的形态结构和功能；男性尿道的分部、狭窄和弯曲；前列腺的位置和形态；精子的形态；睾丸间质细胞的功能。

2. 熟悉睾丸的位置；精索的位置和形态结构；输精管的组成。

3. 了解附睾的位置、结构及其机能；阴囊的位置、形态构造和机能；生精小管中生精细胞的发育过程。

4. 能够在标本及模型上指出组成男性生殖系统各个器官的形态结构特点、指出男性导尿的位置和导尿管插入的长度，说出精子形成到排出体外经过的结构。

案例引入

患者，男，60岁，2年前开始尿频、排尿困难，排尿线细、射程短、尿末尿滴沥、排尿费力，2个月前，排尿困难加重，一天前饮酒后受凉，突然不能自行排尿，下腹胀痛、膨隆，触诊前列腺约鸭蛋大，前列腺沟消失，表面光滑，无触痛。

临床诊断：前列腺肥大。请思考以下问题：

(1) 男性尿道分几部分？尿道穿过前列腺的是哪一部分？

(2) 对男性行肛门指诊时，可触及哪些结构？

(3) 为什么老年男性尿道易阻塞？

第一节　男性生殖系统的大体结构

男性生殖系统(图 9-1)包括内生殖器和外生殖器。内生殖器多位于盆腔内，包括生殖腺、生殖管道和附属腺；外生殖器显露于体表。男性生殖腺是睾丸，是产生男性生殖细胞(精子)的器官，也是男性性腺，具有分泌男性激素，刺激男性第二性征发育的功能。生殖管道包括附睾、输精管、射精管和尿道，精子在睾丸内生成后先储存在附睾内，然后通过输精管、射精管和尿道排出体外。附属腺包括精囊、前列腺和尿道球腺，它们的分泌物与精子共同组成精液，对精子具有营养和增强其活动的功能。男性外生殖器包括阴囊和阴茎。

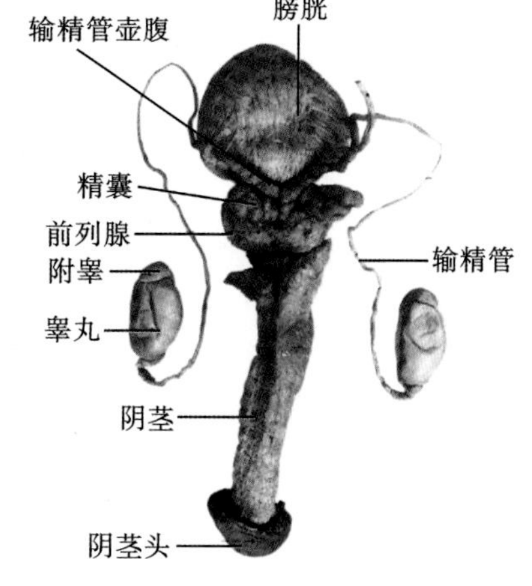

图 9-1　男性生殖系统

一、睾丸

睾丸(图 9-2)是男性生殖系统的主要器官，位于阴囊内，左、右各一。

(一)睾丸的形态

重点:睾丸的形态。

睾丸呈扁卵圆形,表面光滑。新生儿的睾丸相对较大,在性成熟前发育较慢,到性成熟期开始迅速增大,至老年时则随性功能衰退而萎缩变小。睾丸分上、下两端,前、后两缘和内侧、外侧两面。睾丸的上端后部被附睾头覆盖,下端游离。前缘游离,后缘与附睾和精索下部相接触,且血管、神经和淋巴管经后缘进出睾丸。睾丸内侧面较平坦与阴囊隔相贴,外侧面较凸与阴囊外侧壁相贴。

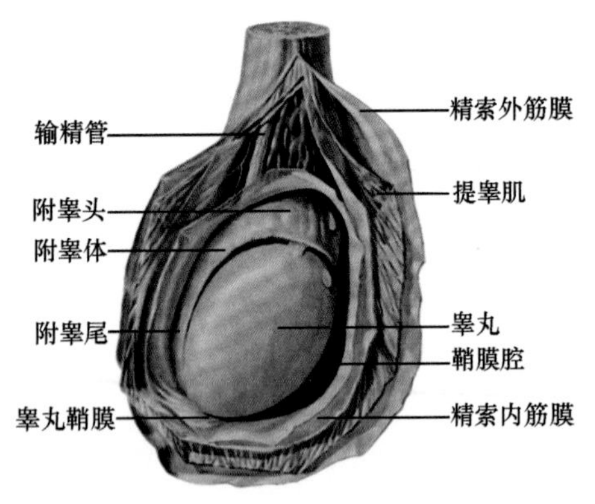

图 9-2　右侧睾丸、附睾及被膜

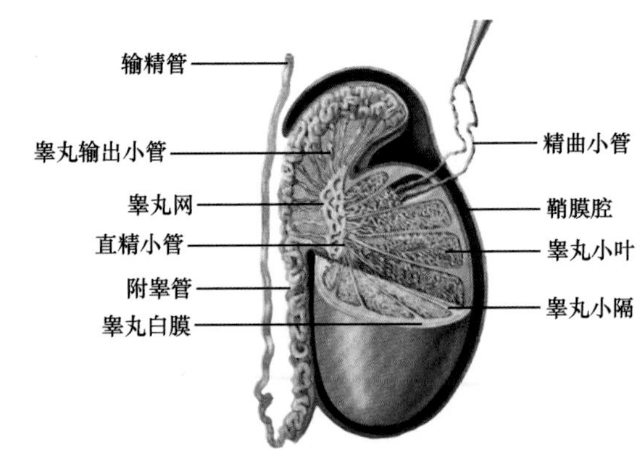

图 9-3　睾丸及附睾的结构

(二)睾丸的内部结构

重点:在图 9-3 中指出睾丸纵隔、睾丸小叶、精曲小管、睾丸网、睾丸输出小管。

睾丸实质(图 9-3)的表面有一层膜称白膜。白膜厚而坚韧,呈苍白色,由富含弹性纤维的致密结缔组织构成。当睾丸发生急性炎症伴肿胀或受外力打击时,由于白膜的限制而产生剧痛。在睾丸的正中矢状切面上,白膜在睾丸后缘上部处增厚,并伸入睾丸内形成睾丸纵隔。从睾丸纵隔发出许多结缔组织隔即睾丸小隔,呈放射状伸入睾丸实质,愈接近睾丸表面愈薄,最后连于白膜,将睾丸实质分成许多呈锥体形的睾丸小叶。睾丸小叶底部接白膜,尖部接睾丸纵隔。每个睾丸小叶内含有 1～4 条纤细、迂曲的生精小管,又称精曲小管。精曲小管上皮有产生精子的功能。精曲小管朝睾丸纵隔方向集中,在近睾丸纵隔处汇合变为短而直的直精小管。直精小管进入睾丸纵隔后,相互吻合成睾丸网,由睾丸网形成 8～15 条睾丸输出小管经附睾后缘上部进入附睾头。生精小管之间的结缔组织,称睾丸间质,内有能分泌男性激素的细胞称间质细胞。

二、附睾、输精管和射精管

(一)附睾

附睾居于阴囊内,贴附于睾丸的上端和后缘。附睾主要由附睾管构成,呈新月形,可分为三部分:上端膨大钝圆称为附睾头,附于睾丸后部上端,借睾丸输出小管与睾丸相连;中部扁圆称为附睾体,与睾丸后缘借疏松结缔组织相连;下端较细称为附睾尾。附睾头由睾丸输出小管盘曲而成,各睾丸输出小管相互汇合形成一条不规则迂曲的附睾管,附睾管向下逐渐粗大,迂回盘曲构成附睾体和附睾尾。附睾管在附睾尾的末端向后内上弯曲,逐渐移行为输精管。

附睾具有暂时储存和输送精子的功能,还可分泌液体,供给精子营养,并促进精子进一步发育成熟。

(二)输精管和射精管

输精管和射精管是输送精子的管道。

1. 输精管　输精管与附睾尾直接连接,平均长为 31～32 cm,管壁厚,管腔细小,直径约 0.3 cm,活体触摸时呈较硬的细圆索状。输精管全长可分为四部分。①输精管睾丸部:输精管的起始部,走行比较迂曲,沿睾丸后缘和附睾内侧上行,至附睾头的高度,移行为精索部。②输精管精索部:位于附睾头和腹股沟管浅环之间,此段位置表浅,在活体上易于触摸,是临床输精管结扎术(男性绝育术)常选取的部位。③输精管腹股沟部:此段位于腹股沟管内。④输精管盆部:输精管中最长的一段,自腹股沟管深环进入盆腔,沿盆腔侧壁向后下方走行,然后向内前方到达膀胱底的后面,在此处两侧输精管逐渐接近。输精管末端呈梭形膨大,称为输精管壶腹。输精管壶腹下端变细与精囊的排泄管汇合成射精管。

2. 射精管 射精管是输精管壶腹末端与精囊的排泄管汇合而成的管道,长约 2 cm,由后外上向前内下斜穿入前列腺实质,开口于尿道的前列腺部。

精索:为一对柔软的圆索状结构,主要由出入睾丸的血管、神经、淋巴管、输精管及被膜组成。从腹股沟管深环起始,向内下穿过腹股沟管,经腹股沟管浅环进入阴囊,至睾丸上端。精索在腹股沟管浅环和睾丸之间的一段,活动度大,在体表极易触摸。精索外面包有三层被膜,从外向内依次为精索外筋膜、提睾肌和精索内筋膜。

三、附属腺

(一) 精囊

精囊(图 9-4)又称精囊腺,位于膀胱底后方输精管壶腹的外侧,前列腺的后上方。精囊上宽下窄,前后稍扁,是一对长椭圆形的囊状器官,表面凸凹不平。其下端缩细为排泄管,与输精管末端汇合成射精管。精囊分泌淡黄色液体,参与精液的组成。

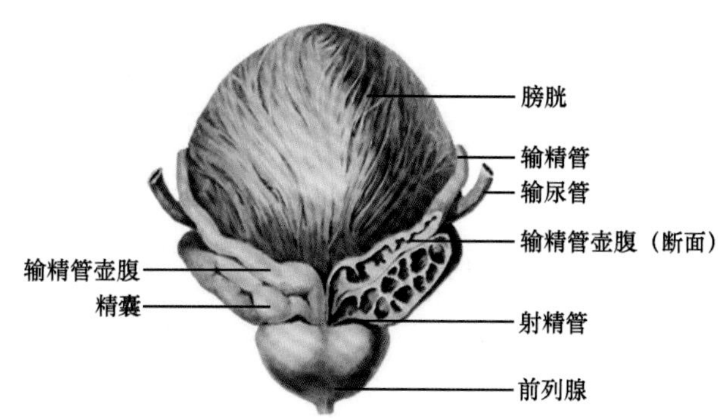

图 9-4 膀胱、前列腺及精囊(后面观)

(二) 前列腺

前列腺(图 9-4)是男性生殖附属腺中最大的实质性器官,为单个,主要由腺组织、平滑肌和结缔组织构成。前列腺形似前后稍扁的栗子,其上端宽大称为前列腺底,下端尖细称为前列腺尖,尖与底之间称为前列腺体。前列腺体后面正中有一浅纵沟称为前列腺沟。前列腺一般分五叶:前叶、中叶、后叶和两侧叶。

重点:前列腺的形态。

前列腺位于盆腔内膀胱与尿生殖膈之间,包绕尿道的起始部即尿道前列腺部从前列腺实质内穿过。此外射精管也从前列腺实质内穿过(图 9-5)。前列腺的后面与直肠相邻,所以经直肠指诊可以触及前列腺后面的前列腺沟,以诊断前列腺是否增生、肥大等。

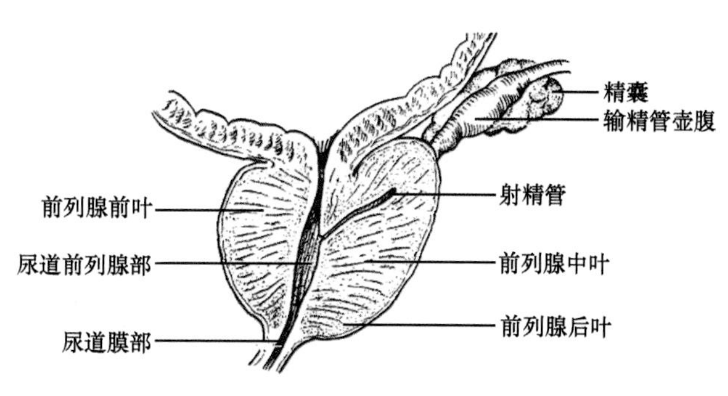

图 9-5 前列腺矢状切面

前列腺分泌乳白色黏稠液体,参与精液的组成。前列腺排泄管开口于尿道前列腺部。

出生后前列腺的发育与性激素密切相关。在幼年时,由于性腺不发育,所以前列腺较小,腺组织不发育,主要由平滑肌和结缔组织构成。至青春期,随着性腺的发育,前列腺组织迅速生长。老年人的腺组织逐渐退化,前列腺体积逐渐缩小。如果前列腺内结缔组织增生,则形成前列腺肥大,可压迫尿道,引起排尿困难。

知识拓展

前列腺增生

前列腺增生是中老年男性常见疾病之一,由于前列腺增生,下尿路逐渐出现梗阻,临床症状主要包括储尿期症状(尿频、尿急、夜尿多、尿失禁)、排尿期症状(排尿困难)以及排尿后症状(尿不尽,残余尿量增多)。最简单而重要的诊断方法是直肠指诊。病情轻微患者无需治疗,进行临床观察等待;病情较重者可先进行病情全面评估以确定选择药物治疗还是手术治疗。手术治疗目前仍是前列腺增生的重要治疗方法。

(三) 尿道球腺

尿道球腺为圆形小体,其大小似豌豆,一般为左右各一。其位于尿生殖膈内,排泄管开口于尿道球部。尿道球腺的分泌物是组成精液的成分之一,有刺激精子活动的作用。

精液:乳白色的液体,呈弱碱性。精液由生殖管道与附属腺体的分泌物和精子共同构成。正常成年男性,一次射精排出的精液为2～5 mL,含精子为3亿～5亿个。

输精管在精索部被结扎后,阻断了精子的排出途径,但生殖管道和附属腺体分泌物的排出不受影响,因此,射精时仍有精液排出,但其内无精子。

四、阴囊和阴茎

(一) 阴囊

阴囊位于阴茎的后下方,为阴茎根与会阴间的一皮肤囊袋。它由阴囊中隔分为左、右两部,其内分别容纳睾丸、附睾和精索下部。

阴囊壁主要由皮肤和肉膜构成。阴囊皮肤薄弱而柔软,富有伸缩性,有显著色素沉着,颜色深暗。肉膜是阴囊的浅筋膜,含有平滑肌纤维、致密结缔组织和弹力纤维。平滑肌纤维的舒缩,可使阴囊皮肤松弛或皱缩,从而调节阴囊内的温度,使阴囊内的温度低于正常体温1～2 ℃,以适应精子的生存和发育。

阴囊深面有包被睾丸和精索的被膜(图9-2),由外向内依次是:①精索外筋膜:腹外斜肌腱膜的延续。②提睾肌:来源于腹内斜肌和腹横肌下部的肌纤维,具有上提睾丸的作用。③精索内筋膜:腹横肌筋膜的延续。④睾丸鞘膜:来源于腹膜,仅包被睾丸和附睾,分脏层和壁层。脏层贴于睾丸和附睾表面,脏层和壁层之间形成鞘膜腔,内有少量浆液。有炎症时,可因液体增多而形成鞘膜积液。

(二) 阴茎

阴茎(图9-6)悬垂于耻骨联合的前下方,是男性的性交接器官。它可分为阴茎根、阴茎体和阴茎头三部分。阴茎后端为阴茎根,藏于阴囊和会阴部皮肤的深面,附于耻骨弓边缘和尿生殖膈,此部为固定部;阴茎前端膨大,称阴茎头,其尖端有尿道外口,头后较细部分为阴茎颈;阴茎根和阴茎头之间的部分为阴茎体,呈圆柱状,以韧带悬于耻骨联合的前下方,此部位为可动部。

阴茎主要由两条阴茎海绵体和一条尿道海绵体构成,外面包有筋膜和皮肤(图9-7)。阴茎海绵体左右各一,位于阴茎的背侧,为两端细的圆柱体,是构成阴茎的基础。尿道海绵体位于阴茎海绵体的腹侧,有尿道贯穿其全长。尿道海绵体较阴茎海绵体细,中部呈圆柱形,其前、后端均膨

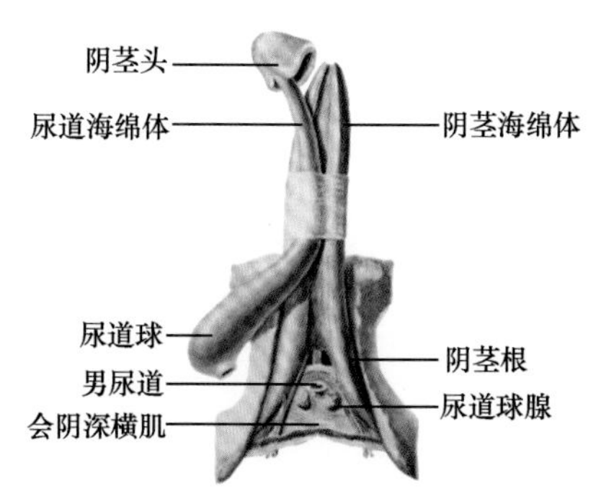

图 9-6 阴茎的海绵体

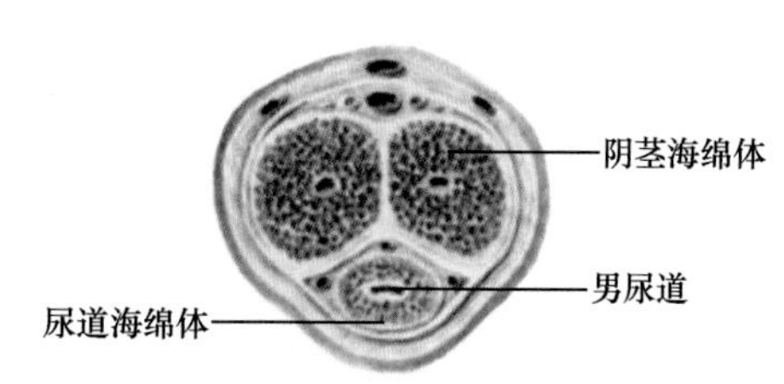

图 9-7 阴茎中部横断面

大，前端膨大为阴茎头，后端膨大为尿道球。每个海绵体外面都包有一层厚而致密的纤维膜，分别称为阴茎海绵体白膜和尿道海绵体白膜。三条海绵体外面共同包有浅、深筋膜和皮肤。

阴茎的皮肤呈棕褐色，薄而柔软，富有伸展性，皮下无脂肪组织。阴茎的皮肤在阴茎颈处向前反折形成双层游离的环形皱襞，包绕阴茎头，称阴茎包皮。阴茎包皮前端围成包皮口。在阴茎头的腹侧中线上阴茎包皮与尿道外口下端之间连有一条皮肤皱襞，称包皮系带。做包皮环切手术时，应注意不要伤及包皮系带，以免影响阴茎正常勃起。

幼儿的阴茎包皮较长，包着整个阴茎头，包皮口较小。随着年龄增长，阴茎包皮逐渐向后退缩，包皮口也逐渐扩大。正常成年人阴茎包皮能退缩到阴茎颈，若阴茎头仍被阴茎包皮包覆，能够上翻者称包皮过长；若包皮口过小，阴茎包皮不能上翻者称包茎。这两种情况下，易藏包皮垢，污物的长期刺激易发生炎症，也可成为诱发阴茎癌的一个因素，故包皮过长或包茎的患者应进行包皮环切手术，使阴茎头露出。

五、男性尿道

重点：男性尿道分 3 个部分、3 处狭窄、3 处扩大、2 个弯曲。

男性尿道具有排尿和排精双重功能。它起始于膀胱的尿道内口，终于阴茎头的尿道外口，长为 16～22 cm，平均管径为 0.5～0.6 cm，是一个细长的管状器官。男性尿道全长可分为尿道前列腺部、尿道膜部和尿道海绵体部 3 个部分。临床上将尿道海绵体部称为前尿道，将尿道膜部和尿道前列腺部合称为后尿道。尿道畸形和损伤常发生于前尿道。

尿道前列腺部：尿道通过前列腺内的部分，自前列腺底进入，向前下方斜穿前列腺后，由前列腺尖穿出，移行为尿道膜部，长约 2.5 cm。其后壁上有射精管和前列腺排泄管的开口。其中部口径最大，是尿道最宽阔处。

尿道膜部：尿道穿过尿生殖膈的部分，长约 1.2 cm。其周围有尿道括约肌环绕，属于骨骼肌。尿道括约肌舒缩，可控制排尿。尿道膜部是尿道最狭窄处，但其扩张性最强。

尿道海绵体部：尿道穿过尿道海绵体的部分，长约 15 cm，是尿道最长部分。此部分的起始段位于尿道球内，管腔稍扩大，称尿道球部，有尿道球腺排泄管的开口。在阴茎头内尿道扩大成尿道舟状窝。

男性尿道全长直径粗细不一，有 3 处狭窄、3 处扩大和 2 个弯曲。3 处狭窄分别位于尿道内口、尿道膜部和尿道外口，以尿道膜部最为狭窄。尿道结石常易嵌顿在这些狭窄部位。3 处扩大分别位于尿道前列腺部、尿道球部和尿道舟状窝，其中尿道舟状窝最大。阴茎自然悬垂时，尿道呈现 2 个弯曲：一个是耻骨下弯，在耻骨联合的下方，凹向前上方，包括尿道前列腺部、尿道膜部和尿道海绵体部的起始端，此段尿道比较固定；另一个是耻骨前弯，在耻骨联合的前下方，凹向后下方，由尿道海绵体部构成，如将阴茎向上提起，此弯曲即消失。临床上在使用尿道器械如膀胱镜或插入导尿管时，应注意尿道的狭窄和弯曲，以免损伤尿道壁。可利用耻骨前弯的可动性，将阴茎向上提起，使整个尿道形成一个凹侧向上的大弯曲，以利于器械或导尿管进入膀胱。

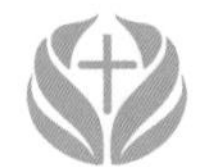

第二节　睾丸的微细结构

睾丸主要由生精小管、直精小管、睾丸网及睾丸间质所构成。生精小管具有产生精子的作用;直精小管是精子排出的第一段管道;睾丸网通过睾丸输出小管与附睾管相连。睾丸间质细胞具有分泌男性激素的功能。

一、生精小管

成年人生精小管长约 70 cm,直径为 150～250 μm,中央为管腔,管壁主要由生精上皮构成。生精上皮由一系列不同发育阶段的生精细胞和具有营养及支持生精细胞的支持细胞组成(图 9-8)。生精上皮外基膜明显,基膜外侧有一层由胶原纤维和梭形的肌样细胞构成的界膜,肌样细胞收缩时有助于精子的排出。

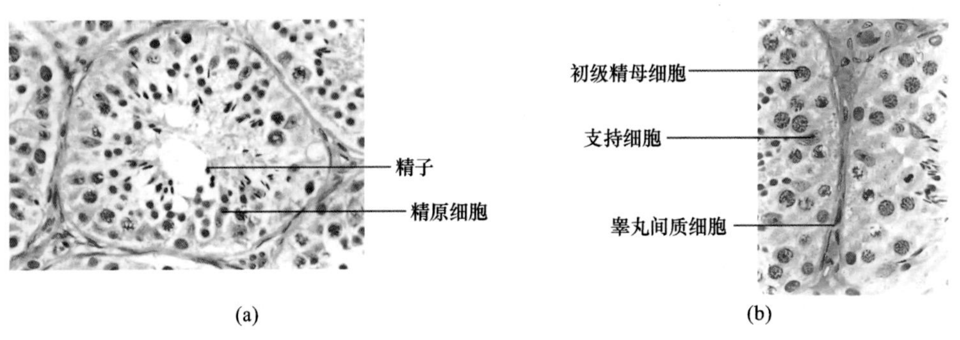

图 9-8　睾丸的微细结构

1. 生精细胞　细胞多呈圆形,由基膜到管腔面,呈多层排列,根据不同发育阶段及形态特点,可分为以下几种类型:精原细胞、初级精母细胞 、次级精母细胞、精子细胞和精子。从青春期开始,在垂体促性腺激素的作用下,生精细胞不断增殖分化,形成精子,生精小管的管壁内可见不同发育阶段的生精细胞。从精原细胞形成精子的过程称精子的发生。

(1) 精原细胞:精子生成的干细胞,紧贴生精上皮基膜,细胞呈圆形或椭圆形,细胞体较小,直径约 12 μm,细胞质内细胞器不发达。精原细胞分为 A、B 两型。A 型精原细胞经不断的分裂增殖,一部分细胞仍保留继续分裂产生新的精原细胞的能力,另一部分分化为 B 型精原细胞。B 型精原细胞经数次分裂后,向生精小管腔面移动,形成初级精母细胞。

(2) 初级精母细胞:体积大,直径约 18 μm,细胞核大而圆,染色体核型为:46,XY,位于精原细胞近腔侧。由于初级精母细胞分裂前期历时较长,所以在生精小管切面上常可看到处于不同增殖阶段的初级精母细胞。初级精母细胞经过 DNA 复制后(4*n* DNA),进行第一次成熟分裂,形成 2 个次级精母细胞。

(3) 次级精母细胞:位置靠近管腔,直径约 12 μm,细胞体较小。细胞核圆形,染色较深,染色体核型为:23,Y 或 23,X(2*n* DNA)。次级精母细胞不进行 DNA 复制,迅速完成第二次减数分裂后,形成两个精子细胞,精子细胞的核型为:23,Y 或 23,X(1*n* DNA)。由于次级精母细胞存在时间短,所以切片上不易找到。

(4) 精子细胞:多近管腔,细胞体积更小,直径约 9 μm,细胞核圆形,位于中央。精子细胞不再分裂,经过复杂的变形,由圆形逐渐转变为蝌蚪形的精子,这个过程称为精子形成。此过程的主要变化:细胞核染色质极度浓缩并移向一侧,构成精子头部;高尔基复合体形成顶体泡,成为顶体;中心粒迁移至尾端,细胞变长形成尾部;线粒体形成线粒体鞘;多余细胞质脱落。

重点:精子的形态。

(5) 精子:精子形似蝌蚪,可分为头、尾两部分(图 9-9)。头部主要是浓缩的细胞核,头前 2/3 有顶体覆盖。顶体内含有透明质酸酶和蛋白分解酶等多种水解酶。在受精时,精子释放顶体内

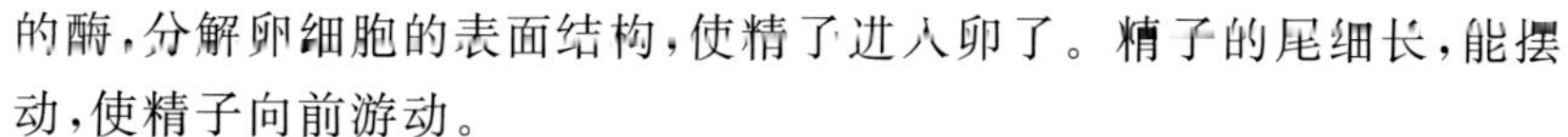

的酶，分解卵细胞的表面结构，使精子进入卵了。精子的尾细长，能摆动，使精子向前游动。

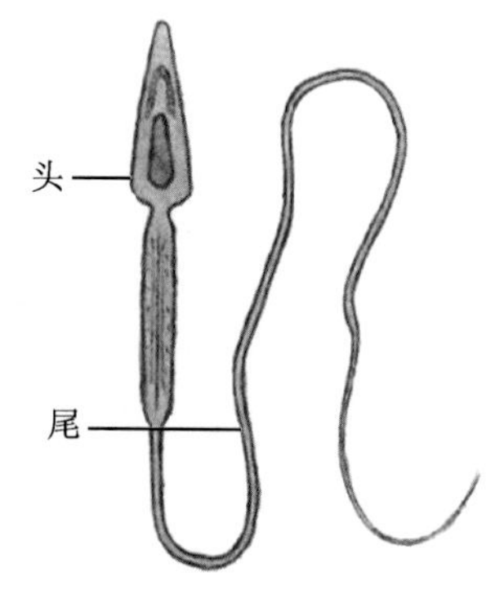

图 9-9 精子的形态

生精细胞的增殖十分活跃，容易受一些外界因素如理化因素、环境因素等的影响，同时也容易受激素的影响，如放射线照射、中毒、高温、内分泌失调等都可直接或间接地影响生殖细胞的增殖分化过程，可导致精子畸形或功能障碍，引起不育症。

2. 支持细胞 细胞较大，在光镜下细胞轮廓不清，在电镜下细胞略呈不规则锥体形，细胞基部贴于基膜，顶端伸向生精小管管腔。支持细胞对生精细胞有支持、营养和保护作用，其微丝和微管的收缩可使不断成熟的生精细胞向腔面移动，并使精子释放入管腔。

二、睾丸间质

睾丸间质是生精小管之间富含血管和淋巴管的疏松结缔组织。在睾丸间质内除含有通常的结缔组织细胞外，还有睾丸间质细胞。睾丸间质细胞呈单个或成群分布，细胞体积较大，呈圆形或多边形，细胞核呈圆形并居中，细胞质嗜酸性强。从青春期开始，睾丸间质细胞能合成和分泌雄激素。雄激素有促进男性生殖器官发育、促进精子的发生、维持男性性功能和第二性征的作用。

重点：睾丸间质细胞的功能。

三、直精小管和睾丸网

生精小管到达睾丸纵隔处变成细、短而直的直精小管。直精小管管壁上皮为单层立方上皮，无生精细胞。直精小管进入睾丸纵隔内逐渐分支，然后分支相互吻合成睾丸网。睾丸网由单层立方上皮组成，管腔大而不规则。精子由生精小管产生，再经直精小管和睾丸网排出睾丸。

知识拓展

男性导尿术

为男性导尿时，要将阴茎向上提起，使其与腹壁成 60°角，尿道耻骨前弯消失，将包皮后推，露出尿道外口，导尿管自尿道外口缓慢插入约 20 cm，见有尿液流出，再继续插入 2 cm 即可，切勿插入过深，以免导尿管盘曲。导尿管通过的结构：尿道外口→尿道舟状窝→尿道海绵体部→尿道膜部→尿道前列腺部→尿道内口→膀胱腔。注意事项：尿道膜部与尿道海绵体部交界处管壁最薄，导尿时易损伤；距尿道外口 7～8 cm 处黏膜上有许多凹陷（尿道球腺开口），插导管时导管顶端进入凹陷，会出现阻力，稍后退并转动导管可顺利通过；尿道膜部的尿道括约肌可因导管刺激而收缩，应稍事休息，使其放松，再缓慢插入；老年患者因前列腺增生而出现尿道狭窄，造成插管困难，应特别注意。

思考题

1. 患者，男，62 岁，先是夜间尿频，后逐步排尿时间延长，尿不尽，今天下午排不出尿，小腹胀痛来院就诊，诊断为前列腺增生。

（1）护士首先应如何处理？（　　）

A. 穿刺抽尿　　B. 膀胱造瘘　　C. 导尿并留置导尿管
D. 压腹部排尿　　E. 急诊并做前列腺摘除术

（2）前列腺增生患者最早出现的症状是（　　）。

A. 排尿费力　B. 夜间尿频　C. 急性尿潴留　D. 尿失禁　E. 血尿

2. 患者,男,20 岁,从 3 m 高处跌下骑跨于木杆上,经检查阴茎、会阴和下腹部青紫、肿胀,排尿困难,尿道口滴血,应考虑为(　　)。

A. 会阴部挫伤　　B. 下腹部挫伤　　C. 前尿道损伤
D. 后尿道损伤　　E. 膀胱损伤

3. 患者,男,65 岁,进行性排尿困难 3 年,夜尿 3～5 次,肛门指诊:前列腺为 6 cm×5 cm,中央沟消失,无压痛。最可能的诊断是(　　)。

A. 神经源性膀胱　　B. 尿道狭窄　　C. 膀胱肿瘤
D. 前列腺增生　　E. 膀胱结石

4. 成年男性尿道有三处狭窄,分别是尿道内口、尿道外口和(　　)。

A. 前部　　B. 后部　　C. 膜部　　D. 颈部　　E. 根部

(黄　华)

第十章　女性生殖系统

学习目标

1. 掌握卵巢的位置、形态；输卵管的位置，分部及各部分的形态结构；子宫的形态、分部、位置、姿势及固定装置；卵巢的结构，卵泡的发育与排卵，黄体的形成与功能；子宫内膜周期性变化。

2. 熟悉卵巢的固定装置；女性乳房的形态和结构特点；阴道的位置、形态及阴道穹的毗邻。

3. 了解卵巢的年龄变化；女性外生殖器的形态结构、阴道前庭、阴道口和尿道外口的位置；会阴的界限和区分、会阴的概念。

4. 能够在标本及模型上指出组成女性生殖系统各个器官的形态结构特点，熟练应用女性生殖系统解剖生理知识解决实际问题。

案例引入

1. 患者，女，35岁，已婚，停经45天，子宫稍增大，软，附件可触及包块，妊娠实验阳性，宫腔吸出物约5 g，下沉于水中。当晚突然下腹撕裂样痛，肛门有坠胀感，血压下降。

临床诊断：输卵管妊娠破裂。请思考以下问题：

(1) 输卵管分哪几部？卵子在何处与精子相遇受精？

(2) 受精卵正常应植入何处并发育成胎儿？

(3) 输卵管妊娠破裂有何危险？患者为何会有肛门坠胀感？

(4) 如对该患者采取手术治疗，术中如何快速准确地找到输卵管？

2. 患者，女，45岁。一年前出现月经不规律，经量增加伴血块，近几天因无明显诱因出现尿频、尿急来院就诊。查体：腹部平坦，无压痛、反跳痛，无肌紧张，未触及包块。B超检查显示：子宫前位，子宫壁回声不均匀，肌壁间可见多个大小不等的低回声结节。

临床诊断：多发性子宫肌瘤。请思考：

(1) 子宫的位置、姿势、形态、分部分别是什么？

(2) 子宫有哪些固定装置？

(3) 如果对此患者行子宫次全切术，在结扎子宫动脉时应注意什么？

第一节　女性生殖系统的大体结构

女性生殖系统包括内生殖器和外生殖器。内生殖器位于盆腔内，包括生殖腺和输送管道（图10-1）。外生殖器位于会阴区，尿生殖膈和盆膈下方。女性生殖腺是卵巢，卵巢是产生卵子和分泌女性激素的器官。输送管道包括输卵管、子宫和阴道。输卵管是输送卵子和卵子受精的管道。子宫有孕育胎儿和定期排出经血的功能。阴道为排出经血和胎儿娩出的管状器官。外生殖器包括阴阜、大阴唇、小阴唇、阴道前庭、阴蒂和前庭球等。乳房是哺育婴儿的器官，卵巢激素的周期

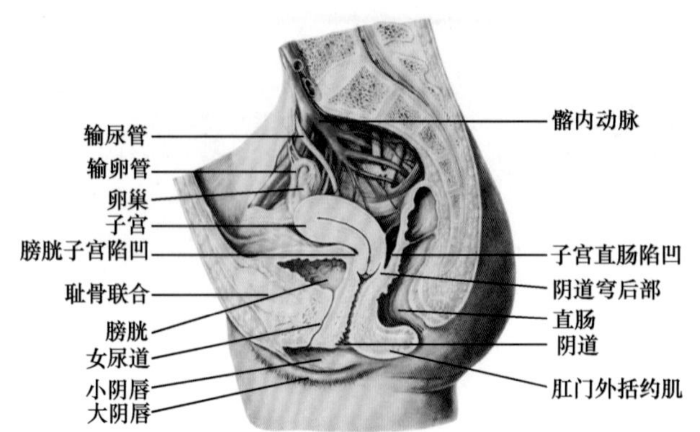

图 10-1　女性盆腔正中矢状面

性变化可以调节其功能活动,因此将其放于本章叙述。

一、卵巢

重点:卵巢的形态、位置。

卵巢(图 10-2)是位于盆腔内的实质性器官,左、右各一。卵巢呈扁椭圆形、色灰红,质较韧硬,表面隆凸。卵巢幼年时表面光滑,性成熟期最大,此后由于卵泡的膨大和排卵后形成的瘢痕,致使卵巢表面凸凹不平。35～45 岁卵巢开始逐渐缩小,50 岁左右随月经停止而逐渐萎缩。

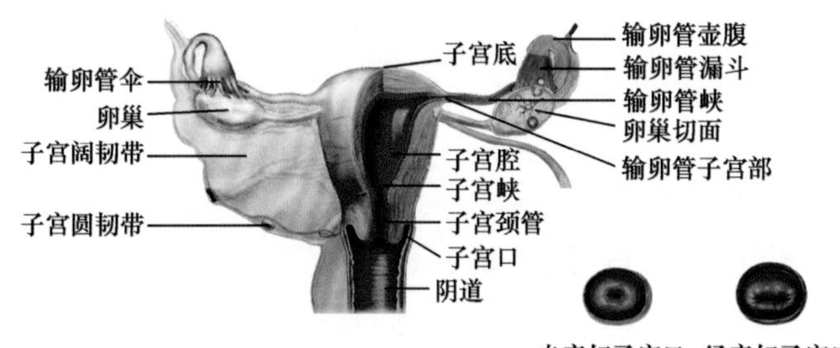

图 10-2　女性内生殖器

卵巢分为上、下两端,前、后两缘和内侧、外侧两面。上端钝圆,与输卵管伞相接;下端略尖,借韧带连于子宫。前缘借卵巢系膜连于子宫阔韧带,此缘中部有血管、淋巴管和神经等出入,称为卵巢门;后缘游离,较隆凸,朝向后内方。卵巢内侧面朝向盆腔,与小肠相邻;外侧面与盆腔侧壁相接触。

卵巢位于子宫底的后外侧,紧贴小骨盆侧壁的卵巢窝(相当于髂内动脉和髂外动脉的夹角处)(图 10-1)。卵巢的位置主要靠韧带来维持。卵巢悬韧带是腹膜皱襞,起自骨盆缘,向下至卵巢上端,卵巢悬韧带内含有卵巢动脉、卵巢静脉、淋巴管、卵巢神经丛、一些平滑肌纤维及结缔组织。它是临床上寻找卵巢血管的标志。卵巢固有韧带由平滑肌和纤维结缔组织构成,内含血管,自卵巢下端连至子宫底外侧(输卵管与子宫结合处的后下方)。

二、输卵管

重点:输卵管的分部,输卵管的两个口。

输卵管(图 10-2)是一对细长的肌性管道,长 10～12 cm,连于子宫底的两侧,包裹在子宫阔韧带的上缘内,是输送卵子的管道。可分为四部分:①输卵管子宫部:从子宫外侧角向内贯穿子宫壁的一段,长约 1 cm,直径最细,约 1 mm,其内端以输卵管子宫口通子宫腔。②输卵管峡:约占输卵管全长的 1/3,是从子宫外侧角水平向外延伸,到达卵巢下端的一段,短而狭细,壁较厚。输卵管炎易造成输卵管峡堵塞而导致不孕或异位妊娠。输卵管峡是临床输卵管结扎术(女性绝育术)的常选部位。③输卵管壶腹:续于输卵管峡的外端,约占输卵管全长的 2/3,管径粗而弯曲,管壁薄、腔大,血供丰富。卵子通常在此部受精。受精卵经输卵管子宫口入子宫,植入子宫内膜中发育成胎儿。若受精卵未能移入子宫,而在输卵管或腹膜腔内发育,即为宫外孕。④输卵管漏斗:

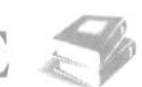

输卵管末端的膨大部分，呈漏斗状。输卵管漏斗向下弯曲覆盖在卵巢的内侧面和后缘。输卵管漏斗的中央有输卵管腹腔口，开口于腹膜腔，卵巢排出的卵子经此进入输卵管。输卵管漏斗末端的周缘有许多细长突起，称输卵管伞，盖在卵巢表面，有引导卵子经输卵管腹腔口进入输卵管的作用。临床手术时，常以输卵管伞作为识别输卵管的标志。

三、子宫

重点：子宫的形态、位置、姿势、分部、固定装置。

子宫主要是由平滑肌组成的单个肌性器官，壁厚、腔小、富有扩展性。子宫是产生月经和受精卵发育成为胎儿的场所。其形态、大小、位置及结构随年龄不同而不同，并受月经周期和妊娠的影响而改变。

（一）子宫的形态

成年未孕的子宫，呈前后略扁、倒置的梨形（图 10-3），长 7～8 cm，最大横径约 4 cm，厚 2～3 cm。子宫形态分为三部分：①子宫底：两侧输卵管子宫口水平以上宽而圆凸的部分。②子宫颈：子宫下部细长呈圆柱状的部分，前、后扁，中部较粗，长约 2.5 cm。子宫颈下段突入阴道内，所以被阴道分为两部分：子宫颈上 2/3 在阴道上方的部分称子宫颈阴道上部；子宫颈下 1/3 下伸入阴道内的部分称子宫颈阴道部。子宫颈是肿瘤的好发部位。③子宫体：子宫底与子宫颈之间的部分，上宽下窄。子宫颈阴道上部的上端与子宫体相接的部位稍狭细，称子宫峡。在非妊娠期，子宫峡不明显，长约 1 cm；在妊娠期，子宫峡逐渐伸展延长，形成子宫下段，妊娠末期可长达 7～11 cm，子宫峡壁逐渐变薄，产科常在此处进行剖宫取胎术，可避免进入腹膜腔，减少感染的机会。

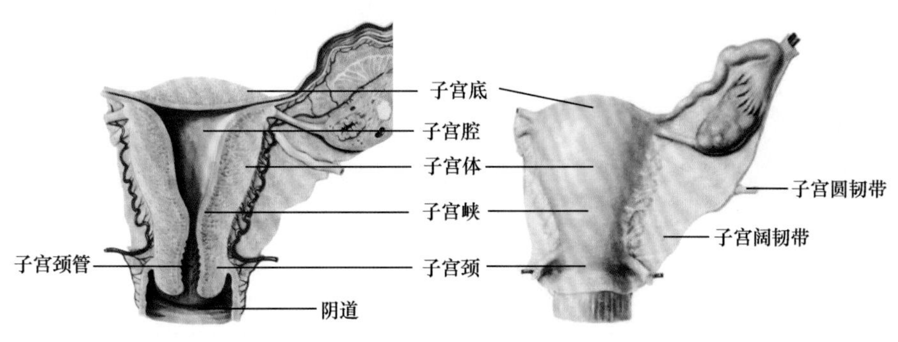

图 10-3　子宫内腔和子宫的分部

子宫的内腔较为狭窄，可分为上、下两部分：①子宫腔：子宫内腔的上部，位于子宫体内，底向上，为前后略扁的三角形。底的两侧各有一个口，即输卵管子宫口，与输卵管相通。尖向下通子宫颈管。②子宫颈管：子宫内腔的下部，位于子宫颈内，呈纺锤形，下口通阴道，称为子宫口。未产妇的子宫口为圆形，边缘光滑整齐；经产妇的子宫口呈横裂状（图 10-2）。

（二）子宫的位置

子宫位于骨盆腔的中央，前邻膀胱，后邻直肠，下端伸入阴道，两侧有输卵管和卵巢。当膀胱空虚时，成年女性正常子宫呈轻度前倾、前屈位。前倾是指整个子宫向前倾斜，子宫的长轴与阴道的长轴形成向前开放的钝角，稍大于 90°，人体直立时，子宫体位于膀胱上；前屈是指子宫颈与子宫体之间形成一个夹角，也呈钝角，约 170°（图 10-2）。子宫是活动性较大的器官，直肠和膀胱的充盈程度可影响子宫的位置。当膀胱充盈时子宫向上伸直，直肠充盈时可使子宫底前移；当两者都充盈时，可使子宫上移。子宫后方邻直肠，临床上可经直肠检查子宫的位置和大小。临床上将子宫两侧的输卵管和卵巢统称为子宫附件，附件炎即指输卵管炎和卵巢炎。

（三）子宫的固定装置

子宫的正常位置主要依赖于盆膈和尿生殖膈及其筋膜等结构的承托和韧带的牵拉与固定。维持子宫正常位置的韧带主要有以下 4 对：

1. 子宫阔韧带　子宫阔韧带是由被覆于子宫底和子宫前、后面的腹膜，自子宫两侧缘向外延伸至骨盆侧壁,形成的冠状位的双层腹膜皱襞,其两侧缘和下缘均与盆腔内的壁腹膜相连续。子宫阔韧带可限制子宫向两侧移动。其上缘游离,内含输卵管。子宫阔韧带的前、后两叶之间,除了上缘有输卵管外,还有卵巢、卵巢固有韧带、子宫圆韧带、结缔组织、血管、淋巴管和神经等。

2. 子宫圆韧带 子宫圆韧带是一对由结缔组织和平滑肌构成的圆形索条。子宫圆韧带起于子宫侧缘的上部,输卵管子宫口的稍下方。在子宫阔韧带前叶覆盖下行向前外方,达骨盆腔侧壁,继而通过腹股沟管,止于阴阜和大阴唇皮下。子宫圆韧带功能是维持子宫前倾位。

3. 子宫主韧带 子宫主韧带由大量结缔组织束和少量平滑肌构成,较强韧。子宫主韧带位于子宫阔韧带的下方,自子宫颈阴道上部两侧缘连于骨盆腔侧壁。子宫主韧带的主要作用是固定子宫颈,防止子宫向下脱垂。

4. 子宫骶韧带 子宫骶韧带由结缔组织束和平滑肌构成。子宫骶韧带起于子宫颈阴道上部的后面,向后绕过直肠的两侧,附着于第2、3骶骨前面的筋膜。子宫骶韧带向后上牵引子宫颈,有维持子宫前屈位、牵制子宫前移的作用。

如果子宫的上述固定装置薄弱或受损伤,可导致子宫位置异常,形成不同程度的子宫脱垂,严重者子宫颈可脱出阴道。

四、阴道

阴道(图10-4)是连接子宫和外生殖器的前后略扁的肌性管道,有很强的扩张性,它是女性的交接器官,是排出月经和娩出胎儿的通道。阴道位于盆腔的中央,前邻膀胱和尿道,后邻直肠(图10-1),临床上可隔直肠壁触诊直肠子宫陷凹、子宫颈和子宫口的情况。阴道前壁较短,后壁较长,前、后壁经常处于相贴状态。阴道上部环绕子宫颈阴道部,两者之间形成环状间隙,称阴道穹。阴道穹分前部、后部和两侧部。阴道穹后部较深阔,与子宫直肠陷凹紧邻,两者之间仅隔以阴道壁和一层腹膜,临床上有较大实用意义。当腹膜炎、腹腔脏器破裂或输卵管妊娠破裂时,渗出液或出血多集于直肠子宫陷凹内,可经阴道穹后部行穿刺术,以帮助诊断和引流。阴道的下端较窄,以阴道口开口于阴道前庭。处女的阴道口周围有处女膜。处女膜破裂后,阴道口周围留有处女膜痕。

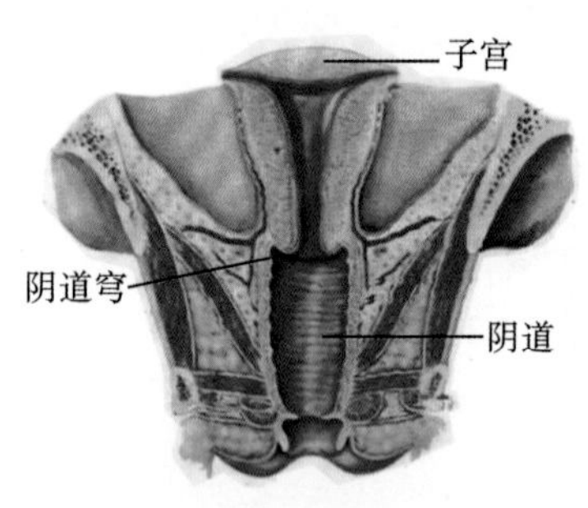

图10-4 女性骨盆冠状切面

知识拓展

阴道穹后部穿刺术

阴道穹后部穿刺术是妇产科常用的诊疗手段,是将穿刺针通过阴道穹后部刺入直肠子宫陷凹,抽出其内的积液进行检查,或注入药物,以达到诊断和治疗疾病目的的方法。操作方法:患者取截石位或半卧位,用窥阴器暴露子宫口,然后用宫颈钳钳住后唇,向前上方牵拉,以暴露阴道穹后部。穿刺针从阴道穹后部正中刺入,向与子宫颈平行方向进针,边进针边抽吸,刺入1~2 cm,有空落感即表示进入直肠子宫陷凹,可抽出积液或积血。注意事项:穿刺不宜过深,穿刺方向勿偏离与宫颈管平行方向,以免伤及直肠、子宫等内脏器官。

五、前庭大腺

前庭大腺(又称Bartholin腺)为两个如豌豆大小的圆形或卵圆形小体,位于阴道口两侧,前庭球后端的深部,其排泄管向内侧开口于阴道前庭。前庭大腺分泌黏液,经排泄管至阴道前庭,有润滑阴道口的作用。如果炎症导致前庭大腺排泄管阻塞,可形成前庭大腺囊肿。

六、外生殖器

女性外生殖器又称女阴，由阴阜、大阴唇、小阴唇、阴道前庭、阴蒂和前庭球等组成（图 10-5）。

（一）阴阜

阴阜是位于耻骨联合前面的皮肤隆起区，深面含有丰富的脂肪组织，呈三角形。青春期后皮肤生有阴毛。

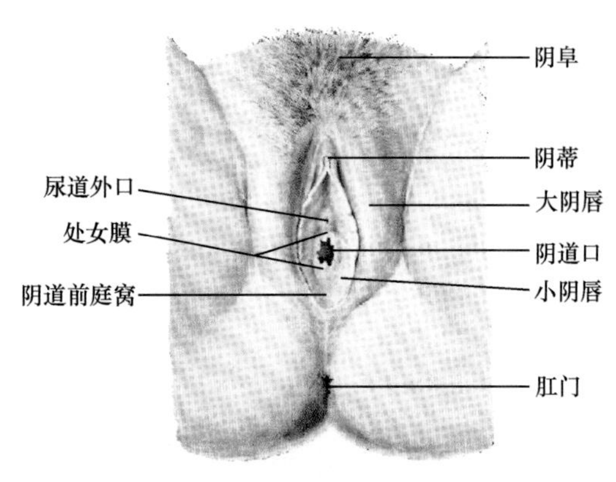

图 10-5 女性外生殖器

（二）大阴唇

大阴唇位于阴阜的后下方，是一对纵行并具有弹性的皮肤皱襞。左、右两侧大阴唇的前、后端相互连合，前端的连合称唇前连合，后端的连合称唇后连合。

（三）小阴唇

小阴唇是一对纵行皮肤皱襞，位于大阴唇内侧，表面光滑无毛，较薄而小，富有弹性。两侧小阴唇的前端相连形成阴蒂包皮和阴蒂系带，后端相会合，形成阴唇系带。

（四）阴道前庭

阴道前庭是位于两侧小阴唇之间的裂隙，有 4 个开口：其前部有尿道外口，后部有阴道口，阴道口两侧有左、右两侧前庭大腺排泄管开口。

（五）阴蒂

阴蒂位于尿道外口的前方，唇前连合的后方，由两条阴蒂海绵体构成，相当于男性的阴茎海绵体。阴蒂露于表面的部分为阴蒂头，富有感觉神经末梢，感觉灵敏。

（六）前庭球

前庭球相当于男性的尿道海绵体，呈蹄铁形，位于阴蒂体与尿道外口之间的皮下和大阴唇的皮下深面。

第二节 卵巢、子宫的微细结构

一、卵巢的微细结构

重点：卵巢的结构，卵泡的发育与排卵，黄体的形成与功能。

卵巢的表面被覆一层单层立方或扁平的表面上皮。该上皮的深面有一薄层致密结缔组织，称白膜。卵巢实质分为皮质和髓质两部分：皮质在卵巢实质的周围部，较厚，含有不同阶段的卵泡、结缔组织以及黄体和退化的闭锁卵泡等；髓质在卵巢实质的中央部，由疏松结缔组织、血管、淋巴管和神经等构成（图 10-6）。

（一）卵泡

卵泡由中央的一个卵母细胞和包绕在其周围的多个卵泡细胞组成。新生儿两侧卵巢有原始卵泡 100 万～200 万个，青春期时约有 4 万个，至 40～50 岁时仅剩几百个。从青春期至绝经期 30～40 年的生育期内，卵巢在脑垂体促性腺激素的作用下，每个月有 15～20 个卵泡生长发育，但通常只有 1 个卵泡发育成熟，并排出 1 个卵子，左、右卵巢交替排卵，偶尔也会出现同时排出两个或两个以上卵细胞。绝经期以后，卵巢一般不再排卵。女子一生总共排卵 400～500 个，其余卵泡均在发育的不同阶段先后退化为闭锁卵泡。

1. 卵泡的发育　卵泡的发育是一个连续不断的生长过程，其结构发生一系列变化，大致可分为原始卵泡、生长卵泡和成熟卵泡三个阶段。

(1) 原始卵泡：位于卵巢皮质的浅层，体积小，直径 40～50 μm，数量多(图 10-7)。原始卵泡的中央是一个较大的初级卵母细胞，周围是一层小而扁平的卵泡细胞(又称颗粒细胞)。初级卵母细胞为圆形，体积大，细胞核大，核仁明显，细胞质呈嗜酸性，是卵细胞的幼稚阶段。初级卵母细胞是在胚胎时期由卵原细胞分裂分化而成，很快进入第一次成熟分裂，并长期停滞于分裂前期，直到排卵前才完成第一次成熟分裂。卵泡细胞较小，呈扁圆形，对卵母细胞有营养和支持的作用。

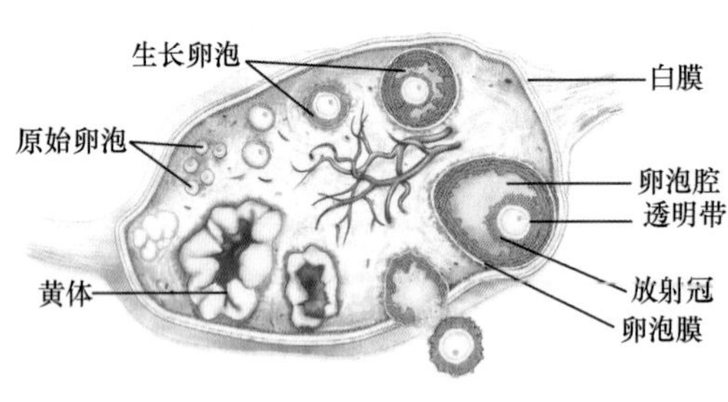

图 10-6　卵巢

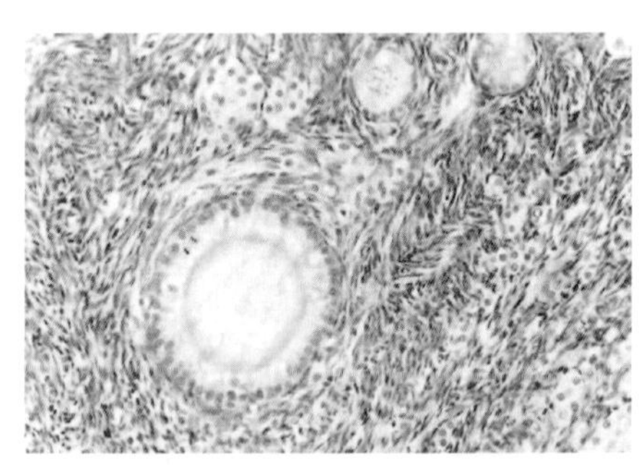

图 10-7　原始卵泡与初级卵泡

(2) 生长卵泡：自青春期开始，部分原始卵泡在垂体促性腺激素的作用下，开始生长发育，成为生长卵泡。此时，初级卵母细胞增大，卵泡细胞由扁圆形变为立方形或柱状，并进行分裂增殖，由一层变为多层；在初级卵母细胞和卵泡细胞之间，出现一层均匀一致的嗜酸性膜，称透明带；卵泡周围的结缔组织及梭形细胞逐渐聚集形成卵泡膜。此期的生长卵泡称为初级卵泡(图 10-7)。初级卵泡继续发育增大形成次级卵泡(图 10-8)，卵泡体积更大，在卵泡细胞之间逐渐出现一些不规则的小腔隙，继而融合成一个半月形的腔，称卵泡腔，腔内液体称卵泡液。卵泡液含有营养成分、激素及多种生物活性物质，对卵泡的发育成熟有重要影响。在卵泡腔的形成过程中，卵母细胞居于卵泡一侧，并与其周围卵泡细胞一起凸向卵泡腔，形成卵丘；靠近卵母细胞的一层卵泡细胞逐渐变为柱状，围绕透明带呈放射状排列，称放射冠，其他的卵泡细胞构成了卵泡壁。

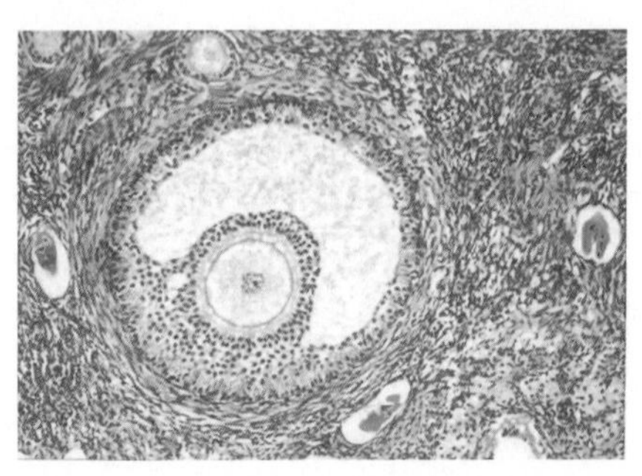

图 10-8　次级卵泡

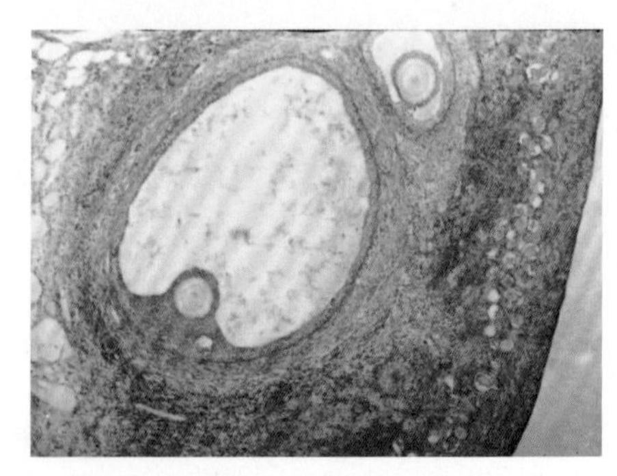

图 10-9　成熟卵泡

(3) 成熟卵泡：卵泡发育的最后阶段，卵泡体积显著增大，直径可达 2 cm 左右，并向卵巢表面隆起(图 10-9)。卵泡液增多，卵泡腔扩大。初级卵母细胞的细胞核大，核仁明显，在排卵前 36～48 h，完成第一次成熟分裂，产生一个次级卵母细胞和一个小的细胞，小的细胞称第一极体。第一极体很快退化消失。次级卵母细胞迅速进入第二次成熟分裂，并停止于分裂中期，受精时才完成。

卵泡发育过程中还有内分泌功能，主要分泌雌激素。雌激素是由颗粒细胞和卵泡膜细胞在垂体促性腺激素作用下合成。雌激素有促进女性生殖器官发育、促进子宫内膜增生、激发和维持女性性功能和第二性征的作用。

2. 排卵　卵泡发育成熟，便向卵巢表面隆起，由于卵泡液剧增，内压升高，卵泡最终破裂。成熟卵泡破裂，次级卵母细胞连同透明带、放射冠和卵泡液一起从卵巢排出进入腹腔的过程称排卵。从卵巢排出的次级卵母细胞连同透明带和放射冠经腹膜腔进入输卵管。次级卵母细胞在排卵后 24 h 内若不受精，便退化并被吸收；若与精子相遇受精，则继续完成第二次成熟分裂，产生一个成熟的卵细胞和一个第二极体。经过两次成熟分裂的卵母细胞，其染色体减半，从二倍体细胞(46,XX)变为单倍体细胞(23,X)。

（二）黄体

1. 黄体的形成 成熟卵泡排卵后，残留在卵巢内的卵泡壁塌陷，卵泡膜内的结缔组织和血管随之陷入其中，在黄体生成素的作用下，卵泡壁的细胞体积增大，逐渐发育成一个富含血管的内分泌细胞团，新鲜时呈黄色，故称黄体。黄体主要由两种细胞组成：由卵泡壁颗粒细胞演变而成的粒黄体细胞和由卵泡膜内层的膜细胞演变而成的膜黄体细胞。光镜下，粒黄体细胞染色浅，数量多，细胞体大，常居于黄体中央；膜黄体细胞染色深，数量少，细胞体小，常位于黄体的周边。

2. 黄体的发育和退化 黄体的发育、维持的时间、大小取决于排出的卵子是否受精。若排出的卵子未受精，黄体在排卵后 14 天便退化，这种黄体称月经黄体；若排出的卵子已受精，黄体继续发育增大，此时黄体细胞亦增大，大约维持到妊娠 6 个月时开始退化，这种黄体称妊娠黄体。黄体退化后，逐渐被结缔组织代替，形成瘢痕组织，称白体。

黄体内的粒黄体细胞分泌孕激素，膜黄体细胞和粒黄体细胞协同分泌雌激素。孕激素有抑制子宫平滑肌收缩和促进子宫内膜增生、子宫腺分泌以及促进乳腺发育等作用。妊娠黄体的粒黄体细胞还可以分泌松弛素，它可以使妊娠子宫平滑肌松弛，以维持妊娠。

（三）闭锁卵泡

卵巢内绝大多数卵泡不能发育成熟，可在各个生长阶段趋于退化，退化的卵泡称闭锁卵泡。其中原始卵泡和初级卵泡退化最多。卵泡的闭锁是一种细胞凋亡方式。

二、子宫的微细结构

（一）子宫壁的组织结构

子宫壁由内向外可分为内膜、肌层和外膜三层。

1. 内膜 内膜即子宫黏膜，由单层柱状上皮和固有层构成。该上皮由少量纤毛细胞和大量分泌细胞构成。上皮向固有层内下陷形成许多管状子宫腺。固有层较厚，由增殖能力较强的结缔组织构成，内含子宫腺和丰富的血管。内膜血管来自子宫动脉的分支，其主支动脉呈螺旋状走行，称螺旋动脉。

子宫体部和底部的内膜按其功能特点可分为浅层的功能层和深层的基底层。功能层较厚，自青春期开始，在卵巢激素的作用下，可发生周期性脱落、出血。受精卵也在功能层植入并在其中生长发育为胎儿。基底层较薄，不发生周期性脱落，有增生、修复功能层的能力。

2. 肌层 肌层主要由平滑肌构成，肌纤维成束，排列不整齐且相互交叉，分层不清，一般分为内、中、外三层。平滑肌的收缩，有助于经血排出和胎儿的娩出。

3. 外膜 子宫底部、体部为浆膜，其余部分为纤维膜。

（二）子宫内膜的周期性变化

自青春期起，子宫底部、体部的内膜，受卵巢激素影响，出现周期性变化，每 28 天左右发生一次内膜剥脱与出血及修复与增生，称月经周期(图 10-10)。以月经来潮的第 1 天作为周期的第 1 天。每个周期一般分为三期：月经期、增生期和分泌期。

1. 月经期 月经期指月经周期的第 1～4 天。如果卵子未受精，黄体退化，孕激素和雌激素的分泌量突然下降，使子宫内膜功能层的螺旋动脉发生持续性收缩，内膜缺血，组织坏死。随后螺旋动脉又突然短暂扩张，血液渗入内膜浅层，最后突破坏死的上皮流入宫腔。同时，内膜坏死组织呈小块脱落，随血液一同流出，即形成月经。月经期持续 3～5 天。在月经终止前，内膜基底

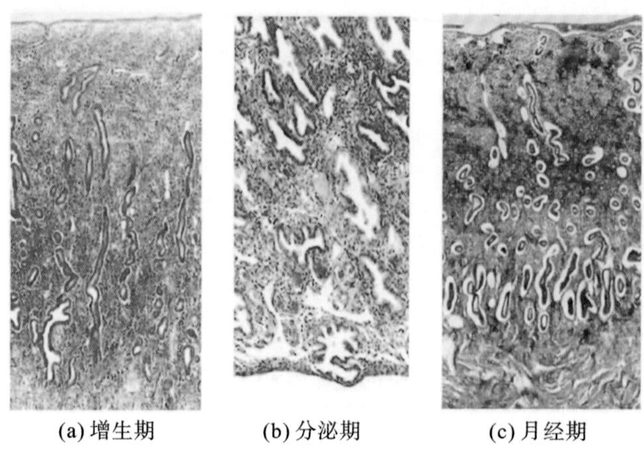

图 10-10　子宫内膜的周期性变化

层残留的子宫腺上皮细胞便开始迅速分裂增生,并向腔面展开,内膜修复而进入增生期。

2. 增生期　增生期指月经周期的第5～14天。此期卵巢内的卵泡开始生长发育,故又称卵泡期。在卵泡分泌的雌激素作用下,子宫内膜发生增生性变化。子宫腺增多、变弯曲、增长,腺腔扩大;螺旋动脉也增长、变弯曲。到此期末,卵巢内成熟卵泡排卵,子宫内膜由增生期转入分泌期。

3. 分泌期　分泌期指月经周期的第15～28天。此期卵巢已经排卵,黄体形成,因此又称黄体期。子宫内膜在黄体分泌的雌激素和孕激素的作用下继续增厚。腺体更加伸长、弯曲和增粗,腺腔内充满分泌物;固有层内组织液增多,高度水肿;螺旋动脉更加增长、迂曲、充血。如妊娠,子宫内膜功能层将继续增生,以供胎儿发育;如未妊娠,卵巢内月经黄体退变,雌激素和孕激素水平下降,内膜退化,又转入月经期(图10-11)。

难点:子宫内膜周期性变化。

子宫内膜这种反复循环、有规律的周期性变化,一生中持续30～40年。当卵巢功能退化,激素分泌停止,子宫内膜萎缩,周期性变化停止,则进入绝经期。

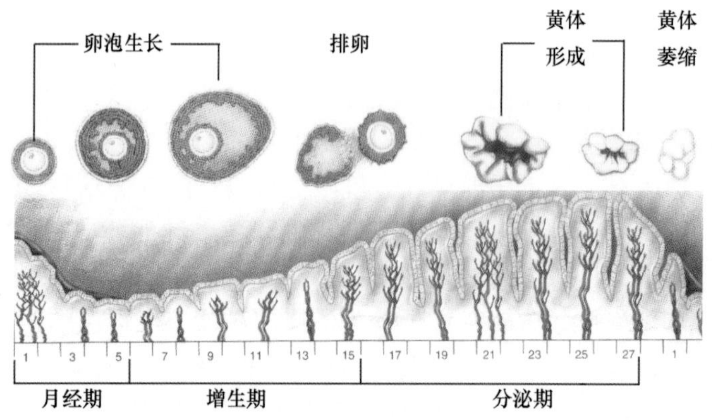

图 10-11　卵巢、子宫内膜周期性变化示意图

知识拓展

子宫内膜异位症

子宫内膜异位症是指子宫内膜细胞种植在不正常的位置而形成的一种女性常见妇科疾病。内膜细胞本该生长在子宫腔内,但由于子宫腔通过输卵管与盆腔相通,因此使得内膜细胞可经由输卵管进入盆腔内异位生长。痛经是子宫内膜异位症最典型的症状。此外,患者还可以有月经失调、不孕、膀胱刺激征等临床表现。根据患者临床表现可以进行初步诊断,对于病情复杂的患者可以借助实验室检查或影像学检查进行确诊。原则上病情轻微患者采用期待疗法;对于有生育要求的轻度患者先采用药物治疗,病变较重者采用保守手术治疗；无生育要求的患者可以考虑根治手术治疗。

第三节　乳房和会阴

一、乳房

乳房为人类和哺乳类动物特有的结构。人的乳房为成对器官，男性乳房停止于青春期前的状态，终身不再发育。女性乳房于青春期后开始发育生长，主要由乳腺和脂肪组织组成。女性乳房为哺育婴儿的器官。受孕妇女乳腺迅速发育，胎儿分娩后分泌乳汁。

（一）乳房的位置

乳房位于胸前部，在胸大肌及其胸肌筋膜的表面，在第 2～6 肋之间，内侧到达胸骨旁线，外侧可达腋中线。乳头的位置通常在第 4 肋间隙或第 5 肋水平。

（二）乳房的形态

成年未哺乳女性的乳房呈半球形，紧张而富有弹性（图 10-12）。乳房中央有乳头，其顶端有输乳管的开口。乳头周围色泽较深的环形区，称乳晕。乳晕表面有许多散在的小结节，为乳晕腺所在之处。乳晕腺分泌物为脂状，对乳头和乳晕有保护作用。乳头和乳晕的皮肤薄弱，易于损伤，哺乳期尤应注意卫生，以防感染。妊娠和哺乳期乳腺增生，乳房增大。停止哺乳后，乳腺萎缩，乳房变小。进入老年期后，女性乳房萎缩更明显。

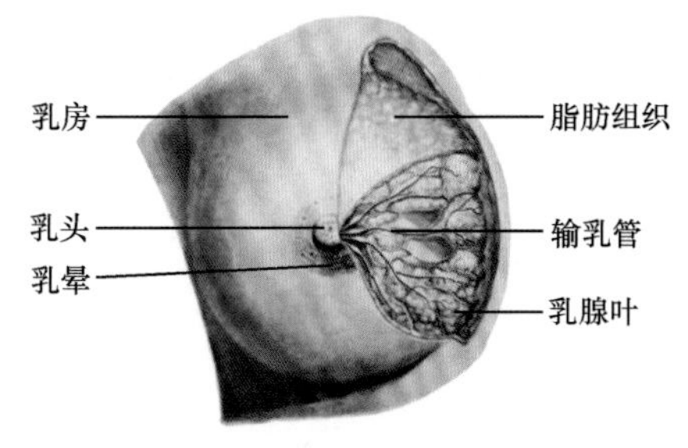

图 10-12　女性乳房模式图

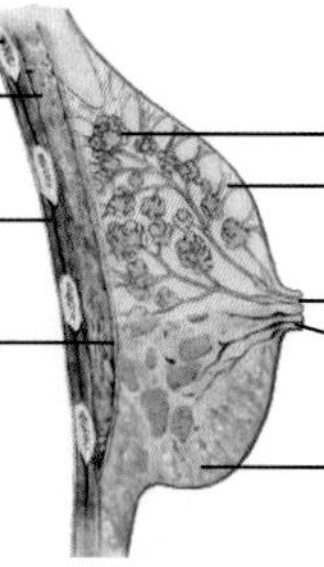

图 10-13　女性乳房矢状切面

（三）乳房的构造

乳房主要由乳腺和脂肪组织构成，乳腺周围、脂肪组织内还有结缔组织包裹、穿行，表面覆以皮肤（图 10-13）。乳腺被脂肪组织和致密结缔组织分隔成 15～20 个乳腺叶，乳腺叶以乳头为中心呈放射状排列。每个乳腺叶有一条排出乳汁的输乳管，开口于乳头。乳房手术时，应尽量采取放射状切口，以减少对乳腺叶和输乳管的损伤。在乳腺基底部与皮肤或胸部浅筋膜之间连有不同走向的结缔组织纤维束，它们对乳房起支持固定作用，此纤维束称为乳房悬韧带（Cooper ligament）。乳腺癌患者由于癌组织浸润，乳房悬韧带可受侵犯而缩短，牵拉皮肤向内凹陷，使皮肤表面形成许多小凹，类似橘皮样，临床上称为橘皮样变，橘皮样变是乳腺癌病变过程中一种特殊体征。

知识拓展

急性乳腺炎

急性乳腺炎是指乳腺的急性化脓性感染，是乳腺管内和周围结缔组织的炎症，多发生于产后哺乳期的妇女，是初产妇常见的一种病症，轻者不能给婴儿正常喂奶，重者则要采取手术治疗。急性乳腺炎在哺乳期的任何时间均可发生，但以产后 3～4 周最为常

见。临床主要表现为乳房的红、肿、热、痛,局部肿块、脓肿形成,体温升高,白细胞计数增高。在脓肿形成前以抗感染促进乳汁排出为主,脓肿形成后以切开引流为主,预后较好。脓肿切开引流时,切口一般以乳头、乳晕为中心呈放射状,乳晕下浅脓肿可沿乳晕做弧形切口,若脓肿位于乳房后,应在乳房下部皮肤皱襞 1～2 cm 处做弧形切口。

二、会阴

会阴(图 10-14)通常是指盆膈以下封闭在盆腔下口的全部软组织,其境界呈菱形,与骨盆下口一致。会阴的结构,除了男、女性外生殖器以外,主要是肌肉和筋膜。

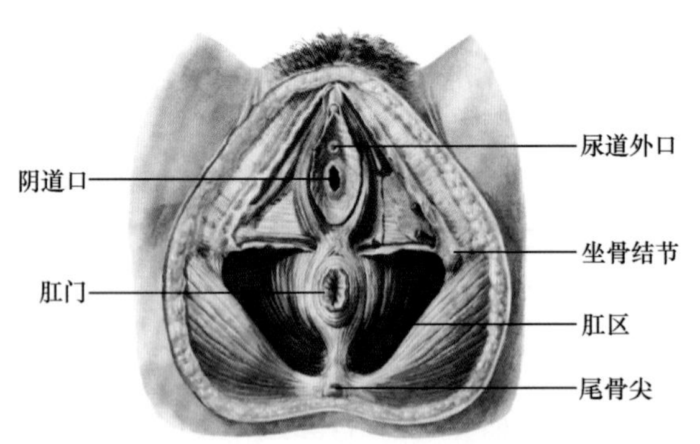

图 10-14　女性会阴

会阴有广义会阴和狭义会阴之分。广义会阴呈菱形,是指封闭在小骨盆下口的全部软组织。前方为耻骨联合下缘,后方为尾骨尖,两侧为耻骨弓、坐骨结节和骶结节韧带。以两侧坐骨结节的连线为界,可将会阴分为前、后两个三角区。前方的称尿生殖区(尿生殖三角),男性有尿道通过,女性则有尿道和阴道通过;后方的称肛区(肛门三角),有肛管通过。狭义会阴即产科会阴,是指肛门与外生殖器之间狭小区域的软组织。产科会阴在产妇分娩时伸展扩张较大,结构变薄,应注意保护,以免造成会阴撕裂。

思考题

1. 有关卵巢周期变化的表述,下述哪项不对?(　　)

A. 排卵发生在月经来潮前 14 天左右　B. 排卵后 7～8 天黄体发育达到高峰

C. 如卵子未受精,黄体于排卵后 9～10 天萎缩　D. 黄体衰退,月经即来潮

E. 黄体细胞分泌雌、孕激素

2. 有关正常成人子宫的表述,下述哪项是错的?(　　)

A. 子宫位于骨盆中央,坐骨棘水平以下　B. 子宫长 7～8 cm

C. 子宫重 50 g 左右　D. 子宫腔容积约 5 mL

E. 子宫腔呈上宽下窄的三角形

3. 关于会阴的表述,下述哪项是错的?(　　)

A. 会阴是指阴道口与肛门之间的楔形软组织　B. 会阴也是盆底的一部分

C. 中心腱是会阴的组成部分　D. 会阴包括皮肤、筋膜、部分提肛肌

E. 分娩时会阴伸展性很小

4. 乳腺癌的首发症状是(　　)。

A. 乳头凹陷　B. 橘皮样变　C. 无痛性肿块

D. 乳房弥漫性增生　E. 两侧乳头位置不对称

5. 王某,女,30 岁,停经 11 周。查体:BP 110/80 mmHg,P 80 次/分,T 36.5 ℃,神志清楚。妇检:子宫孕 50 天大小,无压痛,双侧附件(一)。临床诊断:早孕。

(1) 月经周期分为哪几期?子宫内膜在各期有哪些变化?卵巢何时排卵?

(2) 精子在何处与卵子相遇形成受精卵?

(3) 受精卵植入何处并发育成胎儿?

(黄　华)

第四篇

脉管系统

脉管系统是人体内执行运输功能的封闭和连续的管道系统，分布于人体各部。按其内流动液体的不同分为心血管系统和淋巴系统两部分。心血管系统由心、动脉、毛细血管和静脉组成，其中循环流动的是血液。淋巴系统由淋巴管道、淋巴器官和淋巴组织构成，淋巴管道内流动的是淋巴。淋巴沿淋巴管道向心流动，经过一个或数个淋巴结，最后注入静脉。故淋巴管道可看作是静脉的辅助管道。

脉管系统的主要功能是在神经和体液的调节下，把氧和营养物质等不断地运送到全身各器官、组织和细胞，同时将组织和细胞的代谢产物，如二氧化碳、尿素等运送到肾、肺、皮肤等器官而排出体外，以保证身体新陈代谢的不断进行。由内分泌系统分泌的激素及生物活性物质也借脉管系统运送到靶器官及靶细胞，以实现身体的体液调节。此外，脉管系统对维持身体内环境理化特性的相对稳定以及机体防御功能的实现等均有重要作用。

第十一章　心血管系统

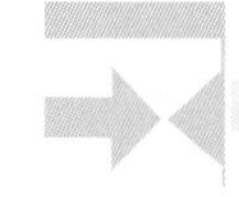

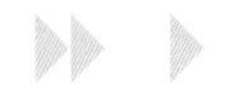

学习目标

1. 掌握心血管系统的组成，体循环和肺循环的概念及其循环途径；心的位置、外形，各心腔的形态结构；上、下肢浅静脉的位置、行程及临床应用。

2. 熟悉心传导系统的组成和功能；左、右冠状动脉的走行、重要分支及分布；心的体表投影和心包及其临床意义；主动脉的走行及分段；颈总动脉、锁骨下动脉、上肢的动脉、胸主动脉、腹主动脉、髂内动脉和髂外动脉的主要分支和分布；上、下腔静脉系的组成、位置、主要属支和收集范围；肝门静脉的组成、收集范围，以及其与上、下腔静脉系的交通。

3. 了解心壁结构、动脉的特点及分布规律；肺循环的血管；静脉的结构特点及分布规律；血管吻合及侧支循环。

4. 能够在体表指出心的体表投影、常用静脉穿刺的部位、动脉搏动和压迫止血的部位。

案例引入

患者，男，58 岁，铁路职工。主诉曾患风湿性二尖瓣狭窄，近几天感冒，2 h 前饱餐后突然感到心前区剧烈绞痛，向左前臂放射，有恐惧、濒死感，舌下含服硝酸甘油无效而入院。患者一向脾气急躁，易怒，每日饮白酒约 200 mL，吸烟 20 支，喜食荤。查体：T 37 ℃，P 100 次/分，R 20 次/分，BP 150/80 mmHg，身高 170 cm，体重 85 kg，平卧位，意识清楚，表情痛苦，面色苍白，出冷汗，烦躁不安。HR 106 次/分，心音低钝，心律不齐，可闻及期前收缩，心电图显示心尖部心肌供血不足。请分析：

(1) 心尖正常搏动的位置在哪？

(2) 心腔的结构有哪些？

(3) 心尖的血液供应来自哪条动脉？

(4) 二尖瓣上的赘生物脱落后形成栓子，经过哪些途径到达心尖？阻塞哪条动脉的管腔会引起供血不足？

(5) 通过哪条动脉建立侧支循环可代偿心尖部的血供？

第一节　概　　述

一、心血管系统的组成及功能

心血管系统由心、动脉、静脉和毛细血管组成。

1. 心　心是心血管系统的动力“泵”，连接动、静脉的枢纽。心内部借房间隔和室间隔分为互不相通的两半，即左半心和右半心。每侧半心又分为上方的心房和下方的心室，故心有左心房、左心室、右心房和右心室 4 个腔。同侧心房和心室借房室口相通，心室借动脉口与动脉相通，心房与静脉相连。在房室口和动脉口处均有瓣膜，它们的功能就像阀门一样，可顺血流开放，逆血流关闭，以保证血液在心腔内的定向流动。在神经、体液的调节下，心有节律地收缩和舒张，不停地将血液从静脉吸入，由动脉射出，使血液在心血管内不停地循环，终身不止。

2. 动脉 动脉是由心室发出的、导血离心的血管。在行程中不断分支，愈分愈细，最后移行为毛细血管。动脉管壁较厚，具有一定的弹性，可随心的舒缩、血压的高低而明显地搏动，称动脉脉搏，用手指在体表可触摸到一些动脉脉搏。临床上常可据此作为诊脉点和压迫止血点。

3. 静脉 静脉是导血回心的血管。静脉起始于毛细血管静脉端，在输送血液回心过程中，小静脉逐渐汇合、变粗，最终汇集成大静脉连于左、右心房。

4. 毛细血管 毛细血管是连于动脉和静脉之间的细小血管，管壁薄，管径 6～9 μm。毛细血管彼此吻合成网，除软骨、角膜、晶状体、毛发、牙釉质和被覆上皮外，毛细血管遍布全身各处。毛细血管是血液和组织之间进行物质交换的部位。

二、血液循环的途径

血液由心室流经动脉、毛细血管、静脉又返回心房，周而复始地循环流动，称为血液循环。根据血液循环流经的途径不同，可分为体循环和肺循环（图 11-1）。

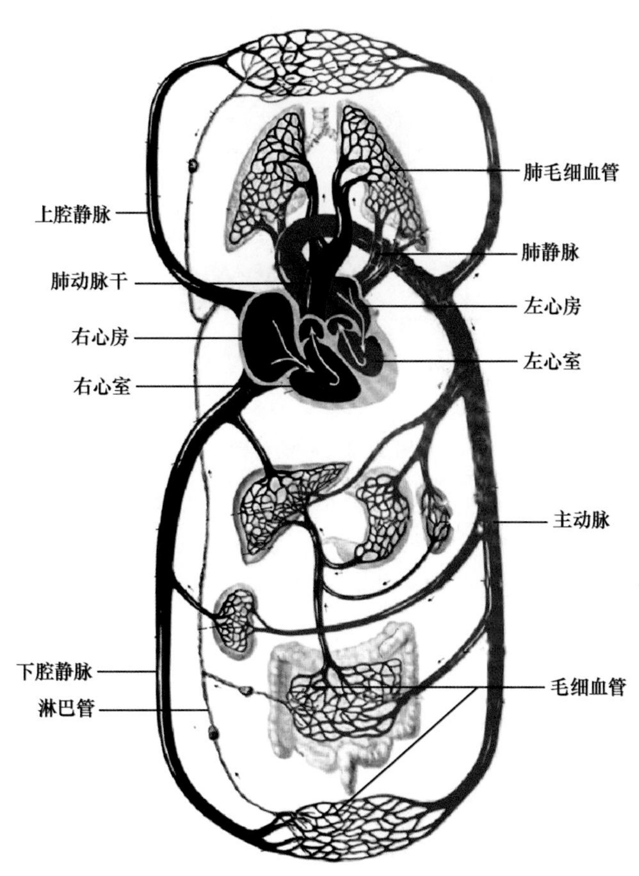

图 11-1 血液循环示意图

重点：体循环和肺循环的途径及功能意义。

1. 体循环(大循环) 血液由左心室射出，经主动脉及其分支到达全身毛细血管网，血液中的氧和营养物质透过毛细血管壁进入组织，同时组织在代谢过程中产生的废物和二氧化碳透过毛细血管壁进入血液。这样，鲜红的动脉血转变成暗红色的静脉血，再通过各级静脉，最后经上、下腔静脉及冠状窦回流入右心房。

体循环的特点是流程长，流经范围广，其主要功能是以动脉血滋养全身各器官、组织和细胞，并将全身各部的代谢产物和二氧化碳运回心。

由体循环回流入右心房的血液，经右房室口流入右心室，接续肺循环。

2. 肺循环(小循环) 血液由右心室射出,经肺动脉干及其各级分支到达肺泡毛细血管网,经气体交换后,血液由暗红色的静脉血转变成鲜红色的动脉血,最后经肺静脉回流入左心房。

肺循环的特点是流程短,只经过肺,其主要功能是为血液加氧并排出二氧化碳。

由肺循环返回左心房的动脉血,再经左房室口流入左心室,接续体循环。

第二节 心

一、心的位置和外形

心位于胸腔的中纵隔内,外裹以心包,约 2/3 位于身体正中线的左侧,1/3 在正中线的右侧(图 11-2)。心向上与出入心的大血管相连,下方是膈,两侧与胸膜腔及肺相邻,后方平对第 5～8 胸椎,前方大部分被肺和胸膜所覆盖,只有左肺心切迹内侧部分与胸骨体下部左半及左侧第 4、5 肋软骨相邻,故临床行心内注射时,多在左侧第 4 肋间隙靠胸骨左缘处进针,以免伤及肺和胸膜。

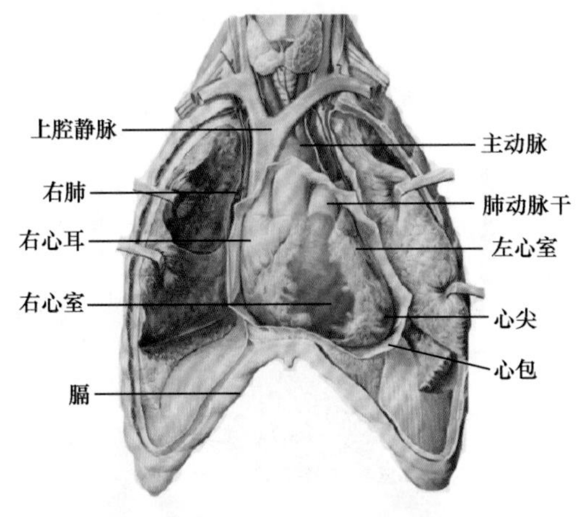

图 11-2 心的位置

重点:心内注射和心尖搏动的体表位置。

心形似一个倒置的、前后稍扁的圆锥体,大小似本人拳头(图 11-3,图 11-4)。心可分为一尖、一底、两面、三缘,表面还有 3 条沟。

心尖钝圆,由左心室构成,朝向左前下方,与左胸前壁邻近,故在左胸前壁第 5 肋间隙,左锁骨中线内侧 1～2 cm 处可触及其搏动。

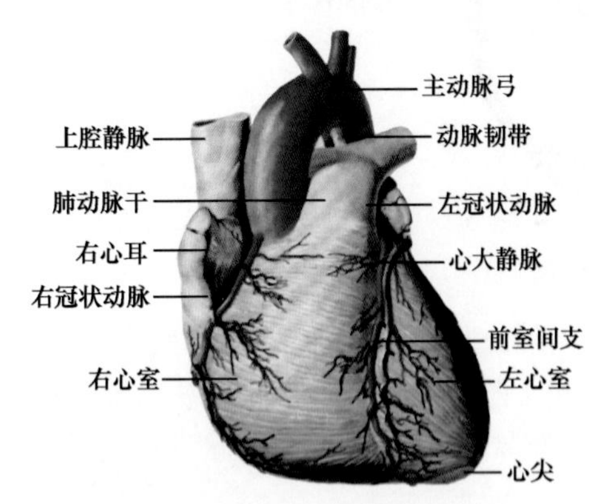

图 11-3 心的外形和血管(前面观)

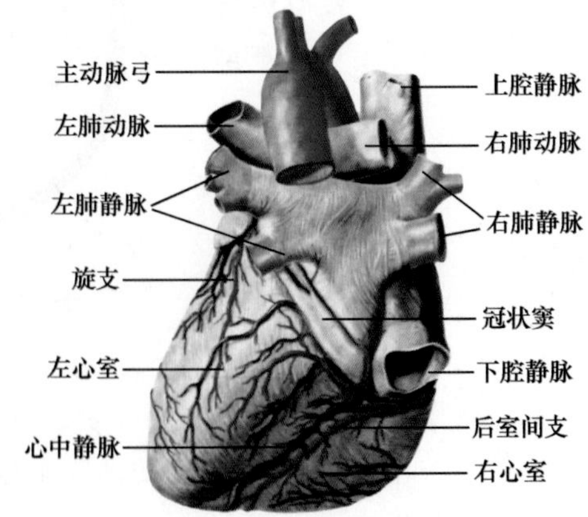

图 11-4 心的外形和血管(后面观)

心底较宽,朝向右后上方。上、下腔静脉分别从上、下方注入右心房,左、右肺静脉分别从两侧注入左心房。前面较膨隆,称为胸肋面,心的下面较平坦,称为膈面,亦称为下面或后壁,朝向

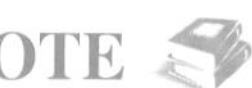

后下方，近乎水平位，隔心包紧贴于膈。右缘垂直向下，左缘圆钝，下缘较锐利，近水平位。

心的表面近心底处有一条几乎呈环形的冠状沟，将右上方较小的心房与左下方较大的心室分开，冠状沟是心房和心室在心表面分界的标志。在胸肋面和膈面各有一条自冠状沟向下至心尖右侧的纵沟，分别称前室间沟和后室间沟。前、后室间沟是左、右心室在心表面的分界标志。前、后室间沟在心尖右侧的会合处稍凹陷，称心尖切迹。后室间沟与冠状沟的相交处称房室交点。

二、心腔的形态结构

心有 4 个腔，即左心房、右心房、左心室和右心室。左、右心房间有房间隔，左、右心室间有室间隔分隔。在正常情况下，左半心与右半心完全隔开，互不相通。心房与心室间的开口称房室口，它位于冠状沟的平面上。

1. 右心房 右心房位于心的右上部(图 11-5)，右心房向左前方突出的部分称右心耳。心房内面有许多互相平行的肌隆起，称梳状肌。当心功能发生障碍、血流淤滞时，易在右心耳内形成血栓，一旦脱落，可导致血管堵塞。右心房壁薄、腔大，有 3 个入口：上部有上腔静脉口，下部有下腔静脉口，在下腔静脉口与右房室口之间有冠状窦口，它们分别导入来自上半身、下半身和心壁回流的静脉血。右心房的出口为右房室口，通向右心室。右心房的后内侧壁主要由房间隔形成，其下部有一卵圆形的浅窝，称卵圆窝，为胚胎时期卵圆孔闭锁的遗迹。此处薄弱，是房间隔缺损的好发部位。

2. 右心室 右心室位于右心房的左前下方，构成胸肋面的大部分(图 11-6)。右心室入口即右房室口，口周围附有 3 片三角形瓣膜，称右房室瓣(三尖瓣)。瓣膜尖朝向室腔，并借数条细丝状的腱索与心室壁上的乳头肌相连。瓣膜基底部附着于房室口周围的纤维环上。在功能上纤维环、右房室瓣、腱索和乳头肌是一个整体，称右房室瓣复合体。心室收缩时，右房室瓣受血流的推挤相互靠拢，封闭房室口，而乳头肌、腱索拉住右房室瓣，使右房室瓣不至翻入右心房，从而阻止血液向右心房逆流。右心室的出口为肺动脉口，口周围的纤维环上附有 3 个袋口朝上、呈半月形的瓣膜，称肺动脉瓣。当心室舒张时，瓣膜关闭，可阻止血液从肺动脉干逆流回右心室。当心室收缩时，血流可冲开肺动脉瓣进入肺动脉。

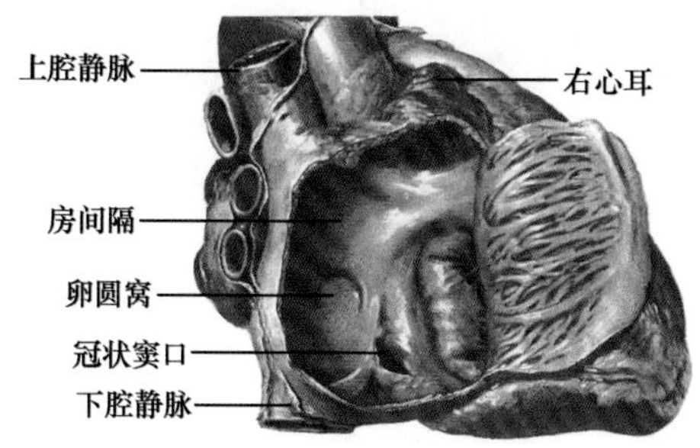

图 11-5 右心房

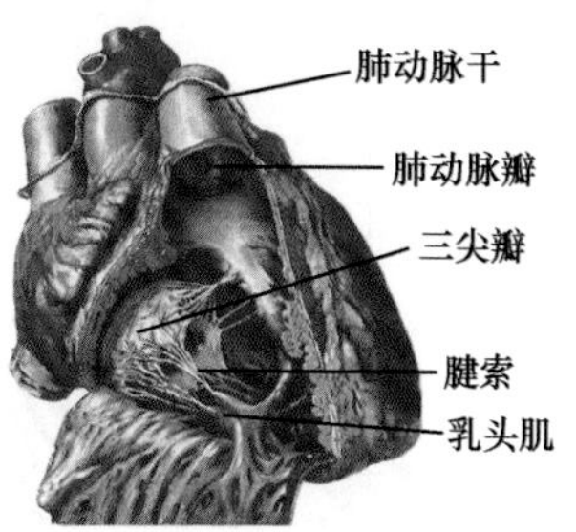

图 11-6 右心室

3. 左心房 左心房位于右心房的左后方，是最靠后的 1 个心腔，构成心底的大部分(图 11-7)。左心房有 4 个入口，1 个出口。在左心房后壁的两侧部各有 2 个肺静脉口，导入由肺静脉回流入心的血液。左心房的出口为左房室口，通向左心室。左心房前部向右前的突出部，称左心耳，因其与左房室瓣邻近，故为心外科最常用的手术入路之一。左心耳内也有发达的梳状肌凸向腔面，致使腔面不平，当心房血流淤滞时，较易引起血栓形成。

4. 左心室 左心室位于右心室的左后下方，室腔近似圆锥形。由于左心室工作负担较右心室大，故左心室壁厚约为右心室的 3 倍(图 11-8)。左心室入口为左房室口，口周围的纤维环上附有 2 片三角形瓣膜，称左房室瓣(二尖瓣)，瓣膜尖借腱索连于心室壁发达的乳头肌。纤维环、左房室瓣、腱索和乳头肌合称左房室瓣复合体，其功能与右房室瓣复合体相同。左心室出口位于右前方，称主动脉口，通向主动脉。口周围的纤维环上也附有 3 个袋口向上的半月形瓣膜，称主动脉瓣，每个瓣膜与主动脉壁之间形成的衣袋状空间称主动脉窦，可分为左、右、后 3 个窦。

重点：瓣膜的位置及形态。
难点：心室收缩和舒张时心瓣膜的状态。

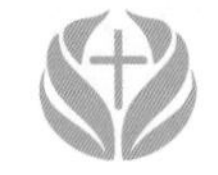

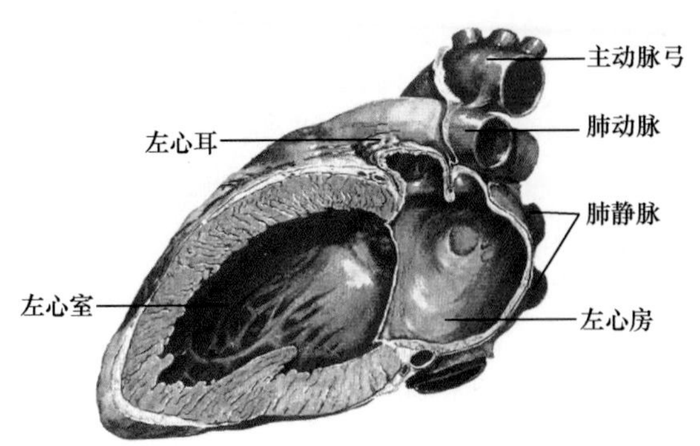

图 11-7　左心房和左心室(流入道)

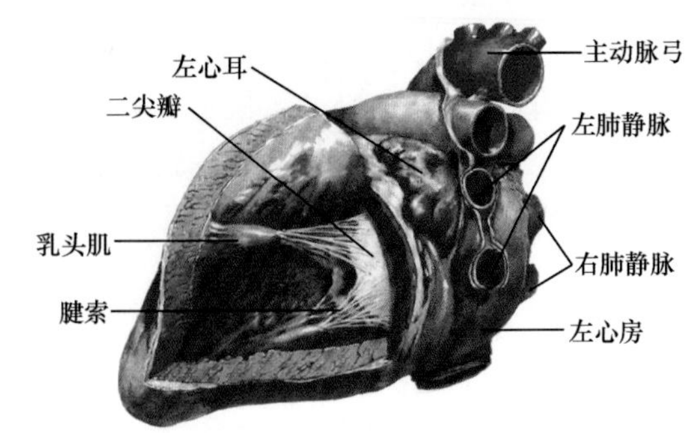

图 11-8　左心室和左心房

三、心壁的微细结构

心壁由 3 层组成，由内向外依次为心内膜、心肌层及心外膜(图 11-9)。

1. 心内膜　心内膜由内皮和内皮下层组成。内皮为单层扁平上皮，表面光滑，有利于血液流动。内皮下层由结缔组织构成，其外层靠近心肌膜，故又称心内膜下层，其中含有血管、神经和心传导系统的分支。心内膜在房室口和动脉口处分别折叠形成瓣膜。风湿性疾病常易累及心瓣膜，导致瓣膜狭窄或关闭不全。

2. 心肌层　心肌层为心壁的主体，主要由心肌纤维构成。心房肌较薄，心室肌较厚，左心室肌最厚。心肌纤维呈螺旋状排列，大致可分为内纵形、中环形和外斜形 3 层。在心肌纤维之间的结缔组织中有丰富的血管、淋巴管和神经。心房肌和心室肌的纤维不相连续，两者之间由围绕房室口和动脉口周围由致密结缔组织构成的纤维环(又称心骨骼)所隔开，心肌和心的瓣膜也附着于纤维环上，所以心房肌的兴奋不能直接传给心室肌(图 11-10)。

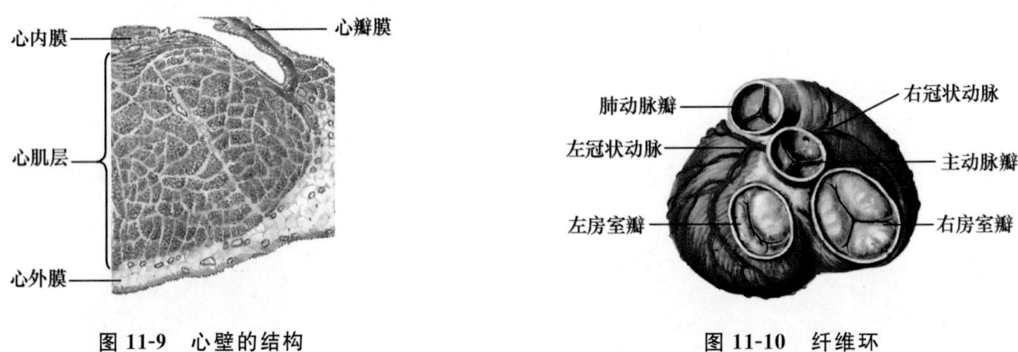

图 11-9　心壁的结构

图 11-10　纤维环

3. 心外膜　心外膜属于浆膜，即心包的脏层，由间皮和少量的结缔组织构成，与心肌层相连。心外膜的深层含有较多的弹性纤维、血管、神经、淋巴管和脂肪组织等。

4. 房间隔和室间隔

(1) 房间隔：较薄，位于左、右心房之间，由两层心内膜及其间的结缔组织构成，在卵圆窝处最薄。

(2) 室间隔：位于左、右心室之间，其下部的大部分称室间隔肌部，较厚(1～2 cm)，由心肌和心内膜构成。上部近心房处有一小卵圆形薄弱区域，缺乏心肌层，称为室间隔膜部(图 11-11)，室间隔缺损多发生于此部。

四、心传导系统

重点：心传导系统的组成及功能。

心传导系统由特殊分化的心肌纤维构成，包括窦房结、房室结、房室束，以及左、右束支等。心传导系统的功能是能自动产生节律性兴奋，并传导到心的各部，使心房肌和心室肌按一定的节律收缩(图 11-11，图 11-12)。

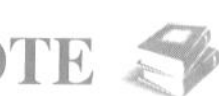

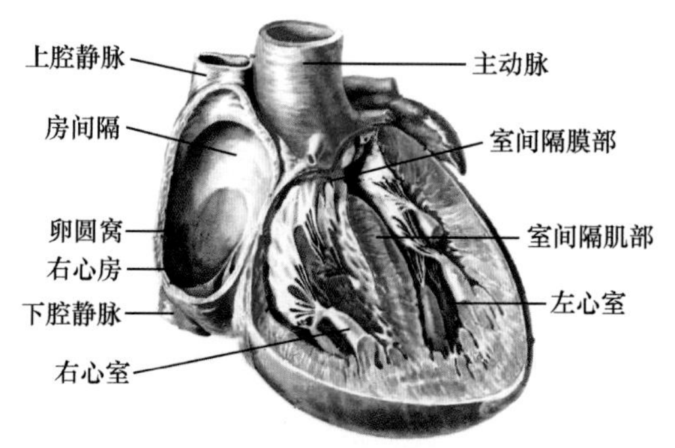

图 11-11 房间隔和室间隔

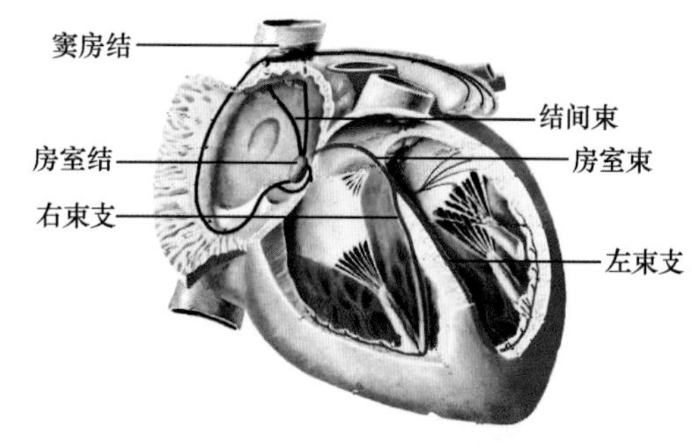

图 11-12 心传导系统

1. 窦房结 窦房结位于上腔静脉与右心房交界处的心外膜深面，呈椭圆形小体，结的中央有窦房结动脉穿过。窦房结是心自动节律性兴奋的正常起搏点。

2. 房室结 房室结呈扁椭圆形，位于房间隔下部、冠状窦口与右房室口之间的心内膜深面，房室结的主要功能是将窦房结传来的兴奋短暂延搁再传向心室，保证心房肌收缩后再开始心室肌收缩。

3. 房室束 房室束又称希氏(His)束，从房室结前端向前行，到室间隔上部分为左、右两束支。

4. 束支 束支分左束支和右束支。

(1) 左束支：呈扁带状，沿室间隔左侧心内膜深面走行，约在室间隔上、中 1/3 交界处分为两支，分别至前、后乳头肌根部分散交织于浦肯野纤维。左束支分布于左心室壁及室间隔。

(2) 右束支：呈单一圆索状，沿室间隔右侧心内膜深面下行，分支分布于右心室壁。

5. 浦肯野纤维 左、右束支的分支在心内膜深面交织成心内膜下浦肯野纤维网，最后与一般心肌纤维相连接。

房室束，左、右束支和浦肯野纤维网的功能是将心房传来的兴奋迅速传播到整个心室。

正常心节律性兴奋由窦房结发出，冲动传至心房肌引起心房收缩，同时兴奋也传至房室结，再经房室束，左、右束支及浦肯野纤维传至心室肌，引起心室收缩，从而维持心肌收缩的节律性和心房、心室收缩的有序性。

五、心的血管

心的血液供应来自左、右冠状动脉及回流的静脉，大部分经冠状窦口汇入右心房，极少部分直接流入左、右心房和左、右心室。

(一) 动脉

营养心的左、右冠状动脉起自升主动脉起始部(图 11-3，图 11-4)，其分支多按营养部位命名。

1. 右冠状动脉 右冠状动脉起于主动脉右窦，在肺动脉和右心耳之间进入冠状沟，行向右后方，至房、室交点处分为后室间支和左室后支。右冠状动脉分布于右心房、右心室、室间隔后 1/3 部，以及部分左心室膈面、窦房结和房室结。如果右冠状动脉发生阻塞，可发生后壁心肌梗死和房室传导阻滞。

2. 左冠状动脉 左冠状动脉起于主动脉左窦，在肺动脉干和左心耳之间行向左前方，到达冠状沟后分为前室间支和旋支两支。

重点：冠状动脉的主要分支及分布。

(1) 前室间支：沿前室间沟下行，绕过心切迹终于后室间沟下部，并与右冠状动脉的后室间支吻合，分布于左心室前壁、右心室前壁和室间隔前 2/3 部。如前室间支发生阻塞，可发生左心室前壁和室间隔前部心肌梗死，并可发生束支传导阻滞。

(2) 旋支：沿冠状沟向后行至心的膈面，分布于左心房、左心室左侧面和膈面及窦房结(40%)。旋支闭塞常引起左心室侧壁及膈壁心肌梗死。

(二) 静脉

心的静脉多与动脉伴行,最后汇入冠状窦。

冠状窦:接收绝大部分心壁的静脉回流(图 11-3,图 11-4),位于冠状沟后部,左心房和左心室之间,其右端开口于右心房。

知识拓展

冠状动脉与冠心病

冠状动脉是营养心脏的血管,由于冠状动脉的狭窄和阻塞所引起的心脏病称为冠心病。冠心病的发生是非常缓慢的过程,由于各种原因(如吸烟、高血压、高血脂、肥胖、糖尿病、缺乏运动等)使血管内膜发生变化,弹性减退,并有类似豆腐渣样的脂类物质沉积其上(即血管粥样硬化),造成管腔壁狭窄和阻塞,影响心脏的血液供应,产生心肌缺血,引起疼痛(即心绞痛)或心肌坏死(即心肌梗死)。此外,还影响心脏的传导系统,产生心律失常。

至于为什么大多数人平时并无明显症状,或只是在运动、紧张时稍感不适。这是因为轻度的管腔狭窄不会引起明显的心肌供血不足,而且这种狭窄是逐步加重的,由于机体的代偿机制,可产生侧支循环,因而没有明显的症状。只有当管腔狭窄超过 2/3 时,才会感觉明显不适。此外,还有一部分人是由于粥样斑块脱落,阻塞血管而造成心肌的缺血、坏死。

六、心包

心包是包裹心及大血管根部的膜性囊,可分为外层的纤维性心包和内层的浆膜性心包(图 11-13)。纤维性心包是坚韧的结缔组织囊,向上与出入心的大血管外膜相续,向下则附着于膈中心腱上。浆膜性心包薄而光滑,为一密闭的浆膜囊,分脏、壁两层。脏层即心外膜,壁层衬于纤维性心包内面,与纤维性心包紧密相贴。脏、壁两层在出入心的大血管根部互相移行,围成密闭的腔隙,称为心包腔,内含少量浆液,起润滑作用,以减少心搏时的摩擦,同时心包还有防止心过度扩张、保持血容量相对恒定的作用。

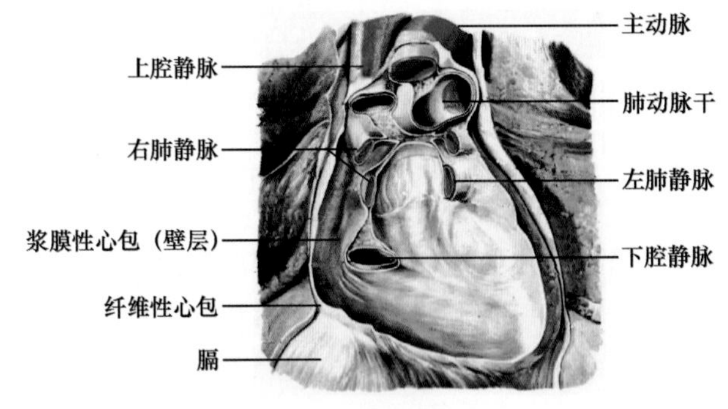

图 11-13　心包

七、心的体表投影

心的边界在胸前壁的体表投影大致可按下列 4 点及其连线来确定(图 11-14)。

(1) 左上点:在左侧第 2 肋软骨下缘,距胸骨左缘约 1.2 cm 处。

(2) 右上点:在右侧第 3 肋软骨上缘,距胸骨右缘约 1 cm 处。

(3) 右下点:在右侧第 6 胸肋关节处。

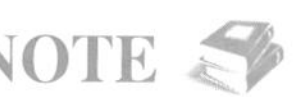

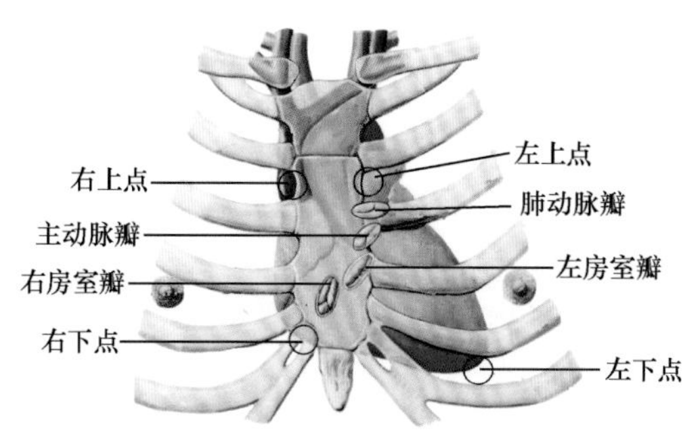

图 11-14 心的体表投影

(4) 左下点：在左侧第 5 肋间隙，锁骨中线内侧 1～2 cm 处(或距前正中线 7～9 cm 处)。

4 个边界：左上点到右上点引一横线，为心的上界；右上点到右下点引一微向右凸的弧线，为心的右界；左上点到左下点引一微向左凸的弧线，为心的左界；右下点到左下点引一横线，为心的下界。了解胸在心前壁的体表投影，对叩诊判断心界是否扩大有实用意义。

第三节 血管概述

一、血管的吻合及侧支循环

人体的血管除借动脉、毛细血管、静脉相通连外，在动脉与动脉之间，静脉与静脉之间，甚至动静脉之间均可借细小的吻合管形成血管吻合(图 11-15)，这些血管吻合具有一定的生理意义。

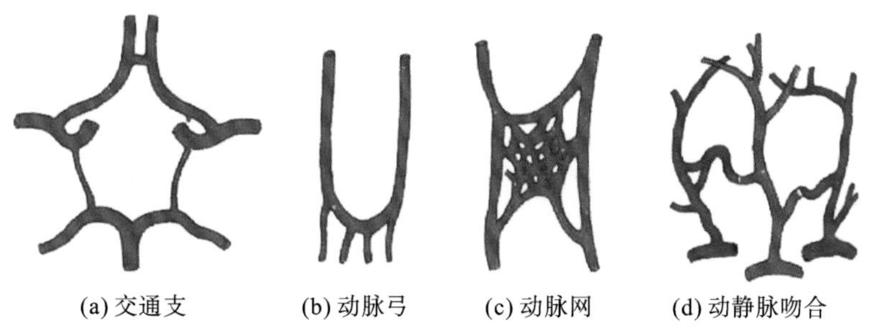

图 11-15 血管的吻合形式

1. 动脉间吻合 人体内许多部位两条动脉干之间可借交通支相连(如脑底动脉之间)，在经常活动或易受压部位，其邻近的多条动脉分支常相互吻合成动脉网(如关节网)，在经常改变形态的器官，两动脉末端或其分支可直接吻合成动脉弓(如手、胃肠的动脉弓等)。这些吻合都有缩短循环时间和调节血流量的作用。

2. 静脉间吻合 静脉间的吻合远比动脉丰富，除具有和动脉相似的吻合形式外，在浅静脉之间常吻合成静脉网，而在深静脉之间吻合成静脉丛，以保证脏器扩大或腔壁受挤压时血流仍然畅通。

3. 动静脉吻合 在体内的许多部位，如指尖、消化管黏膜、鼻、唇、外耳皮肤、生殖器勃起组织等处，小动脉和小静脉之间借吻合管直接交连，称为动静脉吻合。这种吻合有缩短循环途径、调节局部血流量和局部温度的作用。

4. 侧支吻合 有些较大的血管在行进中常发出与主干平行的侧副支，它可与同一主干远侧发出的返支或另一主干的侧副支相吻合，称侧支吻合。正常情况下，侧副支比较细小，但当主干阻塞时，侧副支逐渐增粗变大，代替主干发挥输送血液的作用，使原分布区域得到血液供应，这种通过侧支建立的循环称侧支循环(图 11-16)，它对保证器官在病理情况下的血液供应和临床应用

难点：侧支循环的建立。

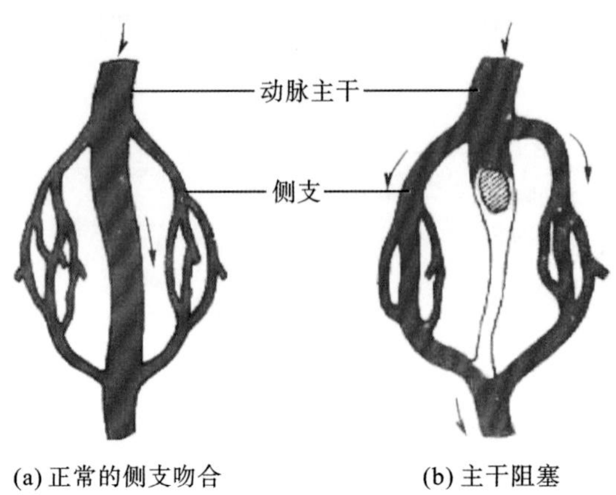

(a) 正常的侧支吻合　　(b) 主干阻塞

图 11-16　侧支循环

均有重要意义。

二、血管壁的微细结构

根据管径的粗细，动脉和静脉都可分为大、中、小、微 4 级。4 级血管在结构上并无明显的界限，而是逐渐移行的。大动脉是指接近心的动脉，管径最粗，如主动脉、头臂干和肺动脉等；管径为 0.3～1 mm 的动脉属于小动脉，而接近毛细血管，管径在 0.3 mm 以下的动脉称微动脉；除大动脉外，凡管径在 1 mm 以上的动脉属中动脉，如肱动脉、桡动脉和尺动脉等。大静脉的管径大于 10 mm，如上腔静脉、下腔静脉和头臂静脉等；管径小于 2 mm 的静脉属小静脉，其中与毛细血管相连，管径为 0.5～2 mm 的小静脉又称微静脉；管径为 2～9 mm 在大、小静脉之间的静脉属中静脉。

（一）动脉

动脉管壁较厚，可分为内膜、中膜和外膜 3 层(图 11-17)。

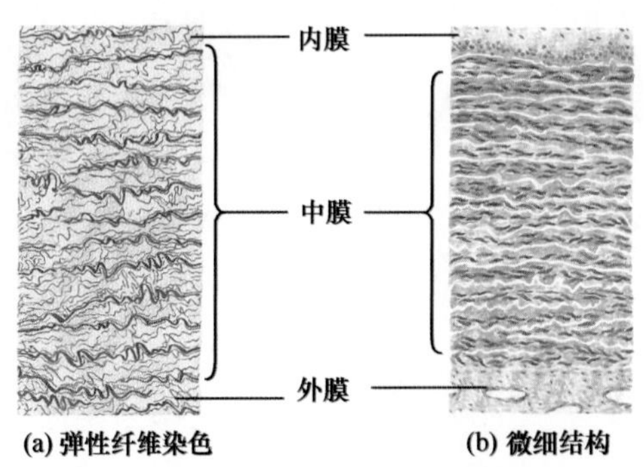

(a) 弹性纤维染色　　(b) 微细结构

图 11-17　动脉微细结构

1. 内膜　内膜是管壁的最内层，较薄，由内皮和薄层结缔组织构成，内皮游离面光滑，可减少血液流动的阻力，与中膜交界处有一层由弹性纤维构成的内弹性膜，此膜可作为内膜与中膜的分界线。

2. 中膜　中膜较厚，主要由平滑肌和弹性纤维构成。

大动脉的中膜较厚，由 40～70 层弹性膜组成，内有少量平滑肌纤维和胶原纤维等结构，故又称弹性动脉。当心收缩射出血液时，大动脉由于其内压力增高，致使血管壁扩张，容纳血液并缓冲心射血时的压力；当心舒张时，大动脉借弹性膜的回缩作用驱使血液流向血管远侧，从而维持血液在血管内的持续流动。

中、小动脉的中膜以平滑肌为主，故中、小动脉也称肌性动脉。中动脉的平滑肌较发达，由 10～40 层环形排列的平滑肌组成，通过平滑肌的收缩和舒张，改变其管径大小，调节分布到身体各部的血流量。小动脉的平滑肌较薄弱，仅有 3～4 层平滑肌。小动脉平滑肌的收缩和舒张，可影响外周血流的阻力，从而影响血压，故小动脉也常被称为外周阻力血管。

3. 外膜 外膜较薄，主要为结缔组织，内有血管、神经和淋巴管等。

（二）静脉

静脉管壁也大致可分为内膜、中膜和外膜 3 层，其中外膜较厚，但 3 层膜常无明显的界限。静脉壁的平滑肌和弹性纤维均不及动脉丰富，结缔组织成分较多。

（三）毛细血管

毛细血管为管径最细、分布最广的血管，它们的分支多而且互相吻合成网，人体内毛细血管的表面积可达 6000 m^2 左右，毛细血管内血流缓慢，有利于血液与周围组织进行物质交换。毛细血管的疏密程度与各器官组织代谢率密切相关，如心、肝、肺、肾和黏膜等代谢旺盛，毛细血管较密；而肌腱、韧带等代谢率较低，毛细血管稀疏。

1. 毛细血管的结构特点 毛细血管管径大多为 6～8 μm，管壁极薄，结构简单，仅由内皮、基膜、周细胞和少量结缔组织构成，小毛细血管横切面仅由一个内皮细胞围成，较大的可由 2～3 个内皮细胞围成。周细胞为扁平有突起的细胞，由基膜所包裹，其突起紧贴内皮细胞基底面。研究表明，周细胞可以收缩，调节毛细血管的血流量。此外，在组织受损伤后，周细胞可进一步分化成平滑肌，参与血管的重建。

2. 毛细血管的分类 电镜下，根据其内皮细胞、基膜等结构特点，毛细血管可分为 3 种类型（图 11-18）。

(1) 连续毛细血管：由连续的内皮细胞围成，细胞间隙为 10～20 nm，其间有紧密连接。内皮细胞的细胞质中有许多吞饮小泡，内皮外基膜完整。此类毛细血管主要分布于结缔组织、肺、肌组织和中枢神经系统等处。

(2) 有孔毛细血管：内皮细胞不含细胞核的部分极薄，有许多贯穿细胞的孔，有的孔常有厚 4～6 nm 的隔膜封闭，内皮外基膜完整。此类毛细血管主要通过内皮窗孔在血管内外进行中、小分子的物质交换。有孔毛细血管分布于胃肠黏膜、内分泌腺和肾的血管球等处。

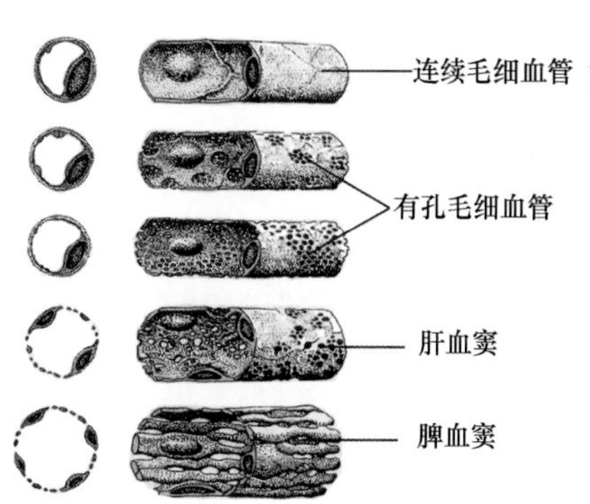

图 11-18 不同类型毛细血管结构模式图

(3) 血窦：又称窦状毛细血管，是一种扩大了的毛细血管。其特点是腔大，形态不规则；内皮细胞上有孔，细胞间隙较大；基膜不完整或缺如，某些内分泌腺的血窦，则有完整的基膜；窦壁或窦腔中常有巨噬细胞。血窦主要分布于肝、脾、骨髓及一些内分泌腺中。血窦有利于大分子物质或血细胞进出血管。

三、微循环

微循环是指微动脉到微静脉之间的微细血管中的血液循环，是血液循环的基本功能单位。其基本功能是实现血液与组织细胞间的物质交换，同时还可调节组织器官血流量，参与维持动脉血压和影响毛细血管内、外体液的分布。

微循环一般由以下几部分，即微动脉、中间微动脉、真毛细血管、直捷通路、动静脉吻合和微静脉组成（图 11-19）。

难点：微循环的结构组成。

1. 微动脉 微动脉是小动脉的分支，直径一般小于 300 μm，管壁上有完整的平滑肌层。微动脉是控制血液进入微循环的“总闸门”。

2. 中间微动脉 中间微动脉是微动脉的分支，管壁上平滑肌稀少，不能形成完整的一层。

3. 真毛细血管 真毛细血管是中间微动脉的分支，互相连接成网，血流缓慢，是进行物质交换的主要部位。在真毛细血管起始处有少量环形平滑肌，称毛细血管前括约肌，是调节微循环的“分闸门”。一般情况下，只有小部分真毛细血管开放，当局部组织功能活跃时，毛细血管前括约肌松弛，开放较多的毛细血管，使局部的血流量增加，促进物质交换。

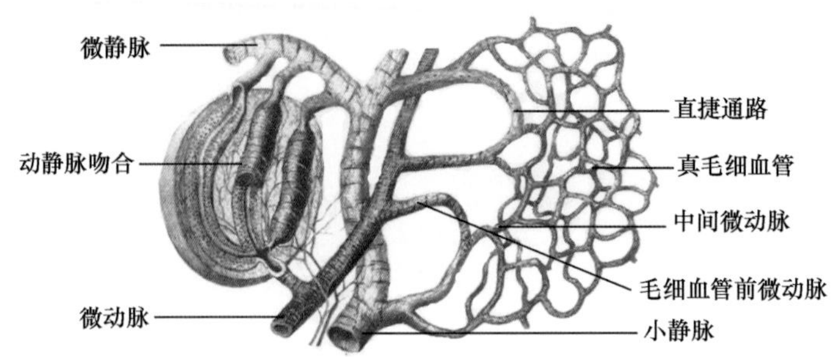

图 11-19　微循环模式图

4. 直捷通路　直捷通路又称通毛细血管,是中间微动脉的延伸部分,直接通入微静脉。在组织处于静息状态时,微循环的血液大部分由微动脉经中间微动脉和直捷通路快速流入微静脉,只有少部分血液流经真毛细血管。

5. 动静脉吻合　动静脉吻合是微动脉和微静脉之间直接连通的血管。动静脉吻合收缩时,血液由微动脉流入毛细血管,松弛时,血液经此直接进入微静脉。

6. 微静脉　微静脉是把血液导入小静脉的血管,其管壁结构与毛细血管相似,也有物质交换功能。

第四节　肺循环的血管

1. 肺循环的动脉　肺动脉干起自右心室,经主动脉起始部的右前方向左后上方斜行,至主动脉弓下方分为左、右肺动脉,左肺动脉较短,水平向左至肺门,分 2 支进入肺的上、下叶。右肺动脉较长,水平向右至肺门,分 3 支进入右肺上、中、下叶。

在肺动脉干分叉处稍左侧,有一结缔组织索,连于主动脉弓的下缘,称动脉韧带(图 11-3),是胚胎时期动脉导管闭锁后的遗迹。动脉导管若在出生后 6 个月尚未闭锁,则称动脉导管未闭,是最常见的先天性心脏病之一。

2. 肺循环的静脉　肺静脉由肺泡周围的毛细血管逐级汇集而成,在肺门处形成左肺上、下静脉和右肺上、下静脉,向内注入左心房后部的两侧。肺静脉将含氧量高的鲜红色动脉血输送到左心房。

第五节　体循环的血管

一、体循环的动脉

体循环动脉的分布特点:动脉分支离开主干进入器官前的分支称为器官外动脉,进入器官内的分支称器官内动脉。器官内、外动脉的分布都有一定的规律。器官外动脉分布的一般规律(图 11-20):①分布于头、颈、四肢和躯干的动脉都左、右对称。②躯干的动脉有壁支和脏支之分,壁支一般有明显的节段性。③动脉多居于身体的屈侧、深部或安全隐蔽处,常与静脉、神经等伴行,外包结缔组织,形成血管神经束。④动脉常以最短的距离到达所需营养的器官。⑤动脉的粗细、分支多少、配布形式与器官的形态、大小和功能密切相关。

1. 主动脉　主动脉是体循环的动脉主干,其全长可分为升主动脉、主动脉弓和降主动脉 3 段(图 11-21)。升主动脉起自左心室,向右上斜行至第 2 胸肋关节后方续主动脉弓,其根部发出左、右冠状动脉;主动脉弓呈弓形弯向左下,至第 4 胸椎体下缘处移行为降主动脉,主动脉弓凸侧从右向左依次发出头臂干、左颈总动脉和左锁骨下动脉 3 大分支;降主动脉沿脊柱下行,达第 12 胸

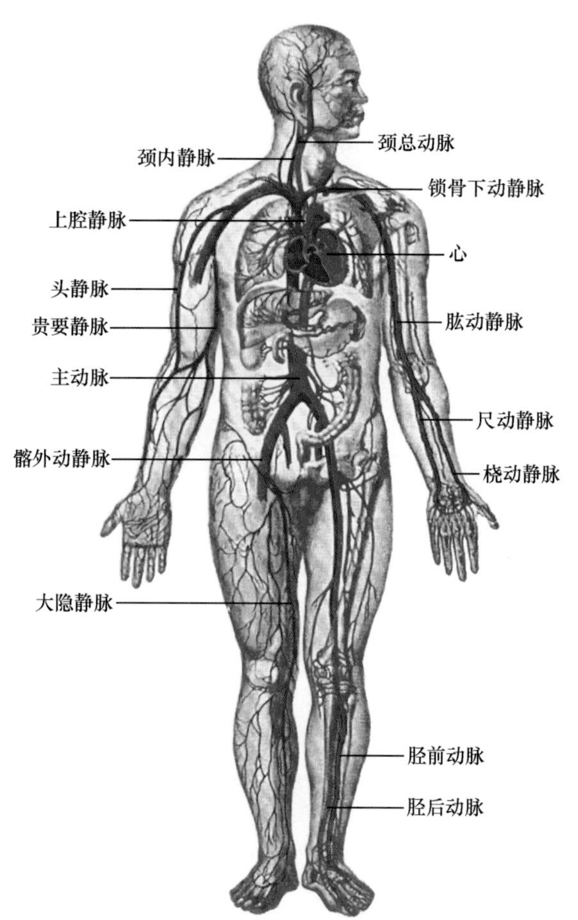

图 11-20 全身动脉

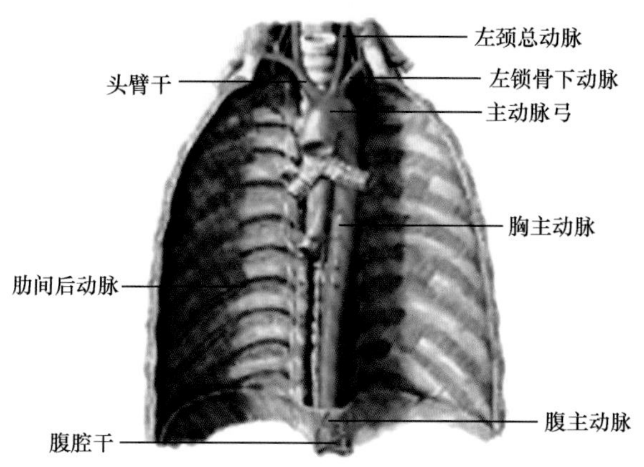

图 11-21 主动脉

椎高度穿膈的主动脉裂孔入腹腔，至第 4 腰椎体下缘处分为左、右髂总动脉，降主动脉以膈为界分为胸主动脉和腹主动脉。

主动脉弓壁外膜下有丰富的神经末梢，称压力感受器，它能感受血压的变化。主动脉弓下方有 2～3 个粟粒状小体，称主动脉小球，是化学感受器，能感受血液中 O_2 和 CO_2 浓度的变化，参与调节呼吸。

难点：压力感受器和化学感受器。

2. 颈总动脉 颈总动脉是头颈部的动脉主干（图 11-22）。左颈总动脉发自主动脉弓，右颈总动脉起于头臂干。两侧颈总动脉均在胸锁关节的后方进入颈部，经胸锁乳突肌的深面，沿气管及喉的外侧上行，至甲状软骨上缘处，分为颈内动脉和颈外动脉。颈总动脉上段位置表浅，在活体上可摸到其搏动。当头面部大出血时，可在胸锁乳突肌前缘，平喉的环状软骨高度，向后内将颈

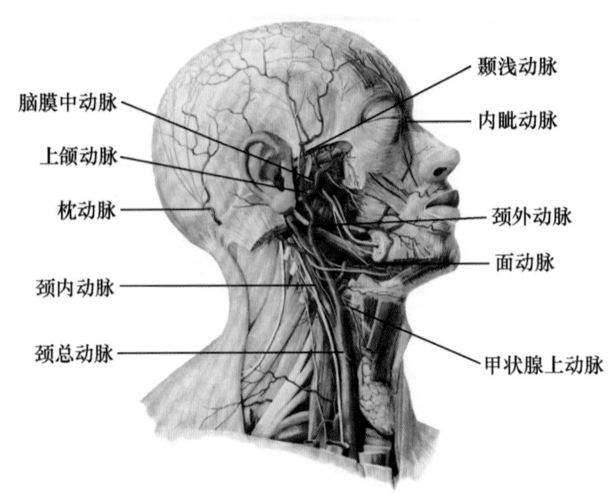

图 11-22　头颈部的动脉

重点:颈总动脉的主要分支及头颈部压迫止血部位。

总动脉压向第 6 颈椎的颈动脉结节,进行急救止血(图 11-23(a))。

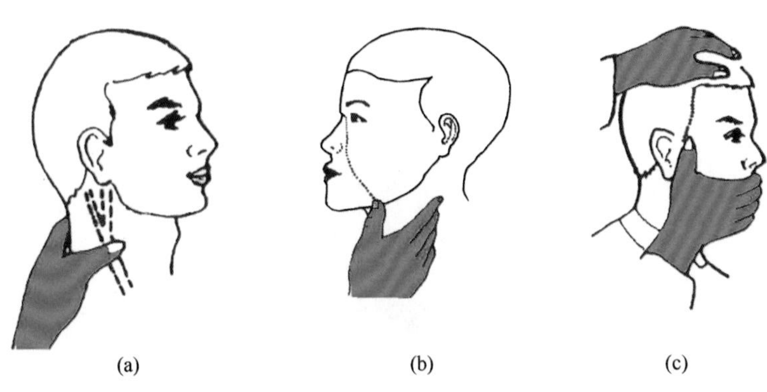

图 11-23　头颈部的动脉压迫止血部位

颈总动脉分叉处有两个重要的结构:①颈动脉窦是颈总动脉末端和颈内动脉起始处稍膨大部分,其壁内有特殊的感觉神经末梢,为压力感受器,能感受血压的变化。②颈动脉小球是一扁椭圆形小体,借结缔组织连于颈总动脉分叉处后方,为化学感受器,其功能与主动脉小球相同。

(1) 颈内动脉:由颈总动脉发出后,垂直上升至颅底,经颈动脉管入颅腔,分支分布于脑和视器。颈内动脉在颅外一般无分支。

(2) 颈外动脉:初居颈内动脉的前内侧,后经其前方绕至其前外侧,上行至腮腺实质内,达下颌颈高度,分为颞浅动脉和上颌动脉两终支。其主要分支有甲状腺上动脉、舌动脉、面动脉、颞浅动脉和上颌动脉等。

①甲状腺上动脉:由颈外动脉起始处发出,向前下行至甲状腺侧叶上端,分支分布于甲状腺上部和喉。

②舌动脉:在甲状腺上动脉稍上方发出,分支分布于舌、舌下腺和腭扁桃体。

③面动脉:约在下颌角平面,由颈外动脉发出后,向前经咬肌前缘处,绕过下颌骨下缘至面部,经口角和鼻翼的外侧上行到内眦,改称为内眦动脉。面动脉沿途分支分布于下颌下腺、面部软组织和腭扁桃体等处。面动脉在下颌体下缘与咬肌前缘交界处位置表浅,在活体可摸到面动脉搏动,当面部出血时,可在该处压迫面动脉进行止血(图 11-23(b))。

④颞浅动脉:经外耳门前方颧弓根部上行至颅顶,分支分布于额、顶、颞部软组织及腮腺等。颞浅动脉在外耳门前上方位置表浅,此处是临床上触摸脉搏的常用部位,也是颅顶部出血的压迫止血点(图 11-23(c))。

⑤上颌动脉:经下颌支的深面入颞下窝,分支分布于口腔、鼻腔、牙及牙龈、外耳道、鼓室和硬脑膜等处。其中分布于硬脑膜的分支为脑膜中动脉,该动脉经颅底的棘孔入颅腔。当翼点骨折

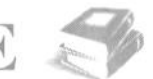

时，常可损伤该动脉的分支而形成硬膜外血肿。故在临床上对此类脑外伤患者，应仔细观察其病情变化。

3. 锁骨下动脉 右侧起自头臂干，左侧起自主动脉弓。锁骨下动脉(图 11-24)向外上出胸廓上口至颈根部，呈弓形弯曲行向外侧，至第 1 肋外缘处延续为腋动脉。上肢出血时可在锁骨中点上方向后下方将该动脉压向第 1 肋进行止血(图 11-25(a))。锁骨下动脉的主要分支如下：

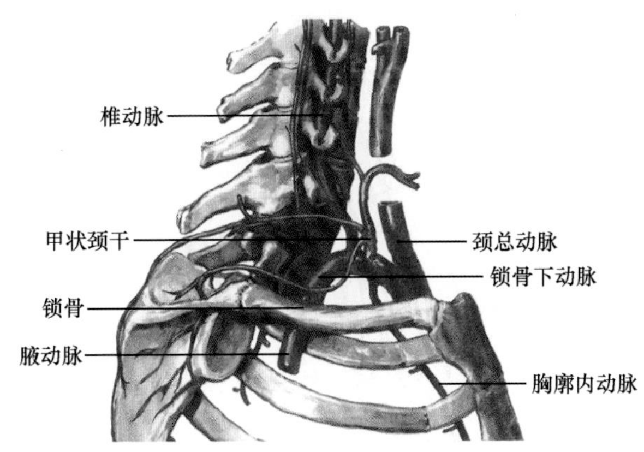

图 11-24 锁骨下动脉的分支

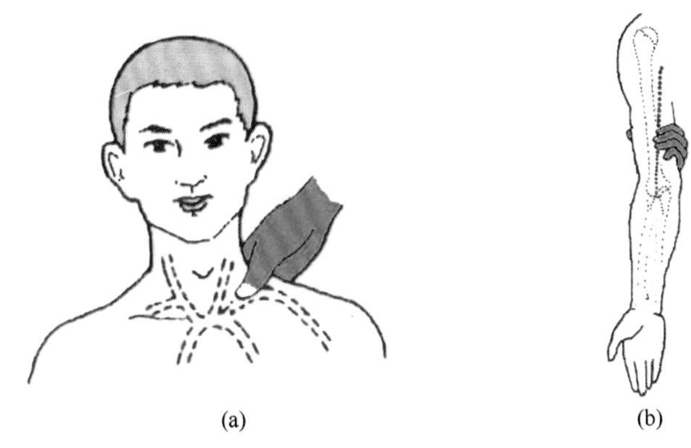

图 11-25 锁骨下动脉和肱动脉的压迫止血点

(1) 椎动脉：起于锁骨下动脉的上壁，向上穿第 6 至第 1 颈椎横突孔，经枕骨大孔入颅腔，分支分布于脑和脊髓。

(2) 胸廓内动脉：起于锁骨下动脉的下壁，向下入胸腔于胸骨外侧缘约 1.5 cm 处沿第 1～7 肋软骨后面下行，沿途分支分布于胸前壁、心包、膈及乳房等处。胸廓内动脉的终支是腹壁上动脉，沿腹直肌后面下降，分布于腹直肌和腹膜，并与腹壁下动脉吻合。

4. 上肢的动脉 上肢的主要动脉有腋动脉、肱动脉、桡动脉及尺动脉等(图 11-26)。

(1) 腋动脉：上肢的动脉主干，在第 1 肋外缘处续于锁骨下动脉，行于腋窝深部，至背阔肌下缘处移行为肱动脉(图 11-24)。腋动脉的主要分支分布于肩部、胸前外侧壁和乳房等处。

(2) 肱动脉：续腋动脉沿肱二头肌内侧下行，至肘窝深部平桡骨颈高度分为桡动脉和尺动脉。在肘窝稍上方，肱二头肌腱的内侧，可触及肱动脉的搏动，也是测量血压的听诊部位。当前臂或手部出血时，可在臂中部将肱动脉压向肱骨进行止血(图 11-25(b))。

重点：肱动脉和桡动脉的走行，上肢动脉脉搏点和压迫止血部位。

(3) 桡动脉：由肱动脉分出，沿前臂桡侧伴桡神经浅支下行，主要分支有拇主要动脉和掌浅支，桡动脉下段行于肱桡肌腱与桡侧腕屈肌腱之间，位置表浅，仅有皮肤和筋膜覆盖，是临床触摸脉搏的部位。桡动脉沿途分支分布于前臂桡侧肌，并参与肘、腕关节网的组成。

(4) 尺动脉：在前臂尺侧下行，经豌豆骨桡侧至手掌。其主要分支有骨间总动脉和掌深支。尺动脉沿途发出分支分布于前臂尺侧诸肌。

(5) 掌浅弓和掌深弓：由桡动脉和尺动脉的终末支在手掌互相吻合而成。掌浅弓位于屈指肌

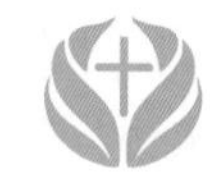

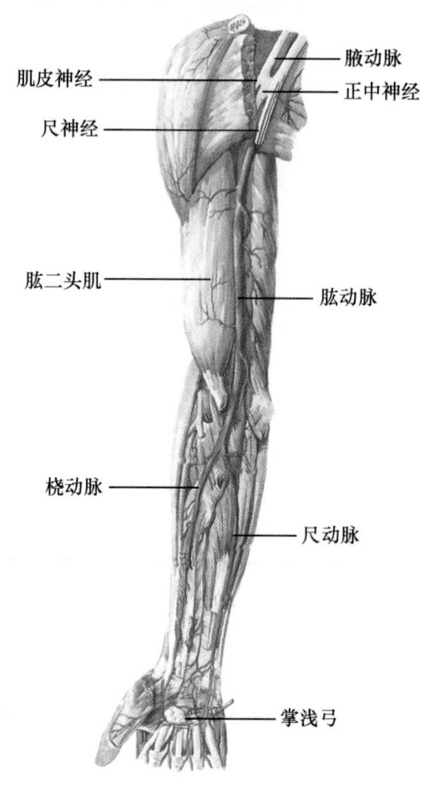

图 11-26 上肢的动脉

腱的浅面,由尺动脉的终末支和桡动脉掌浅支吻合而成。其最凸处相当于自然握拳时中指所指的位置,在处理手外伤时,应注意保护。掌深弓位于屈指肌腱的深面,由桡动脉的终末支和尺动脉掌深支吻合而成,它们的分支分布于手掌,并发出指掌侧固有动脉,沿手指掌面的两侧行向指尖(图 11-27)。当手指出血时,可在指根两侧压迫血管止血。掌浅弓和掌深弓通过分支相吻合,当手握物体时,掌浅弓常受压,血液可经掌深弓流通,以保证手指的血液供应。

5. 胸部的动脉 胸主动脉是胸部的动脉主干(图 11-21),位于脊柱的左前方,其分支有壁支和脏支两种。

(1) 壁支:主要有肋间后动脉和肋下动脉。肋间后动脉位于肋间隙内(图 11-28),主干沿肋骨下缘的肋沟内前行,在肋角处,肋间后动脉发出分支沿下位肋上缘前行。肋下动脉沿第 12 肋的下缘走行。肋间后动脉和肋下动脉分支分布于脊髓、背部、胸壁和腹壁的上部等处。临床行胸膜腔穿刺抽液时,根据肋间隙内神经、血管走行及位置的特点,应注意:①不宜在肋角内侧进针;②在肋角外侧穿刺时,应靠近肋骨上缘进针;③在肋间隙前部穿刺时,应在肋间隙中部进针。

难点:胸腔穿刺部位的确定。

(2) 脏支:都很细小,主要有支气管支、食管支和心包支,分别分布于气管、支气管、食管和心包等处。

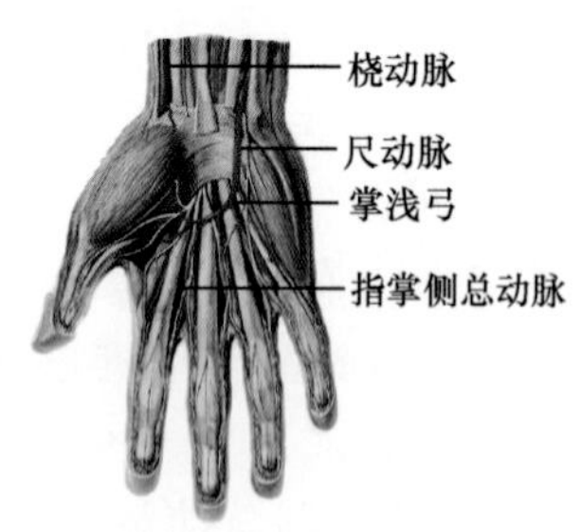

图 11-27 手的动脉

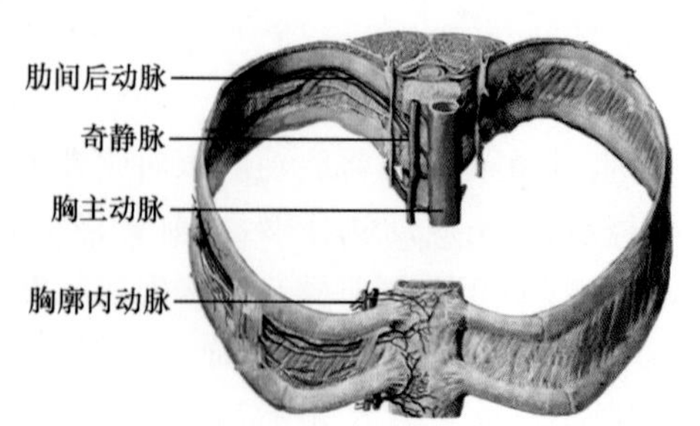

图 11-28 胸壁的动脉

6. 腹部的动脉 腹主动脉是腹部的动脉主干(图 11-29)。腹主动脉沿脊柱的左前方下行,其分支亦有脏支和壁支之分。壁支细小,主要有 4 对腰动脉、膈下动脉等。分支分布于腹后壁、背肌、脊髓、膈下面、肾上腺和盆腔后壁等处。

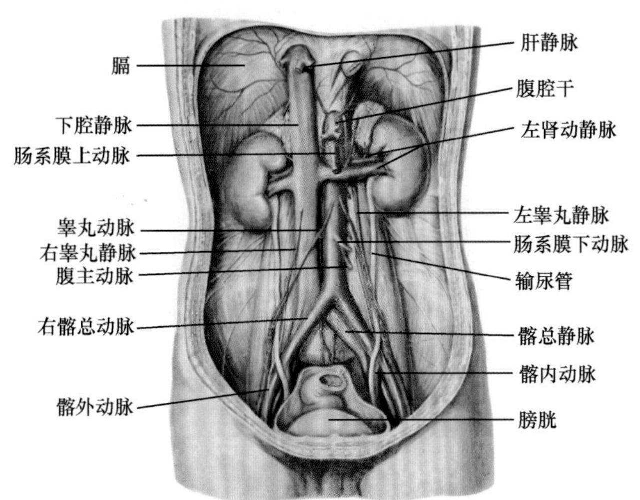

图 11-29 腹部的动脉

脏支较粗大,包括成对脏支和不成对脏支两种,成对的有肾上腺中动脉、肾动脉、睾丸动脉或卵巢动脉(女性);不成对的有腹腔干、肠系膜上动脉和肠系膜下动脉。主要的脏支如下:

(1) 腹腔干:为一粗短动脉干,在主动脉裂孔稍下方,发自腹主动脉前壁,随即分为 3 支(图 11-30,图 11-31),分支分布于肝、胆、胰、脾、胃、十二指肠和食管腹段等上腹部器官。

难点:腹腔干的分支分布。

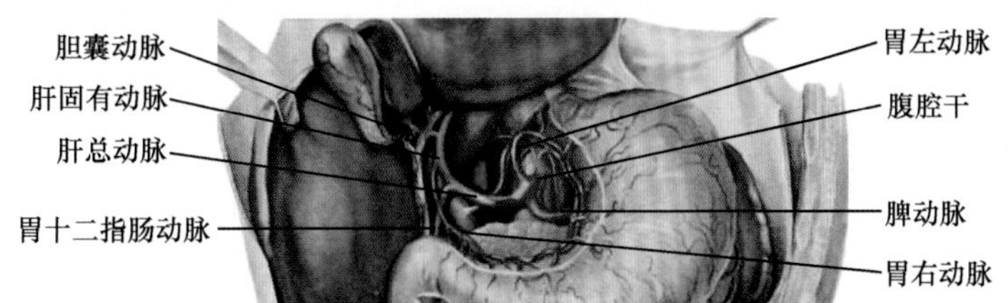

图 11-30 腹腔干及其分支(一)

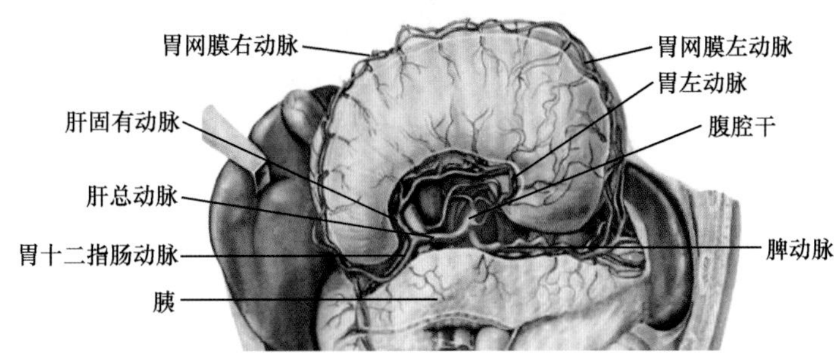

图 11-31 腹腔干及其分支(二)

①胃左动脉:向左上方行至胃的贲门部,沿胃小弯向右行,走行于小网膜两层之间,与胃右动脉吻合,分布于食管下段、贲门和胃小弯附近的胃壁。

②肝总动脉:向右前方走行,在十二指肠上部的上缘处,进入肝十二指肠韧带内,然后分为两支:肝固有动脉分布于肝、胆囊和胃小弯侧的胃壁;胃十二指肠动脉在十二指肠上部后方下降,分支分布于胃大弯侧的胃壁、大网膜和十二指肠降部、胰头等处。

③脾动脉:沿胰上缘左行,至脾门附近分数支入脾,沿途发出数支胰支,分布于胰体和胰尾,发出胃短动脉 3～5 支,分布于胃底,发出胃网膜左动脉,分布于胃大弯左侧的胃壁和大网膜。

(2) 肠系膜上动脉:在腹腔干的稍下方起自腹主动脉前壁,向下经胰头和十二指肠水平部之

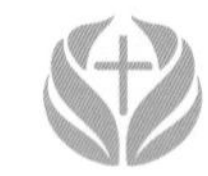

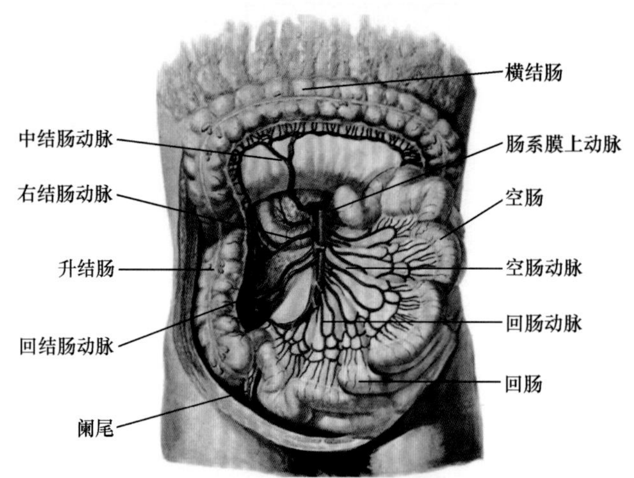

图 11-32 肠系膜上动脉

间进入小肠系膜根,呈弓状向右髂窝下行(图 11-32)。其主要分支包括:空、回肠动脉,共有 12～16 支,分布于空肠和回肠;回结肠动脉分布于回肠末端、盲肠、阑尾(阑尾动脉)和升结肠;右结肠动脉分布于升结肠;中结肠动脉分布于横结肠。空、回肠动脉在肠系膜内分支彼此吻合成血管弓,该血管弓在空肠为 1～2 级,在回肠可达 2～5 级。

(3) 肠系膜下动脉:约平第 3 腰椎高度起自腹主动脉,沿腹后壁向左下方走行(图 11-33)。其主要分支有:左结肠动脉,分布于降结肠;乙状结肠动脉,分布于乙状结肠;直肠上动脉,分布于直肠上部。

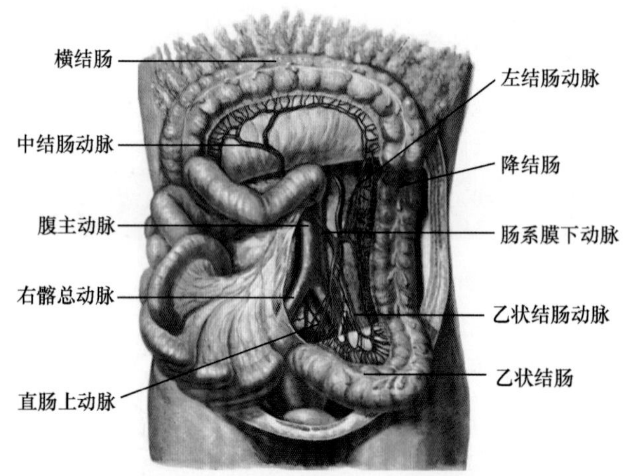

图 11-33 肠系膜下动脉

(4) 肾动脉:左、右各一,较粗大,由腹主动脉发出后,向外侧横行,经肾门入肾。肾动脉在入肾以前发出一支肾上腺下动脉至肾上腺(图 11-29)。

(5) 睾丸动脉:细长,自肾动脉稍下方起于腹主动脉前壁,左、右各一。沿腰大肌前方行向外下,跨过输尿管前面,经腹股沟管至阴囊,分布于睾丸和附睾。在女性则为卵巢动脉,在卵巢悬韧带内下降入盆腔,分布于卵巢和输卵管。

7. 髂总动脉 腹主动脉在第 4 腰椎体下缘平面分为左、右髂总动脉。髂总动脉斜向外下方,至骶髂关节前方分为髂内动脉和髂外动脉(图 11-34)。

(1) 髂内动脉:盆部动脉的主干,斜向内下至小骨盆,发出壁支和脏支。主要的壁支有:①臀上动脉和臀下动脉:分别经梨状肌上孔和下孔穿出至臀部。其分支营养臀肌和髋关节。②闭孔动脉:沿骨盆侧壁向前下行,穿闭孔上部出盆腔,分支营养大腿内侧肌群和髋关节。主要的脏支有:①膀胱下动脉:分支分布于膀胱底、精囊腺、前列腺和输尿管下段,在女性则分布于膀胱和阴

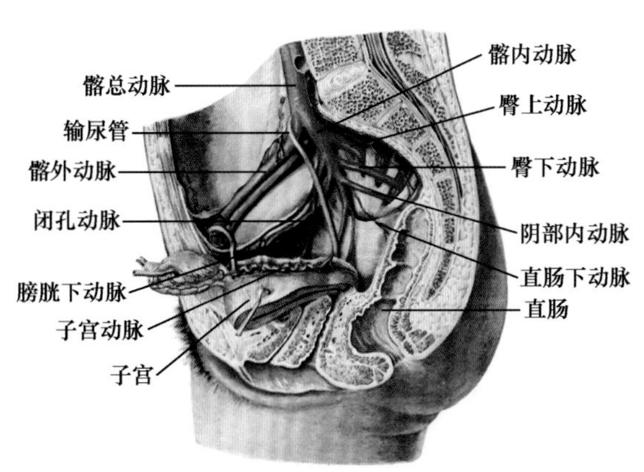

图 11-34 盆部的动脉(右侧、女性)

道壁。②直肠下动脉:分布于直肠下部,与直肠上动脉和肛动脉的分支吻合。③子宫动脉:沿盆腔侧壁下行,进入子宫阔韧带两层之间,在子宫颈外侧 1～2 cm 处跨过输尿管的前方并与之交叉后,沿子宫颈上行至子宫底,分支营养子宫、输卵管、卵巢和阴道等。在子宫切除术结扎子宫动脉时,要注意该动脉与输尿管的关系。④阴部内动脉:从梨状肌下孔出骨盆,经坐骨小孔入坐骨肛门窝。其分支分布于肛门、会阴部和外生殖器。其中分布于肛门及其周围的分支称肛动脉。

(2) 髂外动脉:沿腰大肌内侧缘下行,经腹股沟韧带中点深面进入股前部,移行为股动脉。髂外动脉在腹股沟韧带的稍上方发出腹壁下动脉,该动脉向内上进入腹直肌鞘,分布于腹直肌并与腹壁上动脉吻合。

8. 下肢的动脉 下肢的动脉主要有股动脉、腘动脉、胫前动脉和胫后动脉等。

重点:下肢动脉脉搏点和压迫止血部位。

(1) 股动脉:在股三角内下行(图 11-35(a)),逐渐向后进入腘窝,移行为腘动脉。股动脉沿途分支分布于股部。在腹股沟韧带中点稍下方,股动脉位置表浅,可触及其搏动,当下肢外伤出血时,可在此向后外方将股动脉压向耻骨进行止血(图 11-36(a))。

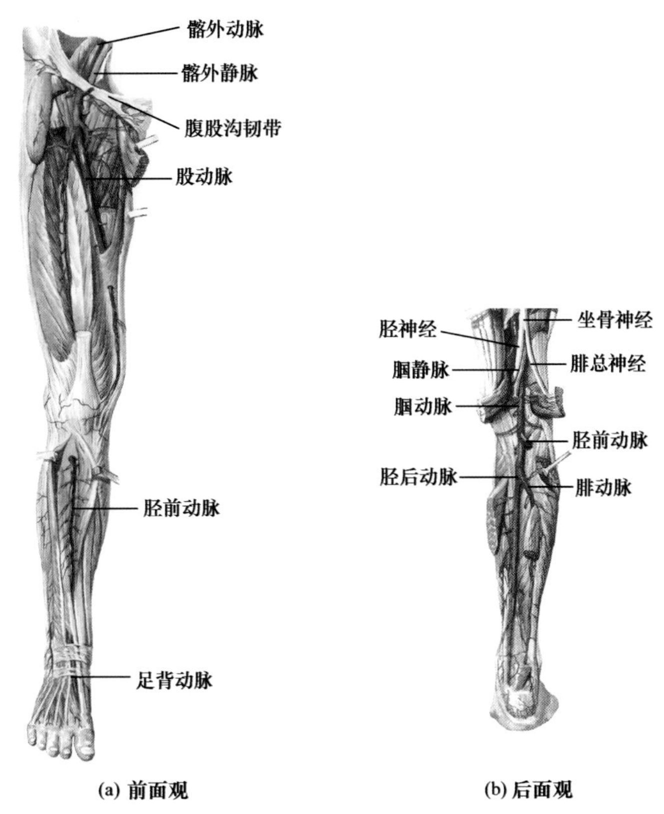

图 11-35 下肢的动脉

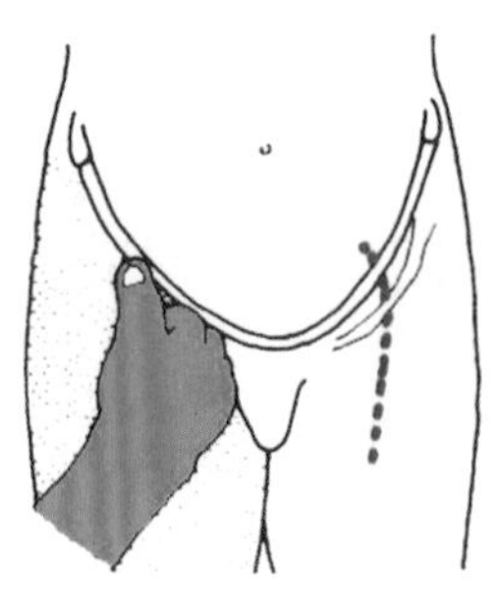

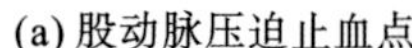
(a) 股动脉压迫止血点

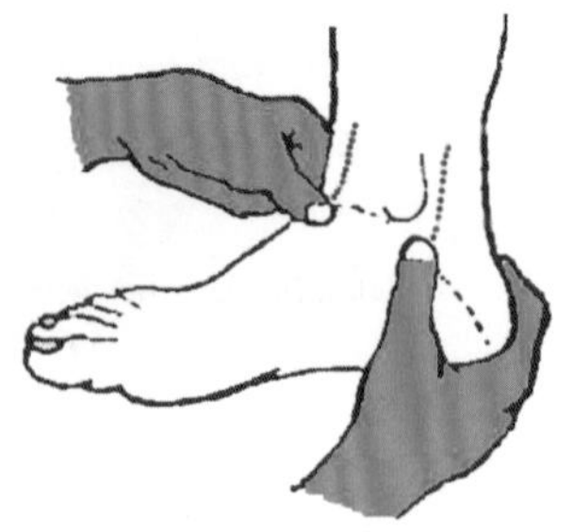
(b) 足部动脉压迫止血部位

图 11-36　下肢动脉压迫止血部位

(2) 腘动脉:在腘窝深部下行,至腘窝下部分为胫前动脉和胫后动脉(图 11-35(b))。腘动脉分支分布于膝关节及附近的肌。

(3) 胫前动脉:向前穿小腿骨间膜,在小腿前群肌之间下降,至踝关节前方移行为足背动脉。胫前动脉沿途分支至小腿前群肌。足背动脉分布于足背和足趾等处。在踝关节前方,内、外踝连线中点处,可触及足背动脉的搏动(图 11-35(a)),足部出血时可在该处向深部压迫足背动脉进行止血(图 11-36(b))。

(4) 胫后动脉:沿小腿后面浅、深肌之间下行,经内踝后方进入足底,分为足底内侧动脉和足底外侧动脉,胫后动脉分支营养小腿后群肌和外侧群肌,足底内、外侧动脉分布于足底和足趾(图 11-35(b))。

知识拓展

血管的位置、走行、毗邻关系等在临床上有重要意义。如手术时,医生需要掌握血管的相关知识,临床上触摸脉搏、压迫止血也需要知道血管的位置、走行等知识。而采血、血液检查、输血、补液、注射药物时,常选用浅静脉做穿刺进针或切开插管,如选头皮静脉、颈外静脉、手背静脉、前臂浅静脉、肘正中静脉、足背静脉、大隐静脉起始段等。目前,导管介入技术已是心内、外科诊断和治疗疾病的常用手段之一,对穿刺血管的位置、形态、毗邻关系的掌握是准确操作的基础。导管介入技术常选用的血管包括颈总动脉、股动脉、肱动脉、桡动脉、股静脉、颈内静脉、锁骨下静脉等。

体循环主要动脉的总结见图 11-37。

二、体循环的静脉

静脉与动脉在结构和分布上有许多相似之处,但由于功能不同,而又有区别,静脉的特点如下:①静脉起于毛细血管,其中的血液压力低,流速缓慢,管壁较薄,数量多。②体循环的静脉有浅、深之分。浅静脉位于皮下筋膜内,称皮下静脉。较大的浅静脉可透过皮肤看到,临床上可通过浅静脉取血做检查或输入液体、药物。深静脉位于深筋膜深面或体腔内,多与动脉伴行,其名称和收集范围大多数与其伴行动脉相一致。③静脉之间有丰富的吻合支。浅静脉之间,浅、深静脉之间均有广泛吻合。浅静脉一般都吻合成静脉网,深静脉则在器官周围形成静脉丛,如手背静脉网、食管和盆腔器官周围的静脉丛等。④静脉管壁内有向心开放的静脉瓣(图 11-38),可阻止血液逆流,是保证静脉血回流的重要装置。因重力影响,四肢的静脉瓣数量较多,而大静脉、肝门静脉和头部的静脉一般无静脉瓣。

体循环的静脉主要包括上腔静脉系、下腔静脉系和心静脉系(已述于心)。

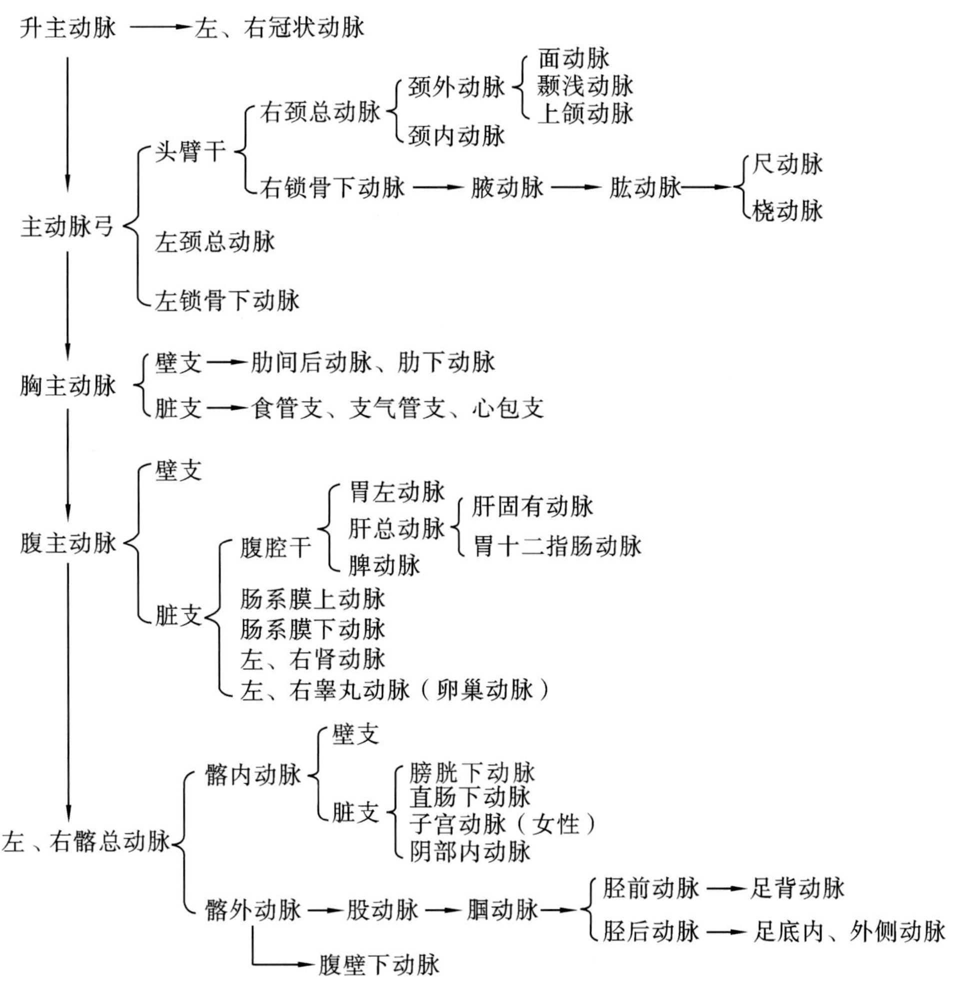

图 11-37 体循环主要动脉

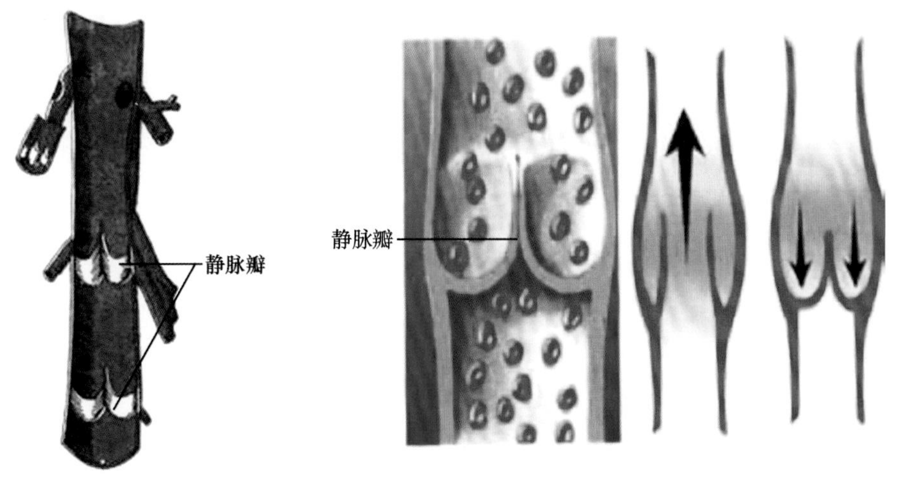

图 11-38 静脉瓣图

（一）上腔静脉系

上腔静脉系由上腔静脉及其属支组成。上腔静脉是上腔静脉系的主干，由左、右头臂静脉在第 1 胸肋关节后方汇合而成，沿升主动脉右侧下行，注入右心房。上腔静脉主要收集头颈部、上肢和胸部(除心外)等处的静脉血。头臂静脉由同侧的颈内静脉和锁骨下静脉在胸锁关节后方汇合而成。汇合处的夹角，称静脉角，是淋巴导管注入静脉的部位。

1. 头颈部的静脉 头颈部的静脉主要为颈内静脉和颈外静脉(图 11-39)。

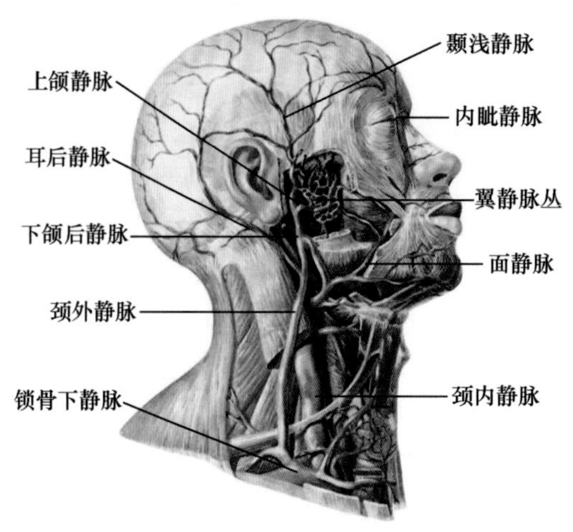

图 11-39　头颈部的静脉

(1) 颈内静脉:颈部最大的静脉干,上端在颈静脉孔处与颅内乙状窦相续,然后伴颈内动脉和颈总动脉下行,至胸锁关节后方与锁骨下静脉汇合,形成头臂静脉。颈内静脉除颅内属支汇集脑、视器的静脉血外,颅外属支收集头面部、颈部、咽等处的静脉血。其中重要的颅外属支有面静脉等。

重点:头颈部浅静脉名称,面部"危险三角"。

面静脉起自内眦静脉,与面动脉伴行,至舌骨大角高度注入颈内静脉,收集面前部软组织的静脉血。面静脉通过内眦静脉、眼静脉与颅内的海绵窦相交通。面静脉在口角平面以上缺乏静脉瓣,面部尤其是鼻根至两侧口角之间的三角区域发生化脓性感染时,若处理不当(如挤压等),致病菌可经上述途径进入颅内引起颅内感染,故临床上称此处为"危险三角"。

(2) 颈外静脉:颈部最大的浅静脉,由下颌后静脉、耳后静脉和枕静脉汇合而成,沿胸锁乳突肌表面向下斜行,至锁骨中点上方汇入锁骨下静脉,收集枕部及颈浅部的静脉血。颈外静脉位置表浅而恒定,管径较大,临床上儿科常在此做静脉穿刺。

(3) 头皮静脉:分布于颅顶软组织内,位置表浅,多与同名动脉伴行,经导静脉与颅内硬脑膜静脉窦相交通。头皮静脉间有丰富的吻合。静脉管壁与头皮的纤维束紧密相连,如果血管受损,管壁不易回缩,因此出血较多,必须加压止血。头皮静脉较固定而不易滑动,故特别适用于小儿的静脉穿刺。头皮静脉穿刺时,应确认静脉后才可进针,以免刺入动脉。

2. 锁骨下静脉　锁骨下静脉是腋静脉的延续,位于颈根部,与同名动脉伴行,在胸锁关节后方与颈内静脉汇合成头臂静脉。锁骨下静脉与附近筋膜结合紧密,位置较固定,管腔较大,是临床静脉穿刺置管术常选用的血管。

知识拓展

锁骨下静脉穿刺

锁骨下静脉穿刺置管适用于:①全胃肠道外营养(TPN);②迅速大量补充液体,纠正血容量不足,提高血压;③刺激较强的抗癌药物化疗;④紧急放置心内起搏导管;⑤测量中心静脉压;⑥长期静脉输液而周围静脉不能穿刺者。

锁骨下静脉在体表的投影是一凸向上的宽带状,自锁骨中点向内伸至胸锁乳突肌锁骨头的内侧缘。锁骨下静脉穿刺点选在胸锁乳突肌锁骨头的外侧缘与锁骨上缘所形成的夹角平分线的顶端或其后 0.5 cm 左右处。从解剖角度上讲,以右锁骨下静脉穿刺为宜。

锁骨下静脉的管壁与周围结构紧密相连,位置固定,不易发生移位,有利于穿刺,但其管壁不易回缩,穿刺后应压迫足够的时间,以防止出血。由于锁骨下静脉位于胸腔内,压力较低,穿刺过程中应严防空气进入导致栓塞。

3. 上肢的静脉 上肢的静脉分浅、深静脉，深静脉均与同名动脉伴行，收集同名动脉供应范围的静脉血，合成一条腋静脉后延续为锁骨下静脉。上肢的浅静脉如下：

（1）手背静脉网：位于手背皮下（图 11-40），由附近的浅静脉吻合而成，位置表浅，临床上常在此进行静脉穿刺输液。

重点：上肢浅静脉的名称、走行、注入部位。

（2）头静脉：起自手背静脉网的桡侧（图 11-41），沿上肢的前外侧上行，至肘窝处，借肘正中静脉与贵要静脉相交通，本干继续沿肱二头肌外侧上行，经三角肌胸大肌间沟，穿深筋膜注入腋静脉。

（3）贵要静脉：起始于手背静脉网的尺侧（图 11-41），沿前臂内侧皮下上行，至肘窝处，接受肘正中静脉后继续沿臂内侧上升，至臂中部注入肱静脉。由于该静脉较粗，位置表浅、恒定，其注入处与肱静脉方向一致，临床常选用此静脉进行插管。

（4）肘正中静脉：在肘窝处连于头静脉和贵要静脉之间（图 11-41），是临床取血、输液常用的血管。

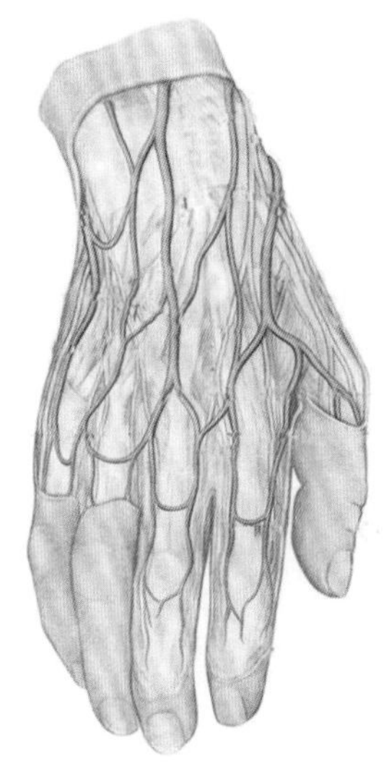

图 11-40 手背静脉网

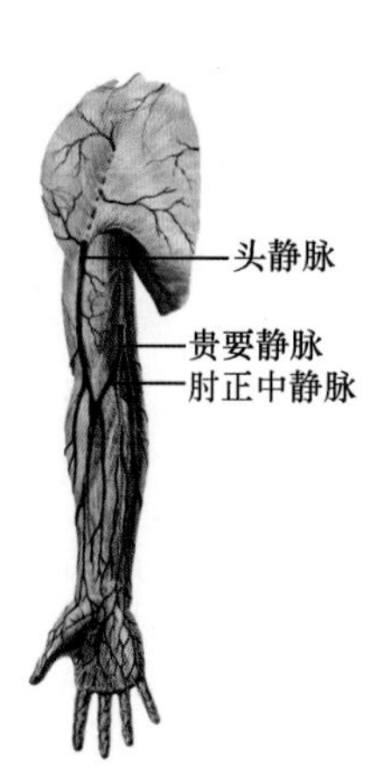

图 11-41 上肢的浅静脉

知识拓展

外周中心静脉导管置管

外周中心静脉导管置管（PICC）适用于补液、全胃肠道外营养、抗生素治疗、化疗、疼痛治疗等。部位选择：一般在肘部选择头静脉、肘正中静脉或贵要静脉，以贵要静脉为最佳选择。测量置管的参考长度：测量时手臂外展成 90°角。如将导管置入上腔静脉，应从预穿刺点沿静脉走向测量到右胸锁关节，再向下至第 3 肋间隙；如将导管置入锁骨下静脉，应从预穿刺点沿静脉走向测量到胸骨的颈静脉切迹，再减去 2 cm。插管时不能插入过深，插入导管过深则进入心房，会导致心律失常、心脏损伤和心包填塞。插管时，当导管进到肩部时，让患者头转向穿刺侧，下颌贴近肩部，以防止导管误入颈静脉。

4. 胸部的静脉 奇静脉是胸部静脉的主干，该静脉起自右腰升静脉，穿膈后，沿脊柱右侧上行，至第 4 胸椎高度，向前绕右肺根上方，注入上腔静脉。奇静脉收集右侧肋间后静脉、食管静脉、支气管静脉和脊髓等处的静脉血（图 11-42）。半奇静脉和副半奇静脉位于脊柱左侧，收集左侧肋间后静脉血液，注入奇静脉。

难点：奇静脉收集范围。

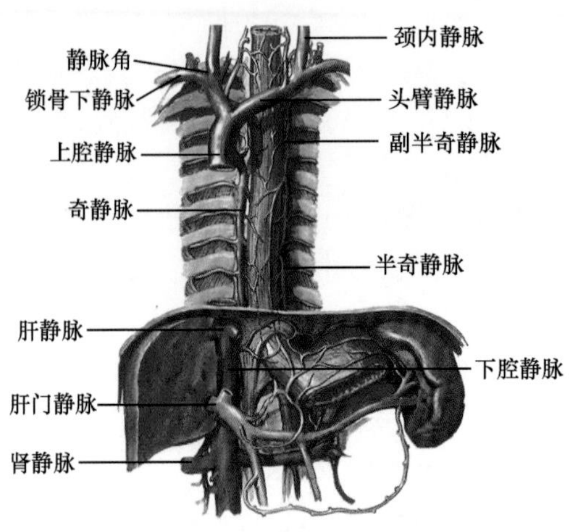

图 11-42 上腔静脉及其属支

（二）下腔静脉系

下腔静脉系由下腔静脉及其属支组成。下腔静脉是下腔静脉系的主干，由左、右髂总静脉汇合而成，是人体最粗大的静脉干(图 11-29)。下腔静脉沿脊柱右前方、腹主动脉的右侧上升，穿膈的腔静脉孔进入胸腔，注入右心房。下腔静脉主要收集下肢、盆部和腹部等处的静脉血。

1. 下肢的静脉 下肢的深静脉与同名动脉伴行，收集同名动脉供应范围的静脉血，最后经股静脉延续为髂外静脉。在股三角处，腹股沟韧带的稍下方，股静脉位于股动脉的内侧，临床上有时经股静脉穿刺进行采血。下肢的浅静脉主要如下(图 11-43)：

重点：下肢浅静脉的名称、走行、注入部位。

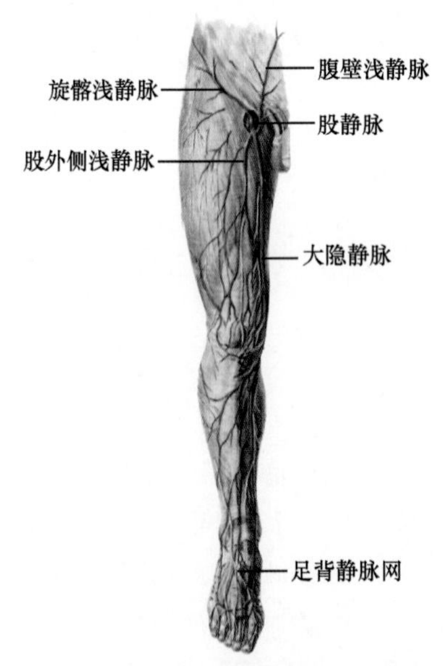

图 11-43 大隐静脉

(1) 足背静脉弓：位于足背远侧端皮下，由相近的足背浅静脉吻合而成。其两端沿足内、外侧上行，分别汇成大、小隐静脉。

(2) 大隐静脉：在足背内侧缘起始于足背静脉弓，经内踝前方，沿小腿和大腿的内侧上行，在腹股沟韧带的下方注入股静脉。大隐静脉除收集小腿及股内侧浅静脉外，注入股静脉前还接受腹壁浅静脉、阴部外静脉、旋髂浅静脉、股内侧浅静脉和股外侧浅静脉 5 条属支。在内踝前方，大隐静脉位置恒定且浅表，临床上常在此处做静脉穿刺或静脉切开。大隐静脉也是下肢静脉曲张的好发部位。

(3) 小隐静脉：在足背外侧缘起始于足背静脉弓，经外踝的后方，沿小腿后面上升至腘窝，注入腘静脉(图 11-44)。

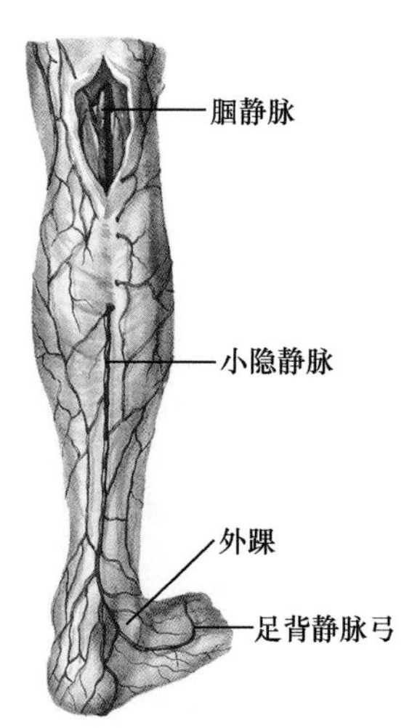

图 11-44 小隐静脉

2. 盆部的静脉 盆部的静脉与同名动脉伴行，收集同名动脉供血区的静脉血。

3. 腹部的静脉 腹部的静脉大多直接或间接注入下腔静脉。壁支与同名动脉伴行。主要的脏支如下：

(1) 肾静脉：与肾动脉伴行，汇入下腔静脉。左侧肾静脉比右侧的长，并接受左肾上腺静脉和左睾丸(卵巢)静脉。

(2) 睾丸静脉：起于睾丸和附睾，在精索内形成蔓状静脉丛，最后合为睾丸静脉。右侧汇入下腔静脉，左侧向上呈直角汇入左肾静脉。在女性则为卵巢静脉，其汇入处与男性相同。

(3) 肝静脉：2～3 支，在肝后缘处汇入下腔静脉，收集肝血窦回流的血液。

(4) 肝门静脉：肝的功能性血管，长 6～8 cm，由肠系膜上静脉和脾静脉在胰头和胰体相交处的后方汇合而成(图 11-45)，向上经肝十二指肠韧带至肝门，分左、右两支入肝。它收集除肝以外，腹腔内不成对器官的静脉血。肝门静脉的结构特点：起、止端均为毛细血管，主干及其属支内均无瓣膜，故在肝门静脉高压时，血液可逆流。

重点：肝门静脉的组成及收集范围。

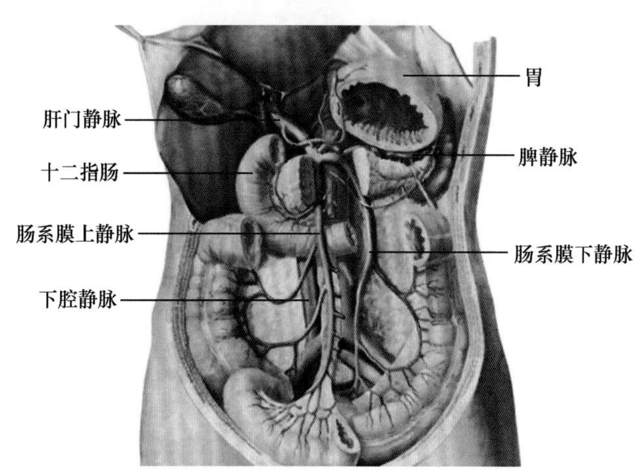

图 11-45 肝门静脉系

肝门静脉的属支与上、下腔静脉之间有丰富的吻合，当肝门静脉因病变而回流受阻时，通过这些吻合可形成侧支循环(图 11-46)，因此，肝门静脉与上、下腔静脉的吻合有重要临床意义，其中主要吻合部位有 3 处(图 11-47)。

①食管静脉丛：位于食管下端及胃贲门部，它汇合成食管静脉入奇静脉。食管静脉丛与胃左静脉吻合，构成了肝门静脉与上腔静脉之间的交通。

②直肠静脉丛：位于直肠下段，汇入髂内静脉，与直肠上静脉有吻合，构成肝门静脉与下腔静

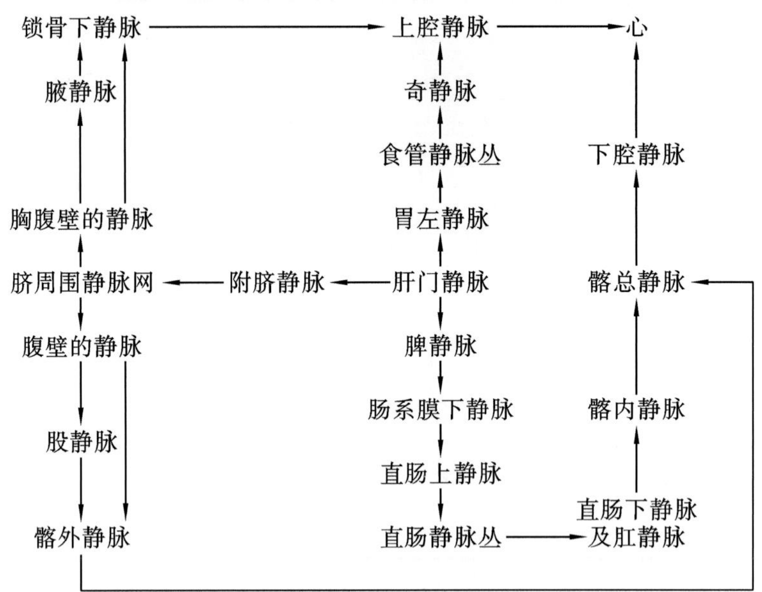

图 11-46　肝门静脉侧支循环示意图

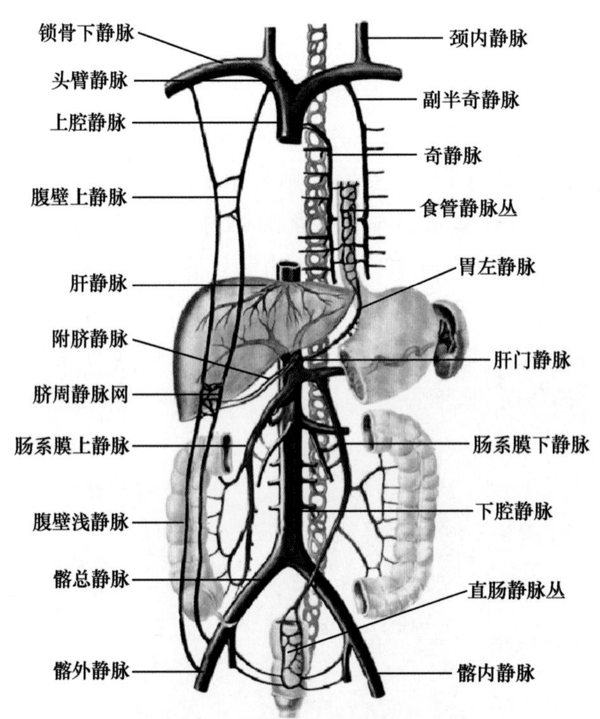

图 11-47　肝门静脉与上、下腔静脉交通

难点:肝门静脉侧支循环的途径及临床意义。

脉之间的交通。

③脐周静脉网:位于脐周皮下组织内,借胸腹壁浅、深静脉分别注入腋静脉和股静脉,通过附脐静脉构成肝门静脉与上、下腔静脉之间的交通。

正常情况下,上述 3 处的吻合支细小,血流量较少,各自分流到所属静脉系统。当肝门静脉血流受阻时(如肝硬化),血液不能畅流入肝,则经过上述吻合支形成侧支循环,流入上、下腔静脉,回流入心。由于大量血液流经吻合部位的细小静脉,致使吻合支逐渐增粗而弯曲,出现食管静脉丛、直肠静脉丛和脐周静脉网静脉曲张,一旦食管和直肠等处的静脉破裂,则出现呕血、便血,亦可导致脾和胃肠静脉淤血,产生脾肿大和腹腔积液等。

体循环主要静脉的总结见图 11-48。

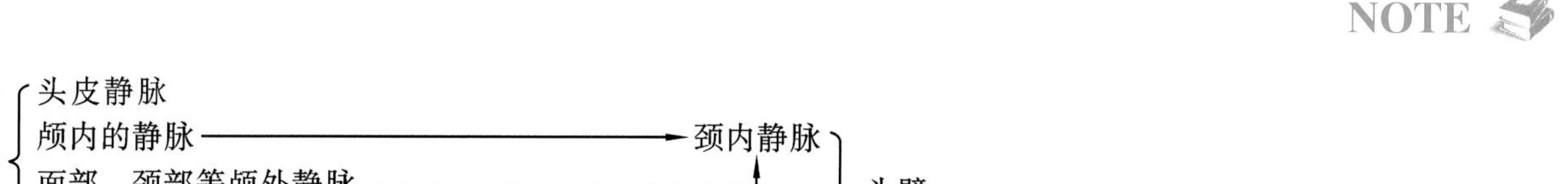

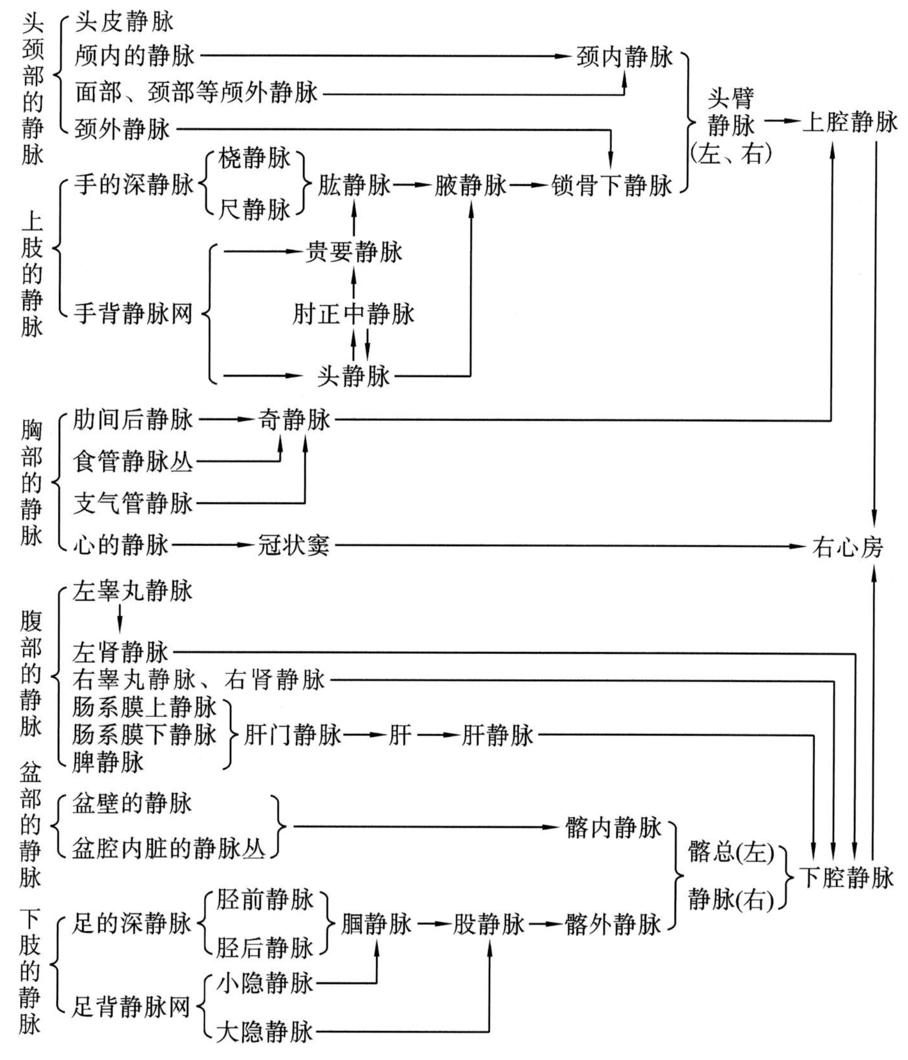

图 11-48　体循环主要静脉回流示意图

思考题

1. 患者，男，40 岁，心前区突然发生压榨性疼痛，随即休克，急诊入院。检查：心率 110 次/分，出现室性早搏，血压 50～80 mmHg，心电图提示 S-T 段明显抬高，冠状动脉造影发现前室间支阻塞，诊断为冠心病。

(1) 关于心脏的叙述，正确的是(　　)。

A. 左心房有冠状窦口　　B. 房间隔右侧面的下部有卵圆窝

C. 右房室口有二尖瓣　　D. 右心房接受肺静脉的开口

E. 左心室的出口是肺动脉口

(2) 下列对心腔结构的描述错误的是(　　)。

A. 心房的入口均为静脉口　　B. 心室的入口均为房室口

C. 房室瓣在心房舒张时开放　　D. 动脉瓣在心室收缩时开放

E. 心室的出口均为动脉口

(3) 对冠状动脉的描述，错误的是(　　)。

A. 起于冠状窦　　B. 左冠状动脉发出前室间支和旋支

C. 前室间支营养左室前壁及右室前壁　　D. 后室间支由右冠状动脉发出

E. 窦房结多由右冠状动脉营养

(4) 对冠状动脉的描述,正确的是(　　)。

A. 左、右冠状动脉分别营养左、右半心

B. 左、右冠状动脉之间缺乏吻合

C. 心膈面主要由左冠状动脉供血

D. 若前室间支阻塞,可发生左室前壁和室间隔前部心肌梗死

E. 左冠状动脉发出后室间支

2. 患者,男,19 岁,因头痛、眼睑下垂、瞳孔散大、眼球固定入院就诊。询问病史后发现患者 5 天前挤压右侧鼻唇沟处脓肿。诊断为颅内海绵窦综合征。患者经抗炎治疗 10 天后痊愈出院。

(1) 有关颈内静脉的描述正确的是(　　)。

A. 由乙状窦与颈外静脉合成　　B. 由乙状窦延续而成

C. 有丰富的静脉瓣　　D. 主要属支为甲状腺下静脉和面静脉

E. 以上都不对

(2) 静脉角位于(　　)。

A. 颈内、外静脉汇合处　　B. 左、右头臂静脉汇合处

C. 锁骨下静脉与颈内静脉汇合处　　D. 颈外静脉注入锁骨下静脉处

E. 以上都不对

(3) 有关面静脉的描述正确的是(　　)。

A. 在下颌角下方与下颌后静脉汇合　　B. 下行至舌骨大角处注入颈外静脉

C. 无静脉瓣,心衰时可出现静脉怒张　　D. 与海绵窦相交通

E. 有丰富的静脉瓣

(4) 头颈部最大的浅静脉是(　　)。

A. 颈外静脉　B. 颈内静脉　C. 面静脉　D. 下颌后静脉　E. 上颌静脉

3. 患者,男,50 岁,因腹胀加重、呕血、便血 1 天入院就诊。患者有肝炎、肝硬化病史,经检查诊断为肝硬化导致腹腔积液、呕血、便血。

(1) 有关门静脉的描述正确的是(　　)。

A. 有静脉瓣　　B. 收集腹腔脏器的静脉血

C. 由肠系膜上静脉和脾静脉汇合而成　　D. 注入下腔静脉

E. 在肝门处出肝

(2) 肝门静脉的属支中不包括(　　)。

A. 脾静脉　　B. 肝静脉　　C. 肠系膜上静脉

D. 肠系膜下静脉　　E. 附脐静脉

(3) 肝门静脉的结构特点不包括(　　)。

A. 收集所有腹腔内不成对脏器的静脉血　　B. 两端均为毛细血管

C. 腔内无静脉瓣　　D. 与上、下腔静脉之间有广泛吻合

E. 多由肠系膜上静脉和脾静脉合成

(贺　生)

第十二章　淋巴系统

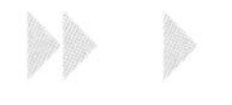

学习目标

1. 掌握胸导管的起始、组成、收纳范围及注入部位；脾的位置和形态特点。
2. 熟悉淋巴系统的组成和功能；右淋巴导管的组成及收纳范围。
3. 了解全身各群淋巴结的收纳范围。
4. 能够解释乳糜池的概念；说出淋巴产生和回流的途径，在局部淋巴结肿大时粗略判断可能的疾病部位。

案例引入

患者，女，47岁，左乳房外上象限有一质硬、无痛性肿块。该区皮肤呈“橘皮样”改变，左侧乳头位置明显高于右侧。腋淋巴结增大、质硬。乳腺钼靶正位片显示：左乳房外上象限可见边缘模糊的肿块，并可见多发性不规则钙化，临近腺体分布较僵硬。临床诊断为乳腺癌。

(1) 请解释左乳房外上象限的癌细胞经淋巴最易向何处转移。

(2) 病变区皮肤为什么会出现“橘皮样”改变？

(3) 腋淋巴结为何会肿大？

淋巴系统由淋巴管道、淋巴组织和淋巴器官构成(图12-1)。当血液经动脉流到毛细血管动脉端时，一些成分经毛细血管壁渗出到组织间隙形成组织液。组织液与细胞进行物质交换后，大

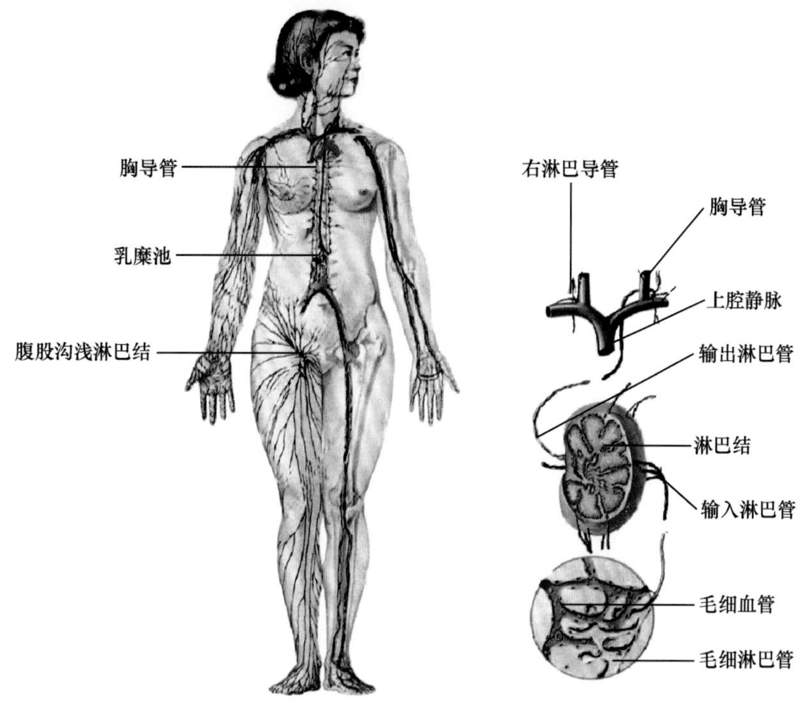

图12-1　全身的淋巴管和淋巴结

部分组织液经毛细血管静脉端吸收入静脉,小部分水分和大分子物质进入毛细淋巴管形成淋巴。淋巴沿各级淋巴管道向心流动,沿途经过淋巴结,最终在静脉角处汇入静脉。因此,淋巴系统是心血管系统的辅助系统,协助静脉对组织液进行引流。淋巴组织和淋巴器官还有产生淋巴细胞、过滤淋巴以及参与免疫应答的功能。

第一节　淋巴管道和淋巴结

一、淋巴管道

淋巴管道由毛细淋巴管、淋巴管、淋巴干和淋巴导管组成(图 12-2)。

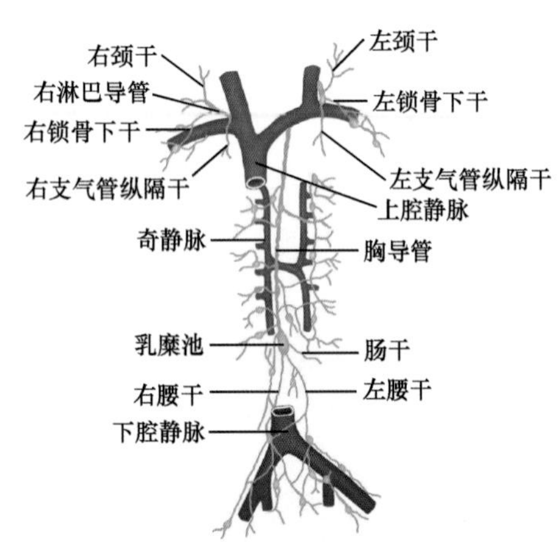

图 12-2　淋巴干及淋巴导管

(一) 毛细淋巴管

毛细淋巴管以膨大的盲端起始于组织间隙,彼此吻合成毛细淋巴管网。毛细淋巴管管壁薄,仅由很薄的内皮细胞构成,内皮细胞间隙较大,且基膜不完整,其通透性大于毛细血管。除角膜、晶状体、脑等处外,毛细淋巴管几乎遍布全身。

(二) 淋巴管

淋巴管由毛细淋巴管汇合而成,其管壁结构与静脉相似,但管壁更薄,瓣膜更多。淋巴管在向心走行过程中,通常要穿过一个或多个淋巴结。淋巴管分为浅淋巴管和深淋巴管。浅淋巴管位于浅筋膜内,与浅静脉伴行;深淋巴管位于深筋膜内,与血管神经伴行。浅淋巴管和深淋巴管之间吻合丰富。

知识拓展

红　线　病

手指或脚趾如有外伤或感染灶,可在手、前臂或脚、小腿皮肤上出现一条或几条不规则的纵行红线,从伤口沿肢体向近端蔓延至附近淋巴结,此即为急性淋巴管炎。急性淋巴管炎是由于化脓性细菌从破损的皮肤或其他感染灶侵入后,沿淋巴管扩散引起的急性炎症。治疗急性淋巴管炎主要是处理原发感染处,如手足外伤感染或足癣感染,这时应抬高患肢,局部进行热敷,并应用青霉素等抗生素或清热解毒中药治疗。

重点:淋巴干的名称;胸导管的起始、注入部位、收纳淋巴干名称及收纳范围。

(三) 淋巴干

淋巴干由淋巴结的输出管最后汇合而成,共 9 条。左、右颈干由头颈部的淋巴管汇合而成;左、右锁骨下干由上肢和部分胸腹壁淋巴管汇合而成;左、右支气管纵隔干由胸腔脏器和部分胸腹壁的淋巴管汇合而成;左、右腰干由下肢、盆部、会阴、腹腔成对脏器和部分腹壁淋巴管汇合而成;肠干由腹腔内消化器官和脾被膜等处淋巴管汇合而成。

(四) 淋巴导管

淋巴导管由 9 条淋巴干汇合而成,全身共有 2 条淋巴导管,即胸导管和右淋巴导管。

1. 胸导管　胸导管为全身最粗大的淋巴管道,长 30～40 cm。胸导管起自第 1 腰椎前方的乳糜池,该池为左、右腰干和肠干汇合形成的膨大部。胸导管自乳糜池起始,向上穿膈的主动脉

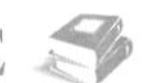

裂孔进入胸腔，经胸廓上口至颈根部，呈弓状向前下弯曲注入左静脉角。胸导管末端有一对瓣膜，可阻止静脉血逆流入胸导管。在胸导管注入左静脉角前收纳左颈干、左锁骨下干以及左支气管纵隔干。胸导管收集左侧上半身和全部下半身的淋巴。

2. 右淋巴导管 右淋巴导管位于右颈根，为一短干，长约 1.5 cm，由右颈干、右锁骨下干和右支气管纵隔干汇合而成，注入右静脉角。右淋巴导管收集右侧上半身的淋巴。

二、淋巴结

淋巴结是大小不等的圆形或椭圆形小体(图 12-3)，质软，色灰红。

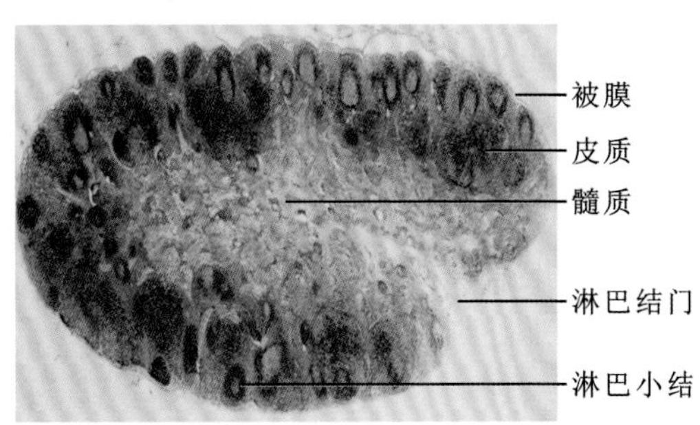

图 12-3 淋巴结的结构

(一) 淋巴结的结构

淋巴结表面有薄层被膜，数条输入淋巴管穿过被膜通入被膜下淋巴窦。被膜结缔组织伸入实质形成小梁。淋巴结的一侧凹陷称为淋巴结门，此处有较疏松的结缔组织伸入淋巴结内，血管、神经和输出淋巴管由此进出淋巴结。从淋巴结门分支形成的小梁与从被膜伸入的小梁相互连接，构成淋巴结的支架，淋巴结分为皮质和髓质两部分。

1. 皮质 皮质位于被膜下方，由浅层皮质、副皮质区及皮质淋巴窦构成(图 12-4)。①浅层皮质：皮质的 B 细胞区，由薄层的弥散淋巴组织及淋巴小结组成。淋巴小结中央染色较浅，常见细胞分裂，称为生发中心。此处的淋巴细胞在细菌、病毒等抗原的刺激下，可分裂、分化，产生新的淋巴细胞。②副皮质区：位于皮质的深层，主要由 T 细胞聚集而成。新生动物切除胸腺后，此区不发育，故又称胸腺依赖区。细胞免疫应答时，此区细胞的分裂象增多，并迅速扩大。③皮质淋巴窦：包括被膜下淋巴窦和一些末端的小梁周窦，是淋巴结内淋巴流经的通路，窦壁由扁平的内皮细胞围成，窦内有许多巨噬细胞和网状细胞。

2. 髓质 髓质由髓索及其间的髓窦组成(图 12-5)。髓索是相互连接的索状淋巴组织，索内含 B 细胞及一些 T 细胞、浆细胞、肥大细胞及巨噬细胞。当淋巴回流区有慢性炎症时，髓索内的浆细胞明显增多。髓窦与皮质淋巴窦的结构相同，但较宽大，腔内的巨噬细胞较多，故有较强的滤过作用。

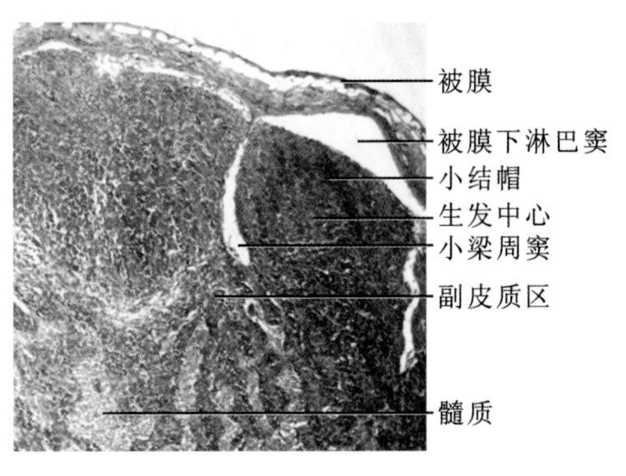

图 12-4 淋巴结皮质

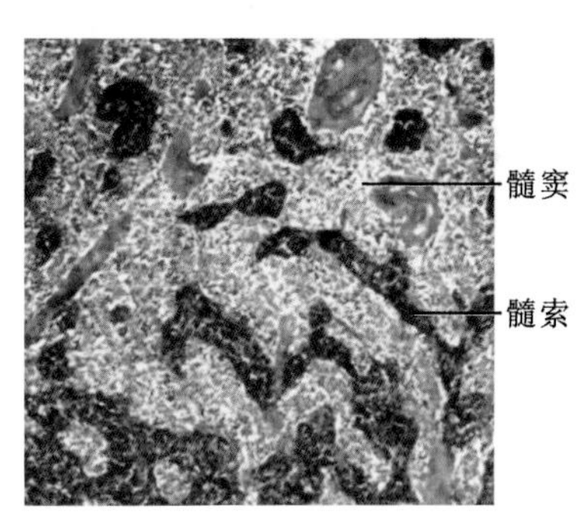

图 12-5 淋巴结髓质

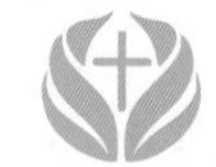

NOTE

重点:淋巴结的功能。

(二) 淋巴结的功能

1. 过滤淋巴液 侵入组织的病原体很容易进入毛细淋巴管回流进入淋巴结。淋巴流经淋巴窦时,窦内巨噬细胞可予以清除,如对细菌的清除率可达99%,但对病毒及癌细胞的清除率较低。

2. 进行免疫应答 抗原进入淋巴结后,巨噬细胞捕获与处理抗原,促使淋巴细胞发生转化,引起免疫应答。引起体液免疫应答时,淋巴小结增多增大,髓索内浆细胞增多;引起细胞免疫应答时,副皮质区明显扩大,效应性T细胞输出增多。淋巴结内细胞免疫应答和体液免疫应答常同时发生,以哪一种为主,视抗原性质而定。

第二节 人体各部的淋巴引流

全身有800多个淋巴结,它们常聚集成群。四肢淋巴结大多位于关节的屈侧,体腔淋巴结大多沿血管干或位于器官门的附近。引流人体某一区域或某个器官淋巴的淋巴结群称为局部淋巴结,当某区域或器官发生病变时,细菌、病毒或癌细胞沿淋巴管进入,导致相应局部淋巴结的肿大,局部淋巴结的肿大常反映其引流区域病变的存在。因此,掌握局部淋巴结的位置、收纳范围以及引流方向,对临床诊断和治疗某些疾病具有重要意义。

一、头颈部的淋巴引流

(一) 头部淋巴结

头部淋巴结多位于头部与颈部交界处(图12-6),由后向前依次为枕淋巴结、乳突淋巴结、腮腺淋巴结、下颌下淋巴结和颏下淋巴结,主要引流头面部浅层的淋巴,其输出管直接或间接注入颈外侧深淋巴结。

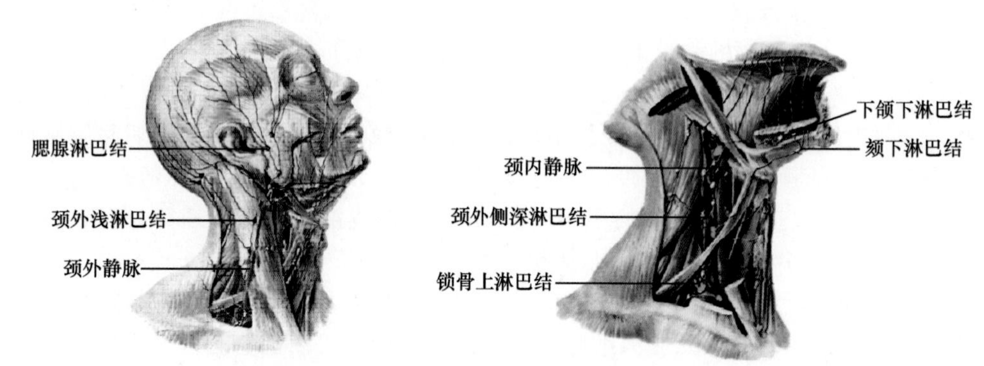

图12-6 头颈部淋巴结

(二) 颈部淋巴结

颈部淋巴结主要为颈外侧浅淋巴结和颈外侧深淋巴结(图12-6)。颈外侧浅淋巴结在胸锁乳突肌的表面沿颈外静脉排列,收集头部与颈浅部的淋巴管,其输出管注入颈外侧深淋巴结。颈外侧深淋巴结沿颈内静脉周围排列,直接或间接收集头颈部淋巴管,其输出管汇合成颈干。左颈干注入胸导管,右颈干注入右淋巴导管。

二、上肢的淋巴引流

上肢淋巴结主要为腋淋巴结(图12-7),位于腋腔内,围绕在腋血管的周围,其根据排列位置分为外侧淋巴结、胸肌淋巴结、肩胛下淋巴结、中央淋巴结和尖淋巴结5群。腋淋巴结收集上肢、乳房、胸壁等处的淋巴管,其输出管汇合成锁骨下干,左侧锁骨下干注入胸导管,右侧锁骨下干注入右淋巴导管。乳腺癌患者的癌细胞常经淋巴管转移至腋淋巴结。

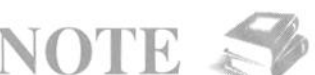

三、胸部的淋巴引流

胸部淋巴结包括胸壁淋巴结和胸腔脏器淋巴结。胸壁淋巴结主要为沿胸廓内血管排列的胸骨旁淋巴结，主要收集胸腹前壁及乳房内侧的淋巴（图 12-7）；胸腔脏器淋巴结主要为支气管肺门淋巴结（图 12-8），因其位于肺门处，故又称肺门淋巴结。其输出管经气管支气管淋巴结注入气管周围的气管旁淋巴结。胸骨旁淋巴结与气管旁淋巴结的输出管汇合成支气管纵隔干。左侧支气管纵隔干注入胸导管，右侧支气管纵隔干注入右淋巴导管。肺癌患者的癌细胞常经淋巴管转移至肺门淋巴结。

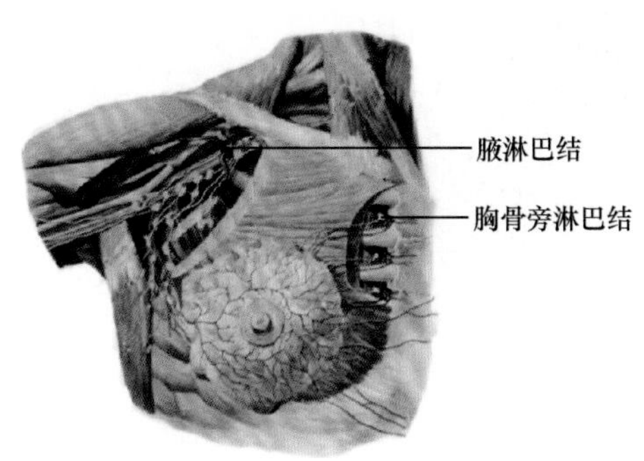

图 12-7 腋淋巴结和乳房的淋巴管

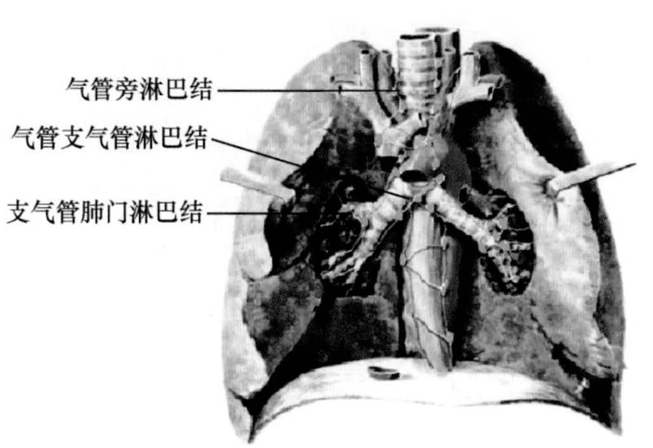

图 12-8 胸腔脏器淋巴结

四、腹部的淋巴引流

腹部淋巴结位于腹后壁和腹腔脏器周围，沿腹腔血管排列，包括腹壁淋巴结和腹腔脏器淋巴结，腹壁淋巴结主要为腰淋巴结，其在腹后壁沿腹主动脉和下腔静脉分布（图 12-9），收集腹后壁深层结构、腹腔内成对脏器及髂总淋巴结的淋巴，其输出管汇合成左、右腰干，注入乳糜池；腹腔内不成对脏器的淋巴结主要为腹腔淋巴结、肠系膜上淋巴结和肠系膜下淋巴结，分别沿腹腔干、肠系膜上动脉根部和肠系膜下动脉根部排列，其输出管汇合成肠干，注入乳糜池。

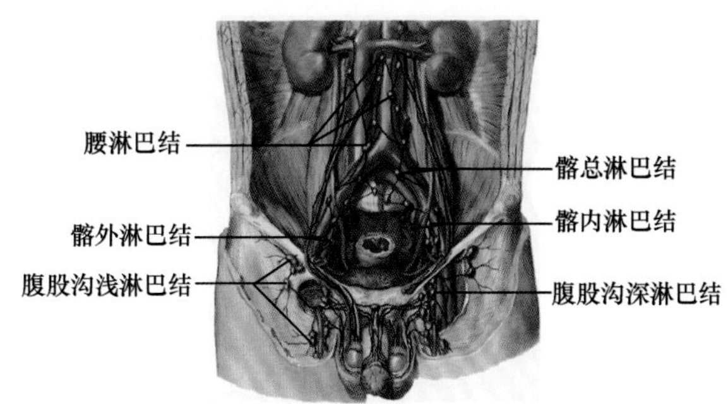

图 12-9 腹腔和盆腔的淋巴管和淋巴结

五、盆部的淋巴引流

盆部淋巴结主要为髂内淋巴结、髂外淋巴结及髂总淋巴结（图 12-9），分别沿同名血管排列。髂内淋巴结和髂外淋巴结收集同名动脉分布区域的淋巴，其输出管注入髂总淋巴结，髂总淋巴结的输出管注入腰淋巴结。

六、下肢的淋巴引流

下肢淋巴结主要为腹股沟浅淋巴结和腹股沟深淋巴结（图 12-9）。腹股沟浅淋巴结位于腹股沟皮下，收集腹前壁下部、会阴部、外生殖器的淋巴以及下肢大部分浅淋巴管，其输出管注入腹股沟深淋巴结或髂外淋巴结；腹股沟深淋巴结位于股静脉根部周围，收集腹股沟浅淋巴结输出的淋

巴以及下肢深部的淋巴，其输出管注入髂外淋巴结。

第三节　脾和胸腺

一、脾

脾是人体最大的淋巴器官(图 12-10)，具有造血、储血和进行免疫应答的功能。

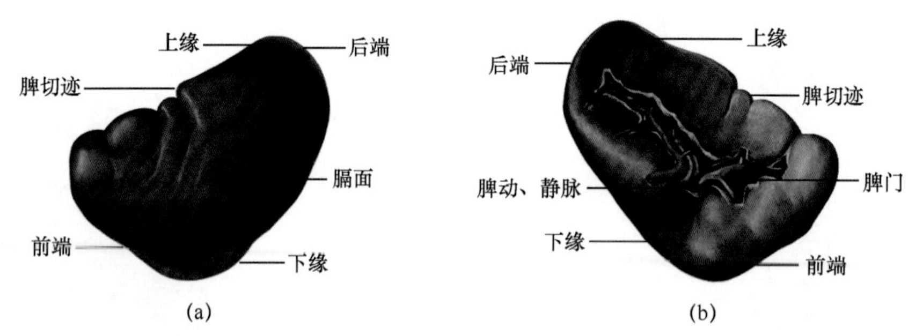

图 12-10　脾

(一) 位置和形态

重点：脾的位置、形态、触诊标志。

脾位于左季肋区膈与胃底之间，与第 9～11 肋相对，其长轴与第 10 肋相一致。正常情况下在左肋弓下缘不能触及脾。脾呈扁椭圆形，其内充满血液，色暗红，质软而脆，受到暴力打击易破裂出血。脾分为脏、膈两面，上、下两缘以及前、后两端。脏面为脾的内侧面，与胃底、左肾、左肾上腺和胰尾相邻，脏面凹陷，在近中央处为脾门，是脾的血管、神经等出入之处；膈面为脾的外侧面，光滑隆凸，与膈相对。上缘较锐，朝向前上方，前部常有 2～3 个切迹，称为脾切迹，脾肿大时为触诊脾的标志；下缘较钝，朝向后下方。前端较宽，朝向前外方；后端钝圆，朝向后内方。

(二) 微细结构

脾内含有大量淋巴组织，但其淋巴组织的分布规律与淋巴结不同。脾分为白髓、边缘区和红髓 3 部分(图 12-11)。

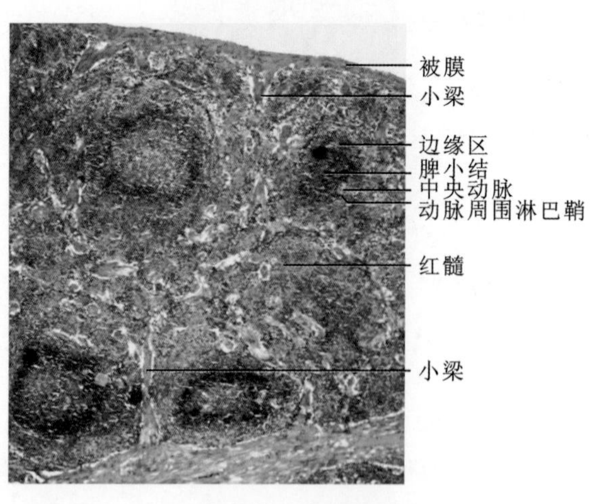

图 12-11　脾的结构

1. 被膜与小梁　脾的被膜较厚，表面覆有间皮，被膜结缔组织伸入脾内形成小梁。被膜和小梁内含有许多散在的平滑肌细胞，其收缩可调节脾的血流量，小梁之间的网状组织构成脾淋巴组织的微细支架。

2. 白髓　白髓主要由淋巴细胞密集的淋巴组织构成，因在新鲜脾的切面上呈分散的灰白色小点状而得名。它又分为动脉周围淋巴鞘和淋巴小结两部分。

(1) 动脉周围淋巴鞘:围绕在中央动脉周围的弥散淋巴组织,由大量T细胞和少量巨噬细胞等构成。此区相当于淋巴结内的副皮质区,是胸腺依赖区。

(2) 淋巴小结:又称脾小体,主要由大量B细胞构成,发育较大的淋巴小结呈现生发中心的明区与暗区。健康人脾内淋巴小结很少,当抗原侵入脾内引起体液免疫应答时,淋巴小结大量增多,它出现于边缘区和动脉周围淋巴鞘之间,使中央动脉常偏向鞘的一侧。

3. 边缘区 边缘区位于白髓和红髓交界处,该区的淋巴细胞较白髓稀疏,但较脾索密集,并混有少量红细胞。此区含有T细胞及B细胞,并含有较多的巨噬细胞。边缘区也是脾内捕获抗原、识别抗原和诱发免疫应答的重要部位。

4. 红髓 约占脾实质的2/3,分布于被膜下、小梁周围及边缘区外侧,因含有大量血细胞,在新鲜脾切面上呈现红色。红髓由脾索及血窦组成。

(1) 脾索:由富含血细胞的索状淋巴组织构成,脾索在血窦之间相互连接成网,索内含有T细胞、B细胞和浆细胞,以及许多其他血细胞和巨噬细胞,是脾进行滤血的主要场所。

(2) 血窦:形态不规则,相互连接成网。窦壁由一层长杆状的内皮细胞平行排列构成。内皮细胞之间有0.2～0.5 μm宽的间隙,脾索内的血细胞可经此穿越进入血窦。内皮外有不完整的基膜及环形网状纤维围绕,故血窦壁如同一种多孔隙的栏栅状结构。血窦外侧有较多的巨噬细胞,其突起可通过内皮间隙伸向窦腔。

(三) 功能

重点:脾的功能。

1. 滤血 脾内滤血的主要部位是脾索和边缘区,此处含大量巨噬细胞,可吞噬和清除血液中的病原体和衰老的血细胞。当脾肿大或功能亢进时,红细胞破坏过多,可引起贫血。脾切除后,血内的异形衰老红细胞大量增多。

2. 免疫 脾内的淋巴细胞中T细胞占40%,B细胞占55%,还有一些K细胞和NK细胞等。侵入血液内的病原体,如细菌、疟原虫和血吸虫等,可引起脾内发生免疫应答,脾的体积和内部结构也发生变化。

3. 造血 胚胎早期的脾有造血功能,但自骨髓开始造血后,脾逐渐变为一种淋巴器官,在抗原刺激下能产生大量淋巴细胞和浆细胞。但脾内仍含有少量造血干细胞,当机体严重缺血或某些病理状态下,脾可以恢复造血功能。

4. 储血 脾的储血能力较小,约可储血40 mL,主要储于血窦内。脾肿大时其储血量也增大,当机体需要血液时,脾内平滑肌的收缩可将所储存的血液排入血液循环,脾随即缩小。

二、胸腺

胸腺为中枢淋巴器官(图12-12),位于胸骨柄的后方,上纵隔的前部,其大小和结构随年龄有明显改变。胸腺呈锥体状,分为不对称的左、右两叶,其质地柔软。新生儿时期胸腺相对较大,随着年龄的增长胸腺继续发育增大,青春期以后胸腺开始萎缩退化。成人胸腺绝大部分被脂肪组织代替。

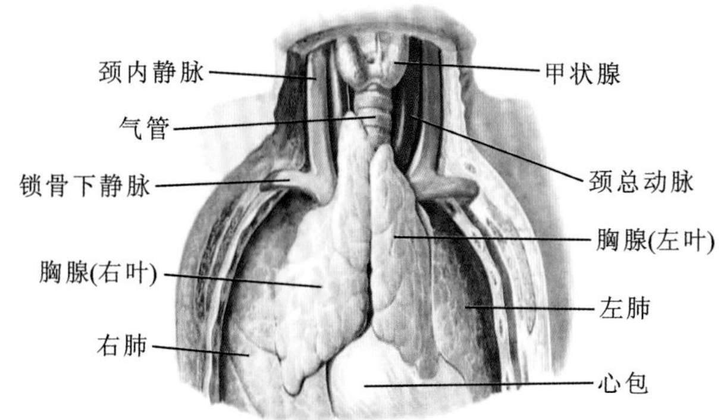

图12-12 胸腺

（一）结构

胸腺为薄片状软组织，分左、右两叶，表面有薄层结缔组织被膜。被膜伸入胸腺实质形成小叶间隔，将胸腺分成许多不完整的小叶。每个小叶分为皮质和髓质两部分。皮质内胸腺细胞密集，故着色较深；髓质含较多的上皮细胞，故着色较浅。小叶髓质常在胸腺深部相互连接(图 12-13)。

1. 皮质 以上皮细胞为支架，间隙内含有大量胸腺细胞和少量巨噬细胞等。

(1) 胸腺上皮细胞：皮质的上皮细胞有被膜下上皮细胞和星形上皮细胞两种。被膜下上皮细胞能分泌胸腺素和胸腺生成素。星形上皮细胞即通常所称的上皮性网状细胞，细胞多呈分支状突起，此种细胞不分泌激素，其细胞膜紧贴胸腺细胞，有诱导胸腺细胞发育分化的作用。

(2) 胸腺细胞：T 细胞的前身，它们密集分布于皮质内，占胸腺皮质细胞总数的 85%～90%。淋巴干细胞迁入胸腺后，先发育为体积较大的早期胸腺细胞。它们经增殖后成为较小的普通胸腺细胞，此种细胞约占胸腺细胞总数的 75%，它们对抗原尚无应答能力。只有当离开胸腺到周围淋巴器官后才能行使其功能。

2. 髓质 髓质内含大量胸腺上皮细胞、少量胸腺 T 细胞和巨噬细胞。胸腺上皮细胞包括髓质上皮细胞和胸腺小体上皮细胞 2 种。

(1) 髓质上皮细胞：呈球形或多边形，胞体较大，是分泌胸腺激素的主要细胞。

(2) 胸腺小体上皮细胞：构成胸腺小体，胸腺小体由上皮细胞呈同心圆状包绕排列而成，是胸腺结构的重要特征。小体外周的上皮细胞较幼稚；近小体中心的上皮细胞较成熟，胞质中含有较多的角蛋白，核逐渐退化；胸腺小体功能未明。

3. 血-胸腺屏障 血液内的大分子物质不易进入胸腺皮质内，皮质的毛细血管及其周围结构具有屏障作用，称为血-胸腺屏障(图 12-14)。血-胸腺屏障由下列数层构成：①连续性毛细血管，其内皮细胞间有完整的紧密连接；②内皮基膜；③毛细血管周隙，其中含有巨噬细胞；④上皮基膜；⑤连续的上皮细胞。

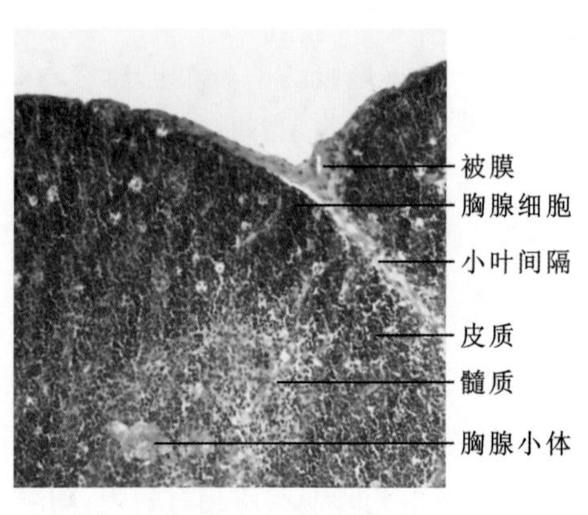

图 12-13 胸腺

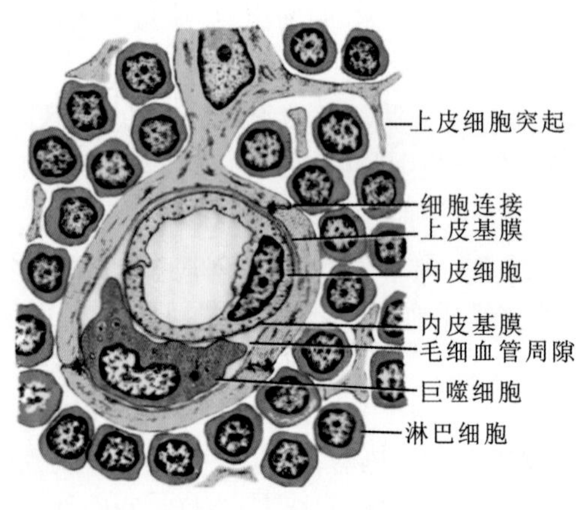

图 12-14 血-胸腺屏障模式图

（二）功能

胸腺是培育和选择 T 细胞的重要器官。胸腺上皮细胞分泌的胸腺素和胸腺生成素均能促进胸腺细胞的分化。胸腺培育出的各种 T 细胞，经血流输送至周围淋巴器官和淋巴组织。胸腺有明显的年龄性变化。幼儿期的胸腺较大，重约 27 g，此后缓慢地退化，皮质逐渐变薄，胸腺细胞数量逐渐减少，皮质和髓质的分界也变得不明显，胸腺小体增大，脂肪细胞逐渐增多。

思考题

1. 患者，男，62 岁，因进食后梗咽感一月余入院，电子胃镜示食管中段 28～30 cm 鳞状细胞癌。4 天前全麻下行胸腹腔镜食管癌根治术、食管胃底部吻合术。今日胸腔引流出 100 mL 淡红色乳糜样液体。诊断为食管癌根治术后并发乳糜胸。请问：

(1) 食管癌手术为何会造成乳糜胸？

(2) 试述胸导管的走行和收集范围。

(3) 胸导管中乳糜状淋巴来自何淋巴干？(　　)

A. 左锁骨下干　　B. 左颈干　　C. 左支气管纵隔干

D. 左、右腰干　　E. 肠干

2. 患者，女，56 岁，因肝硬化、脾肿大、脾功能亢进入院手术。术前检查：血常规：WBC 1.82 $\times 10^9$，RBC 10.5 $\times 10^{12}$，Plt 80 $\times 10^9$，尿常规(—)，心电图(—)。腹部彩超：门静脉 1.5 cm，肝硬化，脾肿大，肋下 2 指，未探及腹腔积液。请问：

(1) 正常脾的位置在哪儿？肋下可否触及？

(2) 患者血细胞有何变化？脾功能有哪些？为什么脾功能亢进时血细胞会减少？

(范　真)

第五篇

感 觉 器

感觉器是机体接受内、外环境刺激的结构，由感受器及其附属器构成。感受器是感受某种刺激并产生神经冲动的结构，根据其特化的程度可分为两类：①一般感受器。结构简单，分布于全身各部位，如接受痛觉的感受器仅为游离神经末梢。②特殊感受器。只分布于头部，接受特定的刺激，如视网膜接受光的刺激，味蕾接受味觉刺激等。

感觉器并不能产生感觉，但它能接受刺激，产生神经冲动，该冲动经过感觉神经和中枢神经系统的传导通路，传导至大脑皮质，才能产生相应的感觉。

第十三章　视　　器

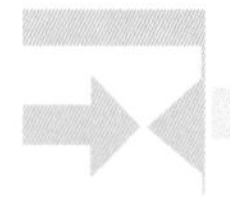

学习目标

1. 掌握房水、晶状体、玻璃体的位置及形态结构，房水的循环途径，晶状体的调节方式。

2. 熟悉眼球壁的层次及各层分部、功能。

3. 了解眼睑、结膜和泪器的位置和形态结构，眼球外肌的位置和作用。

4. 能够说出光线进入眼球所经过的结构，感受光的部位。

案例引入

1. 青少年近视极为常见。请问：

(1) 近视是眼球什么结构出现了问题？

(2) 佩戴眼镜和进行准分子激光治疗分别是解决什么结构的问题？

2. 青光眼、白内障、斜视、色盲、麦粒肿等是临床常见眼病。请问：

(1) 这些病分别是眼的什么结构出现了问题？

(2) 眼的什么结构出现问题可导致盲目？

视器即眼，是人体重要的感觉器官，能感受光波的刺激，由眼球及眼副器两部分组成。

一、眼球

眼球位于眶的前部，近似球形，是视器的主要部分，后方由视神经连于脑，周围附有眼副器。当平视前方时，眼球前面的正中点称为前极，后面的正中点称为后极，两极间的连线称为眼轴。光线通过瞳孔的中央点到视网膜中央凹的连线称为视轴。眼球由眼球壁及其内容物所组成(图 13-1)。

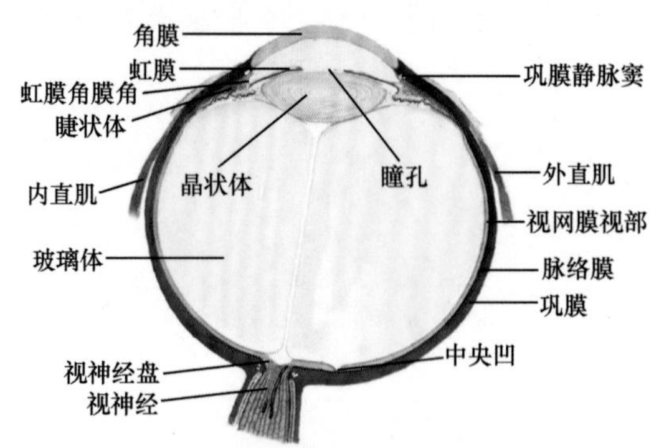

图 13-1　右侧眼球构造图(水平切面)

重点：眼球壁各层名称及分部。

(一) 眼球壁

眼球壁从外至内依次分为纤维膜、血管膜和视网膜 3 层。

1. 纤维膜　纤维膜由坚韧的致密结缔组织构成，可分为角膜和巩膜两部分。

(1) 角膜：占眼球纤维膜的前 1/6，无色透明，前面微凸，有屈光作用。角膜周缘与巩膜前缘

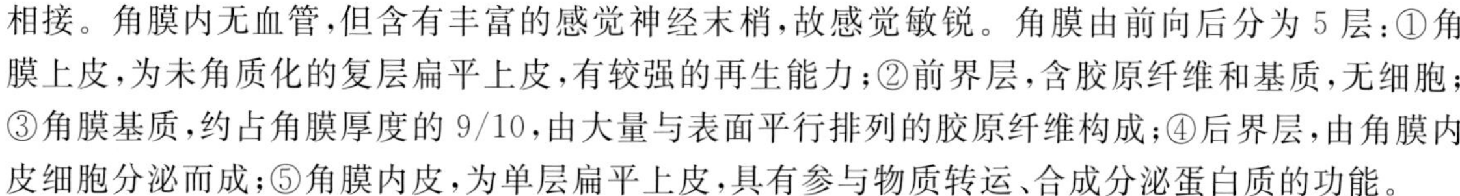

相接。角膜内无血管，但含有丰富的感觉神经末梢，故感觉敏锐。角膜由前向后分为 5 层：①角膜上皮，为未角质化的复层扁平上皮，有较强的再生能力；②前界层，含胶原纤维和基质，无细胞；③角膜基质，约占角膜厚度的 9/10，由大量与表面平行排列的胶原纤维构成；④后界层，由角膜内皮细胞分泌而成；⑤角膜内皮，为单层扁平上皮，具有参与物质转运、合成分泌蛋白质的功能。

知识拓展

何谓散光?

正常角膜表面各方向曲度一致，如果不同方向曲度出现差异，可导致眼球不同经线方向的屈光度不等，光线便不能准确地聚焦在视网膜上形成清晰的物像，临床上称为散光。

(2) 巩膜：占眼球纤维膜的后 5/6，为白色坚韧不透明的膜，由大量粗大的胶原纤维交织而成。巩膜与角膜交界处，其深面有一环形的巩膜静脉窦，为房水回流静脉的途径。

2. 血管膜 血管膜薄而柔软，含有丰富的血管和色素细胞，呈棕黑色，有营养眼球和遮光作用。此膜由前向后可分为虹膜、睫状体和脉络膜 3 部分(图 13-2)。

(1) 虹膜：是眼球血管膜的最前部，位于角膜后方，呈冠状位的圆盘状薄膜。虹膜的颜色有种族和个体差异，黄种人多为棕色。虹膜中央有一圆形的瞳孔，为光线入眼的通路，在活体通过角膜可看见虹膜和瞳孔的深颜色，即俗称的“黑眼珠”。虹膜内有两种不同方向排列的平滑肌：一种为环绕瞳孔周围的瞳孔括约肌，收缩时使瞳孔缩小；另一种为放射状排列的瞳孔开大肌，收缩时使瞳孔开大。虹膜与角膜交界处的环形间隙称为虹膜角膜角，又称前房角(图 13-2)。

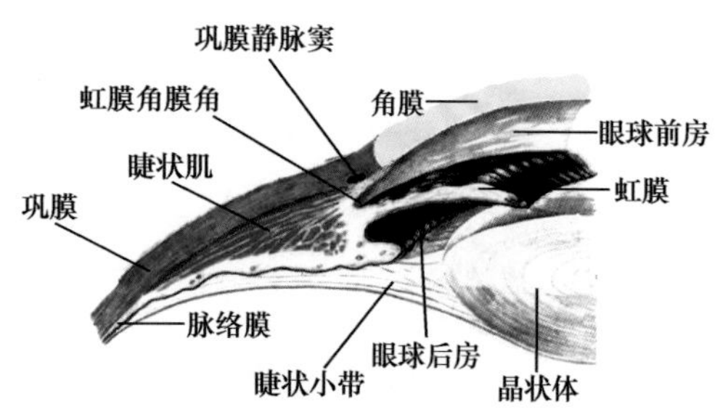

图 13-2 虹膜角膜角与睫状肌(切面)

(2) 睫状体：眼球血管膜的环形增厚部分，位于虹膜与脉络膜之间，在眼球矢状切面上呈三角形。睫状体前部向内的突起称为睫状突，由睫状突发出细丝状的睫状小带与晶状体相连。睫状体内有平滑肌，称为睫状肌。该肌收缩和舒张，可松弛和拉紧睫状小带，以调节晶状体的曲度。睫状体还有产生房水的作用。

(3) 脉络膜：占眼球血管膜的后方大部，贴于巩膜的内面，为一层富含血管和色素细胞的疏松结缔组织。前方连于睫状体，后方有视神经穿过。此膜有营养眼内组织并吸收眼内分散光线等作用。

知识拓展

近视与远视

近视大多数是由于眼的前后径过长或角膜的曲度增加，使来自远物的平行光线聚焦在视网膜之前，导致视远物模糊，故可佩戴凹透镜加以矫正。

远视一般是由于眼球前后径过短，少数因先天性或后天性的角膜曲度减小，以致物像聚焦在视网膜之后，造成视物模糊，故可佩戴凸透镜加以矫正。

3. 视网膜 视网膜是眼球壁的最内层，由前向后可分为两部分，即视网膜盲部和视部：盲部紧贴在虹膜和睫状体内面，无感光作用；视部最大，贴在脉络膜的内面，有感光作用。一般所说的视网膜只是指其视部。

视网膜后部又称眼底，有一白色圆盘形隆起，称为视神经盘(视神经乳头)，是视神经起始和视网膜中央动、静脉出入处。此处无感光细胞，不能感光，故称生理性盲点。在视神经盘的颞侧约 3.5 mm 处，有一黄色区域，称为黄斑，其中央为一凹陷，称为中央凹，是感光和辨色最敏锐的部

重点:视神经盘、黄斑的位置及功能特点。

位(图 13-3)。

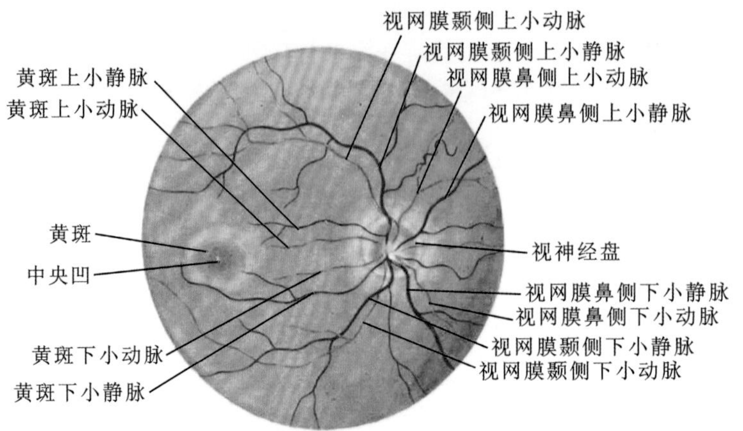

图 13-3　右侧眼底镜所见

视网膜视部的组织结构分为内、外两层(图 13-4),外层为色素上皮层,内层为神经部。两层之间连接疏松,若分离,临床上称为视网膜剥脱。色素上皮层为单层矮柱状上皮,细胞内含有大量黑色素颗粒,能吸收光线,防止强光对视细胞造成损伤。神经部由 3 层细胞组成:最外层为视细胞(感光细胞),包括视锥细胞和视杆细胞;中层为双极细胞;最内层为节细胞。

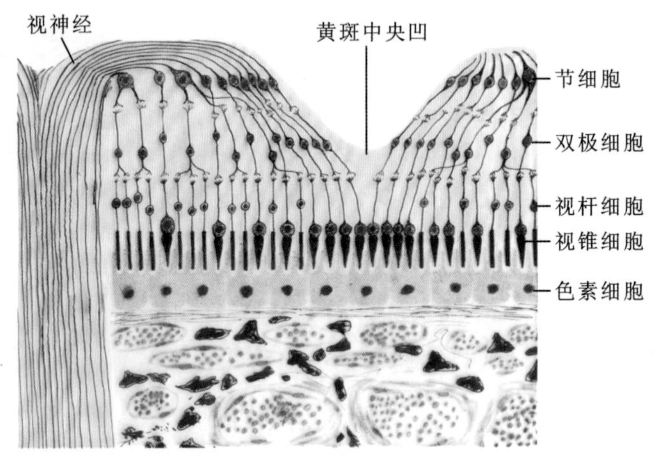

图 13-4　视网膜结构示意图

(1) 视锥细胞:主要分布于视网膜的中央部,体积较大,呈圆锥状。视锥细胞对光的敏感度低,在强光刺激下才能被激活,但它可辨色,黄斑中央凹处只有视锥细胞,为视觉最敏锐区。人类有三种视锥细胞,分别含有对红光、蓝光、绿光敏感的感光色素。如缺少感红光(或绿光)的视锥细胞,则不能分辨红色(或绿色),称为红绿色盲。

(2) 视杆细胞:主要分布于视网膜的周边部,呈杆状。对光的敏感度高,能感受弱光,不能辨色,视物分辨力低,在夜间或昏暗处视物发挥作用。视杆细胞含感光物质,称为视紫红质,视紫红质的分解合成需维生素 A 参与,因此当人体维生素 A 摄入不足时,视紫红质缺乏,导致弱光、视力减退,称为夜盲症。

光线进入眼球首先由感光细胞接受刺激,然后将神经冲动传给双极细胞,再传至节细胞,最后由节细胞的轴突组成视神经传导到脑。

重点:组成屈光系统的结构。

(二) 眼球内容物

眼球内容物包括房水、晶状体和玻璃体。这些结构和角膜一样无色透明,无血管,具有屈光作用,角膜、房水、晶状体和玻璃体共同组成眼的屈光系统,使物体在视网膜上映出清晰的物像。

1. 房水　房水是无色透明、循环流动的液体,充满于眼房内。眼房是角膜与晶状体之间的空腔,被虹膜分隔为眼前房和眼后房。房水由睫状体产生,自眼后房经瞳孔到达眼前房,然后经虹

NOTE

膜角膜角入巩膜静脉窦，最后汇入眼静脉，此过程为房水循环。

重点：房水的产生及循环。

房水除具有屈光作用外，还有营养角膜和晶状体以及维持眼内压的作用。若房水循环受阻，则引起眼内压增高，视力受损，临床上称为青光眼。

2. 晶状体 晶状体位于虹膜与玻璃体之间，为具有弹性、呈双凸镜状的透明体，无血管和神经，主要由上皮细胞构成，晶状体外包薄层均质的晶状体囊。晶状体借睫状小带与睫状体相连。睫状肌的舒缩可改变晶状体的曲度。视近物时，睫状肌收缩，睫状小带松弛，晶状体因本身的弹性回缩而变厚，屈光能力增强，使进入眼球的物像能聚焦于视网膜上。视远物时，睫状肌舒张，睫状小带被拉紧，使晶状体变薄，屈光能力减弱，物像仍聚焦于视网膜上。长时间视近物，睫状肌处于收缩状态长久而疲劳，久之则不能完全复原，可成为近视眼。随年龄的增长，晶状体弹性减弱，调节功能减退，出现视远物时较清晰，而视近物时模糊，俗称"老花眼"。若晶状体发生混浊，影响视力，则称为白内障。

重点：晶状体视近物和远物的调节方式。

3. 玻璃体 玻璃体为无色透明胶状体，位于晶状体与视网膜之间，呈球形，具有屈光、支撑视网膜的作用。

二、眼副器

眼副器是眼球的辅助装置，对眼球有支持、保护和运动的功能，包括眼睑、结膜、泪器、眼外肌、眶内脂肪及筋膜等(图 13-5)。

重点：眼副器的组成。

（一）眼睑

眼睑俗称眼皮，位于眼球前方，构成保护眼球的屏障。上、下各一，分别称为上睑、下睑。睑的游离缘称为睑缘，生有睫毛，睫毛根部有睫毛腺。上、下睑缘之间的裂隙称为睑裂，睑裂在内、外侧端的连接处称为内眦和外眦。上、下睑缘内侧各有一泪乳头，其顶端的小孔称为泪点，是泪小管的开口。

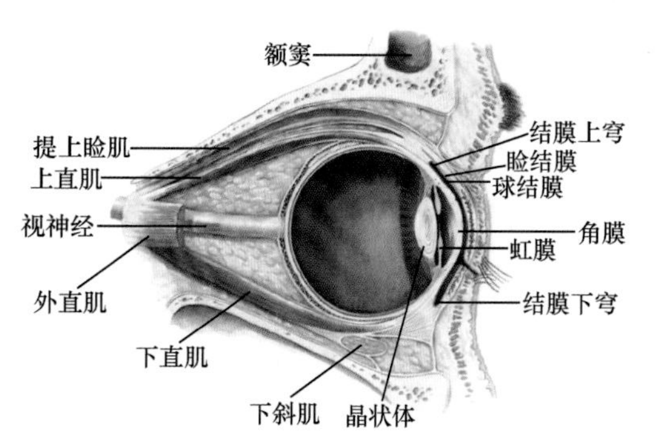

图 13-5 眼眶矢状面

眼睑组织结构分五层，由外向内依次为皮肤、浅筋膜、肌层、睑板和睑结膜。眼睑皮肤薄，皮下组织结构疏松，易因积液或出血而肿胀。肌层主要是眼轮匝肌和提上睑肌，收缩时可闭合睑裂和上提上睑。睑板由致密结缔组织构成，呈半月形，其内有睑板腺，开口于睑缘，分泌油样液体，有润滑睑缘、防止泪液外溢的作用。

临床上当睫毛朝角膜方向生长时，称为倒睫。倒睫可摩擦角膜，引起角膜损害，严重者可致角膜溃疡、瘢痕、失明。当睫毛腺排泄管被阻时，分泌物排泄不畅，腺体肿大，则形成"麦粒肿"，又称眼睑炎。当睑板腺分泌物排泄不畅时，形成睑板腺囊肿，又称为"霰粒肿"。

（二）结膜

结膜为衬贴于眼睑内面和眼球表面的一层柔软、光滑而半透明的薄膜，可分为睑结膜和球结膜。睑结膜覆盖眼睑的内面，球结膜覆盖眼球巩膜的前部。二者相互延续形成的转折称为结膜穹，分别为结膜上、下穹。当闭眼时，结膜和角膜形成密闭的结膜囊，其中有泪液流过。

（三）泪器

泪器由泪道和泪腺组成。泪道包括泪点、泪小管、泪囊和鼻泪管 4 部分(图 13-6)。泪腺位于眼眶上壁前外侧的泪腺窝内，有 10～20 条排泄小管开口于结膜上穹的外侧部。泪腺分泌的泪液有湿润眼球和冲洗异物的作用。泪小管起自泪点，上、下各一，先与睑缘呈垂直方向走行，继而转行向内侧开口于泪囊。泪囊位于泪囊窝，上端为膨大的盲端，下端移行为鼻泪管。鼻泪管下端开口于下鼻道。

（四）眼球外肌

眼球周围有 7 块骨骼肌(图 13-7)。其中 1 块为上提上睑的提上睑肌，其余 6 块调节眼球运动，分别是上直肌、下直肌、内直肌、外直肌、上斜肌和下斜肌。4 条直肌均起于视神经管周围的总腱环，分别止

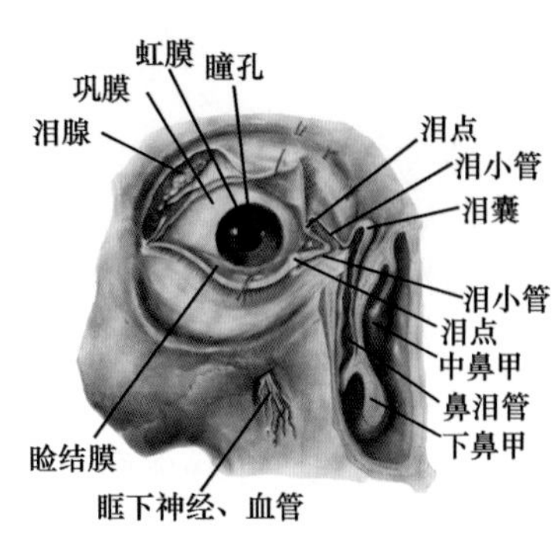

图 13-6　泪器(右侧)

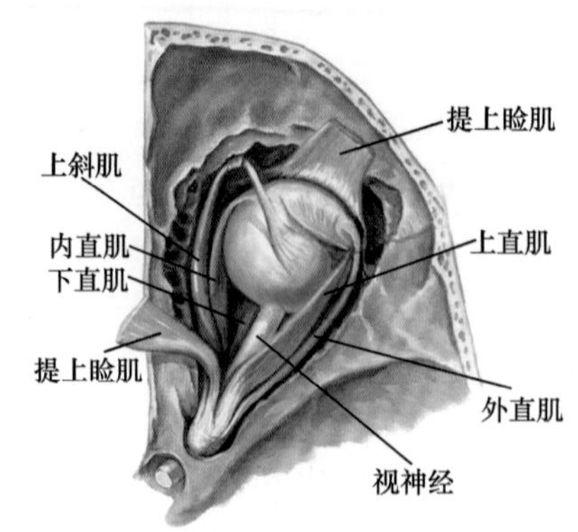

图 13-7　眼球外肌(外侧观)

于眼球前部巩膜的上、下、内侧、外侧。上斜肌起自总腱环,通过眶内侧壁前上方的腱滑车,然后转向后外,止于眼球后部后外侧面。下斜肌起自眶下壁前内侧,向后外止于眼球赤道后方巩膜的下面。

上直肌和下直肌分别使瞳孔向上内和下内方转向,内直肌和外直肌分别使瞳孔向内侧和外侧转向,上斜肌和下斜肌分别使瞳孔转向下外方和上外方。眼球的灵活运动是上述 6 块肌协同作用的结果。

三、眼的血管

(一) 动脉

眼的血液供应来自眼动脉,眼动脉起自颈内动脉,与视神经一起经视神经管入眶,供应眼球、泪腺、眼球外肌、眼睑、额部皮肤。其最重要的分支为视网膜中央动脉,在眼球后方穿入视神经,从视神经盘穿出,分为四支,即视网膜鼻侧上、下小动脉和视网膜颞侧上、下小动脉(图 13-3),布于视网膜。临床常用眼底镜观察此动脉,以帮助诊断某些疾病。

(二) 静脉

眼球的静脉主要为视网膜中央静脉,向前通过眼上、下静脉经内眦静脉与面静脉相吻合,向后经眶上裂注入海绵窦,眼的静脉亦无静脉瓣,故面部感染可经面静脉—内眦静脉—眼上、下静脉—海绵窦途径侵入颅内。

思考题

1. 患者,女,61 岁。病史:头痛、眼痛、视物模糊半年,加重一周。半年前患者出现轻微头痛、眼痛、视物模糊,但经过休息后症状自行消失。近一周来症状加重。

检查:测量 24 h 眼压所得的曲线发现眼压升高,眼底检查时视神经盘凹陷并增大,饮水试验(+)。诊断:开角型青光眼。请问:

(1) 眼球内容物包括什么?何者与眼压有关?

(2) 试述房水的产生及循环途径。

(3) 请查阅相关资料,说明开角型青光眼的治疗方法。

2. 患者,男,44 岁。病史:眼前有闪光感、黑影飘动、视物变形 3 天。患者 3 天前突然感觉视力下降,遂来就诊。经检查,中心视力明显减退,有左眼外侧部分视野缺损。眼底检查:在视网膜中心可见裂孔,眼压较低。诊断:视网膜剥离(孔源性)。请问:

(1) 视网膜上具有感光能力的部位和结构是什么?

(2) 试述光线从外界进入视网膜的途径。

(3) 查找相关资料,说出视网膜剥离的治疗方法及其护理措施。

(范　真)

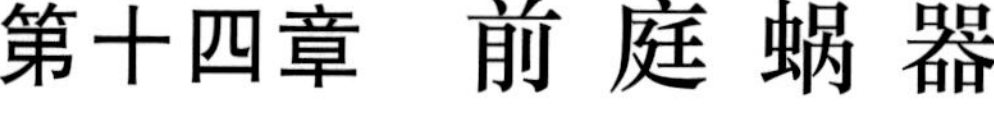

第十四章　前庭蜗器

学习目标

1. 掌握前庭蜗器的分部和功能，中耳的位置及主要结构，内耳的位置及结构。

2. 熟悉外耳道的结构特点，鼓膜的位置和形态，咽鼓管的功能，位觉与听觉感受器的位置、名称，声波的传导途径。

3 了解鼓室的位置和形态结构。

4. 能够理解传导性耳聋与神经性耳聋的病变部位和产生原因。

案例引入

患儿，4 岁，因听力障碍 1 个月就诊。家长主诉 2 个月前感冒后自行用药，后出现双耳疼痛，听力下降，经中医治疗效果不佳。经听力检测、声导抗测听，确诊因中耳炎引起听力下降。请问：

(1) 中耳的结构和沟通关系怎样？

(2) 感冒后为什么会引起中耳炎？小儿感冒为什么更容易引起？

(3) 中耳炎为什么会引起耳聋？

前庭蜗器俗称耳，包括外耳、中耳和内耳 3 部分。其中外耳和中耳是收集和传导声波的装置，内耳是接受声波和位置觉刺激的感受器。

重点：前庭蜗器的组成。

一、外耳

外耳包括耳郭、外耳道和鼓膜 3 部分(图 14-1)。

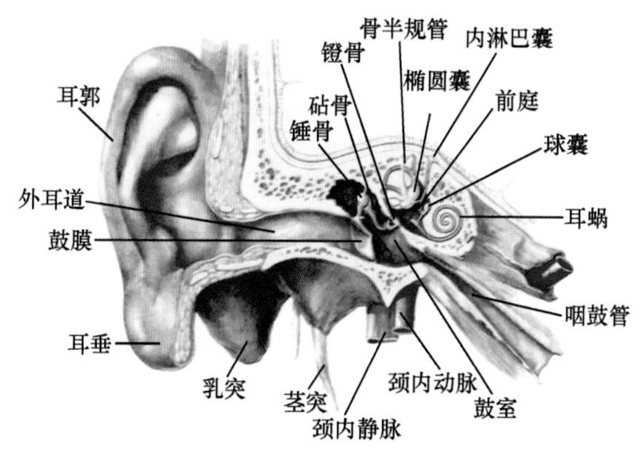

图 14-1　前庭蜗器

(一) 耳郭

耳郭位于头部两侧，表面覆盖以皮肤，内有弹性软骨作为支架。耳郭下端是耳垂，没有软骨，只有结缔组织和脂肪，临床可用于采血。耳郭外侧面中部有外耳门，向内通外耳道，外耳门前方起遮挡作用的软骨突起称为耳屏。耳郭具有收集声波的作用。

(二) 外耳道

外耳道是外耳门至鼓膜之间的弯曲管道,成人长约 2.5 cm。其外侧 1/3 为软骨部,内侧 2/3 为骨部。外耳道约呈"～"状弯曲,由外向内,先斜向后上,后斜向前下。做检查时可将耳郭向后上方牵拉,即可拉直外耳道观察鼓膜。儿童的外耳道较短而平直,且鼓膜位置较水平,检查时应拉耳郭向后下方。外耳道皮肤较薄,含有毛囊、皮脂腺及耵聍腺,耵聍腺可分泌耵聍。外耳道皮下组织少,故皮肤与软骨膜及骨膜相贴甚紧,外耳道炎症肿胀时疼痛剧烈。

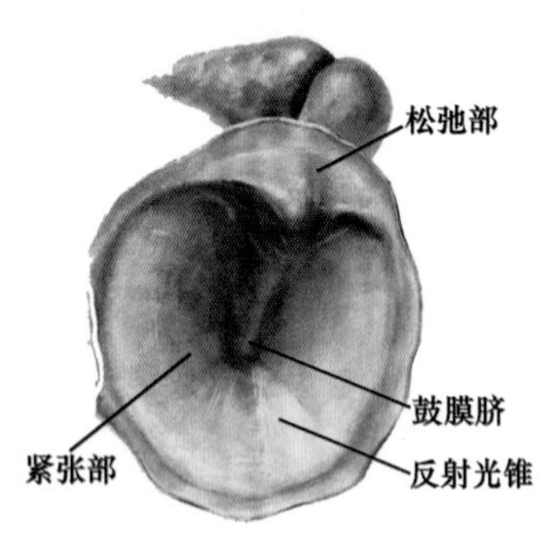

图 14-2　鼓膜

(三) 鼓膜

鼓膜位于外耳道底与鼓室之间,为椭圆形半透明薄膜,形似漏斗。其位置向前外倾斜,鼓膜中心向内凹陷,称为鼓膜脐,其内侧面是锤骨柄末端的附着处。鼓膜上 1/4 薄而松弛的部位称为松弛部,活体为红色。下 3/4 的鼓膜坚实紧张,称为紧张部,活体为灰白色。前下方有一三角形的反光区,称为反射光锥,当鼓膜异常时,光锥可变形或消失(图 14-2)。

二、中耳

重点:中耳包括的结构。

中耳位于外耳与内耳之间,包括鼓室、咽鼓管、乳突窦和乳突小房(图 14-1),是声波传导的主要部分。各部内衬有黏膜且相互延续,病变时可相互蔓延。

(一) 鼓室

鼓室是颞骨岩部内含气的不规则小腔,位于鼓膜与内耳外侧壁之间,借鼓膜与外耳道分隔。向前经咽鼓管通鼻咽部,向后借乳突窦通乳突小房。鼓室内有听小骨、听小骨肌、神经等(图 14-3)。

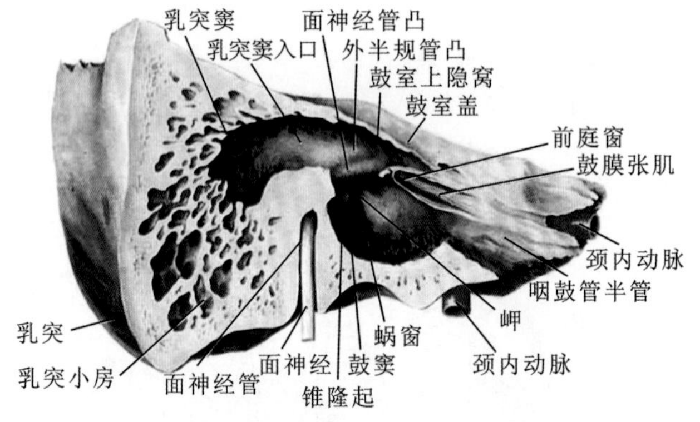

图 14-3　鼓室(可示上、下、前、后、内壁)

难点:鼓室周围的毗邻。

1. 鼓室的壁　鼓室为一不规则的室腔,可区分为 6 个壁。上壁为一分隔鼓室与颅中窝的薄骨板。下壁是颈静脉壁,借薄层骨板与颈内静脉起始处分隔。前壁称为颈动脉壁,即颈动脉管的后壁,其上部有咽鼓管鼓室口。后壁称为乳突壁,上部有乳突窦的开口,由此通乳突小房。外侧壁即鼓膜壁,主要由鼓膜构成。内侧壁即迷路壁,也是内耳的外壁。此壁的中部隆突,称为岬。岬的后上方有卵圆形的孔洞,称为前庭窗,为镫骨底封闭。岬的后下方有圆形的孔,称为蜗窗,被第二鼓膜封闭。前庭窗后上方有面神经管凸,面神经管管内有面神经通过,在中耳炎或中耳手术时易伤及面神经。

知识拓展

鼓室与乳突小房相通,与颅中窝仅以极薄的骨板鼓室盖相隔,与颅后窝的乙状窦也仅以薄骨板相隔，所以有化脓性中耳炎和乳突炎时，感染可能侵入、扩散至颅内，引起严重并发症，故应及时治疗。

2. 听小骨 听小骨位于鼓室，从外向内依次为锤骨、砧骨和镫骨（图 14-4）。

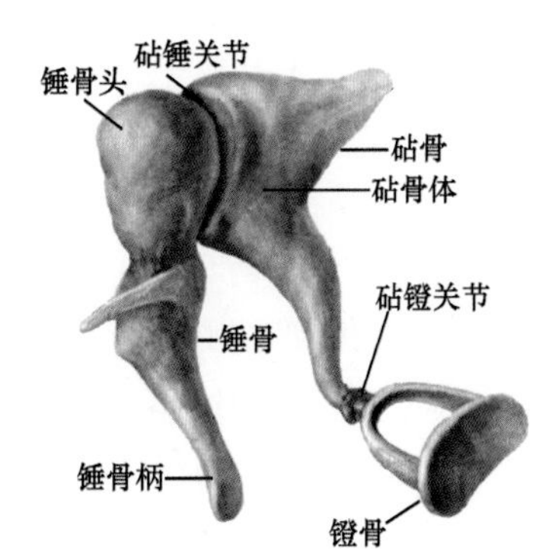

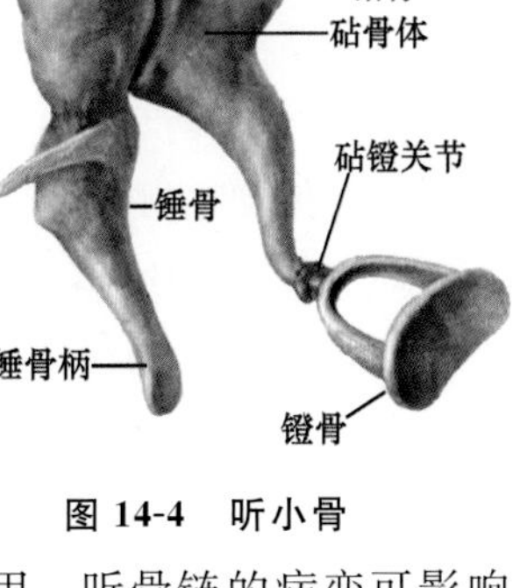

图 14-4 听小骨

(1) 锤骨：分锤骨头、柄、外侧突和前突。锤骨头上有砧骨关节面，与砧骨的锤关节面形成砧锤关节，锤骨柄末端接鼓膜脐。

(2) 砧骨：分砧骨体、砧骨长脚和砧骨短脚。体与锤骨头形成砧锤关节；长脚与镫骨头相连，构成砧镫关节。

(3) 镫骨：分头、颈、前脚、后脚和底。镫骨头向外侧接砧骨长脚，构成砧镫关节；镫骨底借韧带与前庭窗相连，封闭前庭窗。

听小骨在鼓膜与前庭窗之间以关节和韧带连接成听小骨链，组成一曲折的杠杆系统，当声波振动鼓膜时，三个听小骨的连续运动使镫骨底在前庭窗上来回摇动，将声波的振动传入内耳，并有放大作用。听骨链的病变可影响声波的传送，导致听力下降。

3. 听小骨肌 听小骨肌有鼓膜张肌和镫骨肌。鼓膜张肌位于咽鼓管上方，止于锤骨柄，紧张鼓膜。镫骨肌位于乳突窦口下方的锥隆起内，止于镫骨，作用是牵拉镫骨底向外方，以减小镫骨传向内耳的压力。

（二）咽鼓管

咽鼓管连于鼓室和鼻咽部的管道，分为软骨部和骨部。内侧端的咽鼓管咽口位于鼻咽部的侧壁，下鼻甲的后下方。鼓室端的开口为咽鼓管的鼓室口，经常处于敞开状态。咽鼓管咽口平时呈关闭状态，当做吞咽动作或尽力张口时开放，使鼓室内外的气压保持平衡，有利于鼓膜的振动。幼儿的咽鼓管较成人短而平，管径也相对较大，故咽部感染易沿咽鼓管侵入鼓室，引起中耳炎。

（三）乳突窦和乳突小房

乳突窦是鼓室与乳突小房间的小腔，向前开口于鼓室，向后与乳突小房相连。乳突小房是颞骨乳突内的一些小腔，腔内覆盖黏膜，它们彼此相通，并连通鼓室，故中耳的炎症可引起乳突炎。

三、内耳

难点：骨迷路与膜迷路的位置。

内耳位于颞骨岩部骨质内，在鼓室与内耳道底之间，又称迷路。迷路分骨迷路和膜迷路两部分，骨迷路为骨性隧道，膜迷路是套在骨迷路内的膜性管道。膜迷路内含有内淋巴，膜迷路与骨迷路之间的间隙内充满外淋巴，内、外淋巴互不相通。位置觉和听觉感受器位于膜迷路内。

重点：骨迷路的组成。

（一）骨迷路

骨迷路分为骨半规管、前庭和耳蜗 3 部分，三者管腔彼此相通（图 14-5）。

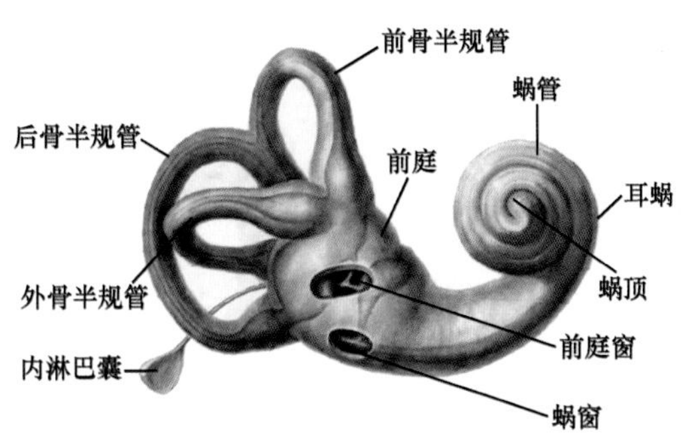

图 14-5 骨迷路

1. 骨半规管 骨半规管有 3 个，即前骨半规管、后骨半规管和外骨半规管，相互垂直排列。

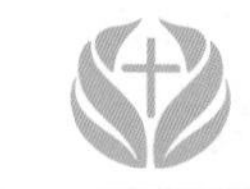

每个骨半规管有两个脚，其中一脚膨大形成骨壶腹。前、后两个骨半规管的另一脚合成一个总脚，故三个半规管共有五个脚，分别通向前庭。

2. 前庭 前庭位于骨迷路的中部，略似椭圆形。后上方与 3 个骨半规管相通，前下方通耳蜗；其外侧壁上有前庭窗和蜗窗，内侧壁为内耳道底，有神经和血管穿行。

3. 耳蜗 耳蜗位于前庭的前下方，形似蜗牛壳。耳蜗的顶端称为蜗顶，朝向前外方；底端称为蜗底，正对内耳道底。耳蜗由蜗螺旋管环绕蜗轴卷曲两圈半构成。蜗轴位于耳蜗的中央，有血管和神经穿行其间。自蜗轴发出骨螺旋板突入蜗螺旋管内，其游离缘与膜迷路相连，二者将蜗螺旋管分为上、下两半。上半称为前庭阶，下半称为鼓阶。前庭阶通前庭窗，鼓阶通蜗窗，二者在蜗顶处借蜗孔彼此相通(图 14-6)。

重点：膜迷路的组成；听觉感受器和位置觉感受器的名称。

（二）膜迷路

膜迷路是套在骨迷路内的膜性管和囊。膜迷路某些部位上皮细胞特化形成位置觉感受器和听觉感受器。膜迷路可分为膜半规管、椭圆囊、球囊和蜗管，它们之间互通，充满内淋巴(图 14-7)。

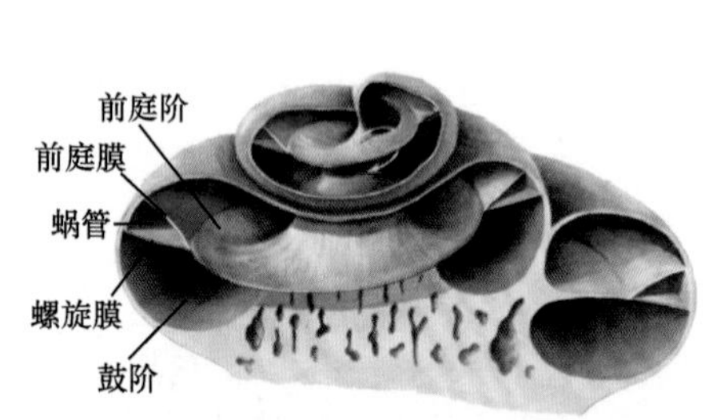

图 14-6 耳蜗及蜗管

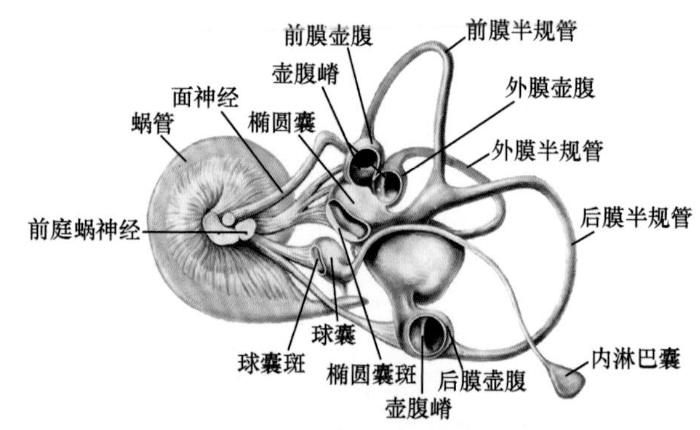

图 14-7 膜迷路

1. 膜半规管 膜半规管在骨半规管为，形状类似骨半规管。在骨壶腹内也有相应膜壶腹，在膜壶腹的壁上有隆起，称为壶腹嵴，与壶腹的长轴相垂直。壶腹嵴的表面上皮的结构与椭圆囊斑和球囊斑相似。壶腹嵴为位置觉感受器，感受旋转变速运动的刺激。

2. 椭圆囊和球囊 椭圆囊和球囊位于前庭内，椭圆囊在后上方，球囊在前下方。在椭圆囊的底部有椭圆囊斑，球囊的前壁有球囊斑，二者为位置觉感受器。椭圆囊斑和球囊斑表面较平坦，其上皮由支持细胞和毛细胞组成。毛细胞表面有纤毛，斑顶覆盖有胶质膜，称为位砂膜。因位砂膜的比重大于内淋巴，在直线变速运动或重力作用下，位砂膜刺激纤毛而使毛细胞产生兴奋，并传至前庭神经。椭圆囊和球囊能感受头部位置觉及接受直线加速或减速运动的刺激。

椭圆囊斑、球囊斑与壶腹嵴为位置觉感受器，当人体作直线变速运动或旋转运动时，刺激感受器兴奋，神经冲动经前庭神经传入中枢，产生相应感觉，同时伴有各种姿势反射以维持人体平衡。当前庭器官受到过强、过久刺激或其功能过于敏感时，常引起恶心、眩晕等现象。

3. 蜗管 蜗管断面呈三角形，位于蜗螺旋管内，介于前庭阶和鼓阶之间(图 14-6)。蜗管的顶端为盲端，下端借连合管连于球囊。上壁为前庭膜，与前庭阶相邻；下壁为基底膜，与鼓阶相隔。在基底膜上有连续螺旋状隆起，称为螺旋器或 Corti 器，为听觉感受器。螺旋器由支持细胞和毛细胞组成，支持细胞根据其形态位置不同分为柱细胞和指细胞，主要起支持作用；毛细胞是感受听觉的细胞，其游离面向管腔内伸出许多听毛；螺旋器上方有胶质性的盖膜覆盖，常与听毛接触。基底膜有从蜗轴向外呈放射状排列的胶原样细丝，称为听弦。自蜗底至蜗顶，听弦长度逐渐增长。对不同频率的声波，长、短不同的听弦可产生相应共振。

四、声波的传导途径

声波在耳内的传导分为空气传导和骨传导两条途径，正常情况下以空气传导为主，但骨传导在听力检查时较为重要。

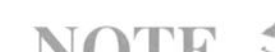

1. 空气传导 经外耳道、鼓膜、锤骨、砧骨、镫骨、前庭窗、骨迷路外淋巴、蜗管、骨迷路内淋巴、螺旋器、蜗神经传导至大脑皮层听觉中枢。

2. 骨传导 声波直接引起颅骨的振动，从而使位于颞骨骨质中的耳蜗内淋巴液产生波动，刺激螺旋器产生听觉。

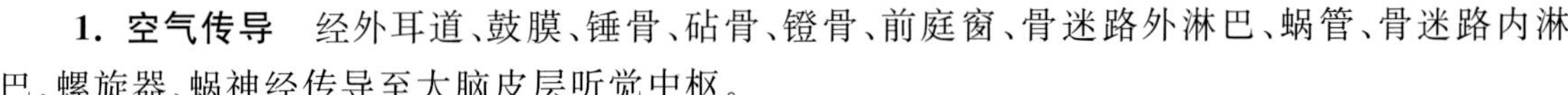

思考题

1. 患儿，女，3 岁。左耳流脓、跳痛 2 天。患儿 2 周前因受凉而出现上呼吸道感染症状，服药后有所好转，近日体温突然高达 38.9 ℃，并伴有左侧耳流黄色脓液。检查：耳后淋巴结肿大，压痛，脓液充盈中耳。诊断：急性中耳炎。请问：

(1) 幼儿与成人的咽鼓管结构有何不同？

(2) 为什么上呼吸道感染会导致左侧耳流黄色脓液？

(3) 中耳炎症会影响附近什么器官？

2. 患者，男，56 岁。劳累后头晕不能站立，甚或恶心呕吐 5 年多。其间经治疗头晕有好转，但阵发性眩晕、恶心呕吐仍不时发作，近半年有加重趋势。检查：左耳听力丧失，右耳听力明显下降。诊断：梅尼埃病（膜迷路积水）。请问：

(1) 内耳的组成及位置觉、听觉感受器的位置各是什么？

(2) 为何内耳病变会导致听力下降、眩晕等症状？

(3) 说出空气传导声波的途径。

（范 真）

第十五章　皮　　肤

学习目标

1. 掌握皮肤的层次及皮下组织的特点。
2. 熟悉皮肤的辅助结构。
3. 了解表皮的细胞组成，真皮的结构特点。
4. 能够区分皮内注射与皮下注射的注射部位。

案例引入

1. 临床注射用药可通过皮内注射和皮下注射。请问：

(1) 皮内注射和皮下注射分别注入了皮肤的哪一层中？

(2) 皮肤为何属于感觉器官？

2. 痤疮、狐臭、甲沟炎等是临床常见皮肤病，请问这些病分别是什么结构出现了问题？

重点：皮肤的层次、皮下组织的特点，皮内注射与皮下注射的区别。

皮肤覆盖于人体表面，柔软而有弹性。全身各部皮肤厚薄不等，一般为 0.5～4 mm，身体背面和肢体伸侧的皮肤相对较厚，手掌和足底的皮肤最厚。皮肤由表皮和真皮两部分构成，借皮下组织与深部结构相连(图 15-1)。透过皮肤可看见皮下组织内的浅静脉。

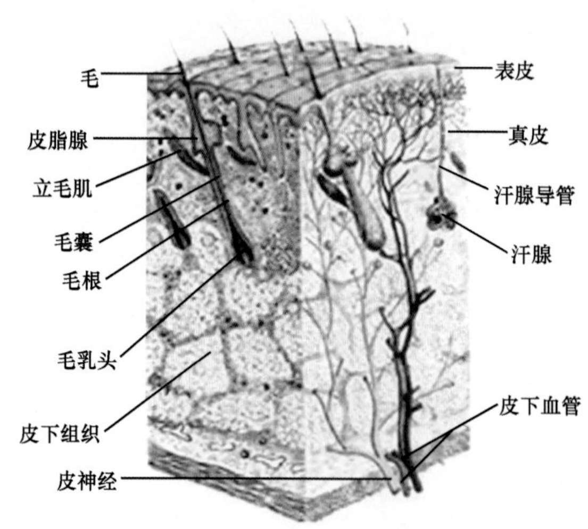

图 15-1　皮肤模式图

一、表皮

表皮位于皮肤的浅层，由复层扁平上皮构成。表皮细胞分两类，一类是角蛋白形成细胞，构成表皮的主体；另一类是非角蛋白形成细胞，散在于表皮中，数量少。

(一) 角蛋白形成细胞

角蛋白形成细胞分层排列，从基底部到表面可分 5 层。

1. 基底层 基底层位于表皮与真皮连接处，为一层排列整齐的矮柱状细胞，胞质因含有丰富的游离核糖体而呈嗜碱性。细胞之间有少量黑素细胞，能产生黑色素。此层细胞是表皮的干细胞，能够不断地分裂增生，向棘层推移。在皮肤的创伤愈合中有重要的再生修复作用，使表皮损伤后不遗留瘢痕。

2. 棘层 棘层由4～10层多边形、体积较大的细胞组成。细胞表面有许多短小的棘状突起，相邻细胞的突起镶嵌，以大量的桥粒相连。棘层细胞核呈圆形，胞质呈弱嗜碱性，游离核糖体较多。

3. 颗粒层 颗粒层由2～3层梭形细胞组成。胞质内有粗大的、形状不规则的、呈强嗜碱性的透明角质颗粒。胞质中的膜被颗粒增多，并以胞吐方式将其内容物排放到细胞间，构成表皮渗透屏障的重要成分。

4. 透明层 透明层为数层扁平细胞，胞核和细胞器已消失，胞质含有透明角质，HE染色呈浅红色。

5. 角质层 角质层由数层至数十层扁平的角化细胞组成。细胞干硬，镜下呈嗜酸性均质状，细胞连接松散，脱落后成为皮屑。胞质中充满均质状嗜酸性的角蛋白，角蛋白具有耐酸碱、抗摩擦的特性。角质细胞轮廓不清，相互嵌合，细胞间隙充满由膜被颗粒释出的物质，该物质包裹于细胞的周围，构成表皮浅层牢固的保护屏障。

（二）非角蛋白形成细胞

1. 黑素细胞 黑素细胞散在于基底细胞之间，占基底细胞的10%。黑素细胞胞体大，从胞体发出分支状长胞突伸入表皮细胞之间。黑素细胞能合成黑色素，并将产生的黑色素分泌、输送到邻近的角质细胞内。黑色素颗粒能吸收紫外线，可保护基底细胞免受紫外线辐射。

2. 朗格汉斯细胞 朗格汉斯细胞散在于棘层细胞之间，有树枝状突起，具有吞噬作用，并能加工及传递抗原。

3. 梅克尔细胞 梅克尔细胞位于表皮基底层，数量很少，具有短指状突起，与相邻细胞由桥粒相连，胞质内含许多神经内分泌颗粒。梅克尔细胞具有接受机械刺激的功能。

二、真皮

真皮位于表皮的深面，由致密结缔组织构成。真皮分为乳头层和网状层。

1. 乳头层 乳头层紧邻表皮，结缔组织呈乳头状突向表皮，称为真皮乳头。它增加了表皮与真皮的接触面积。乳头内含有丰富的血管和神经末梢，如触觉小体、游离神经末梢等。

2. 网状层 网状层较厚，在乳头层的深面，由胶原纤维和弹性纤维交织成网状，使皮肤具有较强的韧性和弹性。此层中含有较多的小血管、淋巴管、神经、毛囊、皮脂腺、汗腺和环层小体等。

皮下组织又称浅筋膜，是含有大量脂肪组织的疏松结缔组织，可使皮肤产生一定活动性；浅筋膜脂肪含量随个体、年龄、性别及部位不同而异。浅筋膜具有缓冲、保温、储存能量的作用。皮肤借皮下组织与深部组织相连。

知识拓展

皮内注射是将少量药液注入表皮和真皮之间，针尖与皮肤成5°～10°角刺入。注射后局部可见半球形隆起的皮丘，皮肤变白，可用于药物过敏试验、预防接种和局部麻醉。操作时疼痛剧烈。皮下注射是将少量药液注入皮下组织，针尖与皮肤成30°～40°角刺入，可用于预防接种、局部麻醉、局部封闭等。操作时疼痛较轻。

三、皮肤附属结构

皮肤附属结构（图15-1）包括毛发、皮脂腺、汗腺和指（趾）甲。

重点:皮肤附属器结构及特点。

1. 毛发 人体表面,除手掌、足底等处外,均有毛发生长。毛分毛干和毛根两部分。露在皮肤外面的部分称为毛干,埋入皮肤内的部分称为毛根。毛根周围有上皮和结缔组织构成的毛囊。毛根和毛囊下端的膨大称为毛球,毛球是毛的生长点。其底面内陷,有结缔组织、血管、神经末梢伸入,形成毛乳头。毛乳头对毛的生长起诱导、营养作用。如毛乳头被破坏,毛即停止生长并脱落。毛囊的一侧有一束斜行的平滑肌,称为竖毛肌(立毛肌),收缩时可使毛发竖立,相应皮肤出现小结,称为"鸡皮疙瘩"。

2. 皮脂腺 皮脂腺位于毛囊与竖毛肌之间,其导管开口于毛囊。皮脂腺为泡状腺,分泌部由一个或几个囊状的腺泡构成。周边是一层较小的干细胞,它们不断分裂增殖,向腺泡中心移动。腺泡中心的细胞较大,胞质内充满脂滴。在近导管处,腺细胞解体成为皮脂,有柔润皮肤、保护毛发的作用。竖毛肌的收缩有利于皮脂的排出。性激素可促进皮脂生成,故皮脂腺的分泌以青春期最活跃。

知识拓展

痤　疮

痤疮是毛囊皮脂腺的慢性炎症,青春期常见,好发于面、背、胸等富含皮脂腺的部位。因毛囊上皮角化异常,不能正常脱落,致使毛囊口变小,皮脂淤积在毛囊口而形成。临床表现为炎性丘疹、脓疱、结节、囊肿及瘢痕等,病程可持续数年。

3. 汗腺 汗腺分泌汗液,分泌部盘曲成团,位于真皮网状层内,其导管开口于皮肤表面。汗腺遍布全身皮肤,以手掌和足底最多。根据分泌物性质及所在部位不同,分为小汗腺和大汗腺。小汗腺遍布全身,以额部、手掌和足底较多,以胞吐方式分泌汗液。汗液中除含大量水分外,还有钠、钾、氯、尿素等成分,可抑制细菌生长,并协助调节体温,也为体内许多物质提供了排泄途径。

大汗腺分布于腋窝、肛周、外阴等处的皮肤内,分泌部较粗,管腔较大,分泌物浓稠,被细菌分解后产生特殊气味,称为狐臭。大汗腺分泌受性激素的影响,在青春期较旺盛。

4. 指(趾)甲 指甲和趾甲分别位于手指和足趾远端的背面,为表皮角质层增厚而成。露在外面的部分称为甲体,甲体下面的复层扁平上皮和真皮称为甲床。甲的近端埋入皮肤内的称为甲根。甲根附着处的甲床上皮称为甲母质,是甲的生长区。甲体两侧和甲根浅面的皮肤隆起称为甲皱襞。甲皱襞与甲体之间称为甲沟。

思考题

1. 患者,男,左下肢重度烧伤,需在右大腿内侧取皮(供皮区)对左下肢创面(受皮区)进行皮肤移植。

(1) 皮肤的组成及各层的结构特点如何?

(2) 依据皮肤的生发特性及结构特点判断:为了使供皮区和受皮区尽可能减少瘢痕形成,最佳取皮深度应在皮肤的哪一层进行?

2. 某学生指甲修剪过深,随后上体育课时指端被刺伤,2 天后该指端出现红肿,疼痛剧烈,渐化脓。诊断为甲沟炎,经拔甲、切开引流后治愈。

(1) 指甲的结构特点如何?

(2) 指甲拔除后还能再生吗?

(范　真　王建刚)

第六篇

神经系统

神经系统是人体内主要的功能调节系统，控制和调节着其他各系统的活动，使人体成为一个有机的整体，以适应不断变化的环境。在神经系统的调节和控制下，各器官系统相互制约、相互协调，以完成统一的生理功能。因此，神经系统是人体的主导系统，在各器官系统中占有十分重要的地位。

第十六章 概　　述

一、神经系统的组成和分区

神经系统是人体一切生理神经系统，是机体内起主导作用的系统(图 16-1)。内、外环境的各种信息，由感受器接受后，通过周围神经传递到脑和脊髓的各级中枢进行整合，再经周围神经控制和调节机体各系统器官的活动，以维持机体与内、外界环境的相对平衡，以利于人类的生存；在长期的进化过程中，人脑得到了高度的发展，成为思维和语言的器官，使人类超越了一般动物的范畴，不仅能被动地适应和认识世界，而且能主观能动地改造世界，使自然界为人类服务。神经系统在形态上和机能上都是完整的、不可分割的整体。

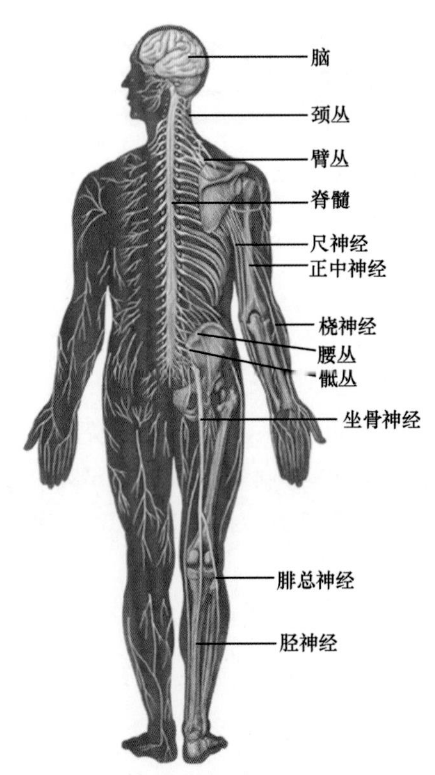

图 16-1　全身神经概况

按所在位置及功能分为中枢神经系统和周围神经系统。中枢神经系统包括位于颅腔内的脑和位于椎管内的脊髓。周围神经系统联络于中枢神经和其他各系统器官之间，包括与脑相连的 12 对脑神经和与脊髓相连的 31 对脊神经。

按所支配的对象及其纤维成分分为躯体神经系统和自主神经系统。躯体神经系统又分为躯体感觉神经(传入神经)和躯体运动神经(传出神经)。自主神经系统又分为内脏感觉神经和内脏运动神经。

躯体神经系统的中枢部在脑和脊髓内；周围部称躯体神经，包括躯体感觉和躯体运动两种神经纤维成分，主要分布于皮肤和运动器(骨、骨连结和骨骼肌)，管理皮肤的感觉和运动器的运动及感觉。内脏神经系统的中枢部也在脑和脊髓内；周围部称内脏神经，包括内脏感觉和内脏运动两种神经纤维成分，分布于内脏、心血管和腺体，管理它们的感觉和运动。其中支配平滑肌、心肌运动和腺体分泌的内脏运动神经又分为交感神经和副交感神经。

二、神经系统的活动方式

神经系统的功能活动非常复杂,但基本的活动方式是反射。反射即神经系统对内、外环境的刺激所作出的反应。反射活动的形态学基础称反射弧。反射弧的基本组成:感受器、传入神经、反射中枢、传出神经、效应器。反射弧中任何一个环节发生障碍,反射活动将减弱或消失。临床上常用检查反射的方法来诊断神经系统的病变。

三、神经系统的常用术语

在神经系统中,由于神经元胞体和突起聚集的部位和排列方式不同,故用不同的术语表示。

1. 白质、灰质 在中枢神经内,神经元胞体和树突聚集形成的结构称灰质,神经纤维聚集的部位称白质。大、小脑表层的灰质称皮质。大、小脑的白质称髓质。

2. 神经核、神经节 在中枢神经系统内除了皮质以外,形态和功能相同的神经元胞体聚成的一团称神经核。在周围神经系统内,神经元胞体集聚形成的膨大称神经节。

3. 纤维束、神经 在中枢神经白质内,起止、行程、功能相同的神经纤维积聚成束称纤维束(传导束)。在周围神经内,起止、行程、功能相同的神经纤维先聚集成束后再集合形成的结构称神经。

4. 网状系统 在中枢神经系统的某些部位,神经纤维交织成网,网眼内有神经元胞体或小的神经核团,这些白质和灰质混杂而成的区域称网状系统。

(张　卉)

第十七章　中枢神经系统

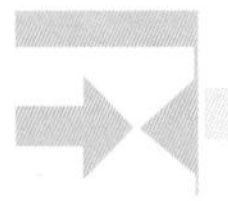

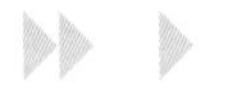

学习目标

1. 掌握神经系统的区分，脊髓、脑干和小脑的位置与外形，端脑的分叶和大脑半球的重要沟、回，大脑皮质机能定位，内囊的形态、结构，12 对脑神经的名称。

2. 熟悉神经系统的活动方式和常用术语，脊髓和脑干的内部结构，间脑各部的结构和功能，基底核的组成，纹状体的概念，脑、脊髓被膜及周围间隙，脑室系统及脑脊液循环途径，脑动脉的来源及分支分布。

3. 了解神经系统的基本功能和神经系统的活动方式，脊髓和脑干的功能，小脑的内部结构和功能，脊髓的血管，血-脑屏障的概念。

4. 能够说出中枢神经系统的组成，指出脊髓、脑不同部位损伤出现的主要表现。

案例引入

患者，男，26 岁，因背部刀伤入院，查体发现左下肢随意运动消失，肌张力增高，腱反射亢进，肌无明显萎缩，巴氏征阳性。右侧躯干肋弓以下和右下肢的痛、温觉丧失，但本体觉和触觉基本正常，左侧躯干剑突平面下和左下肢精细触觉消失，触觉减弱。临床诊断：T_6平面脊髓左侧半横断。

问题：试分析该患者受伤的部位以及损伤了哪些结构。

中枢神经系统包括位于颅腔内的脑和位于椎管内的脊髓。

第一节　脊　　髓

一、脊髓

（一）脊髓的位置和外形

重点：脊髓的位置与外形。

1. 位置　脊髓位于椎管内，上端于枕骨大孔处与延髓相接、下端平第一腰椎体下缘，其末端变细，呈圆锥状。成人脊髓长 42～45 cm。脊髓全长有两处膨大，颈膨大由第 5 颈节至第 1 胸节构成，腰膨大位于第 2 腰节至第 3 骶节之间。

2. 外形　脊髓为前后稍扁的圆柱体，全长粗细不等，有两个膨大，上部的称颈膨大，由此发出到上肢的神经；下部的称腰骶膨大，由此发出到下肢的神经。腰骶膨大以下逐渐缩细成圆锥状，称脊髓圆锥。由脊髓圆锥下端向下延续为无神经组织的终丝，将脊髓下端固定在尾骨背面（图 17-1）。

脊髓表面有 6 条纵沟，前面有较深的前正中裂，后面有较浅的后正中沟，二者将脊髓分为左、右对称的两半。每侧的前外侧部连有 31 对脊神经前根，前根由运动神经纤维组成；后外侧部连有 31 对脊神经后根，后根由感觉神经纤维组成。每个后根上有膨大的脊神经节，内含假单极神经元胞体。相应的前、后根在椎间孔处合成一条脊神经，由相应的椎间孔穿出椎管。

脊髓节段：脊髓在外观上并无明显的节段性，通常把每对脊神经前、后根所对应的一段脊髓称为一个脊髓节段。因脊髓连有 31 对脊神经，所以脊髓被人为分成 31 个节段：8 个颈节($C_{1\sim8}$)、12 个胸节($T_{1\sim12}$)、5 个腰节($L_{1\sim5}$)、5 个骶节($S_{1\sim5}$)和 1 个尾节(C_0)；两个膨大，即 $C_5\sim T_1$(颈膨大)、$L_2\sim S_3$(腰膨大)。

由于脊髓比脊柱短，脊神经又由相应的椎间孔穿出，所以腰、骶、尾神经根在出椎间孔之前须近似垂直地在椎管内走行一段。这样在脊髓圆锥下方，腰、骶、尾神经根围绕终丝就形成了马尾(图 17-2)。

图 17-1 脊髓外形

图 17-2 马尾

在成人，L_1 以下的椎管内已无脊髓，只有浸泡在脑脊液中的马尾和终丝，故临床上腰椎穿刺部位为 L_3、L_4 或 L_4、L_5 棘突之间，以免伤及脊髓(图 17-3)。

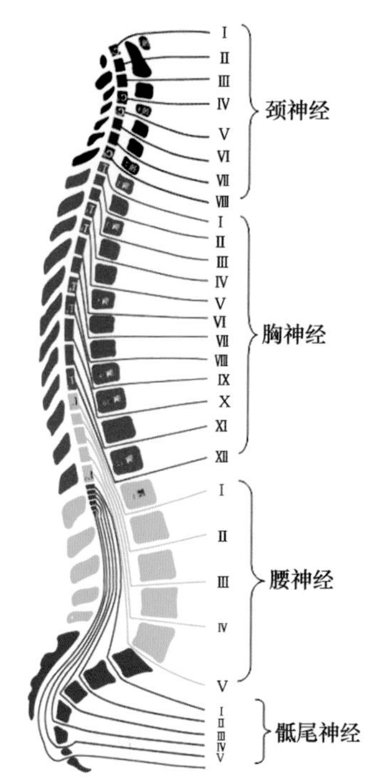

图 17-3 脊髓节段与椎骨的对应关系

（二）脊髓节段与椎骨的对应关系

难点：脊髓节段与椎骨的对应关系。

$C_{1\sim4}$ 与相应颈椎体同高；$C_{5\sim8}$、$T_{1\sim4}$ 较同序数椎骨高 1 个椎骨；$T_{5\sim8}$ 较同序数椎骨高 2 个椎骨。

（三）脊髓的内部结构

脊髓各节段的内部结构基本相同。在脊髓的横切面上，可见一纵贯全长的细管，称中央管。围绕在中央管周围的是呈“H”形的灰质，灰质的周围是白质(图 17-4)。

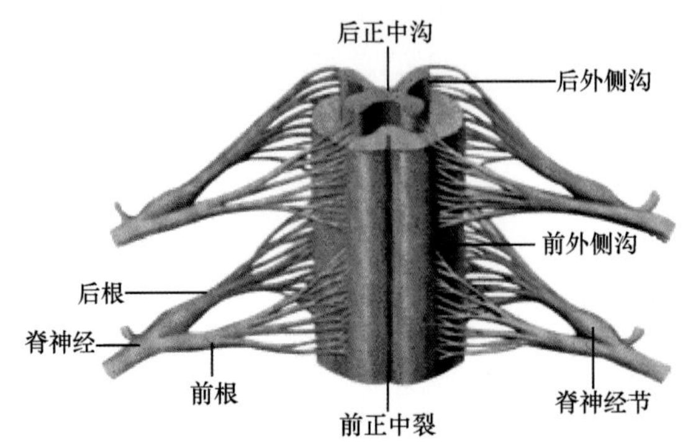

图 17-4　脊髓结构示意图

1. 灰质　脊髓的灰质是纵贯全长的灰质柱。向前膨大的部分称前角(柱)，含有躯体运动神经元的胞体，其轴突穿出脊髓，组成前根，支配躯干和四肢骨骼肌运动。向后窄细的部分称后角(柱)，主要由中间神经元构成，接受后根的传入神经纤维，其轴突有的进入对侧白质，组成上行的纤维束，将后根传入的感觉冲动传导到脑；有的则在脊髓不同节段间起联络作用。在 $T_1 \sim L_3$ 节段尚有侧角(柱)，内含交感神经元的胞体，是交感神经的低级中枢，它们的轴突也随前根出脊髓。在 $S_{2\sim4}$ 节段，相当于侧角的位置有骶副交感核，是副交感神经的低级中枢，其轴突亦随前根出脊髓。

2. 白质　每侧白质分为 3 个索。前角的前内侧部为前索，前、后角之间的外侧部为外侧索，后角的后内侧部为后索。白质内有许多纤维束，根据行程将纤维束分为长、短两类。长的纤维束又有上行和下行之分：上行纤维束将各类感觉信息上传至脑，下行纤维束将脑部信息传至脊髓。

短的纤维束紧靠脊髓灰质排列，称为固有束，起、止都在脊髓内，参与脊髓节段内和节段间的 $T_{9\sim12}$ 较同序数椎骨高 3 个椎骨；$L_{1\sim5}$ 平对 T_{10}、T_{11}、T_{12}。

上行纤维束包括薄束和楔束、脊髓小脑后束、脊髓小脑前束、脊髓丘脑束(脊髓丘脑侧束、脊髓丘脑前束)。下行纤维束包括皮质脊髓束(皮质脊髓侧束、皮质脊髓前束)、红核脊髓束、前庭脊髓束。

1) 上行纤维束(感觉传导束)

(1) 薄束和楔束：位置、性质和纤维起止：位于后索，均由起自脊神经节内的中枢突组成，经脊神经后根入脊髓后索直接上升。从 T_5 以下的神经节发来的纤维组成薄束，从 T_4 以上的神经节发来的纤维组成楔束，向上止于延髓的薄束核和楔束核。

此两束的功能是向大脑传导本体感觉和精细触觉冲动。

(2) 脊髓丘脑束：位置、性质和纤维起止：位于外侧索的前半和前索中。此束纤维起自后角缘层和后角固有核，其纤维大部分斜经白质前联合交叉到对侧，在外侧索和前索内上行，行经脑干，止于间脑的背侧丘脑，交叉到对侧外侧索上行的纤维束称脊髓丘脑侧束，其功能是传导痛觉和温觉，交叉到对侧前索内上行的纤维束称脊髓丘脑前束。

此束的功能是传导粗触觉。

2) 下行纤维束(运动传导束)：皮质脊髓束，是最主要的下行纤维束，起自大脑皮质躯体运动区。在脑内下降至延髓时，大部分纤维交叉到对侧脊髓外侧索，形成皮质脊髓侧束，止于同侧脊髓前角，通过脊髓前角控制四肢骨骼肌的随意运动；少部分没有交叉的纤维在同侧前索下降，形成皮质脊髓前束，陆续止于胸节段以上的双侧脊髓前角，通过脊髓前角控制躯干骨骼肌的随意运动。

下行纤维束除皮质脊髓束外，尚有红核脊髓束和前庭脊髓束等，其功能是调节肌张力和维持姿势平衡。

（四）脊髓的功能

1. 传导功能 脊髓白质内有大量的上行和下行纤维束，是脑接收外周感觉信息并向外周发送运动指令的重要通道。

2. 反射功能 脊髓是许多反射活动的低级中枢，如躯体反射（浅反射、深反射）和内脏反射（排尿反射、排便反射）。当脊髓损伤时，会表现出不同程度的传导功能和反射功能障碍。

第二节 脑

脑位于颅腔内，新鲜时质地柔软。成人脑平均重约 1400 g，由下而上分为脑干、小脑、间脑和端脑 4 部分（图 17-5）。脑内有腔隙存在，称为脑室。

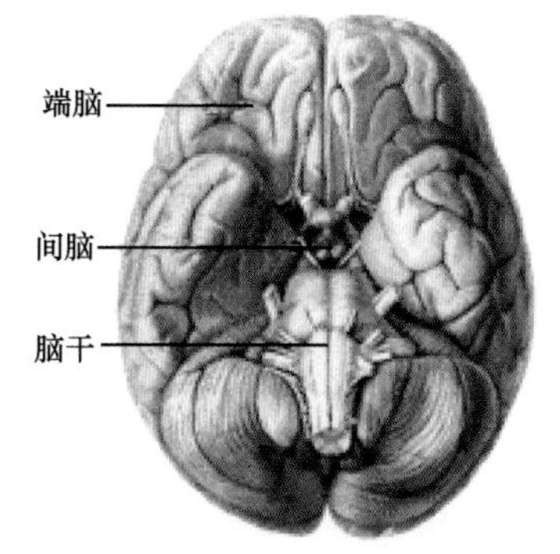

图 17-5 脑底面

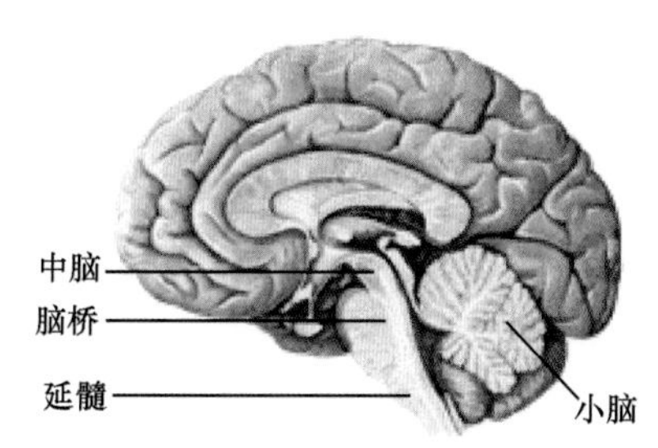

图 17-6 脑正中矢状切

（一）脑干

脑干位于颅底内面的斜坡上，下接脊髓，上连间脑，背面与小脑相连；自上而下由中脑、脑桥和延髓组成（图 17-6）。

1. 脑干的外形（图 17-7，图 17-8）

重点：脑干的位置与外形；10 对脑神经的连脑部位；第四脑室的位置和沟通关系。

（1）延髓的外形：形似倒置的圆锥体。腹面观：锥体、锥体交叉、前正中裂、橄榄、舌咽神经、迷走神经、副神经。背面观：薄束结节、楔束结节、后正中沟、第四脑室底下部。

（2）脑桥的外形：腹面观：基底部、基底沟，展、面、前庭蜗神经。背面观：第四脑室底上部，左、右小脑中脚、上脚和下脚，前髓帆。

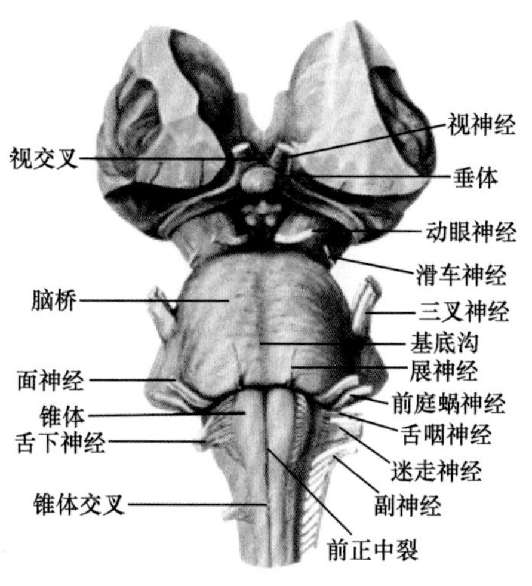

图 17-7 脑干外形（腹面）

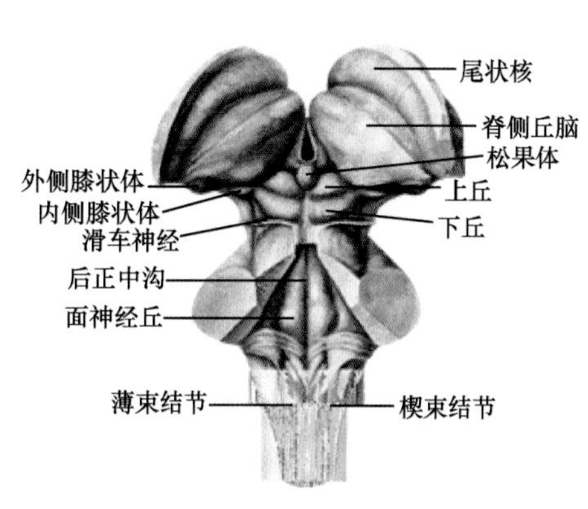

图 17-8 脑干外形（背面）

(3) 中脑的外形:连于脑桥和间脑之间,其中间的管腔称中脑水管。腹面观:大脑脚、脚间窝、动眼神经。后面观:上丘、下丘(四叠体)、滑车神经。

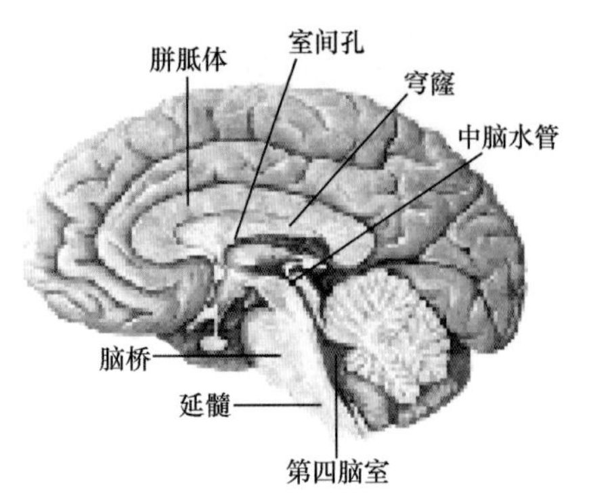

图 17-9 脑正中矢状切

(4) 第四脑室:位于延髓、脑桥和小脑之间的室腔,像一个帐篷。前部由小脑上脚及前髓帆组成,后部由下髓帆和第四脑室脉络组织形成,下髓帆也是一薄片白质,它与上髓帆都伸入小脑,以锐角相会合。脉络组织的两侧和正中有两个第四脑室外侧孔和一个正中孔。第四脑室向上经中脑水管通第三脑室,向下通延髓中央管,并借第四脑室正中孔和外侧孔与蛛网膜下隙相通。顶上有三个孔:第四脑室脉络组织的两侧和正中分别有两个第四脑室外侧孔和一个第四脑室正中孔。第四脑室向上经中脑水管通第三脑室,向下通延髓中央管,并借第四脑室正中孔和第四脑室外侧孔与蛛网膜下隙相通(图 17-9)。

2. 脑干的内部结构 脑干的内部由神经核(大小不等的灰质团块)、纤维束和网状结构组成。脑神经核即直接与脑神经相连的神经核。非脑神经核(又称传导中继核)即不与脑神经相连但参与组成神经传导通路的神经核。纤维束(白质)大多是脊髓纤维束的延续。网状结构由散在的神经元胞体和纤维交织而成。

难点:脑神经核的名称与功能。

1) 神经核:包括脑神经核和非脑神经核。

(1) 脑神经核:指脑干内直接与第 3～12 对脑神经相连的神经核。脑神经核分 4 种:躯体运动核(柱)、内脏运动核(柱)、内脏感觉核(柱)、躯体感觉核(柱)。

①躯体运动核(柱)(8 对):支配骨骼肌的运动,包括动眼神经核、滑车神经核、三叉神经运动核、展神经核、面神经核、疑核、副神经核和舌下神经核。

②内脏运动核(柱):支配头、颈、胸、腹部的平滑肌、心肌和腺体,包括动眼神经副核、上泌涎核(面神经)、下泌涎核和迷走神经背核。

③内脏感觉核(柱):接受味觉纤维、胸腔脏器和心血管的感觉纤维,指孤束核。

④躯体感觉核(柱):接受头面部皮肤及口、鼻腔黏膜的感觉纤维,包括三叉神经感觉核(三叉神经中脑核、三叉神经脑桥核、三叉神经脊束核)、蜗神经核、前庭神经核。

(2) 非脑神经核(传导中继核):脑干部的上、下行传导通路的中继站,包括薄束核和楔束核、红核、黑质。

①薄束核和楔束核:分别位于延髓薄束结节和楔束结节的深面,是薄束和楔束的终止核。由此二核发出的纤维,绕过中央管在其腹侧左右交叉,称内侧丘系交叉。交叉后的纤维形成内侧丘系。此二核是传导本体感觉和精细触觉的中继核团。

②红核:位于上丘平面,呈圆柱状。主要接受来自小脑和大脑皮质的纤维,并发出红核脊髓束,相互交叉后到对侧,下行至脊髓。参与对躯体运动的调节。

③黑质:位于红核和大脑脚底之间的板状灰质,是大脑到间脑及脑干网状结构的下行中继核。黑质细胞内含黑色素,故呈黑色,同时还含有多巴胺。多巴胺是一种神经递质,临床上因黑质病变,多巴胺减少,引起震颤麻痹。

2) 纤维束(白质)

(1) 上行传导束:

①内侧丘系:薄束核及楔束核发出的传导本体觉和精细触觉的传入纤维,呈弓状,绕过中央管的腹侧,左右交叉称内侧丘系交叉,交叉后组成内侧丘系继续上行,终于背侧丘脑腹后外侧核。

②脊髓丘系(脊髓丘脑束):传导对侧躯干,四肢痛、温、触、压觉,终于背侧丘脑的腹后外侧核。

③三叉丘系(三叉丘脑束):由三叉神经脑桥核和三叉神经脊束核发出的传入纤维交叉至对侧,组成三叉丘系,终于背侧丘脑的腹后内侧核。

④外侧丘系：由蜗神经核发出的纤维，在脑桥腹侧，横行穿过内侧丘系，相互交叉后至对侧上行，称为外侧丘系，止于间脑的内侧膝状体，传导听觉。

(2) 下行传导束：又称锥体束。锥体束是由大脑发出的控制随意运动的下行纤维束，途经内囊及中脑大脑脚，进入脑桥基底部后继续下行入延髓锥体。锥体束分为皮质核束和皮质脊髓束。皮质核束在下行过程中止于各脑神经运动核。皮质脊髓束在延髓形成锥体。皮质脊髓束的大部分纤维在锥体下端互相交叉，形成锥体交叉。3/4 纤维交叉后在脊髓的外侧索内下行，称皮质脊髓侧束；其余 1/4 的纤维不交叉，在脊髓前索内下行，称皮质脊髓前束。

3) 脑干网状结构　位于脑干中央部腹内侧，由散在的神经 C 胞体和纤维交织而成。网状结构与脑的其他部位和脊髓有广泛的联系。脑干网状结构是中枢神经的一个重要整合机构，参与躯体和内脏多种功能活动的调节，并能够维持大脑皮质的醒觉状态。

3. 脑干的功能

(1) 反射活动的中枢：脑干是许多反射活动的中枢。瞳孔对光反射的中枢在中脑；角膜反射的中枢在脑桥；心血管运动中枢和呼吸调节中枢在延髓，称之为“生命中枢”。

(2) 传导功能：大脑与小脑、脊髓之间的纤维联系都要经过脑干，脑干具有传导功能。

(3) 网状结构的功能：参与调节躯体运动、调节内脏活动、维持大脑皮质觉醒。

（二）小脑

小脑位于颅后窝，在延髓和脑桥的后方，借小脑下脚、中脚和上脚与脑干相连。小脑与脑干间的腔隙即第四脑室。

重点：小脑的位置、外形、分部、功能，小脑扁桃体的位置及特点。

1. 外形　小脑的上面平坦，下面凸隆，两侧的膨大部分称小脑半球，中间缩窄的部分为小脑蚓。在小脑半球下面，靠近小脑蚓的两侧有一对椭圆形隆起，称小脑扁桃体(图 17-10)。小脑扁桃体靠近枕骨大孔，前下方邻近延髓。当颅内压增高时，小脑扁桃体被挤入枕骨大孔内，压迫延髓而危及生命，临床上称小脑扁桃体疝或枕骨大孔疝。

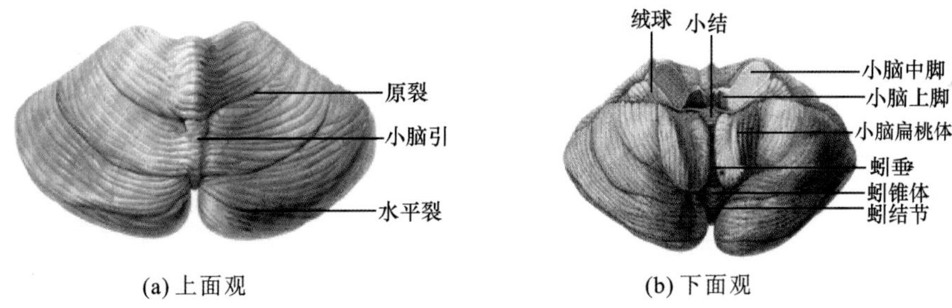

图 17-10　小脑外形

2. 小脑的分叶

(1) 绒球小结叶：位于小脑下部的最前面，包括绒球和小脑蚓前端的小结。小结向两侧伸出的白质带是绒球脚，其末端与绒球相连。绒球、绒球脚和小结总称为绒球小结叶，是进化上出现最早的部分，又称古小脑，与维持身体平衡的机能有关。

(2) 前叶：绒球小结叶借其后方的后外侧裂与小脑其余部分相隔。在小脑上面前、中 1/3 之间的深裂为原裂，原裂以前的部分称为前叶；前叶在进化上出现晚于原小脑，故又称旧小脑。此叶主要接受脊髓小脑前、后束的纤维，与肌张力的调节功能有关。

(3) 后叶：位于原裂以后的小脑其余部分，称为后叶。此叶在进化上出现最晚，又称新小脑，与肌群的协调功能有关。

3. 小脑的内部结构

(1) 皮质：大部分集中在小脑表面的灰质，称小脑皮质。主要有神经元胞体构成，分为三层，由外向内依次是分子层、梨状细胞层和颗粒层。

(2) 髓质：皮质深面的白质称髓质，髓质内埋有的灰质块称小脑核，其中最大者为齿状核(通过 3 对小脑脚与脑干、脊髓联系)。

小脑的传入纤维:前庭小脑束经小脑下脚止于绒球小结叶。脊髓小脑束经小脑上、下脚止于前叶。脑桥小脑束组成小脑中脚,止于后叶。橄榄小脑束构成小脑下脚,终于后叶和前叶皮层。

小脑的传出纤维组成小脑上脚上行至中脑。

(3)小脑核:齿状核,顶核,球状核,栓状核。

4. 小脑的功能 小脑是一个与运动调节有关的中枢,其主要功能如下:

(1)维持身体的平衡(步履蹒跚);

(2)降低肌肉的张力;

(3)协调骨骼肌的运动(跨阈步态,指鼻试验(+))。

重点:间脑的组成,背侧丘脑和下丘脑的功能,第三脑室的位置与沟通关系。

(三)间脑

间脑位于中脑和端脑之间,两侧和背面被大脑半球所掩盖,仅腹侧部的视交叉、视束、灰结节、漏斗、垂体和乳头体外露于脑底。间脑的内腔为位于正中矢状面的窄隙,称第三脑室。间脑由背侧丘脑、后丘脑、上丘脑、下丘脑和底丘脑组成。

1. 背侧丘脑(丘脑) 位于间脑背侧,为两个卵圆形的灰质团块,借丘脑间黏合相连,其间有第三脑室,前有丘脑前结节。枕背侧丘脑内有"Y"字形的白质纤维板,内髓板分割为前核群、内侧核群、外侧核群(图 17-11)。外侧核群后部的腹侧份称腹后核,接受内侧丘系、脊髓丘系、三叉丘系的纤维。由腹后核发出的纤维组成丘脑皮质束,经过内囊向上投射到大脑皮质感觉中枢。丘脑是感觉传导通路的中继站,受损时常引起感觉丧失。

2. 后丘脑 位于背侧丘脑后外侧部,主要包括两个小隆起,靠内侧的是内侧膝状体,为听觉和视觉传导路上的中继核,接收听觉传入纤维,发出纤维组成听辐射到听觉中枢;靠外侧的是外侧膝状体,为视觉传导通路的中继站,接收视束传入纤维,发出纤维组成视辐射到视觉中枢。

3. 下丘脑 位于背侧丘脑的下方,构成第三脑室的下壁和侧壁的下部、中脑的上方,在脑底面由前向后分为视交叉,前连视神经,向后延续为视束,视束再连到外侧膝状体;灰结节下延为漏斗,漏斗下端连垂体;灰结节后方的一对圆形隆起为乳头体。下丘脑内部有一些重要的神经核团,如视上核、室旁核等(图 17-12)。视上核在视交叉外端的背外侧。室旁核在第三脑室上部的两侧。视上核和室旁核可分泌加压素和催产素。下丘脑的纤维联系有下丘脑垂体束(视上垂体束、室旁垂体束)。

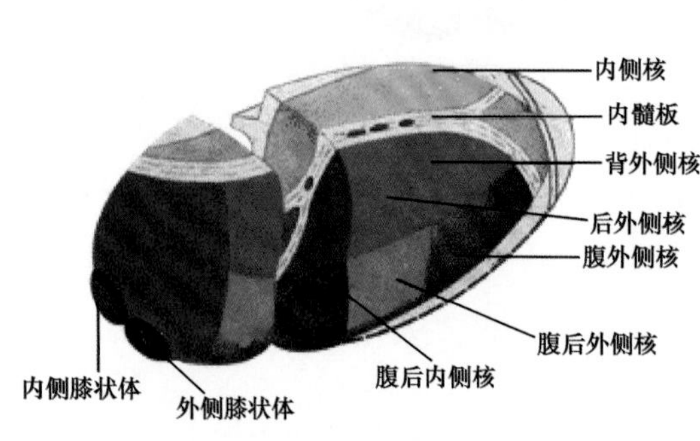

图 17-11 背侧丘脑核团的立体观

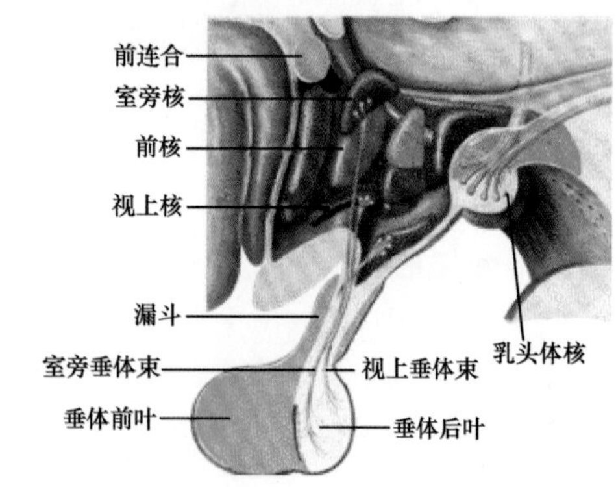

图 17-12 下丘脑(内侧面)

下丘脑是调节内脏活动的较高级中枢,对体温调节、情绪反应、摄食、水盐代谢、生殖活动、内分泌功能以及调节机体昼夜节律等方面都有广泛的影响。下丘脑的视上核、室旁核的神经元具有神经内分泌功能,分泌血管升压素和催产素等神经激素。

4. 第三脑室 第三脑室是位于两侧背侧丘脑和下丘脑之间的狭窄腔隙。前方借左右室间孔与两侧大脑半球内的侧脑室相通,后方通过中脑水管与第四脑室相通。

(四)端脑

端脑由两侧大脑半球组成,是脑的最发达部分。左右半球之间由大脑纵裂将其分开。大脑

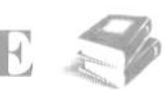

重点：端脑的分叶和大脑半球的重要沟、回；大脑皮质机能定位；基底核的组成、功能；内囊的形态、分部、结构。

纵裂的底部有连接两半球的横行纤维，称胼胝体。半球表层为一层灰质，称大脑皮质，皮质的深面是髓质(白质)。髓质中包藏着一些核团，称基底核。大脑半球内部的空腔为侧脑室。

1. 大脑半球的外形 大脑半球的表面凹凸不平，布满了深浅不同的脑沟，沟与沟之间的隆起称脑回。脑沟和脑回是因大脑高度发展，大脑皮质折叠而形成的。每侧大脑半球分为上外侧面、内侧面和下面。

每侧大脑半球有3条主要的叶间沟，分别是：中央沟，位于半球的上外侧面，自半球上缘中点稍后方斜向前下方；外侧沟，位于半球的上外侧面，是最深的一条脑沟，由前下方斜向后上方；顶枕沟，位于半球内侧面的后部，由前下斜向后上，并略转到上外侧面(图17-13)。

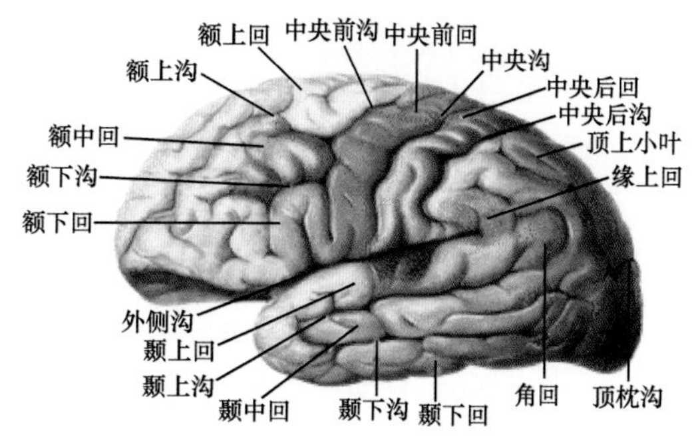

图17-13 大脑半球上外侧面

1) 上外侧面(背外侧面)

(1) 额叶：在额叶上有与中央沟平行的中央前沟，二者间的部分称中央前回。自中央前沟水平向前分出两条构，分别称额上沟和额下沟。额上沟以上的部分为额上回。额上、下沟之间的部分为额中回，额下沟和外侧沟之间的部分为额下回。

(2) 顶叶：在顶叶上有与中央沟平行的中央后沟，二者之间的部分称中央后回。在中央后沟中部向后发出的与上缘平行的沟称顶内沟，此沟将中央后回以后的顶叶分为顶上小叶和顶下小叶。顶下小叶又分为缘上回和角回。

(3) 颞叶：在颞叶，颞上沟与外侧沟之间的部分称颞上回。颞下沟与颞上沟之间为颞中回。颞下沟以下的部分为颞下回。

(4) 枕叶：在外侧面有许多不恒定的沟和回。

(5) 岛叶：位于外侧沟深部，被额、顶、颞三叶覆盖，其表面有长短不等的回(图17-14)。

2) 内侧面 额、顶、枕、颞四叶在内侧面均可看到。在间脑上方有联络两半球的胼胝体。胼胝体下方的弓形纤维束称穹窿，其与胼胝体间的薄板称透明隔。胼胝体上方与之平行的沟称扣带沟，其间是扣带回，扣带回外周部分的脑回前份属额上回，中份称中央旁小叶，它是中央前、后回延伸至内侧面的部分。自顶枕沟前下向枕极的弓形沟称距状沟，顶枕沟与距状沟之间的三角区称楔叶，距状沟以下为舌回(图17-15)。

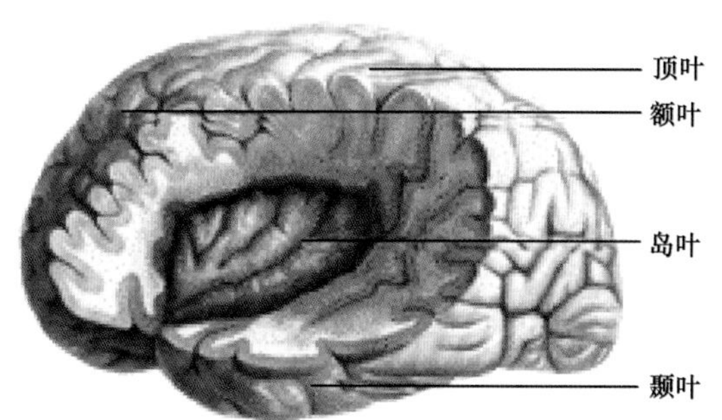

图17-14 大脑的分叶

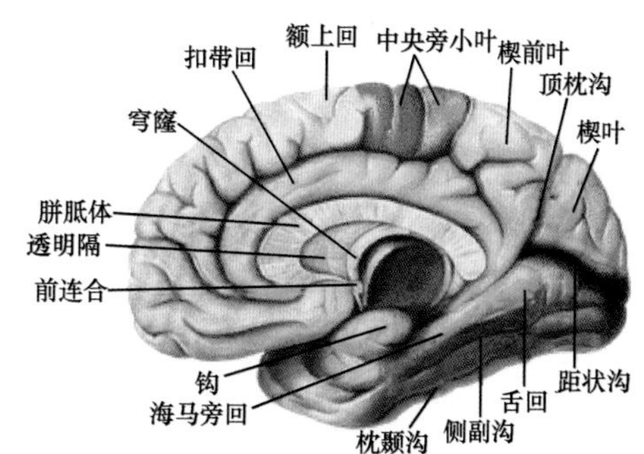

图17-15 大脑半球内侧面

3) 下面(底面) 由额、颞叶组成。额叶下面有嗅束，前端膨大为嗅球，后端扩大为嗅三角。颞叶下面有与半球下缘平行的枕颞沟。在此沟内侧并与此平行的为侧副沟，侧副沟的内侧为海马旁回(海马回)，其前端弯成钩形，称钩。

扣带回、海马旁回和钩等脑回，围绕于大脑和间脑的结合部，称边缘叶。中央前、后回延伸至半球内侧面的部分为中央旁小叶。枕叶内面有自顶枕沟向后的距状沟。在半球额叶的下面，有一椭圆形的嗅球，嗅球向后延续为嗅束，两者都与嗅觉冲动传导有关。

2. 大脑半球的内部结构 大脑半球的表面有一层灰质,称大脑皮质。皮质的深面为白质,白质内埋有灰质团块,称基底核。半球内还有侧脑室(见脑室系统)。

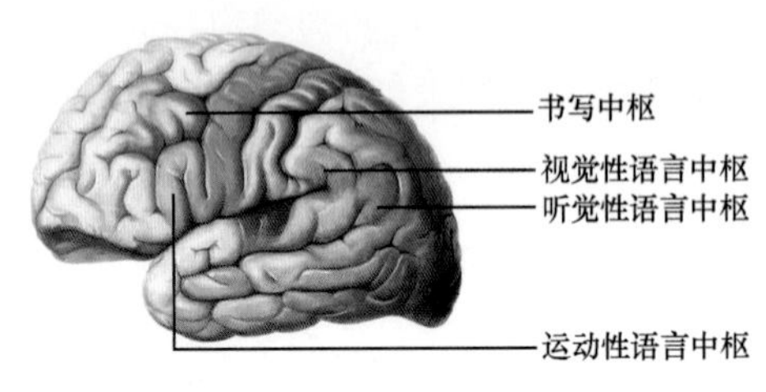

图 17-16 大脑皮质功能区

大脑皮质是高级神经活动的物质基础。皮质结构不仅能对传入的各种信息作出简单的反应,而且具有高度分析和综合判断的能力,成为语言和思维活动的物质基础。临床观察和大量的实验研究证明,大脑皮质拥有许多不同的功能区,即神经中枢(图 17-16),具体如下:

1) 躯体运动中枢 位于中央前回和中央旁小叶前部,是管理骨骼肌随意运动的最高级中枢。躯体运动中枢具有以下特点:管理对侧半身骨骼肌运动(眼外肌、上部面肌、咀嚼肌、咽喉肌和部分躯干肌是双侧支配);身体各部在中枢的投影为倒置的人形(头部为正);身体各部在皮质代表区的大小与运动的精细、复杂程度有关。

2) 躯体感觉中枢 位于中央后回和中央旁小叶后部,接受由背侧丘脑上传的纤维,管理躯体感觉。该中枢的特点是:接受来自对侧半身的浅、深感觉冲动;身体各部在中枢的投影也呈倒置的人形(头部为正);身体各部在中枢代表区的大小与感觉的灵敏程度有关。

3) 视觉中枢 位于枕叶内侧面距状沟两侧的皮质。一侧视觉中枢接受来自同侧视网膜颞侧半和对侧视网膜鼻侧半的视觉冲动。

4) 听觉中枢 位于颞叶的颞横回。每侧听觉中枢接受来自双耳的听觉冲动,因此,一侧听觉中枢受损时,不会引起全聋。

5) 语言中枢 它是人类大脑皮质所特有的中枢,人类的语言功能表现在听、说、读、写四个方面。

(1) 说话中枢(运动性语言中枢):位于额下回后部。若此区受损,则丧失说话能力,称运动性失语症。

(2) 听话中枢(听觉性语言中枢):位于颞上回后部。若此区受损,虽听觉正常,但听不懂别人讲话的内容,自己说话错误、混乱而不自知,称感觉性失语症。

(3) 书写中枢:位于额中回后部。若此区受损,虽然手的运动正常,但不能写出正确的文字,称失写症。

(4) 阅读中枢(视觉性语言中枢):位于角回。若此区受损,虽然视觉正常,但不能理解文字、符号的意义,称失读症。

语言中枢大多在左侧大脑半球(包括全部善于用右手和部分善于用左手的人)。各语言中枢不是孤立的,彼此之间有着密切的联系,同时还需要听觉中枢、视觉中枢、运动中枢等有关大脑皮质区域的相互配合,才能完成语言功能。

3. 端脑的内部结构

1) 侧脑室 位于两侧大脑半球内的腔隙,内含脑脊液。形态:分四部。借室间孔与第三脑室相通(图 17-17)。

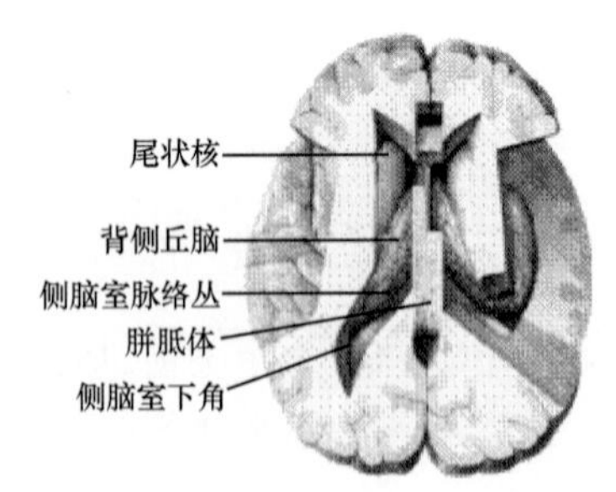

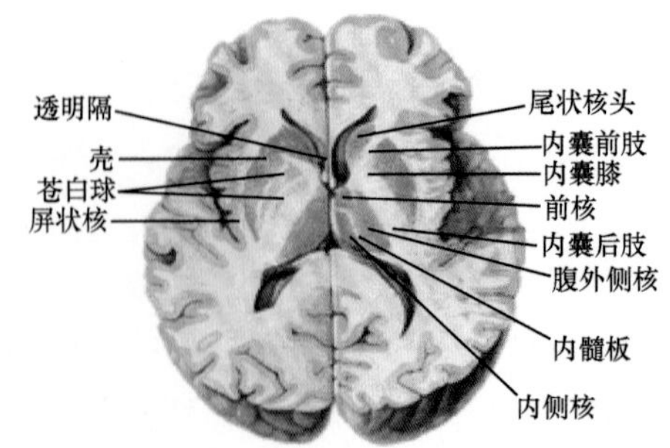

图 17-17 大脑水平切面

2）基底核　埋藏在大脑底部白质内的灰质团块，包括尾状核、豆状核、屏状核和杏仁体。尾状核和豆状核合称纹状体（图 17-17，图 17-18）。尾状核呈“C”形弯曲，分头、体、尾三部，围绕豆状核和背侧丘脑。豆状核位于尾状核和背侧丘脑的外侧、岛叶的深部。豆状核分为三部：外侧部称壳；内侧两部合称苍白球，亦称旧纹状体；尾状核和壳称新纹状体。杏仁体与尾状核尾相连，与调节内脏活动和情绪有关。

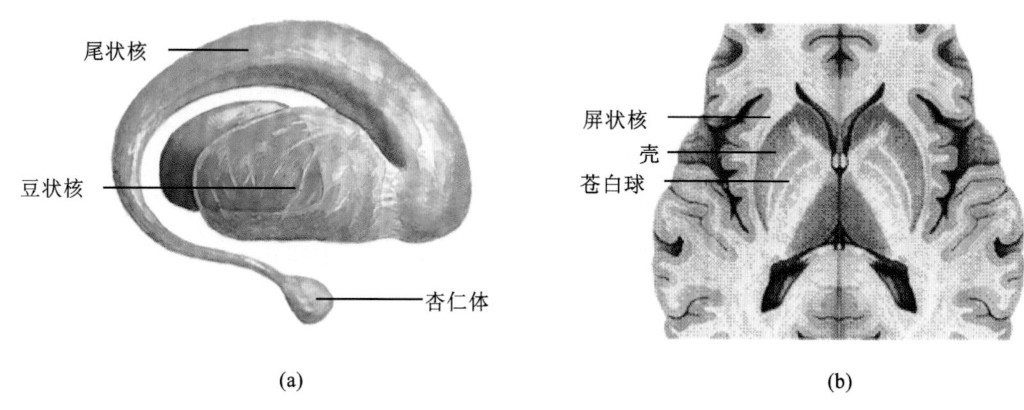

图 17-18　基底核与背侧丘脑

3）髓质　又称大脑白质，由大量的神经纤维构成，按纤维走向分为连合纤维、联络纤维和投射纤维。

（1）连合纤维：连接左右两半球皮质的纤维，包括胼胝体、前连合、穹窿。

（2）联络纤维：联系同侧半球各部分皮质之间的纤维。其中短纤维联系邻近脑回，称弓状纤维，长纤维联系各叶，有上纵束、下纵束、钩束。

（3）投射纤维：联系大脑皮质和皮质下中枢的上、下行纤维束。这些纤维经过尾状核、背侧丘脑与豆状核之间形成白质纤维板，称内囊。内囊在大脑水平切面上左右呈“>”“<”状。前部位于豆状核和尾状核之间，称内囊前肢；后部位于豆状核和背侧丘脑之间，称内囊后肢；前后肢相交处称内囊膝（图 17-19）。

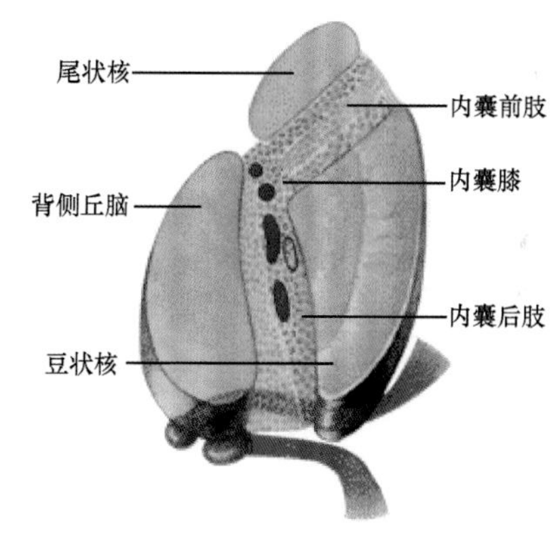

图 17-19　内囊示意图

内囊是投射纤维高度集中的区域，如一侧内囊小动脉破裂或栓塞，内囊膝和后肢受损，导致对侧半身深浅感觉障碍（皮质脊髓束和皮质核束损伤）、对侧半身随意运动障碍（丘脑皮质束损伤）、双眼对侧半视野偏盲（视辐射损伤），即所谓的“三偏”综合征。

（五）边缘系统

边缘系统由边缘叶及其邻近的皮质及皮质下结构组成。边缘叶为位于胼胝体周围的一圈弧形结构，主要有扣带回和海马旁回。边缘系统功能与情绪反应和性活动等有关。

第三节　脑和脊髓的被膜、血管及脑脊液循环

一、脑和脊髓的被膜

脑和脊髓的被膜由外向内有三层：硬膜、蛛网膜、软膜。这三层被膜在枕骨大孔处互相移行。脊髓的被膜分为硬脊膜、脊髓蛛网膜、软脊膜。脑的被膜分为硬脑膜、脑蛛网膜、软脑膜。

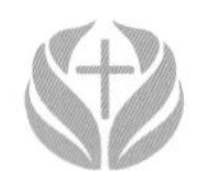

NOTE

重点：硬膜外隙、蛛网膜下隙的位置及内容物；脑室系统组成及脑脊液循环途径，脑动脉的来源及分支分布。

1. 脊髓的被膜

(1) 硬脊膜：上端附着于枕骨大孔周缘，下部在第 2 骶椎平面以下变细，包裹终丝，末端附着于尾骨。硬膜外腔(隙)：硬脊膜与椎管内面的骨膜之间的间隙，内含静脉丛、淋巴管、疏松结缔组织、脂肪和脊神经根等。此腔略呈负压，向上止于枕骨大孔的边缘，不与颅内相通。在硬脊膜与脊髓蛛网膜之间为潜在的硬膜下隙。临床上进行硬膜外麻醉时，就是将药物注入此间隙，以阻断脊神经的传导(图 17-20)。

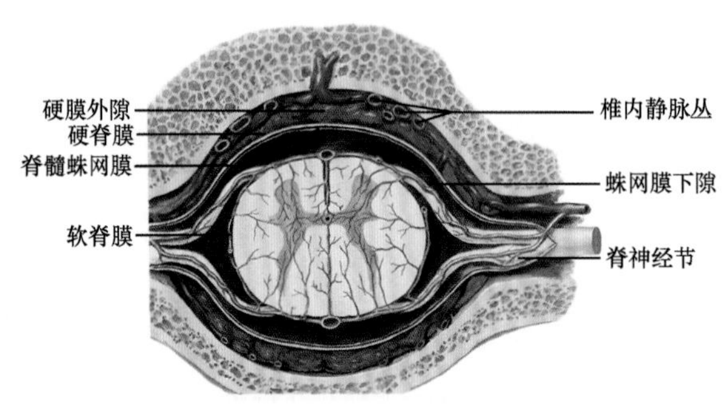

图 17-20　脊髓的被膜

(2) 脊髓蛛网膜：为半透明的薄膜，紧贴于硬脊膜的内面，向上与脑蛛网膜相延续。蛛网膜与软膜之间有较宽阔的蛛网膜下隙，其内充满脑脊液。自脊髓下端至第 2 骶椎平面，蛛网膜下隙扩大成终池。终池内无脊髓，只有马尾和终丝，临床上常在此进行腰椎穿刺，抽取脑脊液。

(3) 软脊膜：为富含血管的薄膜，紧贴于脊髓表面并伸入脊髓的沟裂内，至脊髓下端缩细为终丝。

2. 脑的被膜

(1) 硬脑膜：坚韧而有光泽，由两层膜紧密结合而成，其外层相当于颅骨内骨膜。两层间有硬脑膜的血管和神经。在颅盖，两层膜结合疏松，容易分离，骨折时常形成硬膜外血肿；在颅底，两者结合紧密，骨折时常造成硬脑膜与蛛网膜一起撕裂，出现脑脊液外漏。

在脑的某处，内层离开外层折叠成板状突起伸入脑的裂隙中，其中伸入大脑半球之间的称大脑镰。伸入大、小脑之间的称小脑幕。小脑幕的前缘游离，称小脑幕切迹。当颅内压增高时，其上方的海马旁回和钩被挤到小脑幕切迹以下，向前压迫中脑的大脑脚和动眼神经，称小脑幕切迹疝。

硬脑膜的内、外两层在某些部位分离，形成硬脑膜窦，收纳脑的静脉血。主要的硬脑膜窦有上、下矢状窦，直窦、横窦、乙状窦、窦汇、海绵窦，岩上、下窦等(图 17-21)。

(2) 脑蛛网膜：薄而透明，跨越脑的沟裂，与软脑膜之间有许多小梁相连，两者间也有蛛网膜下隙并与脊髓蛛网膜下隙相通。此隙在小脑与延髓之间扩大，称小脑延髓池。临床上可经枕骨大孔进行穿刺，抽取脑脊液。在上矢状窦两旁，脑蛛网膜形成的许多突入上矢状窦内“颗粒状”的小突起，称蛛网膜粒(蛛网膜颗粒)，是蛛网膜下隙内的脑脊液渗入上矢状窦内的通道(图 17-22)。

(3) 软脑膜：薄而富含血管，覆盖于脑的表面，并深入到沟裂内。在脑室的一定部位，软脑膜上的血管形成毛细血管丛，与室管膜上皮(脑室壁上的上皮)共同形成脉络丛。脉络丛是产生脑

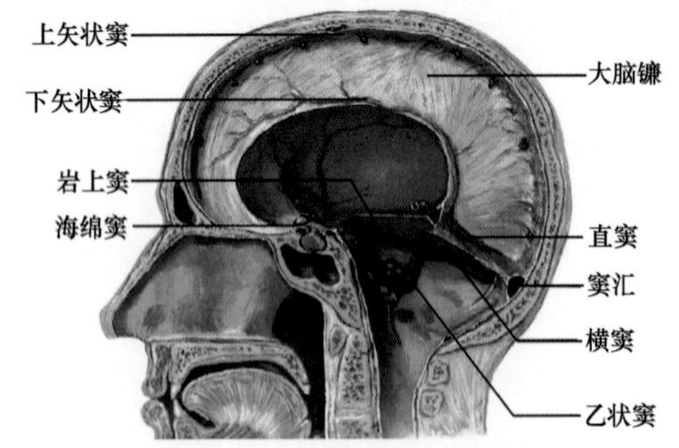

图 17-21　硬脑膜与硬脑膜窦

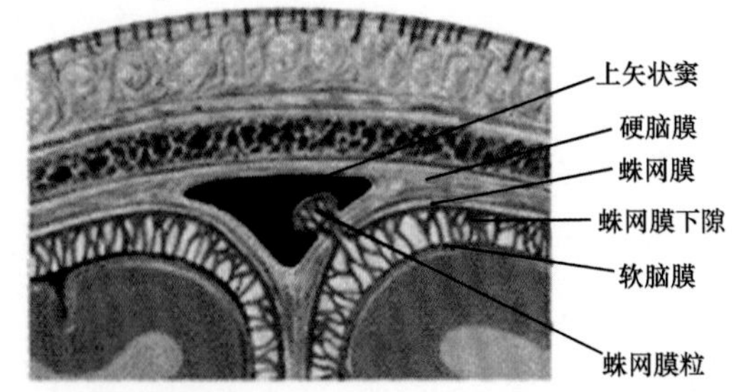

图 17-22　蛛网膜粒与上矢状窦

脊液的主要结构。

知识拓展

椎管穿刺的应用解剖

1. 硬膜外穿刺 硬膜外穿刺的主要目的是进行手术麻醉，需将穿刺针经棘突间隙刺入硬膜外隙。经过的层次依次为皮肤、浅筋膜、棘上韧带、棘间韧带、黄韧带，最后进入硬膜外隙。

2. 蛛网膜下隙穿刺 蛛网膜下隙穿刺常在腰部进行(腰椎穿刺)，其目的是抽取脑脊液或进行手术麻醉。由于成人脊髓下端一般在第1腰椎体下缘，所以常选择在第3～4或第4～5腰椎之间进行。经过的层次依次为皮肤、浅筋膜、棘上韧带、棘间韧带、黄韧带、硬膜外隙、硬脊膜、蛛网膜，最后进入蛛网膜下隙。

二、脑室系统与脑脊液循环

(一) 脑室系统

脑室系统是中枢神经系统内的腔隙，由胚胎时期的神经管内腔保留在脑和脊髓内而形成，包括左侧脑室、右侧脑室、第三脑室、中脑水管、第四脑室和脊髓中央管。各脑室都相通，并经第四脑室通蛛网膜下隙。多数脑室内有脉络丛。

1. 侧脑室 位于大脑半球内，左、右各一。侧脑室的前角深入额叶内，中央部位于顶叶，后角深入枕叶，下角深入颞叶。

2. 第三脑室 位于两侧背侧丘脑及下丘脑之间的矢状裂隙，前上方经室间孔通左、右侧脑室，后下方经中脑水管通第四脑室。

3. 第四脑室 位于延髓、脑桥与小脑之间的室腔。菱形窝构成第四脑室的底，顶形如帐篷，朝向小脑。近菱形窝下角处有第四脑室正中孔，菱形窝的两个外侧角附近各有第四脑室外侧孔，它们都与蛛网膜下隙相通。第四脑室向下通脊髓中央管。

(二) 脑脊液的产生、量和功能

脑脊液是无色透明的液体，约95%由左、右侧脑室脉络丛产生，正常时，成人脑脊液的总量约150 mL，充满于各脑室和蛛网膜下隙，对中枢神经系统有运输代谢产物、缓冲和保护作用。

(三) 脑脊液循环

脑脊液由各脑室的脉络丛产生，先由侧脑室经室间孔到第三脑室，经中脑水管到第四脑室，后经第四脑室正中孔和两外侧孔进入蛛网膜下隙，循环于脑和脊髓周围，最后经蛛网膜粒渗入上矢状窦，回到颈内静脉。正常情况下，脑脊液的产生和吸收处于平衡状态，如果出现循环障碍，可以导致脑积水和颅内压升高，使脑组织受压变形，甚至出现脑疝而危及生命(图17-23)。

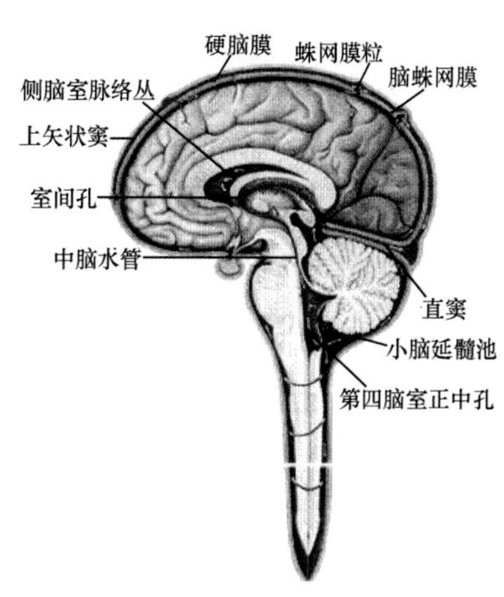

图17-23 脑脊液循环模式图

(四) 脑和脊髓的血管

1. 脑的血管

1) 脑的动脉 来源于颈内动脉和椎动脉。颈内动脉的分支供应大脑半球的前2/3部分间脑；椎动脉的分支供应大脑半球的后1/3、部分间脑、脑干和小脑。供应大脑半球的动脉分为皮质支和中央支，前者营养大脑皮质和髓质的浅层，后者营养髓质深层、基底核和间脑。

(1) 颈内动脉:起自颈总动脉,自颈动脉管入颅后,向前穿过海绵窦,至视交叉的外侧,分为大脑前动脉和大脑中动脉、后交通动脉、眼动脉等分支。

①大脑前动脉:自颈内动脉发出后,斜经视交叉上方进入大脑纵裂内,延胼胝体上方向后行。左、右大脑前动脉进入大脑纵裂前有横支相连,称前交通动脉。皮质支分布于顶枕沟以前的半球内侧面和半球背外侧面上缘部分。在大脑前动脉起始部发出一些细小的中央支穿入脑实质,供应豆状核、尾状核前部和内囊前支。

②大脑中动脉:为颈内动脉的直接延续,进入大脑外侧沟向后行,沿途发出皮质支翻出外侧沟,分布于大脑半球背外侧面和岛叶。其起始部发出细小的中央支,垂直向上穿入脑实质,供应尾状核、豆状核、内囊膝和后肢及背侧丘脑。在动脉硬化和高血压时容易破裂,该区域内有躯体运动、躯体感觉和语言等许多重要中枢,若大脑中动脉的皮质支阻塞将出现严重的功能障碍。

③后交通动脉:自颈内动脉发出,向后与大脑后动脉吻合,将颈内动脉系与椎基底动脉系吻合在一起。

④眼动脉:穿视神经管进入眶腔,分布于眼球及周围结构。

(2) 椎动脉　起自锁骨下动脉,向上穿第 6 至第 1 颈椎横突孔,经枕骨大孔入颅腔,在脑桥基底部下缘,左右椎动脉合成一条基底动脉,将这两段动脉合称椎基底动脉。基底动脉沿脑桥基底沟上行,至脑桥上缘分为左、右大脑后动脉。

大脑后动脉是基底动脉的分支,该动脉绕大脑脚向后,行向颞叶下面、枕叶内侧面。其皮质支分部于颞叶底面、内侧面及枕叶。视中枢位于此动脉供应范围内。大脑后动脉起始处也发出一组细小的中央支,供应丘脑枕,内、外膝状体和下丘脑处。

(3) 大脑动脉环:又称 Willis 环,位于脑底面,围绕在视交叉、灰结节、漏斗及乳头体周围,由前交通动脉、两侧大脑前动脉起始段、两侧颈内动脉末端、两侧后交通动脉和两侧大脑后动脉起始段共同组成动脉环路(图 17-24,图 17-25,图 17-26)。大脑动脉环将两侧颈内动脉系与椎基底动脉系联系起来,当某一处血流减少(如发育不良)或阻塞时,可在一定程度上使血液重新分配,以维持脑的血液供应。

2) 脑的静脉　脑的静脉不与动脉伴行。浅静脉收集皮质及皮质下浅层髓质的静脉血,并直接注入邻近的硬脑膜窦。深静脉收集大脑深部的髓质、基底核、间脑、脑室脉络丛等处的静脉血,最后汇成一条大脑大静脉,于胼胝体压部注入直窦(图 17-27)。

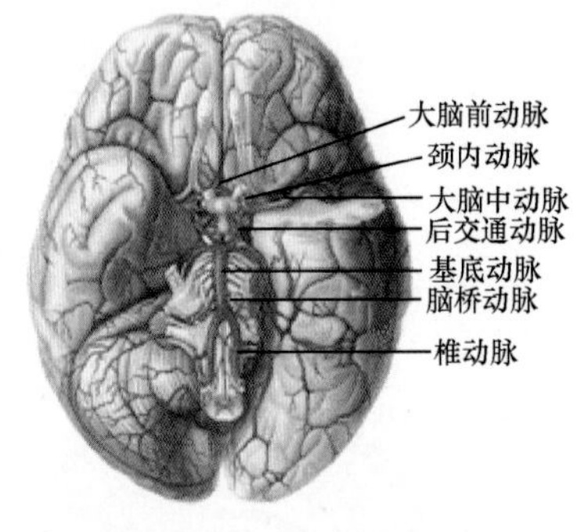

图 17-24　脑底的动脉

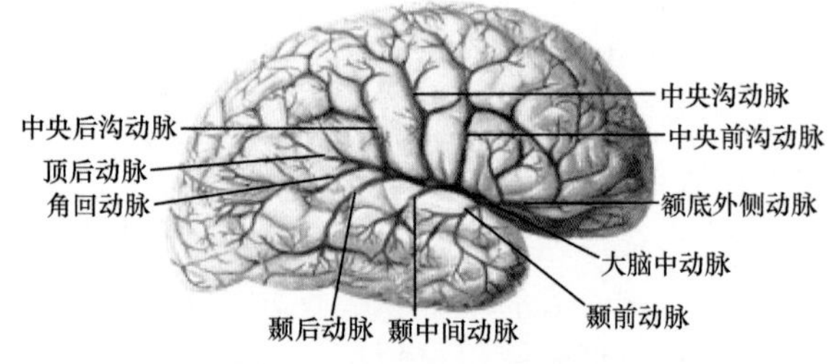

图 17-25　大脑半球外侧面的动脉

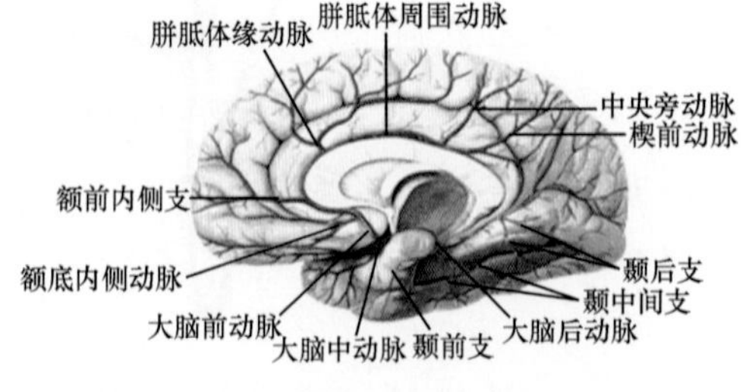

图 17-26　大脑半球内侧面的动脉

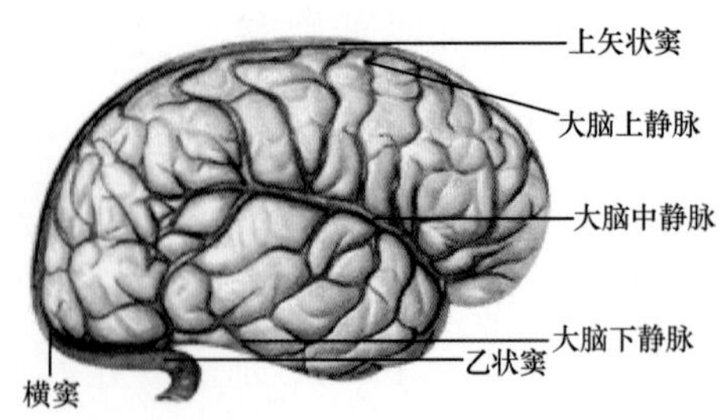

图 17-27　大脑浅静脉

2. 脊髓的血管

(1) 脊髓的动脉:有两个来源。一是来源于椎动脉发出的脊髓前动脉和脊髓后动脉。脊髓前动脉由起始处两条合成一条,沿前正中裂下行。左右脊髓后动脉分别沿后外侧沟下行,在脊髓胸段中部合成一条下行。二是来源于节段性动脉,为由颈升动脉、肋间后动脉和腰动脉发出的脊髓支,伴脊神经进入椎管,与脊髓前、后动脉吻合,使脊髓前、后动脉不断得到增补加强而延续到脊髓末端。脊髓前、后动脉在下行过程中不断得到节段性动脉脊髓支的补充,以保证脊髓的血液供应。

(2) 脊髓的静脉:与动脉伴行,注入硬膜外隙的椎内静脉丛。在中枢神经系统内,毛细血管内的血液与脑组织之间存在着具有选择通透性作用的结构,这种结构称血-脑屏障。血-脑屏障的结构基础是:毛细血管的内皮细胞,内皮细胞之间为紧密连接;毛细血管基膜;神经胶质细胞突起形成的胶质膜,围绕在毛细血管基膜的周围。血-脑屏障可阻止有害物质进入脑组织,对脑和脊髓起到保护作用。

知识拓展

脑出血患者的护理

急性期脑出血患者要绝对卧床休息,取侧卧位,床头抬高15°～30°,头部置冰袋。尽量避免移动和不必要的操作。脑出血病情危重者发病24～48 h内禁食,按医嘱静脉补液。不能经口进食者,可进行鼻饲。插入胃管后应抽胃液观察有无出血。对意识清醒、吞咽无障碍者给予流质或半流质饮食。

松解衣领,保持呼吸道通畅,定时翻身拍背,防止发生坠积性肺炎。加强护理,防止压疮发生。在护理过程中应注意保暖,防止呼吸道感染。脑出血患者易并发口腔黏膜溃疡及霉菌感染,故应认真做好口腔护理。两眼不能闭合时应注意保护眼睛,大小便应保持通畅,尿潴留行导尿者应严格执行无菌操作,便秘者按医嘱给予缓泻剂或肥皂水灌肠。

思考题

1. 患者,男,49岁。右利手,病程达数月。主诉疲乏,偶有发热、咳嗽、夜间出汗、头痛,心前区刺痛。早上醒来,患者感到顶颞部疼痛,并发现右半侧面瘫,不能讲话。进早餐时发现不能将食物送到口腔后部,虽然无吞咽困难,但舌运动不能自如,只能用吸管进食液体。无其他主诉,也未见肢体瘫痪。患者能阅读并理解所有事情,但仍然不能讲话,只能通过头部的动作来回答问题。

检查:患者右手不能握住铅笔,有右侧中枢性面瘫,不能吹口哨,伸舌稍偏向右侧,其他脑神经均正常。双手肌力、肌张力正常,但右手指活动有轻度失用的表现。指鼻试验有轻度震颤,左侧比右侧明显。腹壁反射及所有肢体反射均正常,未见反射亢进。

诊断:亚急性细菌性心内膜炎,伴脑栓塞和失语。

讨论:(1)端脑的外形和分叶。

(2) 语言中枢的功能定位。

2. 患者,男,65岁。有高血压病史10年。一日早上醒时发现右侧上下肢不能运动,体检发现右侧浅感觉消失,意识性本体觉消失,右侧鼻唇沟消失,口角歪向左侧,舌尖偏向右侧,视野缩小,右眼颞侧和左眼鼻侧视物模糊。经核磁共振检查:内囊出血。

诊断:内囊出血。试解释:

(1) 内囊的解剖结构。

(2) 病变在左侧还是右侧?

(3) 损伤的纤维束有哪些?

(张 卉)

第十八章　周围神经

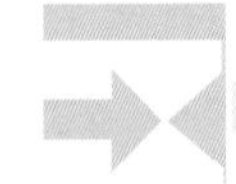

学习目标

1. 掌握颈丛、臂丛、腰丛、骶丛的组成、位置及各主要分支的损伤表现；胸神经前支的节段性分布；12 对脑神经的名称、顺序，主要脑神经损伤后的表现；交感、副交感神经低级中枢的部位；交感神经和副交感神经的主要区别。

2. 熟悉周围神经的分部，脊神经的构成，主要脊神经的分布与走行；脑神经与脑相连及出入颅的部位、行程和分布。

3. 了解脊神经的纤维成分和分支，脑神经的纤维成分，节前纤维和节后纤维的概念，交感干的位置、组成及椎前节的位置。

4. 能够根据患者运动和感觉障碍判断损伤神经。

案例引入

患者，男，65 岁，因左小腿外伤 2 h 入院。患者主诉左小腿外侧伤处疼痛剧烈，左腿无力，左腿外侧及足背麻木，不能背屈其左足和足趾。检查发现患者左下肢呈跨阈步态(行走时左足抬得很高，落地迅速)。左腓骨头、颈处肌紧张，左下肢外侧远端和足背感觉缺失。X 线片显示腓骨颈骨折。请分析：

(1) 患者最可能的诊断是什么？

(2) 患者出现以上症状的原因。

周围神经系统是中枢神经系统以外的神经成分，包括神经、神经丛、神经节、神经末梢等。它们一端与脑或脊髓相连，另一端连接于机体各器官、系统。一般按照其与中枢神经的连接部位和分布范围的差异，将周围神经系统分为脊神经、脑神经和内脏神经三部分。与脊髓相连的脊神经，主要分布于躯干和四肢；与脑相连的脑神经，主要分布于头面部；内脏神经是由脊神经和脑神经中主要分布于内脏、心血管和腺体的纤维构成。

第一节　脊　神　经

脊神经与椎管内的脊髓相连，每对脊神经连于对应的脊髓节段，共 31 对，包括颈神经 8 对、胸神经 12 对、腰神经 5 对、骶神经 5 对和尾神经 1 对。

脊神经由脊髓灰质的前角发出的前根和后角发出的后根在椎间孔处汇合形成。前根在脊髓的前外侧沟穿出，含有脊髓前角的运动神经元发出的轴突，属于运动性神经；后根与脊髓的后外侧沟相连，其内含有感觉神经元的周围突，属于感觉性神经。感觉神经元的胞体在椎间孔处聚集形成膨大的脊神经节。

重点：脊神经的纤维成分、分支。

前根的运动纤维和后根的感觉纤维汇合使得脊神经属于混合性神经，再根据纤维的躯体性和内脏性，每一条脊神经均含有四种功能不同的纤维成分(图 18-1)。①躯体感觉纤维：分布于皮肤、骨骼肌、肌腱和关节，传导皮肤的浅感觉和肌肉、关节的深感觉。②内脏感觉纤维：分布于内

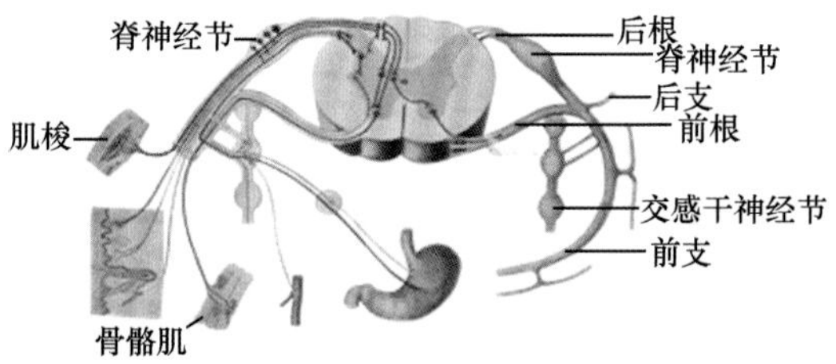

脊神经节
后根
脊神经节
后支
前根
肌梭
交感干神经节
前支
骨骼肌

图 18-1 脊神经的组成、分支和分布示意图

脏、心血管和腺体，传导此处的感觉。③躯体运动纤维：发自脊髓前角运动神经元，支配骨骼肌的运动。④内脏运动纤维：发自交感神经或副交感神经的低级中枢，支配平滑肌和心肌的运动，控制腺体的分泌。

脊神经的前、后根在椎间孔处汇合形成的脊神经干很短，分为 4 支，包括前支、后支、交通支和脊膜支。

脊膜支是经椎间孔返回椎管的细小分支，属感觉性神经，分布于脊髓被膜、韧带和椎间盘等处。交通支是连于脊神经与交感干之间的细支，包括白交通支和灰交通支。后支是经相邻椎骨横突之间或骶后孔向躯干背面走行的细小分支，分布于项、背、腰、骶、臀部的肌肉和皮肤，其分布有明显的节段性。其中第 1～3 对腰神经后支的外侧皮支称臀上皮神经，分布于臀上区的皮肤；第 1～3 对骶神经后支的外侧皮支称臀中皮神经，分布于臀中区的皮肤。脊神经前支是最为粗大的分支，纤维多，分布广，分布于四肢和躯干前、外侧的肌肉与皮肤。除胸神经前支仍保持明显的节段性走行和分布特点外，其余脊神经前支均互相交织成脊神经丛，再发出分支分布于相应的区域。依据所在部位不同，脊神经前支形成的神经丛包括颈丛、臂丛、腰丛和骶丛。

一、颈丛

（一）组成和位置

颈丛由第 1～4 颈神经的前支组成，位于胸锁乳突肌上部的深面，中斜角肌和肩胛提肌的前方。

（二）主要分支

重点：颈丛的组成、膈神经损伤表现。

颈丛皮支(图 18-2)集中于胸锁乳突肌后缘中点附近穿出深筋膜，呈放射状走行分布于其周围皮肤，主要包括如下分支：

1. 枕小神经（C_2） 沿胸锁乳突肌后缘上行，分布于枕部及耳郭背面上部的皮肤。

2. 耳大神经（C_2、C_3） 沿胸锁乳突肌的表面斜向前上方走行，此神经主干部分位置表浅并且直径较粗，分支分布于耳郭及其附近的皮肤。

3. 颈横神经（C_2、C_3） 跨越胸锁乳突肌的表面，向前内侧走行，分布于颈前部的皮肤。

4. 锁骨上神经（C_3、C_4） 向下和外下方走行，跨越锁骨，多分 2～4 支，分布于颈下部外侧面、肩部和胸壁上部的皮肤。

颈丛的肌支主要支配颈部肌群和膈等，其中最重要的是膈神经。

膈神经(C_3～C_5)(图 18-3)自颈丛发出后下行，从前斜角肌上端浅出后沿其表面向内下走行，经锁骨下动、静脉之间于胸廓上口进入胸腔。然后在肺根前方沿心包外侧下降至膈。膈神经为混合性神经，运动纤维支配膈肌的运动；感觉纤维分布于胸膜、心包及膈下的部分腹膜，右膈神经感觉纤维还可以分布到肝、胆囊和肝外胆道等处的腹膜。膈神经损伤后可导致同侧膈肌瘫痪，出现呼吸困难、咳嗽无力；当膈神经受刺激时，膈肌痉挛性收缩，出现呃逆表现。

二、臂丛

（一）组成和位置

臂丛(图 18-4)由第 5～8 颈神经前支和第 1 胸神经前支的大部分组成。臂丛的主干部分在

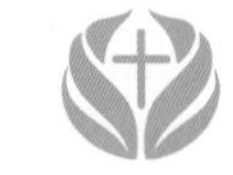

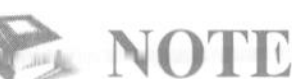

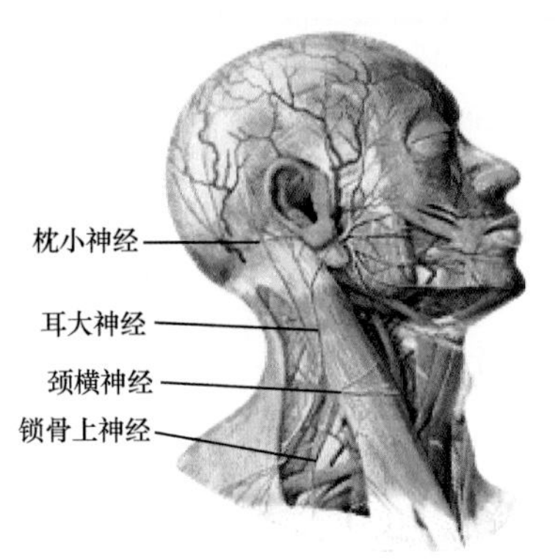

图 18-2　颈丛皮支

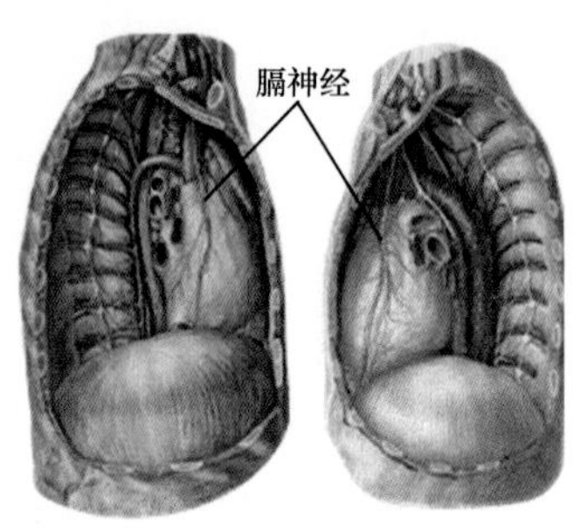

图 18-3　膈神经

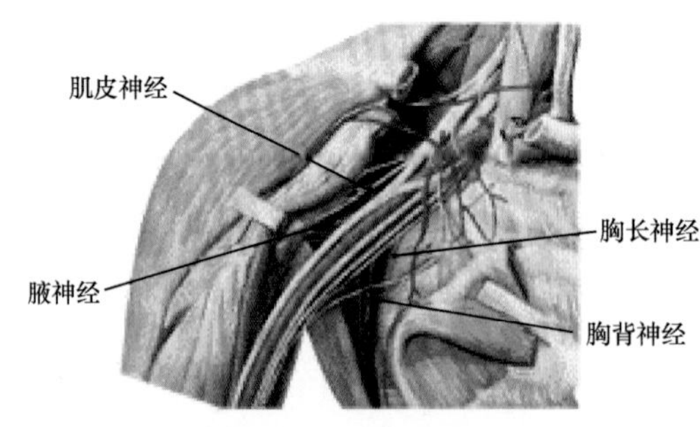

图 18-4　臂丛及其分支

重点:臂丛的组成,腋神经、正中神经、尺神经、桡神经的走行及损伤表现。

锁骨下动脉后上方,向外下方斜行,在前斜角肌后缘穿出,经锁骨中点附近的后方进入腋窝。组成臂丛的 5 个神经根先合成上、中、下三个干,然后围绕腋动脉中段形成外侧束、内侧束和后束,再由束发出分支。

(二) 主要分支

臂丛的主要分支如下(图 18-5,图 18-6):

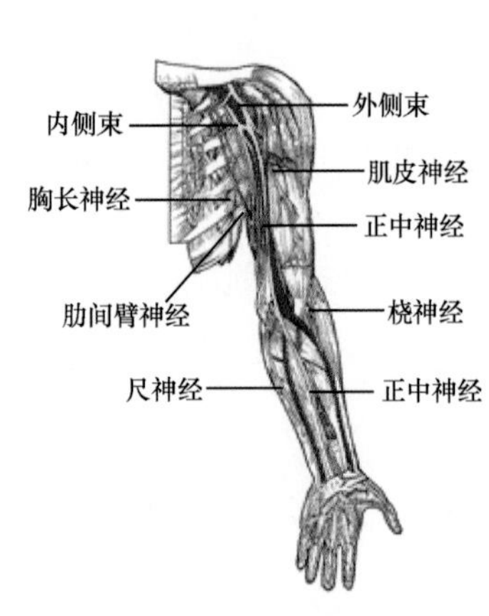

图 18-5　上肢的神经(前面观)

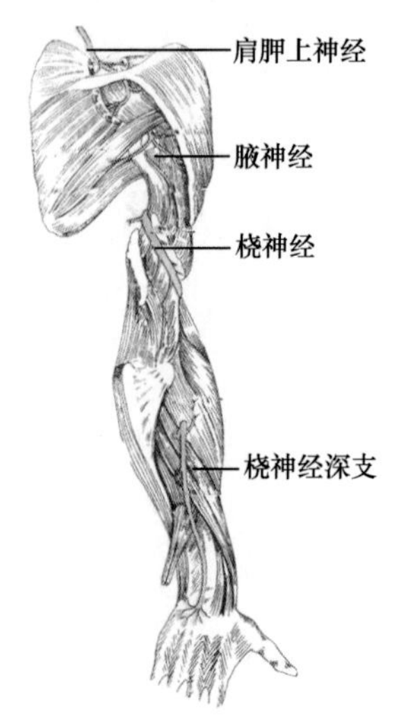

图 18-6　上肢的神经(后面观)

1. 胸长神经 ($C_5 \sim C_7$)　自锁骨上方发出,沿前锯肌表面伴胸外侧动脉下降,支配前锯肌。此神经受到损伤时,可致前锯肌瘫痪,出现“翼状肩”。

2. 胸背神经 ($C_6 \sim C_8$)　起自后束,沿肩胛骨外侧缘伴同名血管下降,支配背阔肌。

3. 腋神经 ($C_5 \sim C_6$)　起自臂丛的后束,伴旋肱后动脉向后下穿行,绕肱骨外科颈至三角肌深面,分为肌支和皮支:肌支支配三角肌和小圆肌;皮支自三角肌后缘穿出,分布于肩部和臂上部外侧面的皮肤。

肱骨外科颈骨折或肩关节脱位时，均易损伤腋神经，表现如下。①运动障碍：三角肌瘫痪，臂不能高举，外展上肢困难，肩关节外展幅度减小。②肌肉萎缩：肩部失去圆隆外观，出现“方形肩”。③感觉障碍：肩部和臂上部感觉减弱，但因邻近皮神经的重叠分布，感觉丧失不明显。

4. 肌皮神经（$C_5 \sim C_7$） 起自外侧束，向外下斜穿喙肱肌，在肱二头肌与肱肌之间下行，沿途发出分支支配上述三肌。肌皮神经的终支在肘关节的稍上方穿出深筋膜，延续为前臂外侧皮神经，分支分布于前臂外侧皮肤。

5. 正中神经（$C_6 \sim T_1$） 由发自内、外侧束的两个根合并形成正中神经干，沿肱二头肌内侧沟伴肱动脉下降至肘窝，穿旋前圆肌，在前臂正中部于指浅、深屈肌之间沿前臂正中线下行抵达腕部，穿经腕管，行于掌腱膜深面到达手掌，发出进入大鱼际的正中神经掌支（返支）和3个指掌侧总神经，指掌侧总神经又各自分为2支指掌侧固有神经，分支分布于1～4指的相对缘。正中神经在上臂无分支，在肘部和前臂发出肌支，支配除肱桡肌、尺侧腕屈肌和指深屈肌尺侧半以外的前臂所有屈肌；在手掌发出分支，支配除拇收肌以外的鱼际肌和第1、2蚓状肌。皮支支配手掌桡侧2/3、桡侧三个半指的掌面及其中节和远节指背的皮肤（图18-7）。

正中神经损伤多好发于前臂和腕部，表现为：①运动障碍：前臂不能旋前，屈腕力减弱，拇指、示指不能屈曲，拇指不能对掌。②肌肉萎缩：鱼际肌萎缩，手掌变平坦，称为“猿手”，握拳时3～5指可屈曲而示指和拇指不能屈，称为“枪形手”（图18-8）。③感觉障碍：皮支分布区感觉障碍，在拇指、示指和中指的远节表现最为明显。

6. 尺神经（$C_8 \sim T_1$） 发自臂丛的内侧束，沿肱二头肌内侧伴肱动脉下行，至臂中部转向后下方，绕过肱骨内上髁后方的尺神经沟进入前臂，向下于尺侧腕屈肌深面伴尺动脉的内侧下降，在腕关节上方发出尺神经手背支，本干称尺神经掌支，在腕部于豌豆骨的桡侧分为浅、深两个终支进入手掌。

尺神经在臂部未发出分支，在前臂发出肌支支配尺侧腕屈肌和指深屈肌尺侧半。在腕部发出深支支配小鱼际肌、拇收肌、骨间肌，以及第3、4蚓状肌，浅支分布于小鱼际、小指和无名指尺侧半掌面的皮肤。手背支分布于手背尺侧半皮肤、小指和无名指尺侧半背面的皮肤，以及无名指、中指近节背面相对缘的皮肤（图18-7）。

尺神经在尺神经沟内位置表浅，又贴近骨面，肱骨髁上骨折易致其损伤，表现为：①运动障碍：屈腕能力减弱，无名指和小指远节指骨的指间关节不能屈曲。②肌肉萎缩：小鱼际萎缩平坦，拇指不能内收，骨间肌萎缩，各手指不能互相靠拢，各掌指关节过伸，第4、5指的指间关节弯曲，出现“爪形手”（图18-8）。③感觉障碍：尺神经分布区感觉减退，较为明显的征象是小指感觉迟钝或丧失。

7. 桡神经（$C_5 \sim T_1$） 发自臂丛的后束，在腋窝内走行于腋动脉后方，继而伴行肱深动脉进入肱骨中部的桡神经沟行向外下，至肱骨外上髁的前方，分为皮支和肌支。

桡神经在臂部发出的分支包括：皮支分布于臂背面、臂下外侧和前臂背面皮肤；肌支支配肱三头肌、肱桡肌和桡侧腕长伸肌。在肱骨外上髁前方分为浅支和深支，浅支在肱桡肌深面，与桡动脉伴行，至前臂下1/3处转向手背，分布于手背桡侧半和桡侧两个半手指近节背面的皮肤（图18-7）；深支主要为肌支，在前臂背侧浅、深层伸肌之间下降，支配除桡侧腕长伸肌以外的所有前臂伸肌群。

肱骨中段发生骨折，容易合并桡神经损伤。表现为：①运动障碍：前臂伸肌的伸腕力减弱或瘫痪，前臂旋后功能减退，不能伸腕和伸指，拇指不能外展。②肌肉萎缩：抬起前臂时呈“垂腕”状态（图18-8）。③感觉障碍：前臂背面和手背桡侧半皮肤感觉迟钝，其中以第1、2掌骨间隙背面附近的皮肤较为明显。

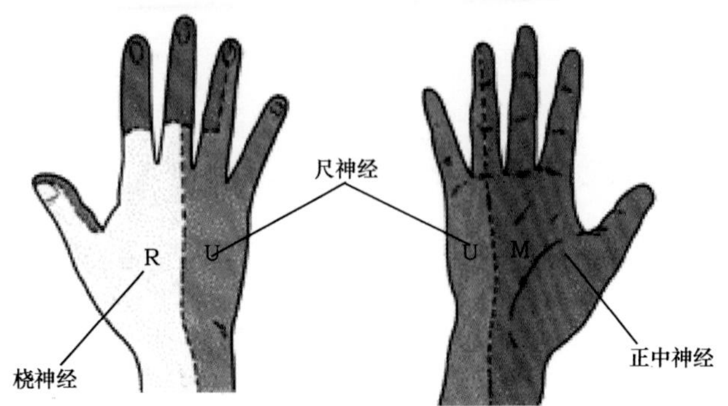

图 18-7　手部皮肤的神经分布

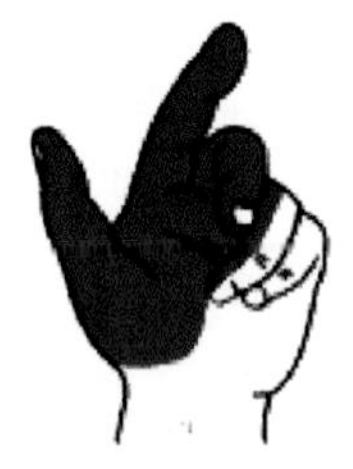
(a) 正中神经损伤，“枪形手”

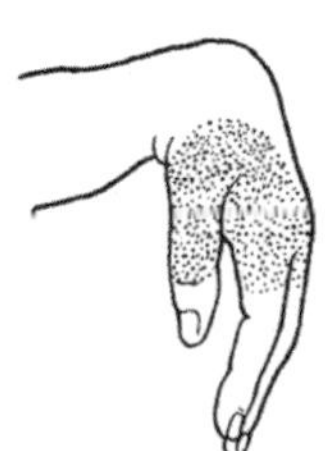
(b) 桡神经损伤，“垂腕手”

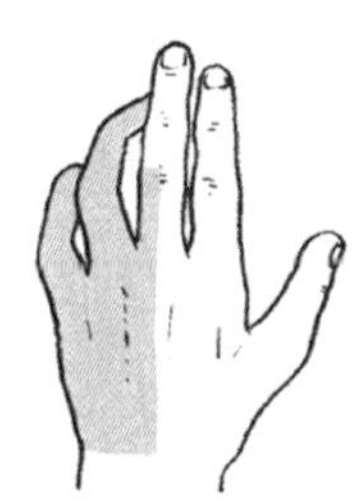
(c) 尺神经损伤，“爪形手”

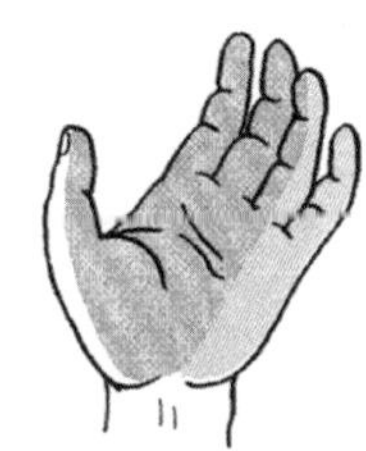
(d) 正中神经与尺神经损伤，“猿手”

图 18-8　桡、尺神经和正中神经损伤手型及皮肤感觉丧失区

三、胸神经的前支

胸神经前支共 12 对，除第 1 对的大部分参与形成臂丛，第 12 对的小部分参与形成腰丛外，其余均不成丛。第 1～11 对胸神经前支走行于相应的肋间隙中，称为肋间神经。第 12 对胸神经前支位于第 12 肋的下方，称为肋下神经(图 18-9)。

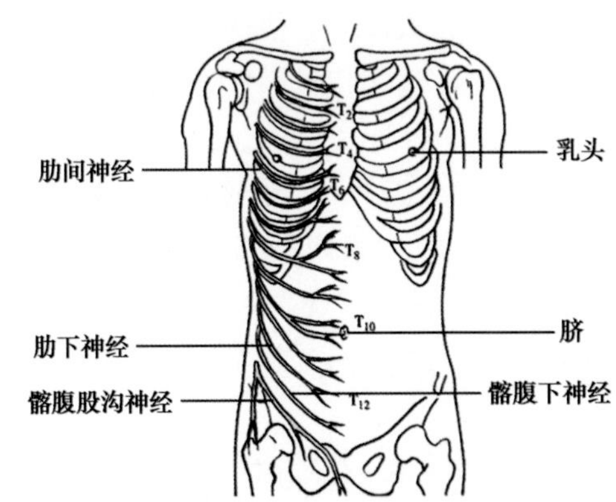

图 18-9　躯干皮神经的节段性分布

肋间神经在肋间血管的下方沿肋沟前行，位于肋间内、外肌之间，至腋前线附近发出外侧皮支后继续前行。上 6 对肋间神经到达胸骨侧缘附近时浅出，称前皮支；下 5 对肋间神经和肋下神经穿出肋弓后于腹横肌和腹内斜肌之间行向前下方，然后穿腹直肌和腹直肌鞘到达皮下形成前皮支。肋间神经和肋下神经的肌支支配肋间肌和腹前外侧壁诸肌；皮支分布于胸腹壁的皮肤。

重点：胸神经分布的节段性特点。

胸神经前支的皮支在胸、腹壁皮肤有明显的节段性分布，其分布自上而下按照胸神经顺序依次排列。如：T_2分布区相当于胸骨角平面，T_4分布区相当于乳头平面，T_6分布区相当于剑突平面，T_8分布区相当于肋弓最低平面，T_{10}分布区相当于脐平面，T_{12}分布区相当于耻骨联合与脐连线中点平面等。

知识拓展

胸神经节段性分布的临床应用

根据胸神经前支在胸腹壁皮肤的节段性分布，结合患者感觉障碍平面的高低，可以初步判断疾病所导致脊髓损伤的平面或病变脊髓节段的胸神经序数。同样在行椎管内麻醉时，依据痛觉丧失平面的位置，可确定麻醉平面的高低，为手术做好准备。

四、腰丛

（一）组成和位置

重点：腰丛的组成、股神经的走行及损伤表现。

腰丛由第 12 胸神经前支的一部分、第 1～3 腰神经前支和第 4 腰神经前支的一部分组成。腰丛位于腰大肌深面，腰椎横突前方，其分支穿经该肌。

（二）主要分支

腰丛除发出肌支支配髂腰肌和腰方肌外，其余分支还分布于腹股沟区和大腿前部和内侧部。

1. 髂腹下神经（T_{12}～L_1）和髂腹股沟神经（L_1） 通过共同的神经干发自于腰丛，而后分为平行两支，穿出腰大肌外侧缘，沿腰方肌前面行向外下方，斜过腹横肌至腹内斜肌深面，在髂前上棘内侧转向内下方。髂腹下神经于腹股沟管浅环上方约 3 cm 处浅出腹外斜肌腱膜。皮支分布于腹股沟区附近的皮肤，肌支支配腹壁诸肌。髂腹股沟神经于腹股沟韧带中点附近浅出腹内斜肌后进入腹股沟管，随精索（或子宫圆韧带）出腹股沟管浅环。皮支分布于阴囊或大阴唇、腹股沟区附近的皮肤，肌支支配腹壁诸肌。

2. 生殖股神经（L_1～L_2） 自腰大肌前面穿出，下降至腹股沟韧带上方，分为生殖支和股支。生殖支进入腹股沟管，男性伴精索下行分布于提睾肌和阴囊，女性随子宫圆韧带分布于大阴唇皮肤；股支分布于腹股沟韧带下方隐静脉裂孔附近的皮肤。

3. 股外侧皮神经（L_2～L_3） 穿腰大肌外侧缘向前外下，经腹股沟韧带深面入股部，分布于大腿外侧皮肤。

4. 股神经（L_2～L_4） 股神经是腰丛中最大的分支。股神经自腰大肌外侧缘穿出后，下行于腰大肌与髂肌之间，经腹股沟韧带中点深面进入股三角，于股动脉外侧分为数支。肌支支配缝匠肌、股四头肌和耻骨肌；皮支分布于大腿前面的皮肤，其中最长的称为隐神经，它伴随股动脉入收肌管下行，至膝关节内侧浅出皮下，与大隐静脉伴行，分支分布于小腿内侧面和足内侧缘的皮肤（图 18-10）。

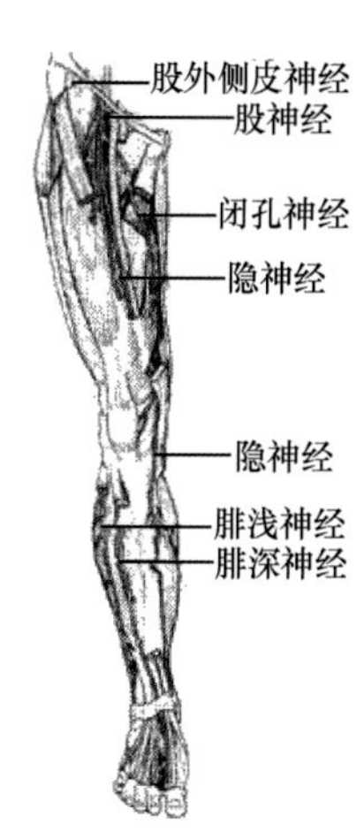

图 18-10　下肢的神经（前面观）

股神经损伤后，表现为：①运动障碍：屈髋无力，行走困难，坐位时不能伸小腿，膝跳反射消失。②肌肉萎缩：股四头肌萎缩，髌骨突出。③感觉障碍：大腿前面、小腿内侧面及足内侧缘皮肤感觉障碍。

5. 闭孔神经（L_2～L_4） 自腰大肌的内侧缘穿出，沿骨盆内侧壁行向前下，穿闭孔膜出骨盆后到达大腿内侧，分支分布于大腿内侧群肌和大腿内侧的皮肤。

五、骶丛

重点：骶丛的组成、坐骨神经及其分支的走行及损伤表现。

（一）组成和位置

骶丛由来自腰丛的腰骶干，以及全部骶神经和尾神经的前支组成。腰骶干由第 4 腰神经前支的一部分和第 5 腰神经前支形成。骶丛位于骶骨及梨状肌的前面，在髂血管的后方，其根部呈三角形，尖端朝向外下方，出盆腔移行为坐骨神经。

（二）主要分支

骶丛除了发出许多短小的肌支支配梨状肌、肛提肌及臀部一些小肌肉外，还发出以下主要分支。

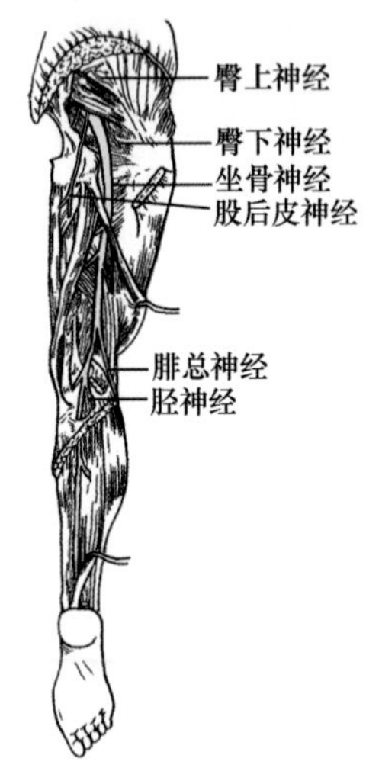

图 18-11 下肢的神经（后面观）

1. 臀上神经($L_4 \sim S_1$) 经梨状肌上孔出盆腔，行臀中、小肌之间，支配臀中肌、臀小肌和阔筋膜张肌。

2. 臀下神经($L_5 \sim S_2$) 经梨状肌下孔出盆腔，支配臀大肌。

3. 阴部神经($S_2 \sim S_4$) 经梨状肌下孔出盆腔，绕坐骨棘，经坐骨小孔进入坐骨直肠窝。分支分布于肛门、会阴及外生殖器的肌肉和皮肤。

4. 股后皮神经($S_1 \sim S_3$) 出梨状肌下孔，至臀大肌下缘浅出，沿股后正中线到腘窝，分布于臀区、股后部和腘窝的皮肤。

5. 坐骨神经($L_4 \sim S_3$) 坐骨神经为全身最粗大的神经。坐骨神经经梨状肌下孔出盆腔，于臀大肌深面下行，经股骨大转子与坐骨结节之间下降至股后部，而后穿股二头肌深面到达腘窝，在腘窝上方分为胫神经和腓总神经(图 18-11)。坐骨神经在股后部发出肌支支配大腿后群肌。

坐骨神经的体表投影：坐骨神经经梨状肌下孔出盆腔，于髂后上棘和坐骨结节连线中点外侧弯向下外方，自坐骨结节与大转子连线的中点，向下至股骨内、外侧髁连线中点作一直线，此线的上 2/3 段即为坐骨神经的体表投影。

知识拓展

臀肌注射造成的坐骨神经损伤

臀肌注射是临床常用的给药途径，也是重要的护理操作技术。由于注射部位距离坐骨神经较近，若注射失误，将造成刺激性药物作用于神经，引起坐骨神经损伤，表现为剧烈疼痛和神经功能障碍。注射造成坐骨神经损伤的常见原因有两个：一种是注射部位不准，偏向内下方，超出臀部外上 1/4 区域；另一种是坐骨神经走行变异，约有 28.3% 的人坐骨神经走行变异，多从梨状肌上缘或梨状肌中部穿行。

(1) 胫神经 ($L_4 \sim S_3$)：沿坐骨神经主干方向继续下行，在腘窝与腘血管伴行，穿比目鱼肌的深面伴胫后动脉继续下行，至内踝后方分为足底内侧神经和足底外侧神经，进入足底。胫神经在腘窝和小腿后区分布于小腿后群肌及小腿后面皮肤。足底内、外侧神经分布于足底肌和皮肤。

胫神经在腘窝及内踝后方容易受损，表现为(图 18-12)：①运动障碍：小腿后群肌无力，足不能跖屈、屈趾，不能以足尖站立，足内翻力弱。②足部畸形：足呈背屈和外翻位，出现“钩状足”畸形。③感觉障碍：小腿后面和足底感觉迟钝或消失。

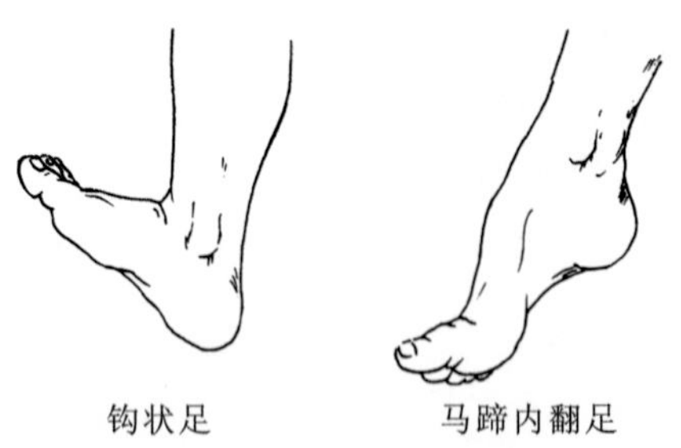

图 18-12 胫神经、腓总神经损伤后表现

(2) 腓总神经 ($L_4 \sim S_2$)：由坐骨神经分出后，沿腘窝上外侧缘下降，绕腓骨颈，穿腓骨长肌起始端达小腿前面，分为腓浅神经和腓深神经两支。

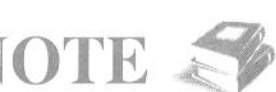

腓浅神经在腓骨长、短肌之间下行，并支配此二肌。其主干在小腿中、下 1/3 交界处穿出至皮下，经踝关节前方达足背，分布于小腿外侧、足背和 2～5 趾背大部分皮肤。

腓深神经在小腿前群肌之间伴胫前动脉下行，越过踝关节前方至足背，支配小腿前群肌、足背肌，分支分布于第 1、2 趾相对缘皮肤。

腓总神经在腓骨颈处位置表浅，腓骨颈骨折等损伤易伤及此神经，表现为(图 18-12)：①运动障碍：足不能背屈，足尖下垂并且略有内翻，不能伸趾，患者行走呈跨阈步态。②足部畸形：形成"马蹄内翻足"畸形。③感觉障碍：小腿外侧、足背和趾背皮肤感觉迟钝或消失。

第二节　脑　神　经

脑神经与脑相连，共 12 对。一般按其排列顺序用罗马数字表示，包括：Ⅰ嗅神经、Ⅱ视神经、Ⅲ动眼神经、Ⅳ滑车神经、Ⅴ三叉神经、Ⅵ展神经、Ⅶ面神经、Ⅷ前庭蜗(位听)神经、Ⅸ舌咽神经、Ⅹ迷走神经、Ⅺ副神经、Ⅻ舌下神经(图 18-13，表 18-1)。

重点：脑神经的名称、序号、纤维成分及分类。

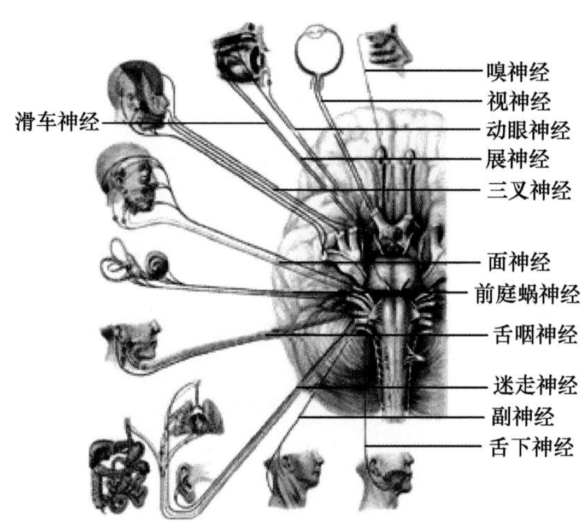

图 18-13　脑神经概观

表 18-1　脑神经概要

顺序和名称	连脑部位	出颅的部位	分布范围
Ⅰ嗅神经	端脑	筛孔	鼻腔嗅黏膜
Ⅱ视神经	间脑	视神经管	眼球视网膜
Ⅲ动眼神经	中脑	眶上裂	上、下、内直肌，下斜肌、提上睑肌、瞳孔括约肌、睫状肌
Ⅳ滑车神经	中脑	眶上裂	上斜肌
Ⅴ三叉神经	脑桥	眼神经：眶上裂 上颌神经：圆孔 下颌神经：卵圆孔	头面部皮肤，眼球及眶内结构，口、鼻腔黏膜、舌前 2/3 黏膜，牙及牙龈 咀嚼肌
Ⅵ展神经	脑桥	眶上裂	外直肌
Ⅶ面神经	脑桥	内耳门至茎乳孔	面肌、颈阔肌 泪腺、下颌下腺、舌下腺、鼻腔及腭腺体 舌前 2/3 味蕾
Ⅷ前庭蜗神经	脑桥	内耳门	壶腹嵴、球囊斑、椭圆囊斑及螺旋器

续表

顺序和名称	连脑部位	出颅的部位	分布范围
Ⅸ舌咽神经	延髓	颈静脉孔	咽肌、腮腺、咽壁和鼓室黏膜、颈动脉窦、颈动脉小球、舌后部1/3黏膜及味蕾,耳后皮肤
Ⅹ迷走神经	延髓	颈静脉孔	咽、喉肌 胸腹腔脏器的平滑肌、腺体和心肌 胸腹脏器,咽喉黏膜、硬脑膜、耳郭及外耳道皮肤
Ⅺ副神经	延髓	颈静脉孔	胸锁乳突肌、斜方肌
Ⅻ舌下神经	延髓	舌下神经管	舌内肌和舌外肌

脑神经与脊神经不同,每一对脑神经所含神经纤维的种类不尽相同,其所含纤维成分可以概括为以下四种:①躯体感觉纤维:来自头面部皮肤、肌、肌腱和黏膜,传导浅感觉或深感觉进入脑的躯体感觉核。②内脏感觉纤维:来自头、颈、胸、腹部脏器和味蕾等器官,传导感觉冲动进入脑的内脏感觉核。③躯体运动纤维:由脑干内的躯体运动核发出,支配眼球外肌、舌肌和头颈部肌群等。④内脏运动纤维:由脑干内的内脏运动核发出,分支分布于平滑肌、心肌和腺体。

12对脑神经按所含的主要纤维成分和功能分类如下:①感觉性(传入)神经:包括Ⅰ嗅神经、Ⅱ视神经和Ⅷ前庭蜗神经3对。②运动性(传出)神经:包括Ⅲ动眼神经、Ⅳ滑车神经、Ⅵ展神经、Ⅺ副神经和Ⅻ舌下神经5对。③混合性神经:包括Ⅴ三叉神经、Ⅶ面神经、Ⅸ舌咽神经和Ⅹ迷走神经4对。

一、嗅神经

嗅神经属感觉性神经。起自鼻腔嗅区的嗅细胞,嗅细胞中枢突聚集成约20条嗅丝,穿经筛孔进入颅前窝,终于端脑的嗅球,传导嗅觉。

二、视神经

视神经属感觉性神经。由视网膜节细胞的轴突在视网膜视神经盘处集中,向后穿出巩膜形成视神经。视神经于眶内向后,经视神经管入颅中窝,两侧视神经形成视交叉后,通过视束止于外侧膝状体,传导视觉。

三、动眼神经

重点:动眼神经、滑车神经和展神经的分布与作用。

动眼神经(图18-14)属运动性神经,内含动眼神经核发出的躯体运动纤维和动眼神经副核发出的内脏运动纤维。动眼神经自中脑的脚间窝出脑,经海绵窦外侧壁向前,经眶上裂入眶后,发出分支分布于眼球。其中躯体运动纤维支配除上斜肌和外直肌以外的全部眼球外肌,即上直肌、提上睑肌、下直肌、内直肌和下斜肌;内脏运动纤维在睫状神经节内更换神经元后,其节后神经纤维分支分布于瞳孔括约肌和睫状肌,调节瞳孔大小和晶状体曲度。睫状神经节属副交感神经节,位于眶后部、视神经与外直肌之间。

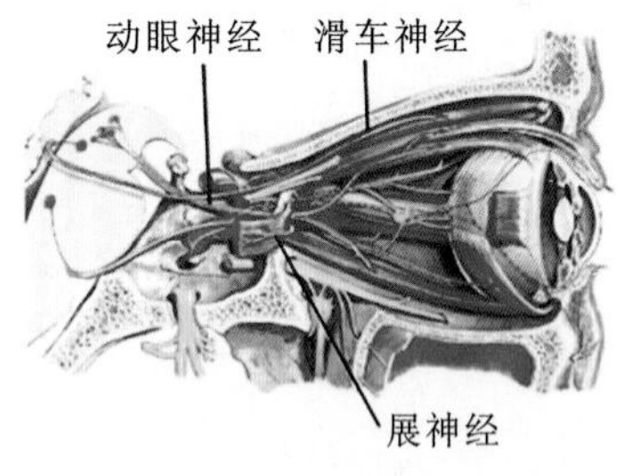

图18-14 眶内的神经

一侧动眼神经损伤后,出现上睑下垂,眼球朝向下外方,眼球不能向上、下、内方运动,引起斜视,瞳孔对光反射和调节反射消失。

四、滑车神经

滑车神经(图18-14)属运动性神经。由中脑滑车神经核发出,自中脑背侧出脑,绕大脑脚外

侧前行，经海绵窦外侧壁及眶上裂入眶，支配上斜肌。损伤后眼球不能转向外下方，出现轻度内斜视。

五、三叉神经

重点：三叉神经的主要分支分布。

三叉神经(图 18-15)属混合性神经，含有一般躯体感觉纤维和特殊内脏运动纤维。特殊内脏运动纤维由三叉神经运动核发出，组成三叉神经运动根，行于感觉根的前内侧，支配咀嚼肌等。一般躯体感觉纤维的胞体集中在三叉神经节内，属于假单极神经元，其周围支分布于头面部皮肤和眼、鼻及口腔的黏膜；中枢突聚集成三叉神经的感觉根，自脑桥基底部与小脑中脚交界处入脑，止于三叉神经脑桥核和三叉神经脊束核。自三叉神经节发出的分支包括眼神经、上颌神经及下颌神经。

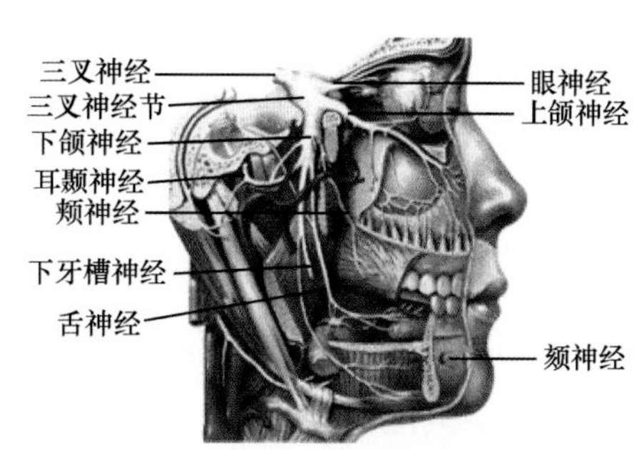

图 18-15 三叉神经及其分支

(一) 眼神经

眼神经为感觉性神经，只含有一般躯体感觉纤维。眼神经向前进入海绵窦外侧壁，经眶上裂入眶，主要分支如下：

1. 额神经 分 2～3 支，其中经眶上孔(切迹)出眶者较为粗大，称为眶上神经，分支分布于上睑和额顶部皮肤。

2. 鼻睫神经 经上直肌和视神经之间行至眶内侧壁，分布于鼻腔黏膜、鼻背皮肤、泪囊和眼球壁。

3. 泪腺神经 沿外直肌上缘前行至泪腺，分布于泪腺、结膜和上睑皮肤。

(二) 上颌神经

上颌神经为感觉性神经。经圆孔出颅，进入翼腭窝，再穿过眶下裂入眶，主要分支如下：

1. 眶下神经 眶下神经为上颌神经干的终支，经眶下沟向前穿眶下管出眶下孔，分支分布于下睑、外鼻和上唇的皮肤。眶下神经在眶下管内发出上牙槽神经前、中支。

2. 上牙槽后神经 自上颌骨体后面穿入牙槽骨质，分布于上颌前磨牙、磨牙及其牙龈和上颌窦。

3. 翼腭神经 翼腭神经为 2～3 支细短的神经，连于上颌神经与翼腭神经节之间。其分支分布于鼻腔、腭和咽壁的黏膜及腭扁桃体。

(三) 下颌神经

下颌神经为混合性神经。经卵圆孔出颅腔达颞下窝，主要分支如下：

1. 耳颞神经 以两根向后包绕脑膜中动脉，而后合成一干，经颞下颌关节后方转向上，穿入腮腺实质与颞浅动脉伴行，分支分布于腮腺、耳郭前面、外耳道和颞区皮肤。

2. 颊神经 沿颊肌外侧面走行，分支分布于颊部与口角间的黏膜和皮肤。

3. 舌神经 在翼外肌深面呈弓状下降，与面神经的鼓索支汇合，于下颌下腺的上方进入舌内。舌神经中一般躯体感觉纤维分布于口腔底和舌前 2/3 的黏膜，传导一般感觉。

4. 下牙槽神经 沿翼内肌的外侧面下行，在入下颌孔前，发出分支属特殊内脏运动纤维，支配下颌舌骨肌和二腹肌前腹；进入下颌管的部分属于一般躯体感觉纤维，分支形成下牙丛，分布于下颌各牙和牙龈。其终支由颏孔穿出，称为颏神经，分布于颏部及下唇的皮肤和黏膜。

5. 咀嚼肌神经 咀嚼肌神经为运动性神经，支配咀嚼肌。

三叉神经在头部的分布范围，大致以眼裂和口裂为界(图 18-16)。三叉神经损伤时，表现为：①运动障碍：患侧咀嚼肌瘫痪和萎缩，张口时下颌偏向患侧。②感觉障碍：患侧头面部皮肤及口、眼和鼻腔黏膜一般感觉丧失。三叉神经痛的部位与三叉神经各支在面部的分布区域是一致的。当挤压眶上孔、眶下孔或颏孔时，可诱发患支分布区域的疼痛。

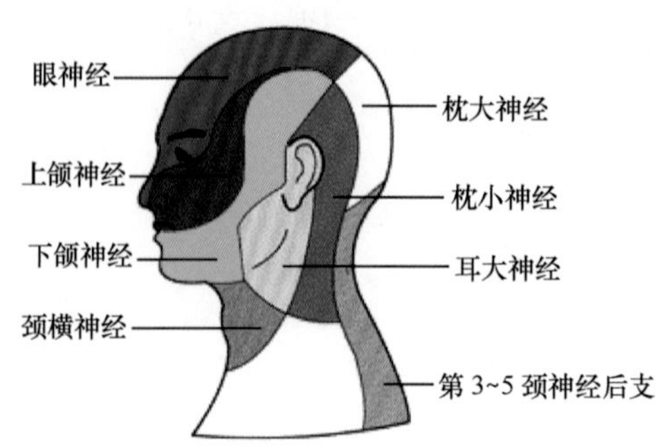

图 18-16　三叉神经皮支分布区

知识拓展

三叉神经痛

三叉神经痛多发生于中老年人,右侧多于左侧。该病的特点:在头面部三叉神经分布区域内,疼起来就像突然发生闪电样、刀割样、烧灼样、顽固性、难以忍受的剧烈性疼痛。说话、洗脸、刷牙或微风拂面,甚至走路时都会导致阵发性的剧烈疼痛。疼痛历时数秒或数分钟,呈周期性发作,发作间歇期正常,以三叉神经第二支、第三支发病最为常见。

六、展神经

展神经(图 18-14)属运动性神经,由起自脑桥展神经核的躯体运动纤维组成,从延髓脑桥沟出脑,进入海绵窦,向前经眶上裂入眶,支配外直肌。损伤后眼球不能转向外侧,产生内斜视。

知识拓展

斜视与脑神经损伤

斜视是临床上常见的眼球外肌疾病,表现为双眼不能同时注视目标,包括共同性斜视和麻痹性斜视。造成斜视的原因有多种,包括眼球外肌自身病变及支配眼球外肌的脑神经病变。眼球外肌由动眼神经、滑车神经和展神经支配。当这些神经损伤后会出现相应的斜视症状。

七、面神经

重点:面神经的主要分支、损伤后表现。

面神经(图 18-17)属混合性神经。面神经于延髓脑桥沟出脑,经内耳门,穿过内耳道底进入面神经管,由茎乳孔出颅,向前下方到达腮腺,在腮腺内形成腮腺丛,呈放射状发出分支,分别从腮腺的上缘、前缘及下缘穿出腮腺,分为颞支、颧支、颊支、下颌缘支和颈支 5 组分支,分支支配面部表情肌和颈阔肌。

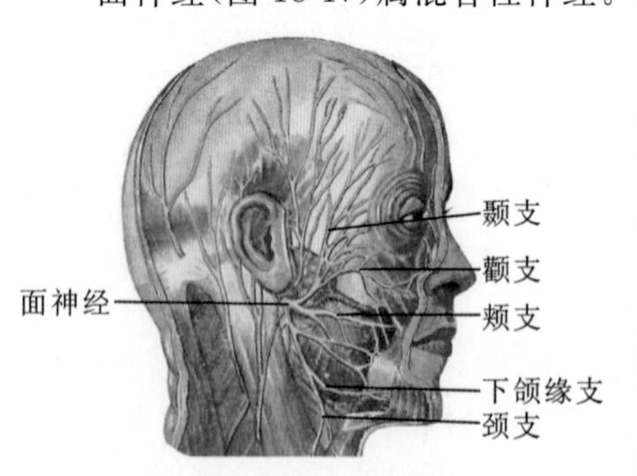

图 18-17　面神经

在面神经管内,面神经尚有鼓索和岩大神经分出,前者含有内脏感觉纤维和内脏运动纤维,随舌神经分布于舌前 2/3 黏膜的味蕾,感受味觉,支配舌下腺和下颌下腺的分泌。后者含内脏运动神经纤维,分布于泪腺和鼻、腭部的黏液腺,控制其分泌活动。

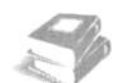

面神经的走行复杂，根据损伤部位可以分为面神经管外损伤和管内损伤，以管外损伤更为常见。具体表现为：①管外损伤时，表情肌瘫痪、额纹消失、鼻唇沟变平、口角歪向健侧，不能做皱眉、闭眼、鼓腮等动作。②管内损伤时，除管外损伤表现以外，同时还有舌前 2/3 味觉障碍，听觉过敏，泪腺和唾液腺分泌障碍等症状。

八、前庭蜗神经

前庭蜗神经属感觉性神经，又称位听神经，由前庭神经和蜗神经组成。

（一）前庭神经

前庭神经起自内耳道底的前庭神经节，节内有感觉神经元胞体，其周围突分布于内耳的球囊斑、椭圆囊斑和壶腹嵴的毛细胞；中枢突组成前庭神经，伴蜗神经出内耳门，止于脑桥的前庭神经核，传导位置觉。

（二）蜗神经

蜗神经起自蜗轴内的蜗神经节，节内有感觉神经元胞体，其周围突分布于内耳的螺旋器；中枢突在内耳道聚集成蜗神经，出内耳门在延髓脑桥沟外侧部入脑，止于脑桥蜗神经核，传导听觉。

前庭蜗神经损伤表现为患侧耳聋和平衡功能障碍。

九、舌咽神经

舌咽神经（图 18-18）属混合性神经，自延髓橄榄的后方出脑，经颈静脉孔出颅，走行于颈内动、静脉之间，经舌骨舌肌深面至舌根。在颈静脉孔内，神经干上有膨大的上神经节，出孔时形成稍大的下神经节，分别由躯体感觉和内脏感觉神经元组成。主要分支如下：

（一）鼓室神经

鼓室神经发自下神经节，在鼓室内与交感神经纤维共同形成鼓室丛，分支分布于鼓室、乳突小房和咽鼓管的黏膜，传导感觉。鼓室神经的内脏运动纤维出鼓室，进入耳神经节，在节内换神经元后，发出节后神经纤维分布于腮腺，支配其分泌活动。

（二）舌支

舌支为舌咽神经的终支，位于舌神经的上方，分支为数支，分布于舌后部 1/3 的黏膜及味蕾，传导一般感觉和味觉。

（三）咽支

咽支有 3～4 支，在咽壁上与迷走神经和交感神经的咽支共同构成咽丛，分布于咽肌和咽黏膜。

（四）颈动脉窦支

颈动脉窦支有 1～2 支，在颈静脉孔下方发出，分布于颈动脉窦和颈动脉小球，将动脉压力和 CO_2 浓度变化传入中枢，反射性地调节血压和呼吸。

十、迷走神经

重点：迷走神经的分支分布、喉上神经和喉返神经的分布及损伤表现。

迷走神经（图 18-18）属混合性神经，行程长，是分布范围最广的脑神经。由来自迷走神经背核的内脏运动纤维、来自疑核的躯体运动纤维、止于孤束核的内脏感觉纤维和止于三叉神经脊束核的躯体感觉纤维组成。

迷走神经自延髓橄榄的后方出脑，经颈静脉孔出颅，下行于颈内动脉、颈总动脉与颈内静脉之间的后方，经胸廓上口入胸腔。左迷走神经于左颈总动脉与左锁骨下动脉之间下行，在前面跨越主动脉弓，至左肺根的后方下行，在食管前面分支形成左肺丛和食管前丛，然后在食管下端延续为迷走神经前干；右迷走神经在右侧锁骨下动、静脉之间至气管右侧下行，在右肺根后方行至食管后面分支形成右肺丛和食管后丛，向下延续成迷走神经后干。迷走神经前、后干向下随食管

一起穿膈进入腹腔,分布于胃的前、后壁,终支为腹腔支,参与构成腹腔丛。迷走神经在颈部、胸部和腹部穿行的过程中,发出的主要分支如下(图 18-19)。

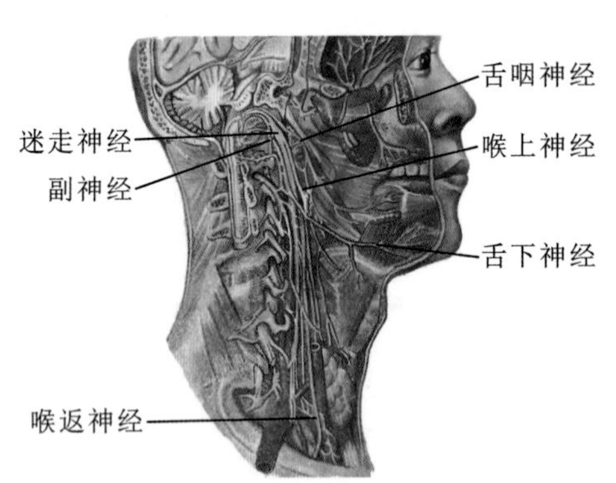

图 18-18　舌咽神经、迷走神经、副神经和舌下神经

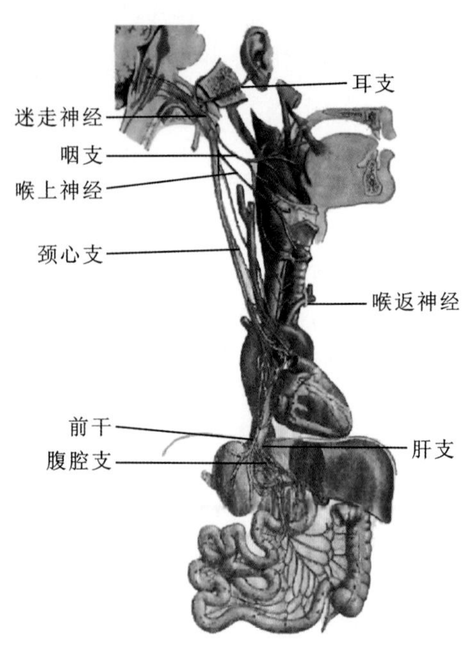

图 18-19　迷走神经及其分支分布

（一）颈部的分支

1. 喉上神经(图 18-20)　在迷走神经出颅处发出,于舌骨大角平面处分为内、外 2 支。内支含一般内脏感觉纤维,伴甲状腺上动脉,穿甲状舌骨膜入喉,分布于声门裂以上的喉黏膜;外支细小,含特殊内脏运动纤维,支配环甲肌。

2. 脑膜支、耳支、咽支和颈心支　分别分布于硬脑膜、外耳道及耳郭后面的皮肤、咽部和心肌等处。

（二）胸部的分支

1. 喉返神经(图 18-20)　左喉返神经在左侧迷走神经跨越主动脉弓前方时发出,勾绕过主动脉弓,沿食管侧缘返回颈部;右喉返神经发出的位置略高,自右侧迷走神经跨越右锁骨下动脉前方处发出,勾绕右锁骨下动脉返至颈部。喉返神经在气管与食管之间的沟内上行,至甲状腺侧叶

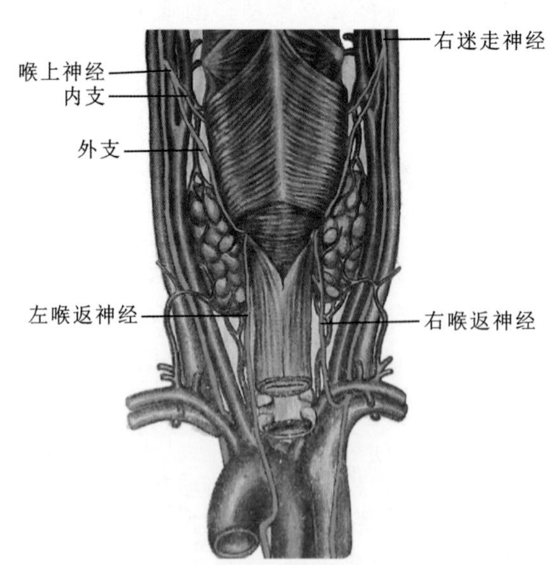

图 18-20　喉上神经和喉返神经

深面，经环甲关节后方入喉，终支称为喉下神经。其感觉纤维分布于声门裂以下的喉黏膜，运动纤维支配除环甲肌以外全部喉的肌肉。喉返神经是喉肌的重要运动神经，主要支配喉肌的运动和传导声门裂以下喉黏膜的感觉。

知识拓展

喉返神经与甲状腺血管的位置关系及其意义

喉返神经是支配大多数喉肌的运动神经，在入喉前与甲状腺下动脉的细小终支互相交错。在甲状腺手术钳夹或结扎动脉时，应注意避免损伤喉返神经，引起声音嘶哑。

2. 支气管支、食管支和胸心支 支气管支、食管支和胸心支是迷走神经在胸部发出的细小分支，含有内脏运动和内脏感觉纤维，分别加入肺丛食管丛和心丛。

（三）腹部的分支

1. 胃前支和肝支 胃前支和肝支为迷走神经前干的终支，胃前支沿胃小弯向右行，分支分布于贲门和胃体附近的胃前壁，它们的终支呈“鸦爪”状分布于幽门窦、幽门管、幽门及十二指肠上部；肝支向右随肝固有动脉走行，参与形成肝丛，分布于肝、胆囊和胆道。

2. 胃后支和腹腔支 胃后支和腹腔支为迷走神经后干的终支。胃后支沿胃小弯深面向右行，分支分布于胃后壁，其末端也可形成“鸦爪”状，分支分布于幽门窦和幽门管的后壁；腹腔支行向后下方，参与形成腹腔丛，与交感神经伴行，随腹腔干、肠系膜上动脉和肾动脉分支分布于肝、脾、胰、小肠、结肠左曲以上的消化管等。

迷走神经损伤表现为：①单侧损伤时大部分喉肌瘫痪，声音嘶哑或发音困难；双侧损伤时喉肌瘫痪，声门裂闭合或部分闭合可造成失音，甚至呼吸困难，导致死亡。②迷走神经损伤时多伴有舌咽神经、副神经和舌下神经受累，引起相应症状。

十一、副神经

副神经(图 18-18)属运动性神经，起自疑核和副神经脊髓核，在迷走神经根的下方出脑，与舌咽神经、迷走神经伴行经颈静脉孔出颅，分为内支和外支。内支加入迷走神经，支配咽喉肌；外支出颅腔后行向外下方，穿过胸锁乳突肌，于胸锁乳突肌后缘中点附近浅出，斜入斜方肌，支配胸锁乳突肌和斜方肌。

十二、舌下神经

舌下神经（图 18-18）属运动性神经，起自舌下神经核，于延髓的前外侧沟出脑，经舌下神经管出颅，在颈内动、静脉之间下降到舌骨上方，呈弓形向前内行进，穿颏舌肌入舌。支配舌内肌和舌外肌。

重点：舌下神经损伤的表现。

舌下神经损伤表现为：一侧舌下神经损伤，同侧舌肌瘫痪、舌肌萎缩，伸舌时舌尖偏向患侧。

第三节 内脏神经

内脏神经是神经系统的一部分，由脑神经和脊神经中管理内脏的纤维构成，主要分布于内脏、心血管和腺体，分为内脏运动神经和内脏感觉神经两类。内脏运动神经可以调节平滑肌和心肌的运动，控制腺体的分泌活动，调控人体的新陈代谢活动。由于其不受人的意志控制，故内脏运动神经又称为自主神经或植物神经。内脏感觉神经将来自内脏和心血管等处感受器的感觉冲动传入中枢进行信息整合后，通过神经反射调节内脏和心血管等器官的活动。

重点:内脏运动神经与躯体运动神经的差异。

一、内脏运动神经

(一)内脏运动神经与躯体运动神经的差异

虽然内脏运动神经与躯体运动神经联系密切,但在形态结构和功能等方面存在较大差别,表现在以下5个方面:

1. 支配器官和意识控制不同 内脏运动神经支配平滑肌、心肌和腺体,在一定程度上不受意识控制;躯体运动神经支配骨骼肌,且受到意识控制。

2. 神经元数目不同 内脏运动神经自低级中枢到其所支配器官需要经过两级神经元。第1级神经元胞体位于脑干或脊髓内,称为节前神经元,其发出的轴突称为节前纤维;第2级神经元胞体位于周围部的内脏神经节内,称为节后神经元,其发出的轴突称为节后纤维。而躯体运动神经自低级中枢到其所支配的骨骼肌只有一个神经元。

3. 纤维成分不同 内脏运动神经有交感和副交感两种神经纤维成分,大部分内脏器官同时接受此两种纤维的双重支配;躯体运动神经只有一种纤维。

4. 纤维的结构不同 内脏运动神经纤维是薄髓(节前纤维)和无髓(节后纤维)的细纤维;躯体运动神经纤维一般是比较粗的有髓纤维。

5. 分布的方式不同 内脏运动神经的节后纤维常攀附脏器或血管形成神经丛,再分支支配到相应的器官;躯体运动神经直接以神经干的形式分布支配器官。

(二)内脏运动神经的分类

根据内脏运动神经在形态和功能等方面的差异,可以将内脏运动神经分为交感神经和副交感神经两部分(图18-21)。

1. 交感神经 交感神经分为中枢部和周围部。中枢部的低级中枢位于脊髓的$T_1 \sim L_3$节段灰质侧柱内,属于节前神经元;周围部包括交感干、交感神经节及其发出的神经纤维等。

1)交感神经节 分为椎旁神经节和椎前神经节两类。①椎旁神经节又称交感干神经节,位于脊柱两侧,有22~24对,由多极神经元组成。每侧的椎旁神经节通过节间支连成一条串珠状的交感干,交感干上达颅底,下至尾骨,左、右两侧交感干于尾骨的前面合并,形成一个奇神经节。交感干全长可分为颈、胸、腰、骶、尾5部分。②椎前神经节位于脊柱前方,腹主动脉脏支的根部,呈不规则的结节状,主要包括腹腔神经节、主动脉肾神经节、肠系膜上神经节和肠系膜下神经节等。

2)交感神经的交通支 每个交感干神经节与相应脊神经之间都有交通支相连,分为白交通支和灰交通支(图18-22)。白交通支主要由灰质侧角内的低级中枢发出有髓鞘的节前神经纤维组成,呈白色,故称为白交通支。白交通支只存在于$T_1 \sim L_3$各脊神经前支与相应的交感干神经节之间;灰交通支由椎旁神经节细胞发出的节后纤维组成,因多无髓鞘,色泽灰暗而称为灰交通支。灰交通支连于交感干与31对脊神经之间,贯穿交感干的全长。

交感神经的节前纤维进入交感干后有三种去向:①终止于相应的椎旁神经节,并交换神经元;②在交感干内上升或下降,终止于上方或下方的椎旁神经节并交换神经元;在交感干内上升或下降的神经纤维构成节间支;③穿出椎旁神经节至椎前神经节交换神经元。

交感神经的节后纤维分布到相应器官,也有三种去向:①椎旁神经节发出的节后纤维,离开交感干,经灰交通支返回脊神经,随31对脊神经分支分布至躯干和四肢的血管、汗腺和竖毛肌等处;②攀附动脉形成相应神经丛,并随动脉分支分布到所支配器官;③由交感神经节直接发出分支到达支配的器官。

3)交感神经的分布概况

(1)颈部:颈部交感干位于颈血管鞘后方,颈椎横突前方。每侧一般有3个交感神经节,分别称颈上神经节、颈中神经节和颈下神经节。颈下神经节位于第7颈椎横突根部,常与第1胸交感神经节合并成颈胸神经节,又称星状神经节。此部分交感干神经节发出节后纤维,分布于头颈部

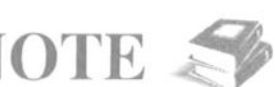

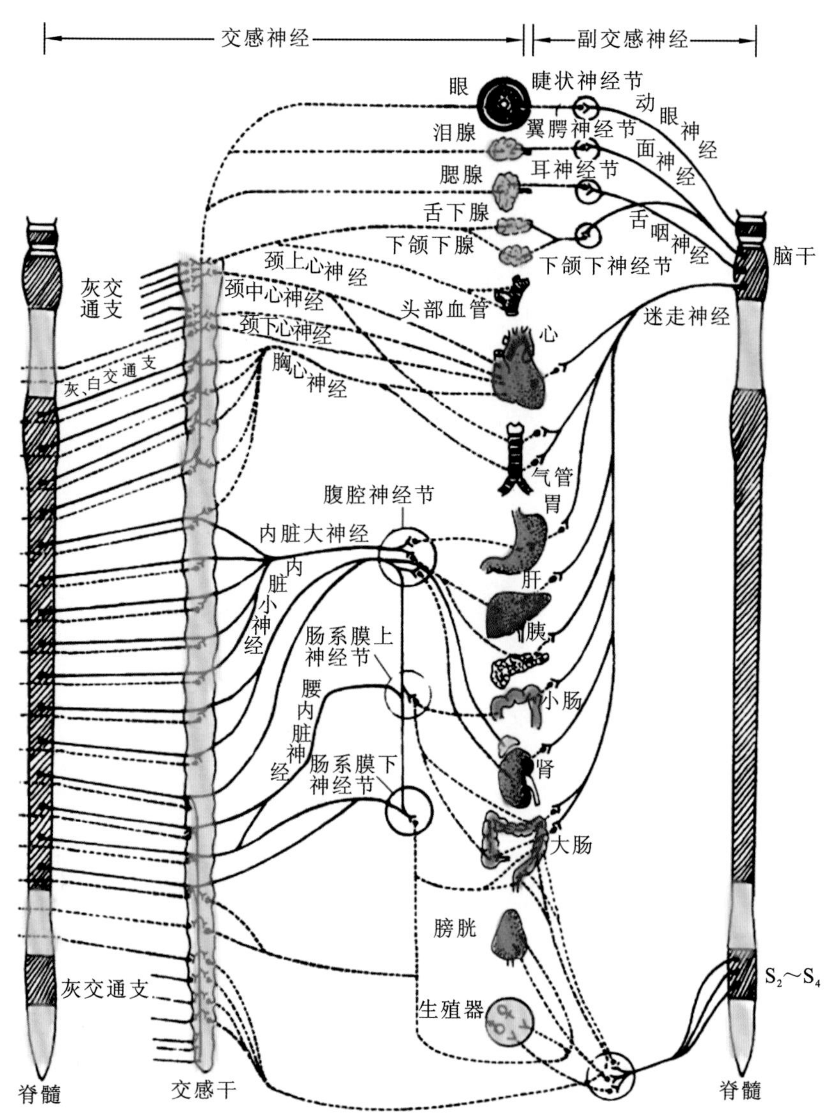

图 18-21 内脏神经分布模式图

——节前纤维；……节后纤维

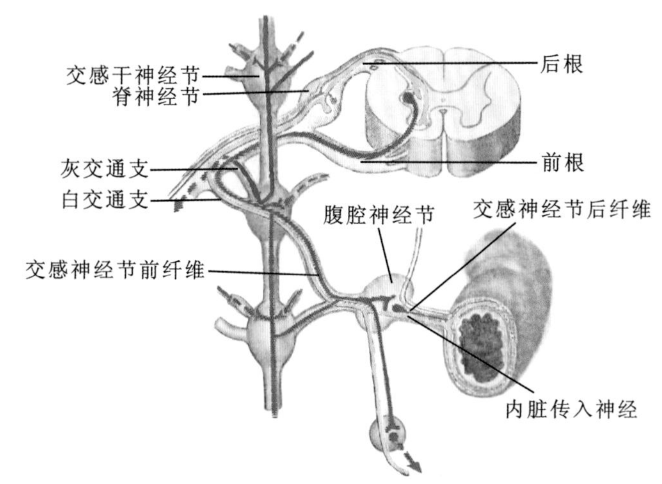

图 18-22 白交通支和灰交通支模式图

和上肢的血管、腺体、平滑肌等，部分分支加入咽丛和心丛。

（2）胸部：胸交感干位于相应肋头的前方，有 10～12 对胸神经节。胸交感干的主要分支包括

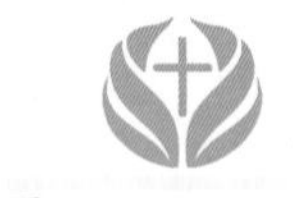

NOTE

内脏大神经和内脏小神经。内脏大神经起自穿过第5～9胸交感干神经节的节前纤维，在胸椎前外侧面组合成一干，向下穿膈脚，主要终于腹腔神经节换神经元；内脏小神经起自穿过第10～12胸交感干神经节的节前纤维，向下穿膈脚进入腹腔，主要终于主动脉肾节换神经元。节后纤维主要分布于腹腔的肝、胰、脾、肾等器官和结肠左曲以上的消化管。

(3) 腰部：通常有3～5对腰神经节，位于腰椎体的前外侧与腰大肌的内侧缘之间，主要发出腰内脏神经，节后纤维主要分布于结肠左曲以下的消化管和盆腔器官。

(4) 骶、尾部：骶交感干有2～3对骶神经节，位于骶骨前面，在骶前孔内侧。尾交感干的奇神经节只有1个。其节后纤维主要分布于下肢的血管、汗腺和平滑肌等，骶神经节的一些小支加入盆丛。

2. 副交感神经 副交感神经可以分为中枢部和周围部(图18-23)。中枢部的低级中枢位于脑干内的一般内脏运动神经核和脊髓S_2～S_4节段灰质的骶副交感核；周围部包括副交感神经节、节前纤维和节后纤维。副交感神经可以根据低级中枢在体内的位置不同分为脑干的副交感神经和骶部的副交感神经。

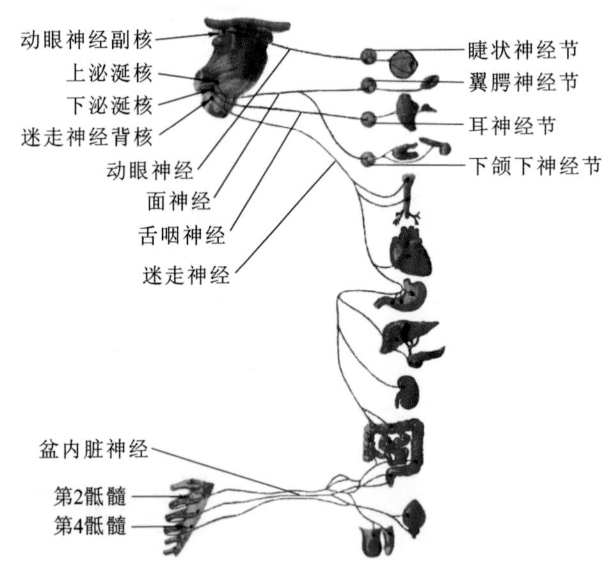

图 18-23 副交感中枢及分布示意图

(1) 副交感神经节：多位于所支配的器官附近或器官壁内，称为器官旁节或器官内节。位于颅部的神经节较大，主要有睫状神经节、翼腭神经节、耳神经节和下颌下神经节；位于身体其他部位的副交感神经节体积很小，如位于心丛和肺丛内的神经节。

(2) 脑干的副交感神经：由脑干内的内脏神经运动核(副交感神经核)所发出的节前纤维，分别加入到动眼神经、面神经、舌咽神经和迷走神经4对脑神经中，随相应脑神经到达所支配器官的器官旁节或器官内节换神经元，节后纤维分别支配相应器官，分布范围包括瞳孔括约肌、睫状肌、泪腺、鼻腔、口腔及腭黏膜腺体、唾液腺、胸、腹腔脏器(除降结肠、乙状结肠)和盆腔脏器等。

(3) 骶部的副交感神经：来自脊髓S_2～S_4节段骶副交感核发出的节前纤维，出骶前孔后形成盆内脏神经，在副交感神经节交换神经元，节后纤维支配结肠左曲以下的消化管、盆腔脏器的平滑肌和腺体等。

3. 内脏神经丛 内脏神经在分布于脏器的行程中，交感神经、副交感神经和内脏感觉神经通常交织在一起，组成内脏神经丛，再由内脏神经丛发出分支到达支配的器官，这些神经丛主要分布于某些大动脉的周围、脏器的附近或器官的内部。其中，主要的内脏神经丛有心丛、肺丛、腹腔丛、腹主动脉丛、腹下丛。

(三) 交感神经和副交感神经的主要区别

交感神经和副交感神经虽然共同组成内脏运动神经，形成对同一个器官的双重支配，但两者

NOTE

重点：交感神经和副交感神经的区别。

在形态结构及其功能等方面有明显区别。

1. 低级中枢的部位不同 交感神经低级中枢位于脊髓 $T_1 \sim L_3$ 节段的灰质侧角内；副交感神经低级中枢位于脑干内脑神经副交感核和脊髓 $S_2 \sim S_4$ 节段的骶副交感核。

2. 周围神经节的位置不同 交感神经节位于脊柱前方及其两侧，副交感神经节位于所支配器官附近或器官壁内。因此，副交感神经节前纤维比交感神经节前纤维长，而副交感神经节后纤维则很短。

3. 节前神经元和节后神经元的比例不同 一个交感节前神经元的轴突可与若干节后神经元形成突触，而一个副交感节前神经元的轴突则与较少的节后神经元形成突触。所以，交感神经的作用范围更为广泛，而副交感神经作用的范围较为局限。

4. 分布范围不同 交感神经在外周分布范围广泛，既支配头颈部、胸、腹腔脏器，还分布于全身血管、汗腺、竖毛肌等处。副交感神经的分布不如交感神经广泛，大部分的血管、汗腺、竖毛肌、肾上腺髓质等均没有副交感神经的分布。

5. 对同一器官的作用不同 交感神经和副交感神经对支配的同一个脏器产生既相互拮抗又对立统一的作用，以实现各器官机能的动态平衡。如当机体运动时，为适应机体代谢增加、能量消耗增快的变化，交感神经的兴奋性增强，副交感神经兴奋性减弱出现相对抑制，于是出现心跳加快、血压升高、支气管扩张、瞳孔开大和消化活动受到抑制等现象；反之，当机体处于安静或睡眠状态时，为了协助机体恢复和存储能量，副交感神经的兴奋性增强，交感神经的兴奋性减弱，出现心跳减慢、血压下降、支气管收缩、瞳孔缩小和消化活动增强等现象。交感神经和副交感神经的活动，是在高级神经中枢调控下进行的，它们对各系统器官的作用比较如下（表 18-2）：

表 18-2 交感神经和副交感神经兴奋对各系统器官的作用比较

系 统	器 官	交感神经	副交感神经
脉管系统	心	心律加快，收缩力增强	心律减慢，收缩力减弱
	冠状动脉	舒张	轻度收缩
	躯干、上肢的动脉	收缩	无作用
呼吸系统	支气管平滑肌	舒张	收缩
消化系统	胃肠道平滑肌	抑制蠕动	增强蠕动
	胃肠道括约肌	收缩	舒张
泌尿系统	膀胱	平滑肌舒张，括约肌收缩	平滑肌收缩，括约肌舒张
视器	瞳孔	散大	缩小
	泪腺	抑制分泌	增加分泌
皮肤	汗腺	促进分泌	无作用
	竖毛肌	收缩	无作用

知识拓展

动眼神经损伤

刺激支配眼球的交感神经纤维，会引起瞳孔开大，虹膜血管收缩；切断这些纤维，则出现瞳孔缩小。刺激眼副交感神经纤维，会引起瞳孔缩小，睫状肌收缩；切断这些纤维，则出现瞳孔散大及调节视力功能障碍。临床上损伤动眼神经，除有大部分眼球外肌瘫痪症状外，还出现副交感神经损伤症状，如瞳孔缩小、眼睑下垂及同侧汗腺分泌障碍等。

二、内脏感觉神经

内脏感觉神经是将来自内脏感受器的感觉神经冲动传导至神经中枢的神经。中枢对这些感

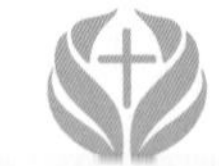

觉信息加工分析后,可直接通过内脏运动神经或间接通过体液调节来协调各脏器的活动。

(一) 内脏感觉神经的组成

内脏感觉神经的神经元胞体位于脑神经节或脊神经节内,属于假单极神经元,其周围支是粗细不等的有髓或无髓纤维。传导内脏感觉的脑神经节包括膝神经节、舌咽神经下节、迷走神经下节,神经节细胞的周围突分布于内脏器官,中枢突进入脑干,终止于孤束核。脊神经节细胞的周围突,随交感神经和骶部副交感神经分布于内脏器官,中枢突随交感神经和盆内脏神经进入脊髓,终于灰质后角。在中枢内,内脏感觉纤维一方面直接或间接经中间神经元与内脏运动神经元相联系,完成内脏反射;另一方面将感觉冲动传入到大脑皮质,形成内脏感觉。

(二) 内脏感觉与躯体感觉的特点

重点:内脏感觉的特点。

内脏感觉神经虽然在形态结构上与躯体感觉神经相似,但仍然有差异。

1. 痛阈较高 正常的内脏活动一般不引起感觉,一定强度的刺激才会产生主观感觉,而且内脏对牵拉、膨胀和痉挛等刺激敏感,而对切、割等刺激不敏感。例如,小肠正常蠕动时并无感觉,而出现平滑肌痉挛或手术中牵拉时可引起痛觉,但手术中的烧灼或切割,患者并不感觉疼痛。

2. 定位模糊 内脏感觉的传入途径分散,一个脏器感觉纤维经过多个节段的脊神经传入中枢,而一条脊神经又包含有来自几个脏器的感觉纤维。因此,内脏感觉是弥散的。例如,心的痛觉纤维伴随交感神经,主要是颈中心神经和颈下心神经,经过第1～5胸神经进入脊髓。因此,内脏感觉的定位通常是模糊的。

(三) 内脏感觉神经与牵涉性痛

牵涉性痛(图18-24)是指机体某些内脏器官病变时,常在体表的一定区域产生感觉过敏或疼痛的现象。牵涉性痛有时发生在患病器官附近的皮肤区,有时发生在距患病器官较远的皮肤区。例如,肝胆疾病的患者常在右肩部感到疼痛。

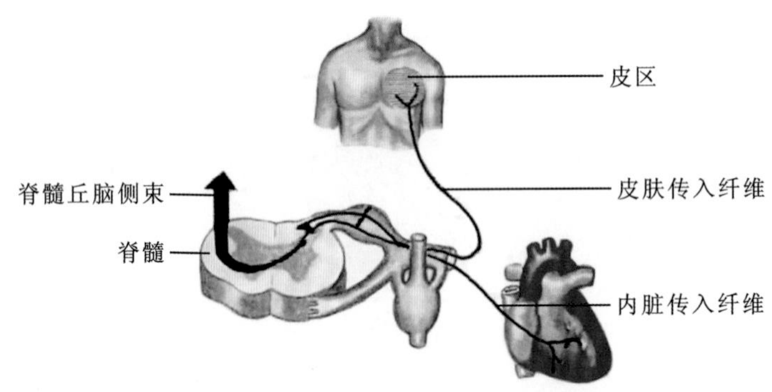

图18-24 心的牵涉性痛反射途径模式图

目前认为关于牵涉性痛的发生机制是:发生牵涉性痛的体表部位与病变器官往往受同一节段脊神经的支配,来自于体表部位和病变器官的感觉神经进入同一脊髓节段,在后角内密切联系。患病内脏传来的神经冲动可以扩散或影响到邻近的躯体感觉神经元,从而产生牵涉性痛。根据牵涉性痛产生的部位,可以协助某些疾病的诊断(表18-3)。

表18-3 常见脏器的牵涉性痛部位

病变脏器	疼痛牵涉部位
心	心前区、左肩部、左臂部和手的尺侧区
肝、胆囊	右上腹区、右肩区
胃、胰	左上腹区、肩胛区
小肠、阑尾	上腹部、脐周围
肾、输尿管	腰、腹股沟
膀胱、子宫	下腹部或腰部、会阴部

思考题

1. 支配三角肌的神经是(　　)。

A. 肌皮神经　B. 桡神经　C. 尺神经　D. 腋神经　E. 肩胛下神经

2. 损伤后出现"爪形手"的神经是(　　)。

A. 桡神经　B. 腋神经　C. 肌皮神经　D. 尺神经　E. 正中神经

3. 一侧脑神经瘫痪及对侧上下肢瘫痪称为(　　)。

A. 偏瘫　B. 交叉瘫　C. 四肢瘫　D. 单瘫　E. 截瘫

(4～5 题共用题干)

患者，男，因左小腿外伤入院。主诉其左腿外侧及足背麻木，不能背屈其左足和足趾。X 线片显示腓骨颈骨折。请分析：

4. 患者损伤的是什么神经？(　　)

A. 胫神经　B. 桡神经　C. 腓总神经　D. 腋神经　E. 股神经

5. 此神经损伤后的典型表现是(　　)。

A. 钩状足　B. 垂腕手　C. 马蹄内翻足　D. 下肢痛　E. 不能跖屈

(庞　胤)

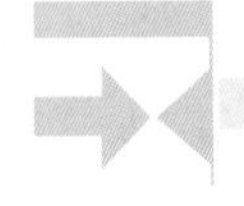

第十九章　脑和脊髓的传导通路

学习目标

1. 掌握本体感觉和精细触觉、浅感觉(躯干四肢和头面部)传导通路各级神经元的名称、位置和纤维交叉的部位、中枢的部位,锥体系的上、下运动神经元的定义、起止和功能。

2. 熟悉瞳孔对光反射的途径,核上瘫、核下瘫的定义。

3. 了解锥体外系、视觉传导通路、听觉传导通路。

4. 能够说出锥体系上、下运动神经元损伤后的临床症状,解释感觉传导通路不同部位损伤后的主要表现,指出视觉传导通路不同部位损伤后的视觉变化。

案例引入

患者,男,65岁,有高血压史,3天前因情绪激动,突然昏倒,经抢救逐渐苏醒后检查发现:①左侧上、下肢呈痉挛性瘫痪,肌张力增高,腱反射亢进并出现病理反射。②左侧睑裂以下面肌瘫痪,左鼻唇沟消失,嘴歪向右侧,左侧舌肌瘫痪,伸舌时舌尖偏向左侧。③左半身(包括面部)浅、深感觉全部消失。④双眼左侧视野同向偏盲。临床诊断:右侧内囊出血。

问题:

(1) 与本病相关的正常人体结构有哪些?

(2) 结合本病相关的正常人体解剖及生理学知识,理解患者的临床表现。

(3) 分析患者可能出现的心理问题及护理对策。

脑和脊髓的传导通路是指大脑皮质与感受器或效应器之间传导神经冲动的通路,由上、下行纤维束构成。身体各部的感受器将各种刺激转变为神经冲动后,由数个神经元逐级传导到大脑皮质的神经通路称感觉(上行)传导通路;大脑皮质发出的神经冲动,经数个神经元传导到效应器的神经通路称运动(下行)传导通路。

重点:本体感觉传导通路,痛、温觉传导通路三级神经元及神经交叉的部位,中枢的部位。

一、感觉传导通路

感觉传导通路包括躯干、四肢本体觉和精细触觉传导通路,躯干和四肢的痛、温觉及粗触觉传导通路,视觉传导通路和瞳孔对光反射通路,听觉传导通路,均由3级神经元组成。

(一) 躯干、四肢本体觉和精细触觉传导通路

本体觉又称深感觉,是指人在运动或静止状态时感受到的,来自肌、腱、关节等处的位置觉、运动觉和振动觉。精细触觉是指经过触摸体会物体纹理粗细和辨别两点间距离的实体感觉。以上两种感觉经同一路径传导(图19-1)。

第1级神经元为脊神经节细胞,其周围突分布于肌、腱、关节的本体感受器和皮肤的精细触觉感受器,中枢突经脊神经后根进入脊髓后索上行。其中来自 T_8 以下的纤维组成薄束,来自 T_9 以上的纤维组成楔束,两束上行至延髓,分别终止于薄束核和楔束核,换第2级神经元。

第2级神经元的胞体在薄束核和楔束核内,它们发出的纤维向前绕过中央管的腹侧,左、右相互交叉(内侧丘系交叉),交叉后的纤维折而上行组成内侧丘系,经脑桥、中脑止于背侧丘脑,换

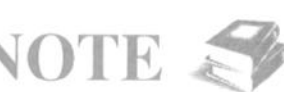

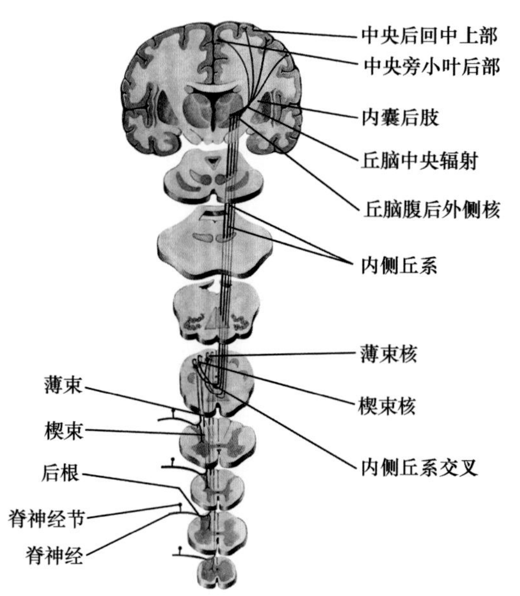

图 19-1 深感觉传导通路

第 3 级神经元。

第 3 级神经元胞体在背侧丘脑腹后核，其轴突组成丘脑皮质束，经内囊后肢投射到中央后回的上 2/3 区和中央旁小叶的后部。部分纤维止于中央前回。

（二）躯干和四肢的痛、温觉及粗触觉传导通路

传导躯体皮肤、黏膜的痛、温觉和粗触觉的传导通路又称浅感觉传导通路，由三级神经元组成。

1. 躯干和四肢浅感觉的传导通路(图 19-2) 第 1 级神经元也是脊神经节细胞，其周围突分布于躯干、四肢皮肤的感受器，中枢突经脊神经后根进入脊髓，先上升 1～2 个节段，然后止于脊髓后角换第 2 级神经元。

第 2 级神经元的胞体在脊髓后角，它们的轴突交叉至对侧脊髓前索和外侧索，组成上行的脊髓丘脑束，经延髓、脑桥、中脑止于背侧丘脑腹后外侧核，换第 3 级神经元。

第 3 级神经元胞体在背侧丘脑腹后外侧核，由此发出的纤维组成丘脑皮质束，经内囊后肢投射到中央后回的上 2/3 区和中央旁小叶的后部。

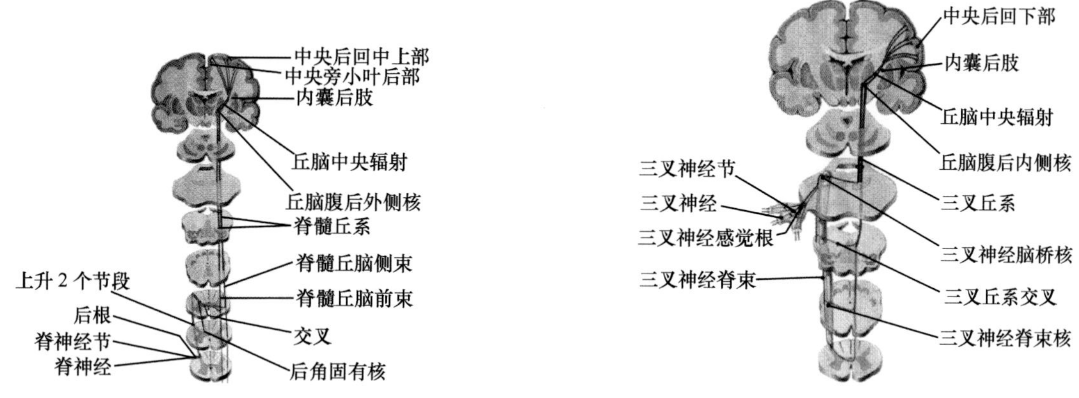

图 19-2 躯干和四肢浅感觉传导通路

图 19-3 头面部浅感觉传导通路

2. 头面部浅感觉的传导通路(图 19-3) 第 1 级神经元是三叉神经节细胞，其周围突组成三叉神经分布于头、面部皮肤、黏膜的痛、温、触觉感受器，中枢突组成三叉神经感觉根进入脑桥，止于三叉神经感觉核。

第 2 级神经元在三叉神经脑桥核和三叉神经脊束核，由此发出的纤维向对侧交叉，组成三叉

丘脑束,向上止于背侧丘脑腹后核。

第3级神经元也是在背侧丘脑腹后核,由此发出的纤维参与组成丘脑皮质束,经内囊后肢投射到中央后回下1/3区。

(三)视觉传导通路和瞳孔对光反射通路

1. 视觉传导通路 眼球固定向前平视时所能看到的空间范围称为视野。由于眼屈光系统的折射作用,颞侧半视野的物像投射到鼻侧半视网膜上,而鼻侧半视野的物像投射到颞侧半视网膜上。

视网膜的视锥细胞和视杆细胞是光感受器,将冲动先传给双极细胞(第1级神经元),再传给节细胞(第2级神经元),节细胞的轴突在眼球后部组成视神经,经视神经管入颅腔后,两侧视神经组成视交叉,视交叉向后延为视束,视束终于外侧膝状体(第3级神经元)。由外侧膝状体发出的纤维组成视辐射,经内囊后肢的后部,投射到大脑皮质枕叶距状沟两侧的视觉中枢(图19-4)。

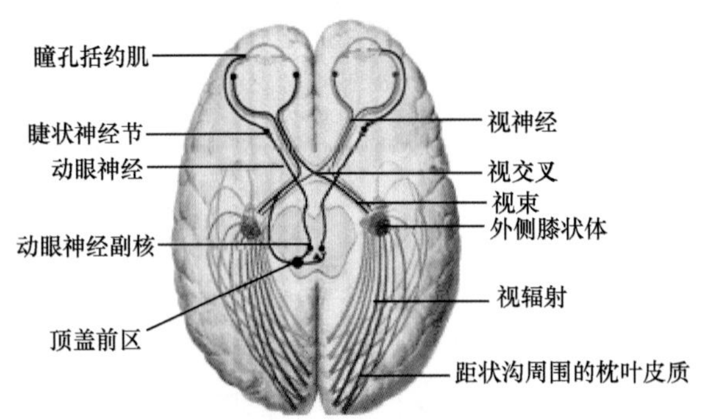

图19-4 视觉传导通路

视神经的纤维在经过视交叉时进行不完全性交叉,即来自双眼鼻侧半视网膜的纤维相互交叉,而来自双眼颞侧半视网膜的纤维不交叉。因此,一侧的视束内含有同侧颞侧半视网膜的纤维和对侧鼻侧半视网膜的纤维。

视觉传导通路不同部位损伤,会有不同的临床表现:一侧视神经全部损伤,患眼全盲;视交叉中间部的纤维损伤(如垂体肿瘤压迫),引起双眼颞侧半视野偏盲;一侧视束以后部位(视辐射、视觉中枢)损伤可导致双眼病灶对侧视野同向性偏盲(如左侧视辐射损伤,患者不能看见其右前方的物体)。

2. 瞳孔对光反射通路 光照一侧瞳孔,引起两眼瞳孔缩小的反射,称瞳孔对光反射。光照同侧瞳孔缩小称直接对光反射,对侧瞳孔缩小称间接对光反射。此反射的传入神经为视神经,传出神经为动眼神经,反射中枢在中脑。其反射路径可概括如下:

视网膜→视神经→视交叉→视束→视束的部分纤维经上丘顶盖前区(对光反射中枢)→发出纤维→两侧动眼神经副核→发出副交感节前纤维→经动眼神经→睫状神经节→发出副交感节后纤维→分布于瞳孔括约肌→调节瞳孔,使之缩小。了解瞳孔对光反射的通路就很容易解释神经损伤时的表现。

(四)听觉传导通路

听觉传导的第1级神经元为蜗螺旋神经节的双极细胞,其周围突分布于内耳的螺旋器(Corti器);中枢突组成蜗神经,与前庭神经一道,在延髓、脑桥交界处入脑,止于蜗神经前核和后核。第2级神经元胞体在蜗神经前核和后核,发出纤维大部分在脑桥内经斜方体交叉至对侧,至上橄榄核外侧折向上行,称外侧丘系。外侧丘系的纤维经中脑被盖的背外侧部大多数止于下丘。第3级神经元胞体在下丘,其纤维经下丘臂止于内侧膝状体。第4级神经元胞体在内侧膝状体,发出纤维组成听辐射(acoustic radiation),经内囊后肢,止于大脑皮质颞横回的听区。其路径可概括如下:

螺旋器(蜗神经节周围突)→蜗神经节(1)→蜗神经→蜗神经核(2)→双侧外侧丘系→两侧内侧膝状体(3)→听辐射→两侧听觉中枢。

蜗神经腹侧、背侧核的纤维除直接形成对侧的外侧丘系外,也有些纤维在听觉通路上的某些中继性核团(如上橄榄核等)换元,以后再加入同侧或对侧的外侧丘系,故听觉冲动是双侧传导的。

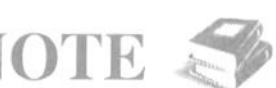

若一侧外侧丘系及其以上的听觉传导通路受损，不产生明显的症状，但损伤蜗神经、内耳或中耳，则引起患侧听觉障碍。下丘还发出纤维到上丘，再经顶盖脊髓束下行至脊髓，完成听觉反射。

二、运动传导通路

运动传导通路管理骨骼肌的运动，包括锥体系和锥体外系两部分。

（一）锥体系

锥体系是管理骨骼肌随意运动的系统，由上、下两级神经元组成。中央前回和中央旁小叶前部的锥体细胞为上运动神经元，它们的轴突组成锥体束，分皮质脊髓束、皮质核束两部分；脊髓前角运动细胞和脑神经躯体运动核为下运动神经元，它们的轴突组成脊神经和脑神经，前者支配躯干、四肢骨骼肌运动，后者支配头面部骨骼肌运动。

重点：皮质脊髓束及皮质核束上、下运动神经元的位置，下行纤维交叉部位。

1. 皮质脊髓束 起自中央前回上 2/3 及中央旁小叶前部的锥体细胞，经内囊后肢、中脑的大脑脚、脑桥至延髓形成锥体。在锥体下端，75%～90%的纤维经锥体交叉越边至对侧，成为皮质脊髓侧束，逐节段止于同侧脊髓前角，支配四肢肌；小部分纤维不交叉，成为皮质脊髓前束，陆续止于脊髓上胸节段的双侧前角，支配躯干肌(图 19-5)。一侧皮质脊髓束在锥体交叉前损伤，出现对侧肢体瘫痪，躯干肌没有明显影响；若在锥体交叉后损伤，则表现为同侧肢体瘫痪。实际上，皮质脊髓束只有 10%～20%的纤维直接终止于前角运动细胞，大部分纤维经中间神经元与前角运动细胞联系。

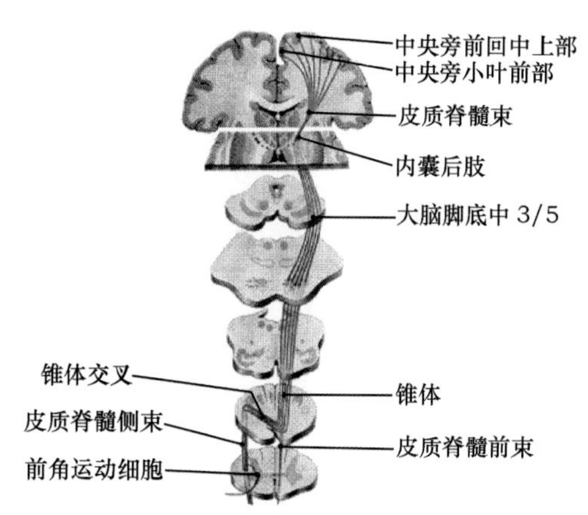

图 19-5 皮质脊髓束

2. 皮质核束 主要由中央前回下 1/3 区的锥体细胞的轴突集合而成，下行经内囊膝部至大脑脚底中 3/5 的内侧部，由此向下，陆续分出纤维，大部分终止于双侧脑神经运动核(动眼神经核、滑车神经核、展神经核、三叉神经运动核、面神经运动核支配面上部肌的细胞群、疑核和副神经核)，支配眼外肌、咀嚼肌、面上部表情肌、胸锁乳突肌、斜方肌和咽喉肌。小部分纤维完全交叉到对侧，终止于面神经运动核支配面下部肌的细胞群和舌下神经核，支配面下部表情肌和舌肌(图 19-6)。因此，除面下部肌的面神经核和舌下神经核为单侧(对侧)支配外，其他脑神经运动核均接受双侧皮质核束的纤维。一侧上运动神经元受损，可产生对侧眼裂以下的面肌和对侧舌肌瘫痪，表现为病灶对侧鼻唇沟消失，口角低垂并向病灶侧偏斜，流涎，不能做鼓腮、露齿等动作，伸舌时舌尖偏向病灶对侧。一侧面神经下运动神经元受损，可致病灶侧所有面肌瘫痪，表现为额横纹消失，眼不能闭，口角下垂，鼻唇沟消失等。一侧舌下神经下运动神经元受损，可致病灶侧全部舌肌瘫痪，表现为伸舌时舌尖偏向病灶侧(图 19-7)。

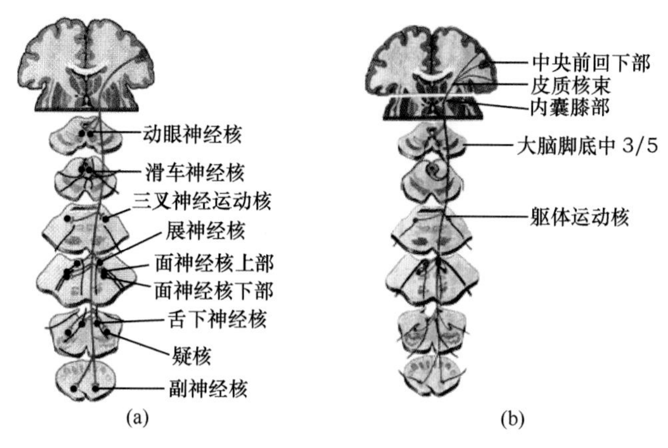

图 19-6 皮质核束

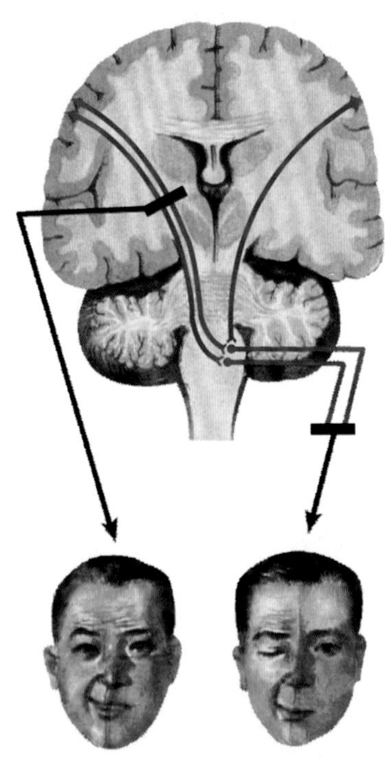

图 19-7　面神经核上瘫与核下瘫

锥体系的任何部位损伤都可引起其支配区的随意运动障碍——瘫痪,可分两类:①上运动神经元损伤(核上瘫):脊髓前角细胞和脑神经运动核以上的锥体系损伤,表现为随意运动障碍,肌张力增高,故称痉挛性瘫痪(硬瘫),这是由于上运动神经元对下运动神经元的抑制被取消(脑神经核上瘫时肌张力增高不明显),但肌肉不萎缩(因未失去其直接神经支配)。此外,还有深反射亢进(因失去高级控制),浅反射(如腹壁反射、提睾反射等)减弱或消失(因锥体束的完整性被破坏)和出现因锥体束的功能受到破坏所致的病理反射(如巴氏征)等。②下运动神经元损伤(核下瘫):指脊髓前角细胞和脑神经运动核以下的锥体系损伤,表现为因失去神经直接支配所致的肌张力降低,随意运动障碍,又称弛缓性瘫痪。由于神经营养障碍,还导致肌肉萎缩。因所有反射弧均中断,故浅反射和深反射都消失,也不出现病理反射(图 19-7)。

(二) 锥体外系

锥体外系是指锥体系以外的控制骨骼肌活动的所有下行传导通路,结构十分复杂,包括大脑皮质、纹状体、背侧丘脑、底丘脑、红核、黑质、脑桥核、前庭核、小脑和脑干网状结构等以及它们的纤维联系。锥体外系的纤维最后经红核脊髓束、网状脊髓束等中继,下行终止于脑神经运动核和脊髓前角细胞。在种系发生上,锥体外系是较古老的结构,从鱼类开始出现。在鸟类是控制全身运动的主要系统。但到了哺乳类,尤其是人类,由于大脑皮质和锥体系的高度发展,锥体外系逐渐处于从属地位。人类锥体外系的主要机能是调节肌张力、协调肌肉活动、维持体态姿势和习惯性动作(例如走路时双臂自然协调地摆动)等。锥体系和锥体外系在运动功能上是互相不可分割的一个整体,只有在锥体外系使肌张力保持稳定协调的前提下,锥体系才能完成一些精确的随意运动,如写字、刺绣等。另一方面,锥体外系对锥体系也有一定的依赖性。例如,有些习惯性动作开始是由锥体系发动起来的,然后才处于锥体外系的管理之下。

知识拓展

对光反射异常与神经损伤

一侧视神经受损时,传入信息中断,光照患侧瞳孔,两侧瞳孔均不缩小;但光照健侧瞳孔,则两眼对光反射均存在(此即患侧直接对光反射消失,间接对光反射存在)。又如,一侧动眼神经受损时,由于传出信息中断,无论光照哪一侧瞳孔,患侧对光反射都消失(患侧直接及间接对光反射消失),但健侧直接、间接对光反射均存在。

思考题

1. 针刺右手小指皮肤,其产生的痛觉如何传至大脑皮质?投射至何部位?
2. 右手握物,其产生的纹理觉和质地觉如何传至大脑皮质?投射至何部位?
3. 下列属于深感觉的是(　　)。

A. 痛觉　　B. 触觉　　C. 平衡觉　　D. 热觉　　E. 冷觉

(张　卉)

第七篇

内分泌系统

内分泌系统是由内分泌器官和内分泌组织组成的。内分泌器官是指形态结构上独立存在、肉眼可见的内分泌腺，包括甲状腺、甲状旁腺、肾上腺、垂体和松果体等。内分泌组织是指分散存在于其他组织、器官中的内分泌细胞团，如胰腺内的胰岛、睾丸内的间质细胞、卵巢内的卵泡和黄体，以及消化管壁内、肾内等处的内分泌细胞等。

内分泌系统是人体的重要调节系统，它与神经系统及免疫系统共同参与机体活动的调节，共同维持人体内环境的平衡和稳定。内分泌细胞的分泌物称为激素。激素直接进入血液或淋巴，随血液循环运送至全身各部，调节人体的新陈代谢、生长发育和生殖功能等。

内分泌系统的任何器官或组织的功能亢进或低下，均可引起人体的功能代谢紊乱，甚至引起疾病。

第二十章　内分泌系统

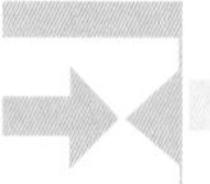

学习目标

1. 掌握内分泌系统的组成。

2. 熟悉甲状腺、甲状旁腺、肾上腺和垂体的微细结构特点及其分泌物的名称和功能，腺垂体的细胞组成及其分泌物的名称和功能。

3. 了解激素的概念，垂体门脉系统的构成和意义。

4. 通过本章的学习，能够知道侏儒症、巨人症和呆小症的发生原因是什么，哪些激素参与了机体的应激状态，为什么临床上经常用激素来治疗这类疾病。

案例引入

患者王某，女，51岁，退休工人，收入一般。初中文化，汉族，已婚。一年前退休在家。近两个月出现阵发性潮红、潮热、烦躁易怒、失眠多梦等症状。

个人陈述：平时脾气随和，工作认真，常被评为单位的先进工作者，一年前退休在家。半年前，月经开始变得无规律，有时两个月来一次，有时一个月来两次。常感胸部、颈部一阵阵发热。会无缘无故发脾气，老公、儿子都烦，弄得一家人都不安生，自己也常常生自己的闷气，晚上整夜整夜睡不着觉，怀疑自己是否得了神经病，经朋友介绍前来咨询。

精神状态：来访者独自前来，显得急躁。咨询员与其面谈时观察到该来访者身材胖瘦适中、皮肤保养较好，穿着打扮比较精细、讲究。说话时眉头紧锁，目光主动注视咨询员，语速较快但条理清晰。表达的内容具体真实、思维清晰，感知觉无异常。人格相对稳定。

请分析：

(1) 患者最可能的病变部位和诊断是什么？

(2) 患者为何出现月经不调和性格改变？

内分泌系统是机体的重要调节系统，它与神经系统、免疫系统相互作用，共同调节人体的新陈代谢、生长发育和生殖功能。

内分泌系统的组成如下(图20-1)：

内分泌系统
- 内分泌腺：垂体、甲状腺、甲状旁腺、肾上腺、松果体
- 内分泌组织：胰岛、睾丸间质细胞、卵泡、黄体
- 散在的内分泌细胞：如APUD系统的细胞

重点、难点：内分泌腺和激素的概念。

内分泌腺的结构特点是腺细胞排列成索状、团状或围成滤泡状，腺细胞间有丰富的毛细血管，无导管，分泌物称为激素。激素通过血液循环作用于远隔的特定细胞或者直接作用于邻近的细胞，发挥其生理功能。一种激素作用的特定器官或特定细胞，称为这种激素的靶器官或靶细胞。

激素根据其化学性质不同分为含氮激素和类固醇激素两大类。含氮激素分泌细胞的超微结构特点：胞质内含有丰富的粗面内质网、发达的高尔基复合体，以及膜包被的分泌颗粒等。类固醇激素分泌细胞的超微结构特点：胞质内含有丰富的滑面内质网，较多的管状嵴线粒体，较多脂滴，为激素合成的原料。

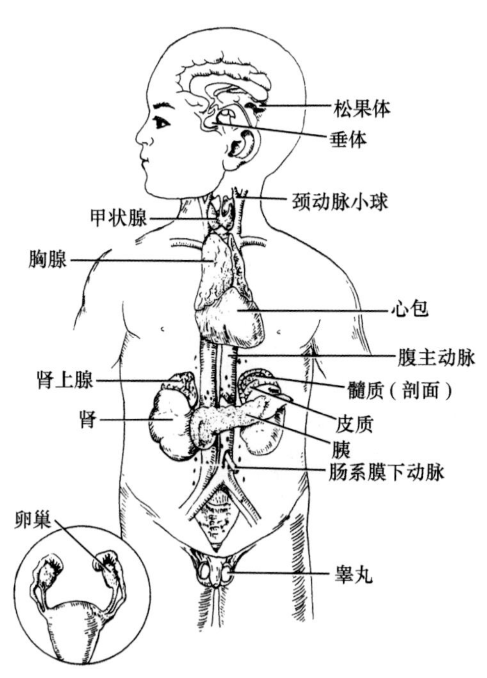

图 20-1 内分泌系统的组成

第一节 甲 状 腺

一、甲状腺的大体结构

甲状腺是人体最大的内分泌腺，略呈“H”形，由左右 2 个甲状腺侧叶和中间的甲状腺峡部组成(图 20-2)。甲状腺侧叶呈锥体形，贴于喉下部和气管上段的两侧和前面，上达甲状软骨中部，下达第 6 气管软骨环。甲状腺峡部位于第 2～4 气管软骨环前方，连接左右甲状腺侧叶，其宽窄因人而异。大部分人的甲状腺自峡部向上伸出一个长短不一的锥状叶，多偏左。

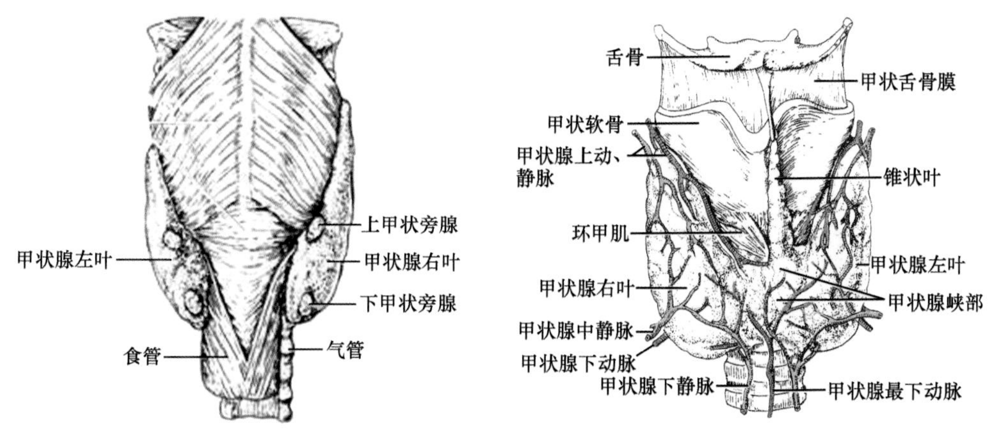

图 20-2 甲状腺及甲状腺血管、神经的分布

甲状腺借韧带固定于喉和气管壁上，因而吞咽时可随喉部上、下移动。甲状腺内侧面与喉、气管、食管和喉返神经相邻，当甲状腺过度肿大时，压迫了这些邻近结构，就导致了呼吸困难、吞咽困难和声音嘶哑等一系列症状。

二、甲状腺的微细结构

重点:甲状腺的镜下结构;甲状腺滤泡上皮细胞的形态和功能。

难点:甲状腺滤泡上皮细胞;甲状腺激素的合成及功能。

甲状腺表面包有薄层结缔组织被膜。结缔组织伸入腺实质,将其分成许多大小不等、界限不清的小叶,每个小叶内含有 20～40 个甲状腺滤泡,由单层的滤泡上皮细胞围成。滤泡间及滤泡上皮细胞间有少量的滤泡旁细胞(图 20-3)。

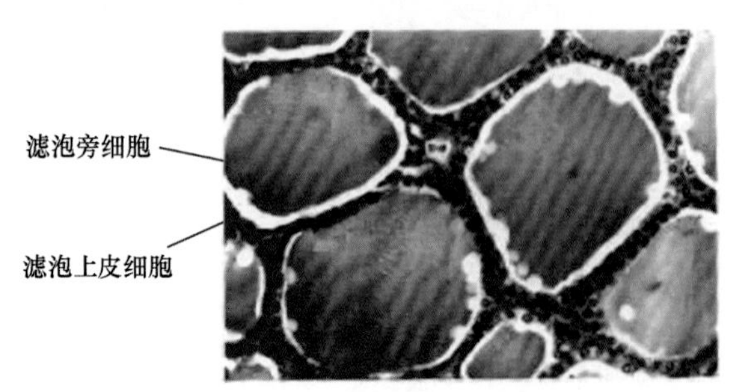

图 20-3　甲状腺光镜图

(一) 滤泡上皮细胞

滤泡大小不等,呈圆形、椭圆形或不规则形,主要由滤泡上皮细胞围成,滤泡腔内充满嗜酸性胶质,是碘化的甲状腺球蛋白。

滤泡上皮细胞(图 20-3)是组成滤泡的主要细胞,呈立方形,随功能状态不同而形态也不同。功能活跃时,滤泡变矮,呈扁平状,腔内胶质增多。细胞核呈圆形,位于中央,胞质呈弱嗜碱性。电镜下,胞质内有较发达的粗面内质网和较多线粒体,溶酶体散在分布,高尔基复合体位于核上区。顶部胞质内有电子密度中等、体积很小的分泌颗粒,还有从滤泡腔摄入的低电子密度的胶质小泡。滤泡上皮基底部有完整的基膜。

滤泡上皮细胞合成和分泌甲状腺激素。甲状腺激素的形成经过合成、储存、碘化、重吸收、分解和释放等过程(图 20-4)。滤泡上皮细胞从血中摄取氨基酸,在粗面内质网合成甲状腺球蛋白前体,继而在高尔基复合体加糖形成分泌颗粒,以胞吐方式释放到滤泡腔内储存。滤泡上皮细胞能从血中摄取 I^-,经过氧化物酶活化后,再进入滤泡腔,与甲状腺球蛋白结合成碘化甲状腺球蛋白。滤泡上皮细胞在腺垂体分泌的促甲状腺激素(见后述)的作用下,胞吞滤泡腔内的碘化甲状

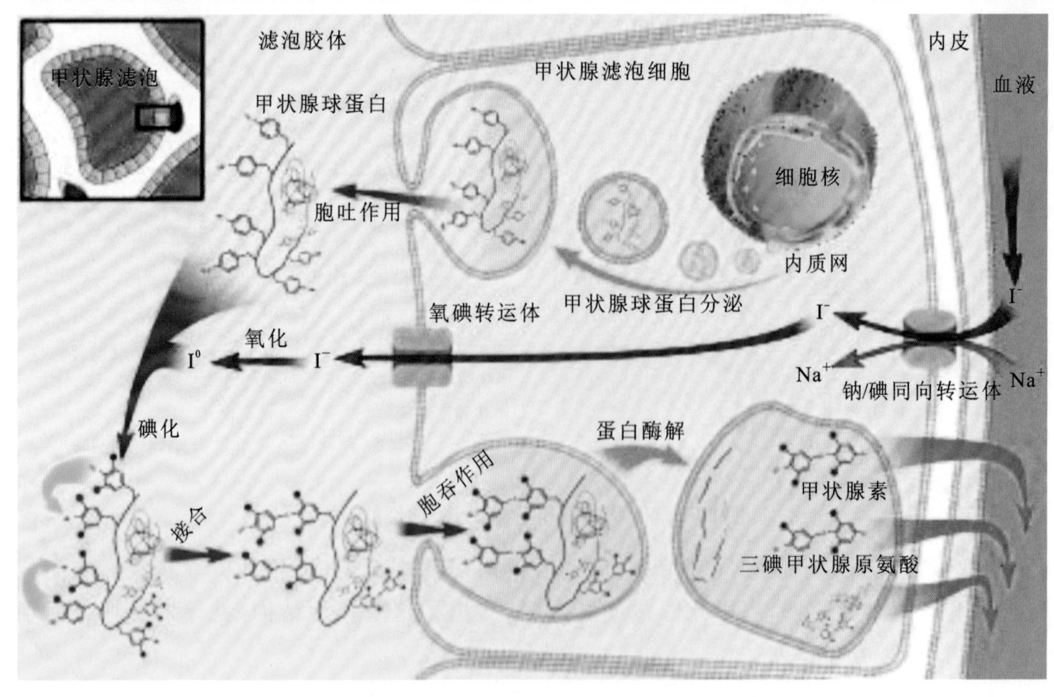

图 20-4　甲状腺激素合成示意图

腺球蛋白，成为胶质小泡。胶质小泡与溶酶体融合，胶质小泡内的甲状腺球蛋白被水解酶分解，形成大量四碘甲状腺原氨酸（T_4，即甲状腺素）和少量三碘甲状腺原氨酸（T_3），T_3 和 T_4 于细胞基底部释放入血。

甲状腺激素能促进机体的新陈代谢，提高神经兴奋性，促进生长发育，尤其对婴幼儿的骨骼发育和中枢神经系统发育作用显著。小儿甲状腺功能低下，表现为身材矮小，脑发育障碍，导致呆小症。成人甲状腺功能低下则引起新陈代谢和中枢神经系统兴奋性降低，表现为精神呆滞、记忆力减退、毛发稀少以及黏液性水肿等。甲状腺功能亢进（简称甲亢）时甲状腺激素分泌过多，导致代谢率升高，耗氧量增加和体重减轻，严重者可致甲状腺突眼。

（二）滤泡旁细胞

滤泡旁细胞位于甲状腺滤泡之间和滤泡上皮细胞之间，细胞稍大，在 HE 染色切片中胞质着色浅淡，银染色法可见胞质内有嗜银颗粒，内含降钙素（图 20-5）。电镜下，滤泡上皮间的滤泡旁细胞顶部被相邻的上皮细胞覆盖。

降钙素是一种多肽，能促进成骨，使骨盐沉着于类骨质，并抑制胃肠道和肾小管吸收 Ca^{2+}，使血钙浓度降低。

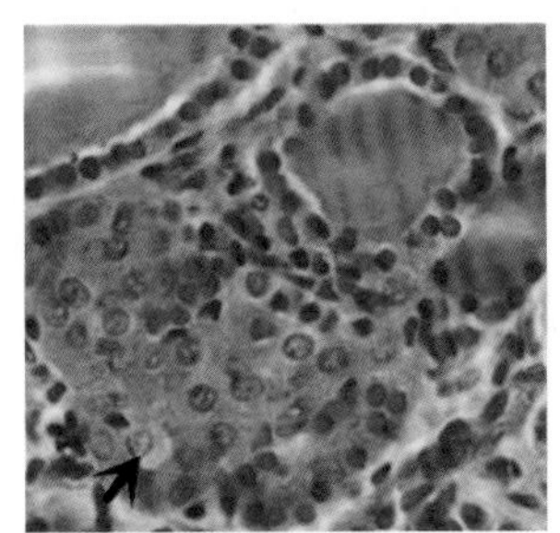
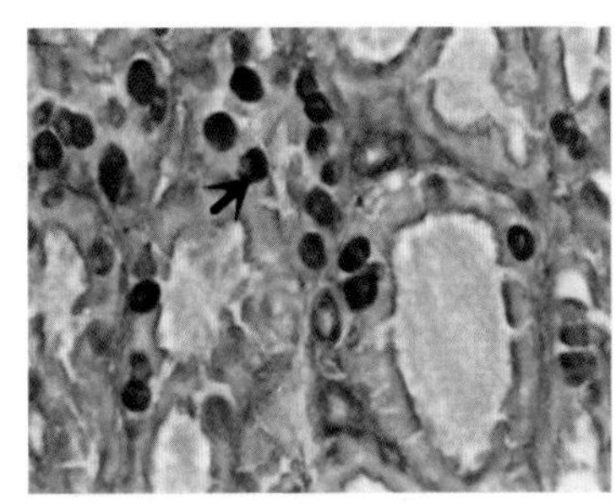

图 20-5 滤泡旁细胞光镜图（箭头所示为滤泡旁细胞）

知识拓展

甲状腺术前药物准备的护理

术前药物准备是手术前降低基础代谢率，防止术后甲状腺危象的重要环节。先给予硫氧嘧啶类药物，待甲亢症状基本控制后，改服碘剂 1～2 周，再行手术。碘剂可抑制蛋白水解酶，减少甲状腺球蛋白的分解，抑制甲状腺激素的释放，可减少腺体血流量，使腺体充血减少、变小变硬，有利于手术治疗。因碘剂不能抑制甲状腺激素合成，一旦停服，储存于腺滤泡内的甲状腺球蛋白即可分解，大量甲状腺激素释放入血，使甲亢症状加重。因此，凡不准备手术者应不给碘剂。常用的碘剂是复方碘化钾溶液（卢戈氏液），自每日 3 次，每次 3 滴开始，逐日每次增加 1 滴，至每日 3 次，每次 16 滴为止。以此剂量维持至手术时机成熟：患者情绪稳定，睡眠好转，体重增加，脉率稳定在 90 次/分以下，基础代谢率低于 20%，腺体缩小变硬。碘剂可刺激口腔黏膜和胃黏膜，应在饭后给药，可将药液滴在饼干或面包片上吞服，或用冷开口稀释后服用。

第二节 甲状旁腺

一、甲状旁腺的大体结构

甲状旁腺有上、下两对，呈扁椭圆形，位于甲状腺左、右叶的背面，棕黄色，黄豆大小。上甲状

旁腺一般位于甲状腺侧叶后缘的中上1/3交界处,下甲状旁腺位于甲状腺下动脉附近,其位置不固定(图20-2)。

二、甲状旁腺的微细结构

重点:甲状旁腺的形态和功能。

甲状旁腺表面包有结缔组织被膜,实质内腺细胞排列成团索状,其间有丰富的有孔毛细血管。腺细胞分主细胞和嗜酸性细胞两种(图20-6)。

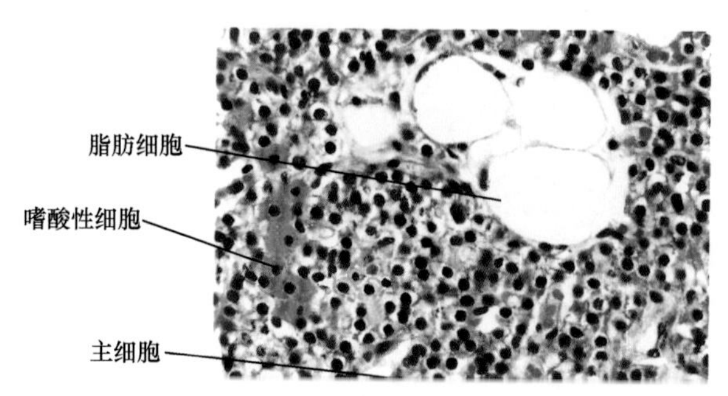

图20-6　甲状旁腺光镜图

1. 主细胞　数量最多,呈多边形,核圆,居中,HE染色胞质浅。主细胞分泌甲状旁腺激素,主要作用是促进骨盐溶解,促进肠及肾小管吸收钙,从而使血钙升高。甲状旁腺激素和降钙素共同调节从而维持血钙的稳定。

2. 嗜酸性细胞　单个或成群分布于主细胞间,胞体较大,核较小,染色深,胞质嗜酸性。电镜下,胞质内含丰富的线粒体。嗜酸性细胞从7～10岁后开始出现,并随年龄增长而增多,但其功能目前仍不清楚。

第三节　肾　上　腺

一、肾上腺的大体结构

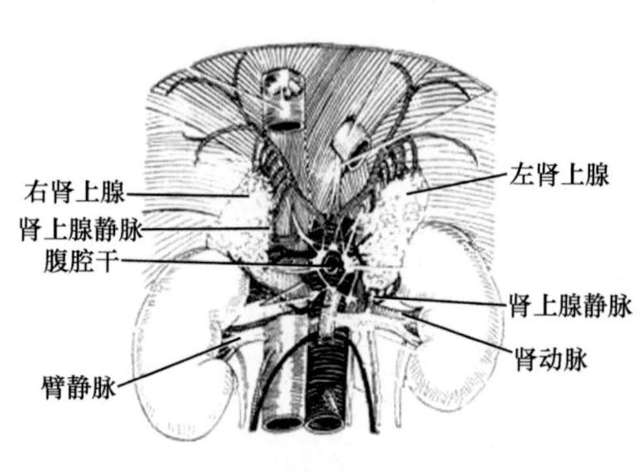

图20-7　肾上腺

肾上腺位于肾的上方,左右各一,左侧略比右侧大。左侧为半月形,右侧为三角形(图20-7)。肾上腺位于肾门上方,和肾一起被肾筋膜包裹,但它也有独立的纤维囊和脂肪囊,故不会随肾下垂而下垂。

二、肾上腺的微细结构

肾上腺表面包以结缔组织被膜,少量结缔组织伴随血管和神经伸入腺实质内。腺实质由位于周边的皮质和中央的髓质构成。皮质来自中胚层,腺细胞具有分泌类固醇激素细胞的结构特点。髓质来自外胚层,腺细胞具有分泌含氮类激素细胞的结构特点。

重点:肾上腺的镜下结构;肾上腺皮质细胞的形态和功能。
难点:肾上腺皮质细胞的形态,不同皮质细胞的形态区分。

(一) 皮质

皮质占肾上腺体积的80%～90%,根据皮质细胞的形态结构和排列特征,可将皮质由浅及深分为三个带,即球状带、束状带和网状带,三带之间并无明显的界限(图20-8)。

1. 球状带　球状带位于被膜下方,较薄,约占皮质总体积的15%。细胞聚集成球团状,胞体较小,呈锥形,核小,染色深,胞质较少,内含少量脂滴。细胞团之间为窦状毛细血管和少量结缔组织(图20-9)。

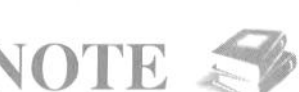

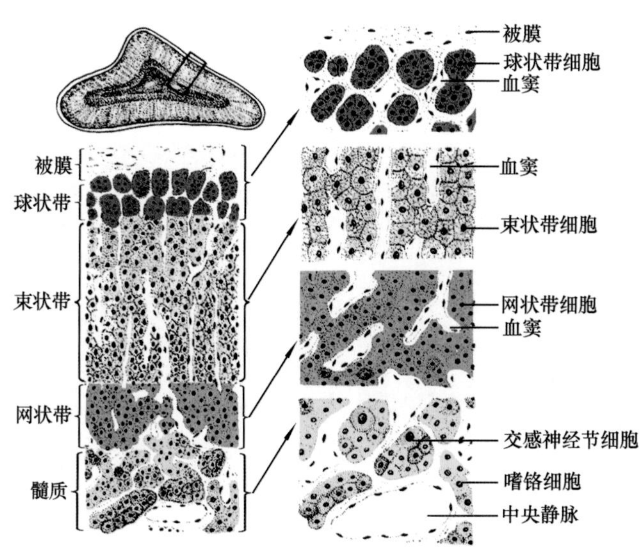

图 20-8 肾上腺模式图

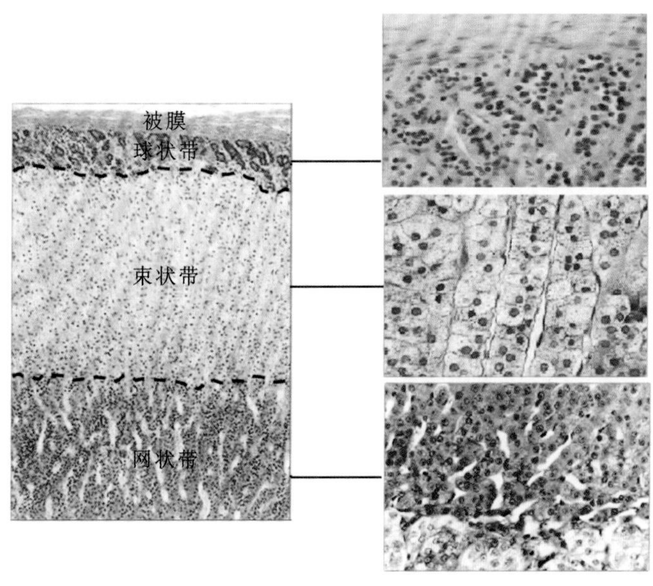

图 20-9 肾上腺光镜图

球状带细胞分泌盐皮质激素，主要是醛固酮，作用于肾远曲小管和集合管重吸收 Na^+ 及排 K^+，使血 Na^+ 升高，血 K^+ 降低，从而维持血容量的正常。盐皮质激素的分泌受肾素-血管紧张素系统的调节。

2. 束状带 最厚，约占皮质总体积的 78%。细胞较大，呈多边形，排列成单行或双行细胞索。核圆形，较大，着色浅。胞质内含大量脂滴，在 HE 染色切片中，因脂滴被溶解，故胞质染色浅而呈泡沫状(图 20-9)。细胞索间为窦状毛细血管和少量结缔组织。

束状带细胞分泌糖皮质激素，主要为皮质醇，可促使蛋白质及脂肪分解并转变成糖，还有抑制免疫应答及抗炎等作用。

3. 网状带 最薄，紧邻髓质，约占皮质总体积的 7%，细胞索相互吻合成网，网间为窦状毛细血管和少量结缔组织。网状带细胞较小，核也小，着色较深，胞质内含较多脂褐素和少量脂滴，故染色深(图 20-9)。

网状带细胞主要分泌雄激素、少量的雌激素和糖皮质激素。

(二) 髓质

髓质位于肾上腺中央，占肾上腺总体积的 10%～20%，主要由排列成团索状的髓质细胞组

成,其间为血窦和少量结缔组织,髓质中央有中央静脉。髓质细胞胞体大,呈多边形,如用含铬盐的固定液固定标本,胞质内可见黄褐色的嗜铬颗粒,故又称嗜铬细胞(图 20-10)。另外,髓质内还有少量散在分布的、较大的交感神经节细胞。

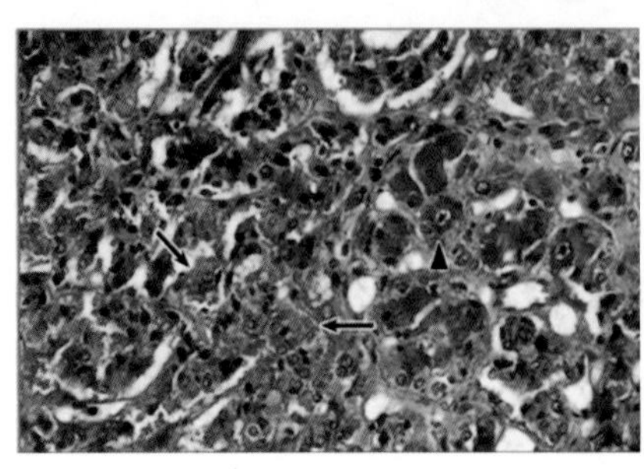
(a) HE染色

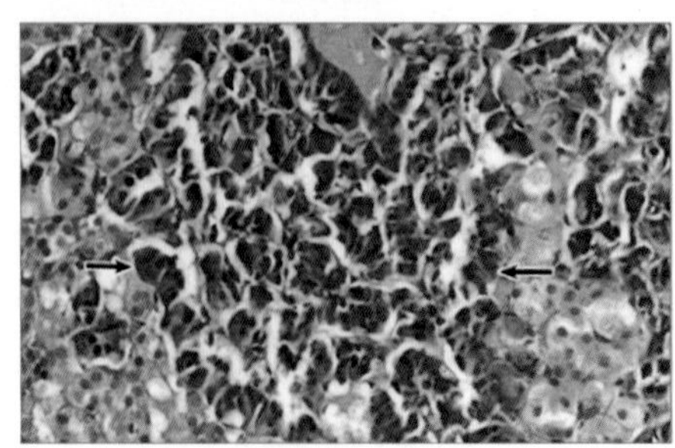
(b) 铬盐染色

图 20-10　肾上腺嗜铬细胞

图中箭头所示为嗜铬细胞,三角所示为交感神经节细胞

电镜下,嗜铬细胞胞质内含许多高电子密度的膜被分泌颗粒。根据颗粒内含物的不同,嗜铬细胞分为两种:一种为肾上腺素细胞,颗粒内含肾上腺素,细胞数量多,占人肾上腺髓质细胞的80%以上;另一种为去甲肾上腺素细胞,颗粒内含去甲肾上腺素。

肾上腺素和去甲肾上腺素为儿茶酚胺类物质,其分泌受交感神经调控。肾上腺素使心率加快、心脏和骨骼肌的血管扩张;去甲肾上腺素使血压增高,心脏、脑和骨骼肌内的血流加速。

三、肾上腺的血液循环特点

肾上腺内毛细血管丰富。肾上腺动脉进入被膜后,大部分进入皮质,形成窦状毛细血管网,并与髓质毛细血管相通。少数小动脉分支穿过皮质直接进入髓质,形成髓质窦状毛细血管。髓质内的小静脉汇合成一条中央静脉,经肾上腺静脉出肾上腺。因此肾上腺的血液大多经皮质流向髓质,因此髓质血液含较多的皮质激素。其中的糖皮质激素可增强嗜铬细胞内苯乙醇胺-N-甲基转移酶的活性,使去甲肾上腺素甲基化为肾上腺素,可见肾上腺皮质对髓质细胞的激素生成有很大的影响。

知识拓展

肾上腺肿瘤术后预防肾上腺危象的护理

1. 应及时准确执行医嘱,进行激素补充,预防患者术后糖皮质激素水平骤降,发生肾上腺皮质功能不足。具体补充方法如下:

(1) 分别于术前 12 h、术前 2 h,醋酸可的松臀部肌内注射。

(2) 手术当天,醋酸可的松肌内注射,6 h 1 次。然后每天注射,间隔时间延长。

(3) 术后第 3 天,改强的松口服;首先 5 mg,间隔时间延长直至停止。激素具体更改和停止时间,视患者电解质、血糖水平而定。

2. 术后严密观察病情,若发现患者四肢无力、肌肉和关节酸痛、恶心、呕吐、血压骤降、脉速、神志模糊等症状,立即通知医师处理,并积极配合抢救。

3. 给予氧气吸入,增加机体需氧量,提高血氧分压浓度。

4. 建立静脉通道,补液,同时使用升压药,注意防止外渗,严密监测血压、脉搏的变化,及时调整用药量。

第四节 垂 体

一、垂体的大体结构

垂体位于颅底蝶鞍垂体窝内，上端借漏斗部与下丘脑相连(图 20-11)。垂体色灰红，呈椭圆形，外包结缔组织被膜，重约 0.6 g，女性略大于男性，妊娠期更明显。垂体对人体的生命活动十分重要，是人体内最复杂的内分泌腺。

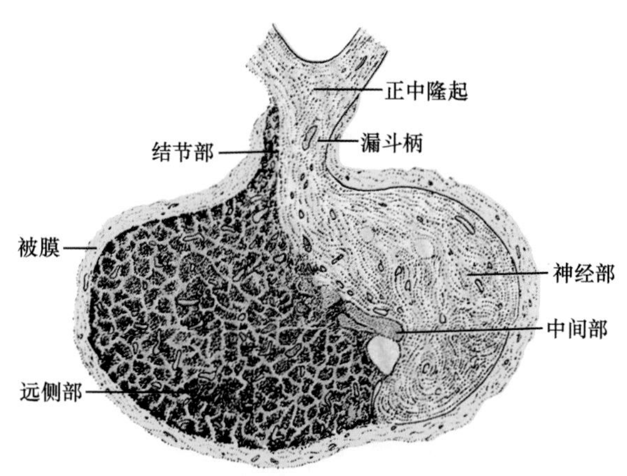

图 20-11 垂体

二、垂体的微细结构

重点：腺垂体、神经垂体的镜下结构和功能。
难点：腺垂体、神经垂体与下丘脑的关系。

垂体由腺垂体和神经垂体两部分组成，神经垂体分为神经部和漏斗部，漏斗部与下丘脑相连，包括漏斗柄和正中隆起。腺垂体分为远侧部、中间部和结节部三部分。远侧部又称垂体前叶，神经垂体的神经部和腺垂体的中间部合称垂体后叶(图 20-11，图 20-12)。

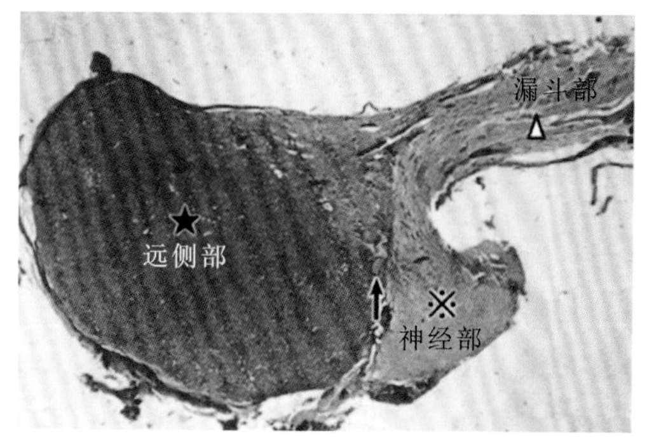

图 20-12 垂体光镜图(箭头为中间部)

(一) 腺垂体

1. 远侧部(pars distalis) 腺细胞排列成团索状，少数围成小滤泡，细胞间有丰富的窦状毛细血管和少量结缔组织。在 HE 染色中，依据腺细胞着色的差异，可将其分为嗜色细胞和嫌色细胞，嗜色细胞又分为嗜酸性细胞和嗜碱性细胞(图 20-13)，均具有含氮类激素分泌细胞的超微结构特点。它们又根据腺细胞分泌激素的不同进行分类，并以分泌的激素命名。

1) 嗜酸性(acidophil)细胞 数量较多，呈圆形或椭圆形，胞质内含嗜酸性颗粒。应用电镜免疫细胞化学技术，按所分泌的激素不同分为两种。

(1) 生长激素细胞：约占远侧部腺细胞总数的 40%。电镜下胞质内可见许多高电子密度的

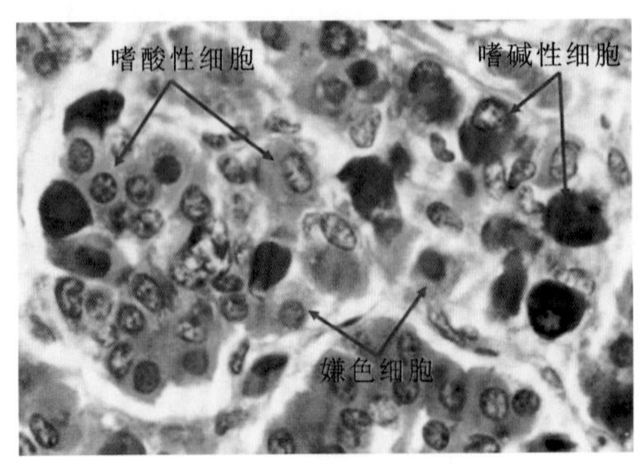

图 20-13 腺垂体光镜图

膜被分泌颗粒(图 20-14)。生长激素能促进体内多种代谢过程,尤其是骺软骨生长,使骨增长。幼儿生长激素分泌不足可致侏儒症,分泌过多则引起巨人症;成人生长激素分泌过多会引发肢端肥大症。

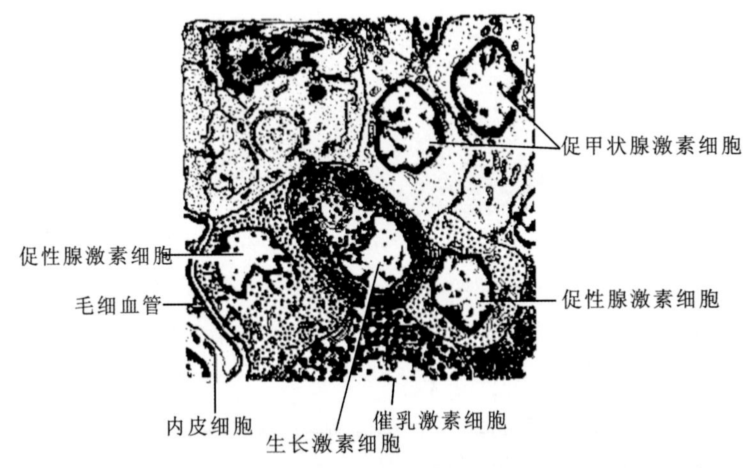

图 20-14 腺垂体电镜模式图

(2) 催乳激素细胞:男女两性的垂体均有此种细胞,但在分娩前期和哺乳期女性细胞数量较多且功能旺盛。催乳激素能促进乳腺发育和乳汁分泌。

2) 嗜碱性细胞　约占远侧部腺细胞总数的 10%,胞体大小不一,呈椭圆形或多边形,胞质内含嗜碱性颗粒。应用电镜免疫细胞化学技术,按所分泌的激素不同分为三种。

(1) 促甲状腺激素细胞:促甲状腺激素能促进甲状腺激素的合成和释放。

(2) 促肾上腺皮质激素细胞:促肾上腺皮质激素主要促进肾上腺皮质束状带细胞分泌糖皮质激素。

(3) 促性腺激素细胞:分泌卵泡刺激素和黄体生成素,这两种激素可共存于同一细胞。卵泡刺激素在女性促进卵泡发育,在男性则刺激生精小管的支持细胞合成雄激素结合蛋白,以促进精子的发生。黄体生成素在女性促进排卵和黄体形成,在男性则刺激睾丸间质细胞分泌雄激素,故又称间质细胞刺激素。

3) 嫌色细胞　约占远侧部腺细胞总数的 50%,体积小,胞质少,着色浅,细胞界限不清楚。电镜下,部分嫌色细胞胞质内含少量分泌颗粒,因此认为此细胞可能是脱颗粒的嗜色细胞,或是处于形成嗜色细胞的初期;大多数嫌色细胞具有长的分支突起,伸入腺细胞之间,彼此相连,构成支架,起支持、营养、保护等作用。

2. 中间部　中间部为位于远侧部与神经部之间的狭窄部分(图 20-11),人的中间部退化为仅占垂体的 2%左右。中间部细胞分泌黑素细胞刺激素(MSH)。MSH 作用于皮肤黑素细胞,促进黑色素的合成和扩散,使皮肤颜色变深。

3. 结节部　包围着神经垂体的漏斗柄,前方较厚,后方较薄或缺如。此部含有丰富的纵行毛细血管，腺细胞呈索状纵向排列，细胞较小，主要是嫌色细胞，其间有少量嗜酸性和嗜碱性细胞。嗜碱性细胞分泌促性腺激素。

4. 腺垂体的血管分布 腺垂体主要由垂体上动脉供应血液。垂体上动脉从结节部上端进入神经垂体漏斗部，在该处分支并吻合形成窦状毛细血管网，称第一级毛细血管网。这些毛细血管网再返回结节部汇集形成数条垂体门微静脉，下行入远侧部，再形成窦状毛细血管，称第二级毛细血管网。垂体门微静脉及其两端的毛细血管网共同构成垂体门脉系统。远侧部毛细血管汇集成小静脉，注入垂体周围的静脉窦（图 20-15）。

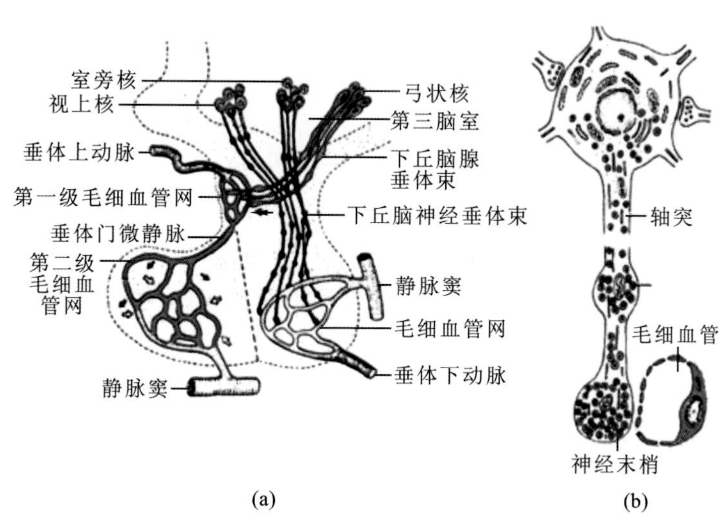

图 20-15 垂体的血管分布及其与下丘脑的关系模式图

5. 下丘脑与腺垂体的关系 下丘脑弓状核等处的神经元具有内分泌功能，称为神经内分泌细胞。这些细胞合成的多种激素经轴突释放入漏斗部的第一级毛细血管网，经垂体门微静脉到达腺垂体远侧部的第二级毛细血管网，分别调节远侧部各种腺细胞的分泌。对腺细胞分泌起促进作用的激素，称释放激素；对腺细胞起抑制作用的激素，则称释放抑制激素。目前已知的释放激素有：生长激素释放激素（GRH）、催乳激素释放激素（PRH）、促甲状腺激素释放激素（TRH）、促肾上腺皮质激素释放激素（CRH）、促性腺激素释放激素（GnRH）及黑素细胞刺激素释放激素（MSRH）等。释放抑制激素有：生长激素释放抑制激素（或称生长抑素，SOM）、催乳激素释放抑制激素（PIH）和黑素细胞刺激素释放抑制激素（MSIH）等。由此可见，下丘脑通过分泌释放激素和释放抑制激素，调节腺垂体各种细胞的分泌；而腺垂体嗜碱性细胞产生的各种促激素又可调节甲状腺、肾上腺和性腺的分泌，从而使神经系统和内分泌系统一起完成对机体的多种物质代谢及功能调节。

（二）神经垂体

神经垂体主要由无髓神经纤维和神经胶质细胞组成，含有较丰富的窦状毛细血管。下丘脑视上核和室旁核的神经内分泌细胞发出轴突，经漏斗部进入神经垂体神经部，组成下丘脑神经垂体束，也是神经部无髓神经纤维的来源。神经内分泌细胞胞体内含有许多分泌颗粒。分泌颗粒由轴突运输到神经部，常聚集成团，使轴突呈串珠状膨大，在 HE 染色下为大小不等的嗜酸性团块（图 20-15(b)，图 20-16），称赫令体。神经部的胶质细胞又称垂体细胞，分布于神经纤维之间，形状和大小不一。垂体细胞具有支持和营养神经纤维的作用。

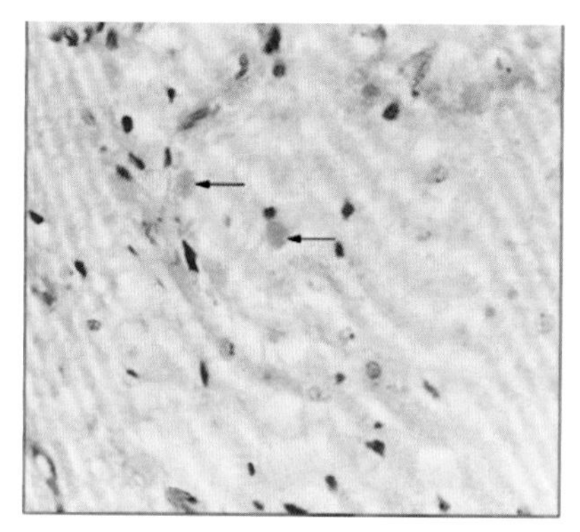

图 20-16 神经垂体光镜图

（箭头所示为赫令体）

视上核和室旁核的神经内分泌细胞合成抗利尿激素和

催产素。抗利尿激素促进肾远曲小管和集合管重吸收水,使尿液浓缩。抗利尿激素分泌若减少,会导致尿崩症,患者每日排出大量稀释的尿液;若分泌超过生理剂量,可导致小动脉平滑肌收缩,血压升高,故又称垂体加压素。催产素可使子宫平滑肌收缩,促进分娩,还可促进乳腺分泌。这些激素在神经内分泌细胞胞体内合成,在垂体神经部储存并释放入窦状毛细血管。因此,下丘脑与神经垂体实为一个整体。

知识拓展

希恩(Sheehan)综合征

希恩综合征即产后垂体前叶功能不全,由于产后大出血引起低血容量性休克,使垂体血管栓塞导致垂体前叶缺血坏死;或使用大量缩宫素等血管收缩药物,由于血管痉挛造成垂体缺血、坏死;或弥散性血管内凝血患者,垂体动脉形成血栓,垂体组织缺血坏死。垂体功能减退,垂体促性腺激素分泌明显减少,LH 和 FSH 脉冲节律紊乱;促甲状腺激素及促肾上腺激素也常生成不足。于是出现闭经、无乳、性欲减退、毛发脱落等症状,第二性征衰退、生殖器官萎缩。此外,还可出现畏寒、嗜睡、低基础代谢及低血压。

激素测定表现为:血 LH、FSH 水平下降;TSH、T_3、T_4、ACTH 水平下降,17β-雌二醇浓度降低。

第五节　松　果　体

一、松果体的大体结构

松果体位于背侧丘脑后上方,呈扁圆锥形,以细柄连于第三脑室顶,色灰红。幼儿较发达,7～8岁后开始退化,腺细胞逐渐被结缔组织取代。成年后有钙盐沉积,形成一些大小不等的颗粒,称为脑砂,随年龄增长而增多,可在 X 线片中看到,临床上可作为松果体定位的一个标志。

二、松果体的微细结构

松果体表面包以软脑膜,其结缔组织深入实质,将松果体分成若干个不规则的小叶。实质主要由松果体细胞、神经胶质细胞和无髓神经纤维等组成(图 20-17)。

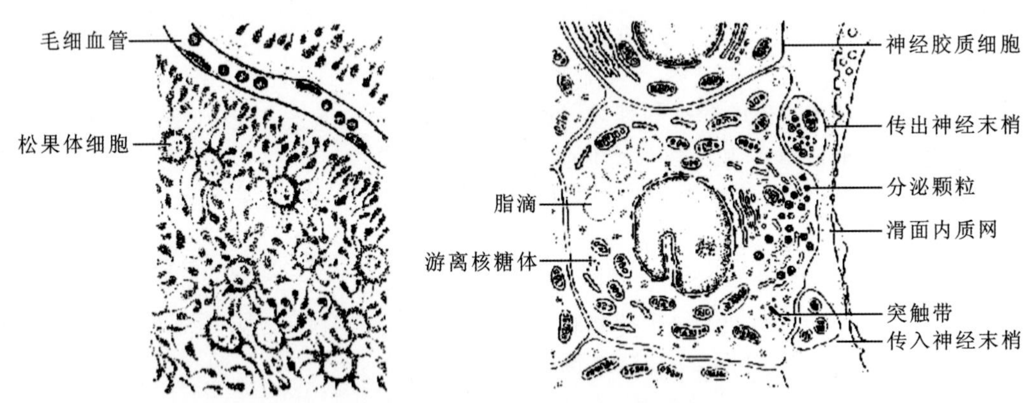

图 20-17　银染色法示松果体细胞模式图及超微模式图

松果体细胞与神经内分泌细胞类似,在 HE 染色下,胞体呈圆形或不规则形,核大,胞质少,呈弱嗜碱性。在镀银染色切片中,可见细胞具有突起,短而细的突起终止在邻近细胞之间,长而粗的突起多终止在血管周围。电镜下，松果体细胞具有含氮激素分泌细胞的超微结构特点。此外，胞质尚有一种称为突触带的结构，它由电子致密的杆状体和周围的许多小泡组成，其数目有昼夜节律变化。松果体细胞分泌褪黑素，褪黑素参与调节机体的昼夜生物节律、睡眠、情绪、性成熟等生理活动。

神经胶质细胞数目少，胞体小，核小，染色深，对松果体细胞起支持和营养的作用。在成人的松果体内常见脑砂，脑砂是松果体细胞分泌物钙化而成的同心圆结构，其意义不明。

第六节　散在的内分泌细胞

除上述内分泌细胞外，机体其他器官还存在大量散在的内分泌细胞。它们分泌的多种激素在调节机体生理活动中起着十分重要的作用。这些细胞都能够通过摄取胺前体（氨基酸）经脱羧后产生胺，故将它们统称为摄取胺前体脱羧细胞（APUD 细胞）。随着研究的不断深入，发现有的 APUD 细胞不仅产生胺，而且还产生肽，有的细胞则只产生肽，并且发现神经系统内的许多神经元也合成和分泌与 APUD 细胞相同的胺类和肽类物质。因此，现在将这些具有分泌功能的神经元（如下丘脑室旁核和视上核的神经内分泌细胞）和 APUD 细胞（如消化管、呼吸道的内分泌细胞），统称为弥散神经内分泌系统（DNES）。DNES 把神经系统和内分泌系统两大调节系统统一起来构成一个整体，共同调节和控制机体的生命活动。

思考题

1. 患者，女，25 岁，近一周来出现畏寒、乏力、少言、动作缓慢、食欲减退及记忆力减退、反应迟钝，入院检查后确诊为甲状腺功能减退，使用激素替代治疗。

你认为腺垂体功能减退症患者采用激素替代治疗时应首先使用哪种药物？

2. 患者，女，30 岁，主诉全身乏力，心慌，怕热，每日大便 3～4 次，诊断为甲亢，治疗半年后好转，后上述症状再次出现，且体重下降 5 kg，护理时发现患者情绪激动，双目有神，甲状腺Ⅱ度肿大，局部可闻及杂音，心率 120 次/分。

患者最可能发生的问题是什么？

3. 患者，女，20 岁，因血压升高，血糖升高，向心性肥胖，脸部皮肤薄、红住院，查血压 180/100 mmHg，月经量少且不规则，CT 结果显示垂体生长肿物，X 线片显示骨质疏松，该患者可能患的是（　　）。

A. 库欣综合征　B. 糖尿病　C. 高血压　D. 妇科病　E. 肿瘤

（徐　瑢）

第八篇

人体胚胎学概要

人体胚胎发生过程开始于受精，终止于胎儿出生，在母体子宫中完成发育，历时38周(约266天)，可分为胚前期、胚期和胎期。①胚前期：受精后第1～2周，从受精、胚泡形成到二胚层、胚盘出现等，单个细胞经过迅速而复杂的增殖、分裂和分化。②胚期：受精后的第3～8周末，此期建立了各器官的原基，至第8周末初具人体雏形。③胎期：从第9周至出生，此期胎儿逐渐长大，各器官、系统继续发育分化，多数器官逐渐表现不同程度的功能活动。

本篇简要介绍人体胚胎早期发育概况和胎儿的附属结构及其功能关系。对护理工作者来说，具有这方面的基本知识，对今后学习临床课程，开展计划生育、优生优育、妇幼保健等工作具有重要意义。

第二十一章　人体胚胎发育概要

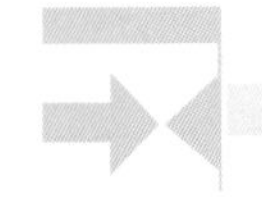

学习目标

1. 掌握精子获能的概念，受精的过程及意义，卵裂和胚泡的形成，植入的部位，胎盘的结构和功能。

2. 熟悉二胚层、三胚层的形成及分化，胎膜的组成、结构与功能，胎盘的血液循环，胎盘屏障的意义，胎盘膜的组成，先天畸形的原因和致畸敏感期。

3. 了解胚胎各期的外形特征，双胎、联胎和多胎的成因，优生的概念和意义。

4. 能够说出受精的过程、胚胎外形演变、胚胎龄的推算和预产期的计算方法。

案例引入

患者，女，28 岁，因恶心、呕吐 10 天入院。

主诉：恶心、呕吐 10 天，停经 2 个月余。

现病史：患者平素月经规则，初潮 15 岁，无痛经史。入院前 10 天反复出现恶心、呕吐，晨起尤为明显。患者精神、睡眠、食欲可，无畏寒发热，无咳嗽咳痰，无胸闷、气促、乏力，大小便正常，体重无明显改变。检查显示：血压 130/90 mmHg，血红蛋白 90 g/L，尿 HCG(＋)。

(1) 早孕反应还有哪些症状？

(2) 胎儿是如何发育演化的？

(3) 如何推算患者将什么时候分娩？

研究人体出生前发生、发育过程及其规律的科学，称为人体胚胎学，其内容主要包括生殖细胞的发生、受精、胚胎发育、胚胎与母体的关系、优生优育及先天性畸形等。

人体胚胎发生过程开始于受精，终止于胎儿出生，在母体子宫中完成发育，历时 38 周(约 266 天)，可分为胚前期、胚期和胎期。①胚前期：受精后第 1～2 周，从受精、胚泡形成到二胚层、胚盘出现等，单个细胞经过迅速而复杂的增殖、分裂和分化。②胚期：受精后的第 3～8 周末，此期建立了各器官的原基，至第 8 周末初具人体雏形。③胎期：从第 9 周至出生，此期胎儿逐渐长大，各器官、系统继续发育分化，多数器官逐渐表现不同程度的功能活动。

临床上，通常将从第 28 周至出生后 1 周的时期称为围产期。人体胚胎发育概要主要叙述前 8 周(即胚期)的发育及胚胎与母体的关系，重点关注第 1～4 周的变化。

第一节　生殖细胞的发育

生殖细胞又称配子，包括精子和卵子(图 21-1)，两者均为单倍体细胞，各有 23 条染色体，其中 22 条为常染色体，1 条是性染色体(男性为 X 或 Y，女性为 X)(图 21-2)。

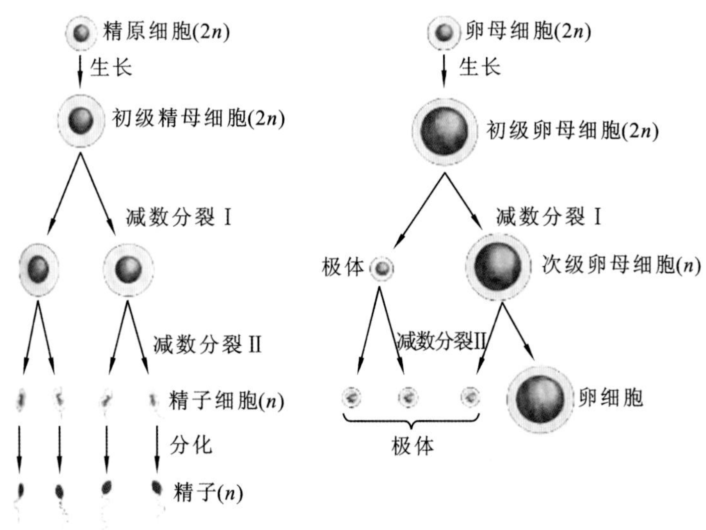

图 21-1 精子和卵子的发生

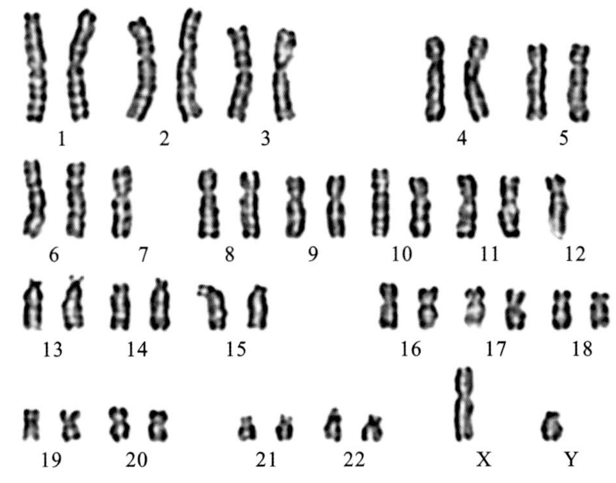

图 21-2 人类染色体示意图

一、精子的发生、成熟和获能

精子在睾丸生精小管中发生、发育，在附睾内经雄激素和一些分泌物的作用，进一步发育成熟并获得运动的能力和使卵子受精的潜力。

重点：获能的概念。

精子呈蝌蚪形，分头、体、尾三部，头部有顶体酶，精液内有含有抑制顶体酶释放的物质。精子在子宫和输卵管内运行过程中，抑制顶体酶释放的糖蛋白被女性生殖管道上皮细胞分泌的酶类降解，从而使精子获得了让卵子受精的能力，该过程称为精子的获能。精子在女性生殖管道内的受精能力仅可维持 24 h。

二、卵子的发生、成熟及排卵

卵子发生于卵巢，成熟于输卵管，卵子排出时正处于第二次成熟分裂中期(图 21-1)。当次级卵母细胞与精子相遇受精时，才完成第二次成熟分裂，发育成成熟的卵子(23,X)。若未受精，则不能成熟，卵细胞于排卵后 12～24 h 内退化消失。

女性在婴儿期大约存在 200 万个初级卵母细胞，到儿童期大多数已经退化，至青春期，仅剩下 4 万左右，女性一生中只有 400 个左右的初级卵母细胞可以完全成熟并排卵，其余皆退化。女性性成熟后每月一般只排一个卵。

第二节　受精与卵裂

精卵结合形成受精卵的过程,称为受精。该过程一般发生在输卵管壶腹。受精卵一经形成,便开始连续的细胞分裂,我们把受精卵的有丝分裂简称为卵裂。

一、受精的必备条件

1. 生殖细胞的成熟　精子必须成熟和获能;卵细胞在排卵前必须处于第二次成熟分裂中期。

2. 必须有足够数量的形态和功能都正常的精子　正常男子每次射精 2～6 mL,每毫升含精子 1 亿个左右。精子数量低于每毫升 500 万个时可能造成男性不育,若精液中含较多(20%以上)的形态异常精子(如:巨头、双头双尾、大头、小头和无尾等精子)或活动能力差的精子,也将影响受精,导致受孕困难。

3. 男性和女性生殖管道必须保持畅通　只有男女生殖管道正常,才能为受精提供正常的管道基础。

4. 精子与卵子必须在限定时间内相遇　精子在女性生殖管道内,受精能力只能维持 24 h,卵子则在排出后 12～24 h 内死亡。所以受精一般发生在排卵后 24 h 以内,其余时间精子和卵子即使相遇也难受精。

5. 激素水平必须正常　性激素对生殖细胞的发生、发育起着重要调节作用。

以上各因素是受精的必备条件。目前许多人工避孕方法如避孕套、子宫帽、输卵管或输精管结扎等,都是根据上述原理而设计的,其目的是干扰精子与卵子的发生,或阻止精子与卵子相遇,从而达到避孕的目的。

二、受精的过程

正常成年男性每次射精 3 亿～5 亿个,其中 300～500 个最强壮的精子能抵达输卵管壶腹。整个受精过程主要经历以下反应(图 21-3):

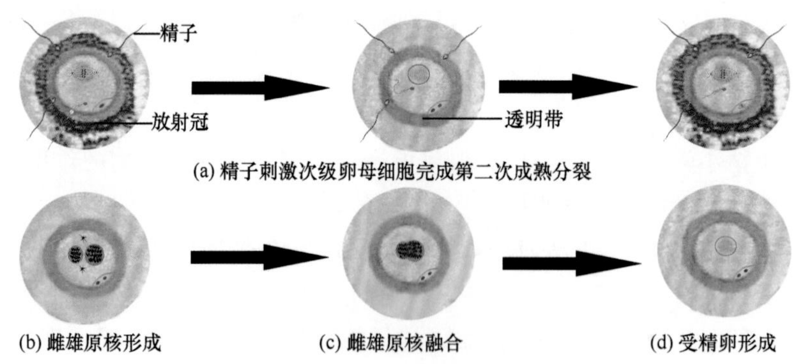

图 21-3　受精的过程

1. 顶体反应　获能的精子与卵子周围的放射冠接触时,即开始释放顶体酶,溶解次级卵母细胞周围的放射冠和透明带,打开进入卵细胞的通道,其过程称顶体反应。

重点:顶体反应、透明带反应的概念。
难点:二倍体受精卵。

2. 透明带反应　当精子头穿越透明带后,其头部的细胞膜与卵细胞膜相遇而融合,随后精子的细胞核和细胞质进入卵内。透明带同时立即发生结构上的变化而形成一道屏障,称透明带反应。意义:阻止其他精子穿越透明带进入该卵子内,避免多精子受精(图 21-4)。

3. 形成二倍体受精卵　当精子的细胞核和细胞质进入卵内时,卵子即完成第二次成熟分裂,此时的单倍体卵细胞核称雌原核,精子的细胞核也迅速膨大成圆形的雄原核。两个原核逐渐靠

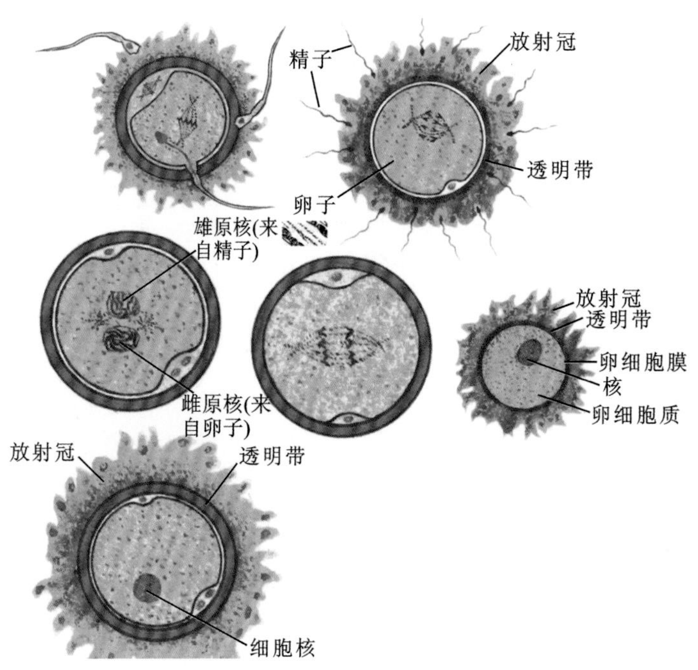

图 21-4 透明带反应

近,核膜随即消失,染色体相互混合,并且同源染色体配成 23 对,形成了二倍体的受精卵。受精卵一旦形成,即开始细胞分裂。

三、受精的意义

1. 受精标志着新生命的开始 受精卵的形成标着新生命的诞生。受精使代谢缓慢的卵细胞进入代谢旺盛期,受精后,受精卵不断地分裂和分化,最终发育成一个新个体。

2. 受精使新个体既有遗传又有变异 受精使受精卵的染色体数目恢复了 46 条,其中半数来自精子,半数来自卵子,而且生殖细胞在成熟分裂时,可发生染色体联会和片段交换,遗传物质重新组合,从而使新个体既有亲代的遗传性,又有不同于亲代的特异性。

3. 受精决定性别 胚胎的性别取决于性染色体,含 X 染色体的精子与卵子结合,受精卵核型为 46,XX,胚胎为女性;含 Y 染色体的精子与卵子结合,受精卵核型为 46,XY,胚胎为男性。

四、人工授精

人工授精是采用人工的方法使精子和卵子结合,它可以分为体内和体外两种。体内人工授精是把精液注入正处于排卵前期的女性生殖管道内,使精子与卵子结合成受精卵,让其在母体内发育成胎儿。

体外人工授精即"试管婴儿",人工取出卵子放入试管内,使其与获能的精子在试管内受精形成受精卵,培养到早期胚的一定阶段(约一周形成胚泡)后,将其移植回母体正处于分泌期的子宫内发育成胎儿。

知识拓展

在我国民间经常把"体外受精和胚胎移植"(IVF-ET)称"试管婴儿"。事实上,体外受精是一种特殊的技术,是把卵子和精子都拿到体外来,让它们在体外人工控制的环境中完成受精过程,然后把早期胚胎移植到女性的子宫中,在子宫中孕育成为孩子。利用体外受精技术产生的婴儿称为试管婴儿,这些孩子也是在妈妈的子宫内长成的。

尝试做试管婴儿的夫妻，在试管技术开展之前需要一定的准备工作。①必须有结婚证、夫妇身份证及准生证；②女方亦需完成一些基本的检查，如妇科检查、诊刮、输卵管通透试验、抗精子抗体等，若无异常方可确定试管婴儿治疗时间；③男方需化验精液。

第三节 卵裂和胚泡的形成

一、卵裂

受精卵由输卵管向子宫运行中，不断进行有丝分裂，称卵裂。卵裂形成的新细胞称卵裂球。随着卵裂球数目的增加，卵裂球的体积越来越小，便于以后进行组织分化和器官发生；此时已接近了宫腔，大约经 3 天时间形成 12～16 个卵裂球的实心细胞团，形似桑椹，称桑椹胚(图 21-5)。在卵裂的同时，借助于输卵管平滑肌的节律性收缩、管壁上皮细胞纤毛的摆动以及输卵管液的流动，受精卵逐渐向子宫方向移动。桑椹胚继续分裂，并由输卵管进入子宫。

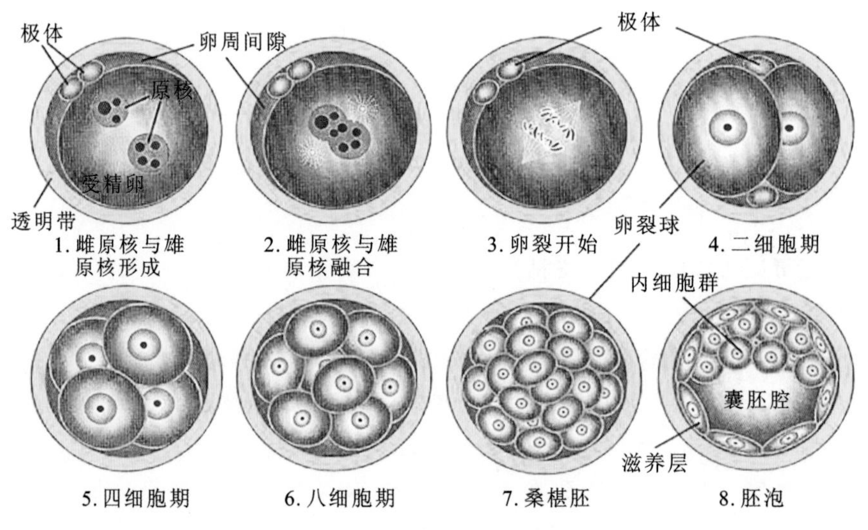

图 21-5 卵裂和胚泡形成示意图

卵裂的速度及卵裂球向子宫腔移动的速度是在雌激素和孕激素的调节下相互协调进行的。如果因某种因素的干扰而使这种协调关系紊乱，卵裂球就不能在一定的发育阶段内到达子宫腔，从而影响妊娠。

二、胚泡的形成

难点：胚泡的形成。

约在受精后的第 4 天，细胞在子宫腔内继续分裂，细胞数目不断增多，发育到第 5 天时已有 100 多个细胞，桑椹胚进入子宫腔后，在桑椹胚内细胞间开始出现一些含少量液体的小腔，以后逐渐融合形成一个囊泡状结构，称胚泡或囊胚，此时，透明带逐渐消失。胚泡由三个部分构成。

1. 滋养层 胚泡表面为一层扁平细胞围成，构成胚泡壁，滋养层将来发育成绒毛膜。

2. 胚泡腔 由滋养层围成的腔，其内含有液体。

3. 内细胞群 胚泡腔一侧的滋养层内面有一团细胞附着，称内细胞群，将来发育成胚体和部分胎膜。覆盖在内细胞群外面的滋养层称极端滋养层。随着胚泡的增大，其外面的透明带变薄，继而消失，胚泡与子宫内膜接触，开始植入。

第四节　植入和蜕膜

一、植入

受精后的第 5 天，卵裂球达到约 100 个，中间出现的一个大的腔为胚泡腔，胚泡壁由一层单层扁平上皮形成，称为滋养层，胚泡腔的一侧有一群细胞团，称为内细胞群，胚泡形成后已到达子宫腔，胚泡逐渐陷入子宫内膜，此过程即植入，又称着床。

重点：植入的概念。

（一）植入的过程

胚泡植入时，胚泡的极端滋养层与子宫内膜接触，并分泌蛋白水解酶，溶解子宫内膜形成缺口，胚泡由此缺口逐渐埋入子宫内膜，内膜缺口由周围的上皮增殖，将缺口修复，一周内即可完成。

在植入过程中，与内膜接触的滋养层细胞迅速增殖，滋养层增厚，分化为内外两层。外层细胞间的细胞界限消失，称合体滋养层；内层由单层立方细胞组成，称细胞滋养层，细胞滋养层的细胞有明显界限并保持较强的分裂增殖能力，不断产生新细胞补充合体滋养层（图 21-6）。

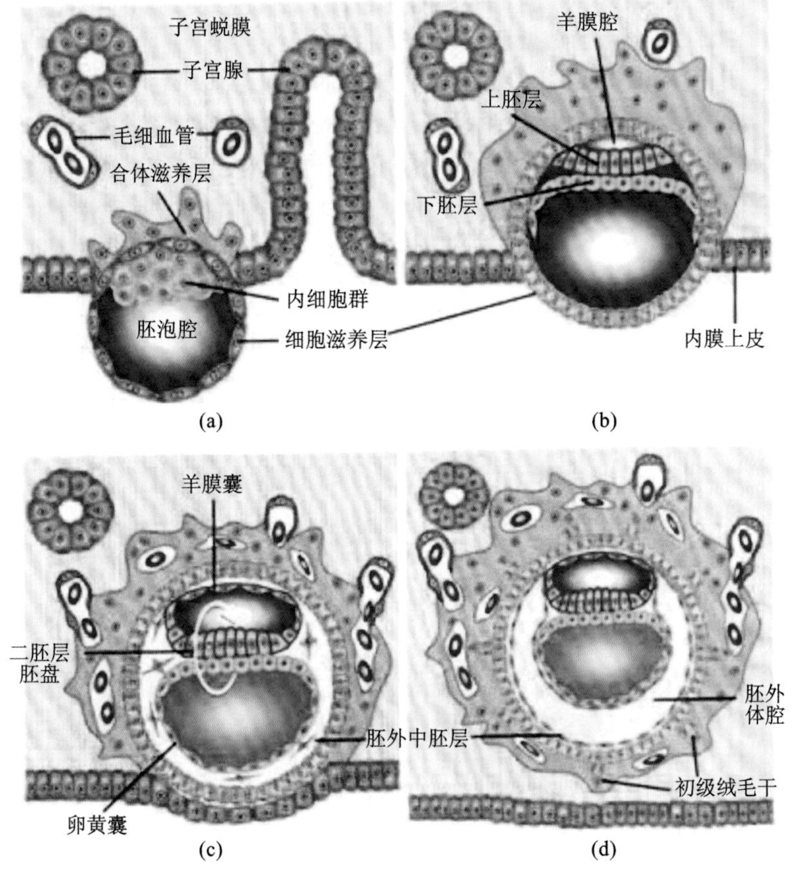

图 21-6　植入的过程模式示意图

（二）植入的部位

胚泡植入部位常在子宫体和底部，最多见于子宫后壁。

若胚泡在靠近子宫颈处植入，将形成前置胎盘，在分娩时胎盘可阻塞产道，导致胎儿娩出困难；在妊娠晚期可发生胎盘早期剥离，引起大出血。若植入部位在子宫以外，称宫外孕。宫外孕常发生在输卵管壶腹部,偶见于腹膜腔、肠系膜、子宫阔韧带等处,宫外孕一般在几个月内即发生破裂,引起孕妇大出血,甚至危及生命。

(三) 植入的条件

正常植入需要子宫内膜发育与胚胎发育同步,即在激素(雌、孕激素)协同调节下,子宫内膜必须处在分泌期,且子宫内环境必须正常,胚泡及时进入子宫腔,透明带及时溶解消失等,否则植入将告失败。人为地干扰植入条件,如口服避孕药使母体内分泌紊乱,可达到避孕目的。

知识拓展

自然生殖过程中男女生殖细胞在特定的时间、条件下,结合成受精卵并发育成胚泡,胚泡植入子宫内膜逐渐发育成胎儿。针对这一过程中的每一环节,人工施加一定的影响,如口服、皮下埋置避孕药,避孕套、子宫帽,人工流产、引产、结扎等,可达到避孕、节育甚至绝育的目的,这就是计划生育技术。

二、蜕膜

重点:蜕膜分为哪三部分。

植入时的子宫内膜处于分泌期,整个植入过程发生了复杂的变化。子宫内膜进一步增厚,血供更加丰富,腺体分泌更加旺盛,基质细胞变肥大并含有丰富糖原和脂滴,我们将胚泡植入后的子宫内膜的这些变化称为蜕膜反应,将发生了蜕膜反应的子宫内膜,称为蜕膜(图 21-7)。根据胚泡与蜕膜的位置关系,可将蜕膜分为三部分。

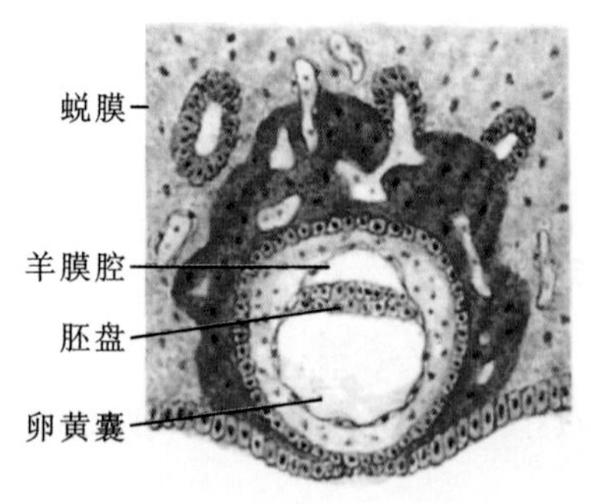

图 21-7 蜕膜示意图

1. 基蜕膜 基蜕膜为位于胚泡植入深部的子宫内膜,将来参与胎盘的构成。

2. 包蜕膜 包蜕膜为覆盖于胚泡表面的蜕膜。

3. 壁蜕膜 壁蜕膜为其余部分的蜕膜,与胚胎没有直接联系。壁蜕膜与包蜕膜之间为子宫腔,随着胚体的长大,包蜕膜逐渐与壁蜕膜相贴,使子宫腔消失。

第五节 胚层的形成与分化

一、二胚层的形成

重点:二胚层胚盘的构成。

受精后第 2 周,随着囊泡逐渐埋入子宫内膜,内细胞群增殖、分化形成两层细胞,上层为上胚层,下层为下胚层,两层相贴构成一圆盘状结构,即二胚层胚盘,又称为胚盘,胚盘是胚体发生的基础,胚盘以外的结构形成胚体的辅助成分。上、下胚层各向上下形成一羊膜腔和卵黄囊,细胞滋养层细胞充满胚泡腔,连同细胞外基质一起称为胚外中胚层(图 21-8)。

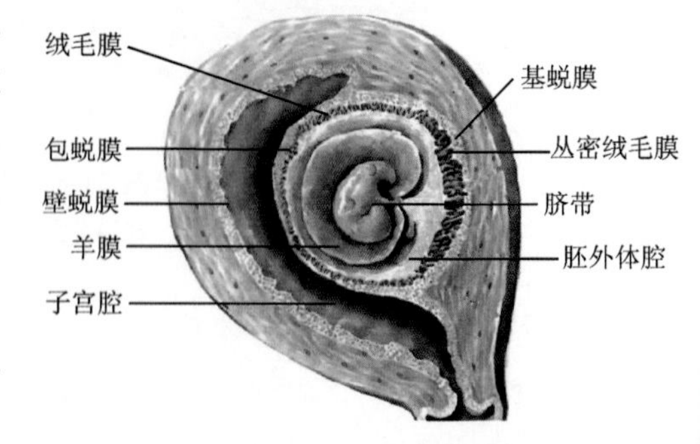

图 21-8 胚胎与子宫内膜示意图

(一) 内胚层和卵黄囊的形成

第 2 周初,内细胞群靠近胚泡腔一侧的细胞分裂、增殖,形成一层整齐的立方形细胞,称内胚层。第 2 周末,内胚层细胞增殖,向下生长、延伸,由单层扁

平细胞围成一小囊，称卵黄囊，上胚层构成羊膜腔的底，下胚层构成卵黄囊的顶。

（二）外胚层与羊膜囊的形成

在内胚层形成的同时，内胚层上方其余的内细胞群细胞重新排列，形成一层柱状细胞，称外胚层。随后，外胚层背面的滋养层分裂增殖，形成一层扁平的羊膜细胞，称羊膜上皮，其周缘与外胚层的周缘相连续，共同围成一囊，称羊膜囊，其内的腔称羊膜腔，羊膜腔的底为外胚层，内含液体称羊水。

（三）胚外体腔与体蒂的形成

随着发育，胚外中胚层出现一些小腔隙并逐渐融合成一个大腔，称胚外体腔。随着胚外体腔的扩大，仅有少部分胚外中胚层连于胚盘尾端和滋养层之间，称体蒂，体蒂将发育成脐带的主要部分（图 21-9）。

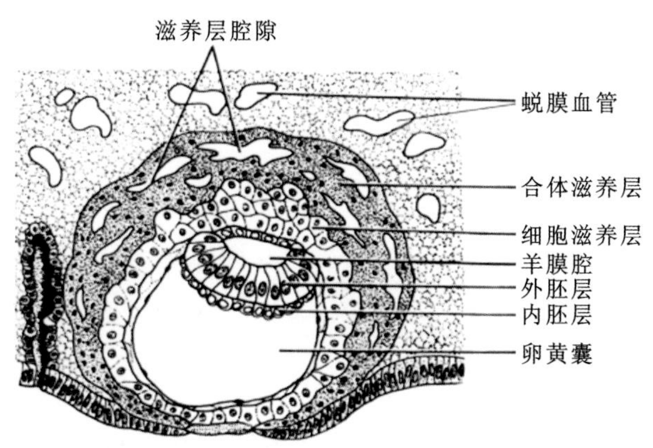

图 21-9　人胚二胚层胚盘的形成

二、三胚层的形成

重点、难点：三胚层的形成过程。

第 3 周人胚的主要变化是三胚层胚盘的形成；第 4 周胚体的主要变化是胚体由鞋底形的胚盘长成了圆柱状的胚体，三个胚层分化形成器官的原基。

（一）原条的发生

第 3 周初，上胚层细胞增殖较快，胚盘外胚层细胞迅速增生。由胚盘两侧向尾端中线迁移，集中形成一条细胞索，称原条。原条的形成决定了胚体的头尾方向，即出现原条的一端为尾端，其另一端为头端。原条头端的细胞增殖较快，膨大形成结节状，称原结，原结中央凹陷，称原凹。原条细胞增生，两侧隆起，中央凹陷称原沟（图 21-10）。

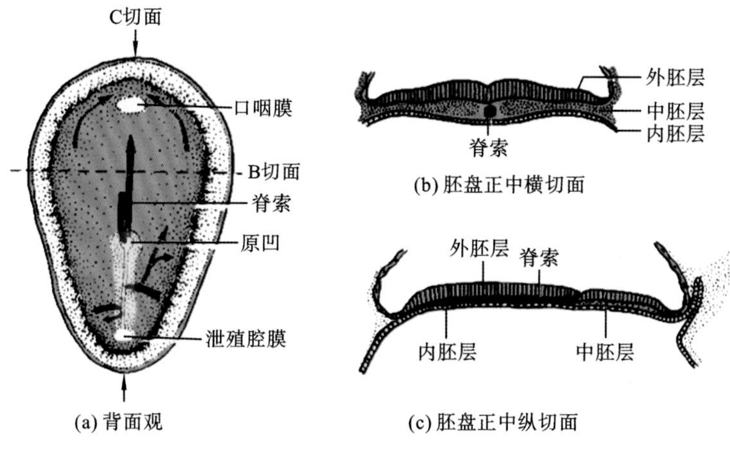

图 21-10　原条形成示意图

（二）中胚层的形成

原沟深部的细胞在上、下胚层间向周边扩展、增生，经原沟向深部迁移，此时胚盘增大，呈倒梨形，有三个胚层：一部分细胞在上、下胚层间形成新的细胞层，称胚内中胚层，简称中胚层；一部分细胞则迁入下胚层，并逐渐替换下胚层细胞，形成一层新的细胞，称内胚层；原条细胞在上、下胚层之间扩展铺开形成中胚层，这时上胚层称外胚层，下胚层称内胚层。在胚盘头尾部各有一小区域无中胚层，分别构成口咽膜和泄殖腔膜。口咽膜前端的中胚层称生心区，是发生心的部位。

（三）脊索的发生

原结的细胞增殖经原凹向深部迁移，在内、外胚层间向胚体头端生长，形成一条细胞索，称脊索。原条和脊索构成了胚盘的中轴，随着胚盘的发育，脊索由尾端向头端生长，原条则由头端向尾端逐渐退化消失。脊索最后退化为椎间盘中央的髓核(图 21-11)。

原条和脊索构成了胚盘的中轴，对早期胚胎起支持作用。随着胚体的发育，脊索向胚盘头部迅速增长，原条生长缓慢，相对虽短直至消失。如果原条细胞残留，胎儿出生以后骶尾部形成源于三个胚层组织的肿瘤，称畸胎瘤。

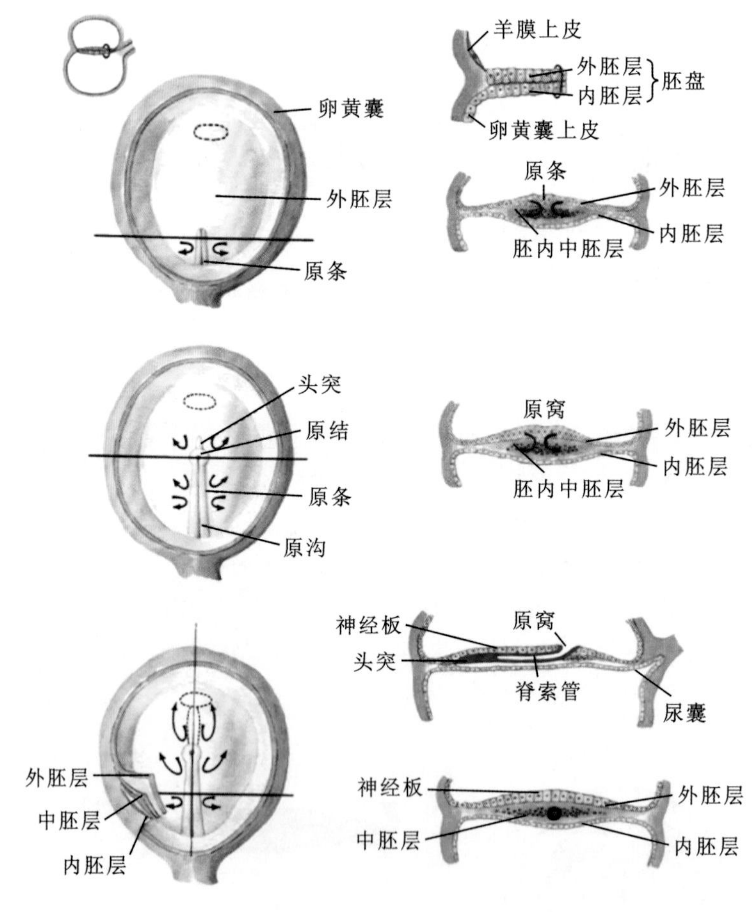

图 21-11　三胚层形成示意图

难点：三胚层的分化。

三、三胚层的分化

三胚层的分化发生于胚胎第 4～8 周，此期形成各组织和器官的原基。

（一）外胚层的分化

脊索形成后，诱导其背侧的外胚层细胞增厚，呈板状，称神经板。继而神经板中央沿长轴下陷形成神经沟，沟两侧隆起构成神经褶。神经褶从胚体中部开始愈合成神经管，并向头、尾两端延长，神经管头、尾两端分别留有前神经孔和后神经孔，并于第 4 周末相继闭合，若前神经孔不闭合则形成无脑儿，若后神经孔不闭合则形成脊柱裂。神经管头端膨大形成脑的原基，其余部分较细形成脊髓原基。神经管中央的腔将来分化为脑室和脊髓中央管。

当神经沟闭合形成神经管时，沟缘的细胞迁移到神经管背部两侧，形成两条纵行的细胞索，称神经嵴。第 4 周末，神经嵴细胞开始迁移分节，分别形成脑、脊神经节、交感神经节、肾上腺髓质及某些 APUD 细胞等。体表外胚层分化形成皮肤的表皮及附属器、内耳、线垂体等。

（二）中胚层的分化

中胚层形成后，于第 3 周末分化为三部分，由中轴向两侧依次为轴旁中胚层、间介中胚层和侧中胚层(图 21-12)。

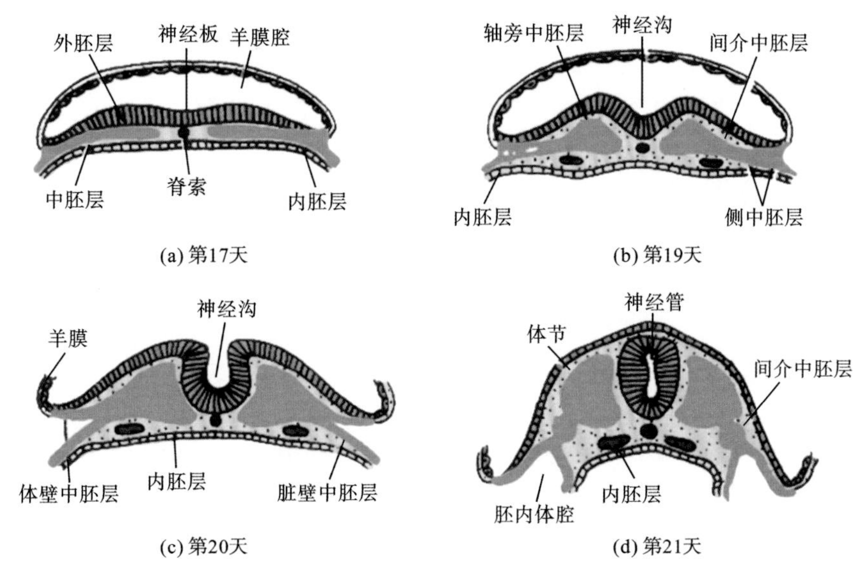

图 21-12　中胚层的早期分化和神经管的形成

1. 轴旁中胚层　脊索两侧的轴旁中胚层细胞迅速增殖形成两排纵行的细胞索，然后横裂为块状细胞团，称体节。第 3 周末体节先在颈部发生，向尾端逐渐发展，每天出现 3～4 对，至第 5 周初，体节可达 40～44 对，在胚体表面即可分辨，是推测胚龄的重要标志之一，体节将分化为中轴骨骼、骨骼肌及真皮。

2. 间介中胚层　间介中胚层是体节与侧中胚层之间的细窄区域，它将分化为泌尿、生殖系统的主要器官。

3. 侧中胚层　侧中胚层是中胚层最外侧的部分。随着胚体的发育，侧中胚层中出现了裂腔，形成胚内体腔，它将侧中胚层分为两层，与外胚层相贴的部分称体壁中胚层；与内胚层相贴的部分称脏壁中胚层。体壁中胚层将分化为体壁的骨骼、肌肉和结缔组织等；脏壁中胚层将分化为内脏平滑肌和结缔组织等。胚内体腔将来分化成心包腔、胸膜腔及腹膜腔。

此外，中胚层还分化出一些散在细胞，充填在各个胚层之间，称间充质。间充质将来分化为各种结缔组织、肌组织和血管等。

（三）内胚层的分化

随着胚盘卷折形成圆柱状的胚体，内胚层卷入胚体内形成一条位于神经管和脊索腹侧方的纵行管，称原始消化管。原始消化管头端有口咽膜封闭，尾端有泄殖腔膜封闭，中部与卵黄囊相连。原始消化管分化成消化管、消化腺、呼吸道和肺的上皮，以及甲状腺、甲状旁腺和胸腺等上皮(图 21-13)。

四、胚体形成

胎盘各处生长不平衡，特别是体节及神经管的迅速生长，使胎盘中轴比边缘增殖快，并向羊

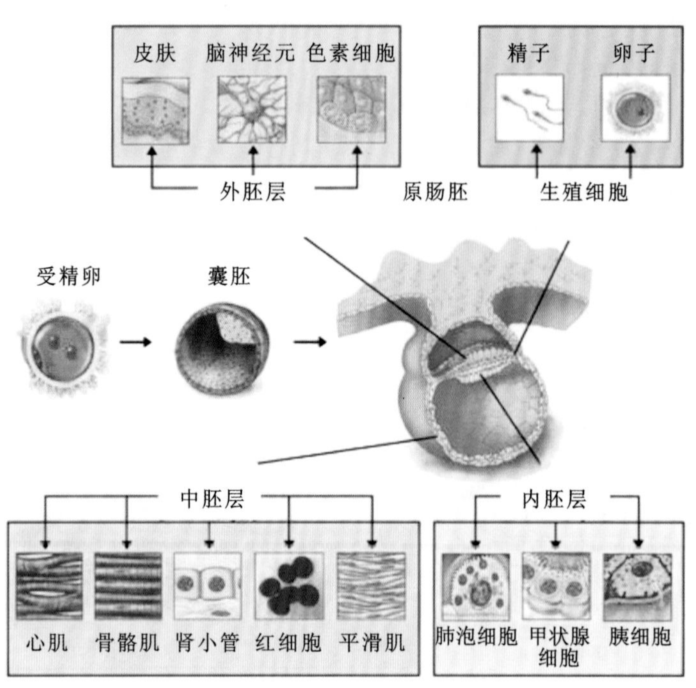

图 21-13　胚体外形的演变

膜腔内隆起,形成头褶、尾褶和侧褶。随着胚体的生长,头、尾及侧褶逐渐进一步发展,中胚层和外胚层在腹侧愈合,结果胚体由扁平状变为圆柱状(图 21-14)。

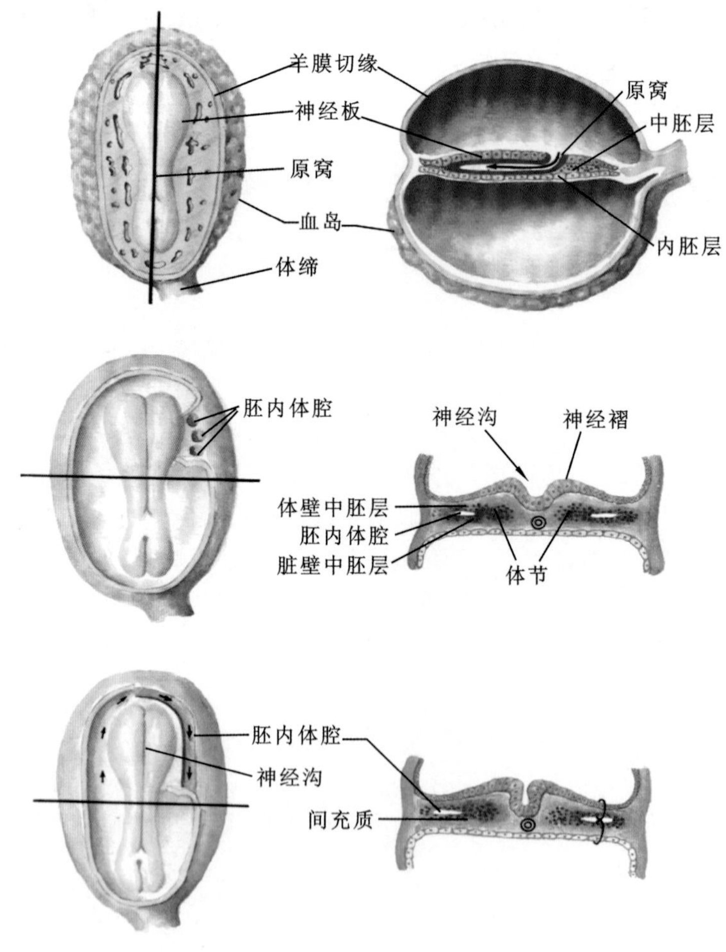

图 21-14　体节和胚内体腔的形成

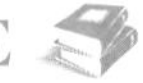

圆柱状胚体形成后，胚体凸入羊膜腔，借脐带悬浮于羊水内。体蒂和卵黄囊连于胚体的腹侧，外包羊膜形成原始脐带。第 4 周初，外胚层生长最快，胚体在第 5～8 周其外形有明显变化，至第 8 周末已初具人形，此时只有 3 cm 长，因此称为“袖珍人”，此期称为胚胎完成期。该期的主要变化是胚体头部起初向腹侧弯曲，继而头部逐渐抬起，躯干变直；眼、耳、鼻及颜面逐渐生长形成；胚体出现肢芽，逐渐形成四肢；外生殖器已发生，但尚无法分辨性别。

此期是人胚外形及内部器官、系统原基发生的重要时期，同时对致畸因子的影响极其敏感。所以孕妇在此期要注意保健，如果胚胎发生发育障碍，会引起先天性畸形。

知识拓展

临床常以月经龄推算胚胎龄，即从孕妇末次月经的第一天算起，至胎儿娩出共约 40 周。胚胎学者则常用受精龄，即从受精之日为起点推算胚胎龄，受精一般发生在末次月经第一天之后的 2 周左右，故从受精到胎儿娩出约经 38 周。但由于妇女的月经周期常受环境变化的影响，故胚胎龄的推算难免有误差。胚胎学研究工作者根据大量胚胎标本的观察研究，总结归纳出各期胚胎的外形特征和长度，以作为推算胚胎龄的依据（表 21-1，表 21-2）。

表 21-1　胚的外形特征与长度

胚龄/周	外形特征	长度/mm
1	受精、卵裂、胚泡形成，开始植入	
2	圆形二胚层胚盘，植入完成，绒毛膜形成	0.1～0.4(GL)
3	梨形三胚层胚盘，神经板和神经褶出现，体节初现	0.5～1.5(GL)
4	胚体渐形成，神经管形成，体节 3～29 对，鳃弓 1～2 对，眼鼻耳始基初现，脐带与胎盘形成	1.5～5.0(CRL)
5	胚体屈向腹侧，鳃弓 5 对，肢芽出现，手板明显，体节 30～40 对	4～8(CRL)
6	肢芽分为两节，足板明显，视网膜出现色素，耳郭突出现	7～12(CRL)
7	手足板相继出现，指趾初形，体节不见，颜面形成，乳腺嵴出现	10～21(CRL)
8	手指足趾明显，指趾出现分节，眼睑开放，尿生殖膜和肛膜先后破裂，外阴可见，性别不分，脐疝明显	19～35(CRL)

注：GL 为最长值，CRL 为顶臀长。

表 21-2　胎儿外形主要特征及身长、足长与体重

胎龄/周	外形特征	身长(CRL)/mm	足长/mm	体重/g
9	眼睑闭合，外阴性别不可辨	50	7	8
10	肠袢退回腹腔，指甲开始发生	61	9	14
12	外阴可辨性别，颈明显	87	14	45
14	头竖直，下肢发育好，趾甲开始发生	120	20(22.0)	110
16	耳郭竖起	140	27(26.3)	200
18	胎脂出现	160	33(32.9)	320
20	头与躯干出现胎毛	190	39(37.9)	460
22	皮肤红、皱	210	45(43.2)	630
24	指甲全出现，胎体瘦	230	50(49.8)	820
26	眼睑部分分开，睫毛出现	250	55(54.0)	1000
28	眼睑全分开，头发出现，皮肤略皱	270	59(61.9)	1300

续表

胎龄/周	外形特征	身长(CRL)/mm	足长/mm	体重/g
30	趾甲全出现,胎体平滑,睾丸开始下降	280	63(63.4)	1700
32	指甲平齐指尖,皮肤浅红、光滑	300	68(67.4)	2100
36	胎体丰满,胎毛基本消失,趾甲平齐趾尖,肢体弯曲	340	79(73.4)	2900
38	胸部发育好,乳腺略隆起,睾丸降至阴囊或腹股沟管,指甲超过指尖	360	83(77.1)	3400

知识拓展

克隆是"clone"的音译,意为无性繁殖。克隆技术即无性繁殖技术,是将胚胎中的内细胞团拿出,利用它在体外培养出胚胎干细胞,再将这种细胞诱导成用来治病的细胞,甚至培育出与提供细胞者遗传特征完全相同的组织或器官,如骨髓、心、肝、肾等,它们可用于治疗白血病、心脏病和器官衰竭等疾病,这将同时解决器官移植的两大难题——排异反应和供体器官严重缺乏。

第六节　胎膜和胎盘

胎膜和胎盘是对胚体起营养、保护、呼吸和排泄等作用的附属结构,胎儿分娩后,胎膜、胎盘和子宫内膜一起从子宫排出,总称衣胞(图 21-15)。

一、胎膜

胎膜是受精卵发育时所形成的临时性器官,胎膜包括绒毛膜、羊膜、卵黄囊、尿囊和脐带等,具有保护、营养、与母体进行物质交换的功能。胎膜发育异常会严重影响胎儿的正常发育,甚至引起先天性畸形(图 21-16)。

(一) 绒毛膜

绒毛膜由滋养层和衬于其内面的胚外中胚层组成。植入完成后,滋养层已分化成合体滋养层和细胞滋养层两层,继之细胞滋养层的细胞局部增殖,形成许多伸入合体滋养层的隆起,此时,表面有许多突起的滋养层,和内面的胚外中胚层合称绒毛膜。在卵黄囊和羊膜囊形成的同时,胚泡滋养层向胚泡腔内分化出一些排列疏松的细胞,构成胚外中胚层。绒毛膜包在胚胎及其他附属结构的最外面,直接与子宫内膜接触,膜的外表有大量绒毛,绒毛的发育使绒毛膜与子宫蜕膜接触面增大,有利于胚胎与母体间的物质交换。绒毛根据发育的先后可分为三级。

1. 初级绒毛　以细胞滋养层为中轴,外包合体滋养层。

2. 次级绒毛　胚外中胚层壁层长入绒毛内成为中轴,外包细胞滋养层和合体滋养层。

3. 三级绒毛　绒毛中轴的胚外中胚层出现了血管。

早期绒毛膜的绒毛分布均匀。第 8 周后,基蜕膜侧的绒毛因营养丰富而生长茂盛,形成丛密绒毛膜,将来参与构成胎盘;包蜕膜侧的绒毛因营养不良而逐渐退化形成平滑绒毛膜(图 21-17),将来参与构成衣胞。

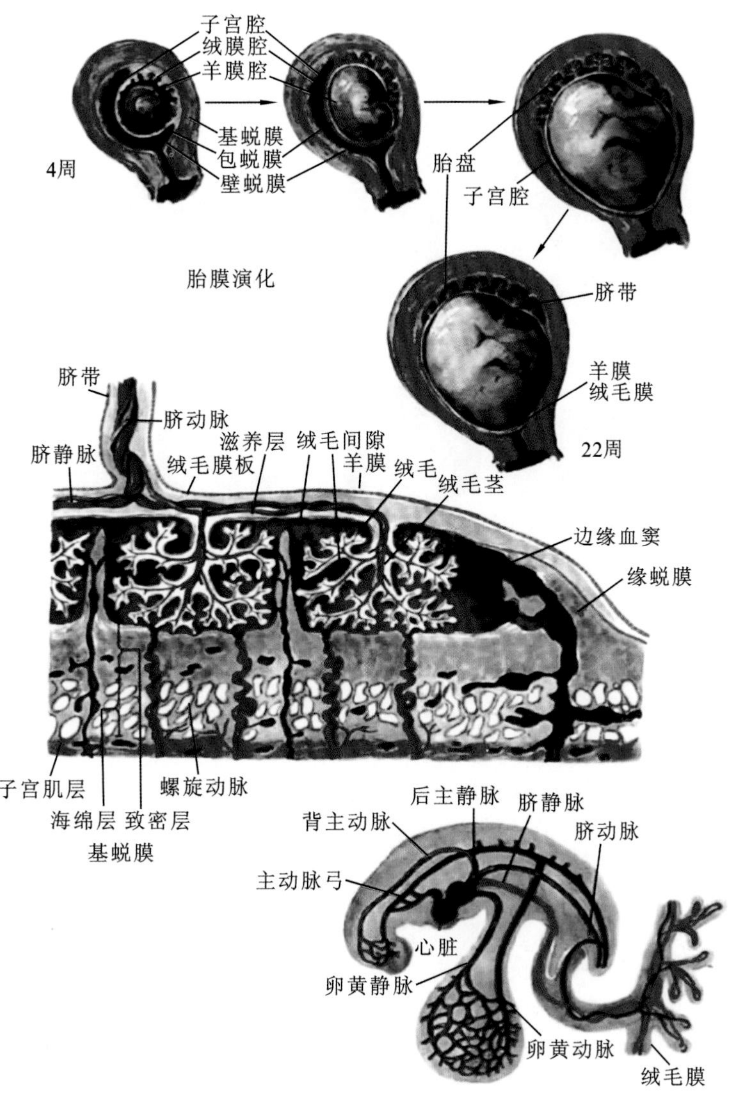

图 21-15 胎膜和胎盘

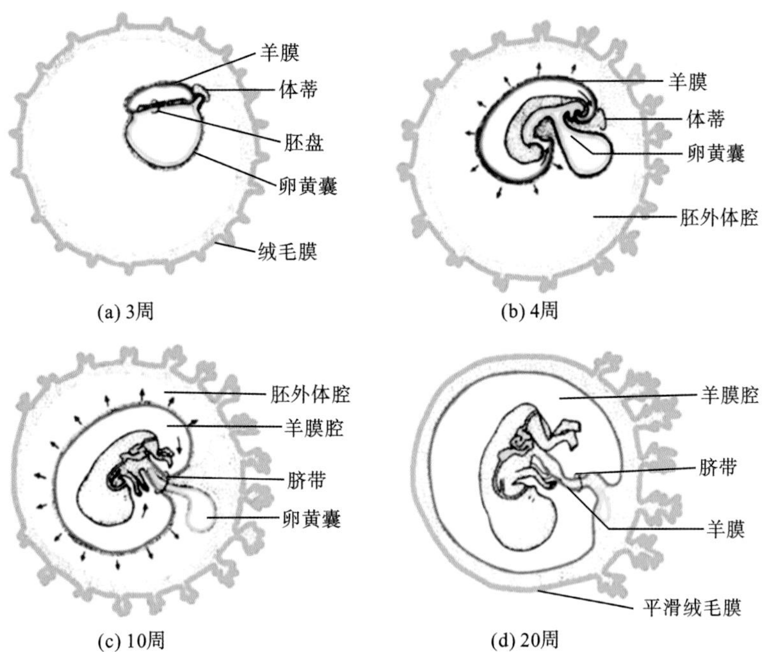

图 21-16 胎膜演变示意图

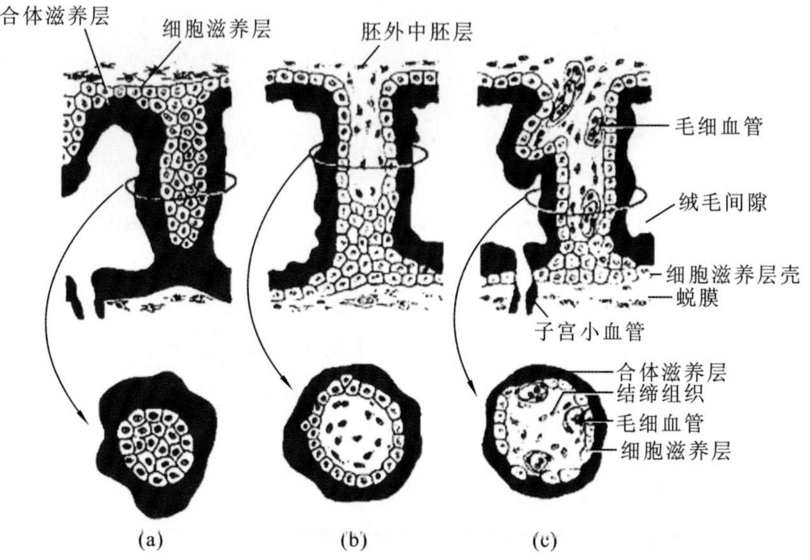

图 21-17 绒毛干的分化发育模式图

在绒毛膜的发育过程中,如果绒毛表面的滋养层细胞过度增生,绒毛变成囊泡状,绒毛中轴部分的间质水肿,血管消失,形成很多大小不等的葡萄状水泡样结构,形似葡萄,称葡萄胎或水泡状胎块;如果滋养层细胞发生恶性变,则转变为绒毛膜上皮癌。

随着胚外体腔的不断扩大,连接胚体和细胞滋养层的一部分胚外中胚层也随之变窄变细,称为体蒂。体蒂是联系胚体和绒毛膜的唯一系带,是构成脐带的主要成分。

(二) 羊膜

羊膜为半透明薄膜,由羊膜上皮和胚外中胚层组成。大部分的羊膜与绒毛相贴,小部分包在脐带表面。羊膜构成羊膜腔壁,羊膜腔内充满羊水。羊水来自羊膜上皮细胞的分泌物和胚胎的排泄物。羊水内含有胎儿的脱落上皮细胞、无机盐、蛋白质、碳水化合物、脂肪、酶与激素等,其中98%～99%为水分,胎儿能吞咽羊水,经肠吸收,其代谢产物由胎儿血循环运至胎盘由母体排出,使羊水不断更新。

羊水具有保护作用,可防止胎儿肢体粘连;能缓冲外部对胎儿的振动和压迫;在分娩时还有扩张宫颈和冲洗产道的作用。此外,通过羊膜穿刺术吸取羊水进行细胞学检查或测定某种物质的含量,可确定胎儿染色体有无异常、胎儿的性别以及代谢异常等,为优生工作提供科学根据。

胚体浸浴在羊水中,足月胎儿的羊水约有 1000 mL,若羊水少于 500 mL 为羊水过少,易发生羊膜与胚体粘连出现畸形,若羊水多于 2000 mL 为羊水过多,可使子宫异常增大,羊水的过多或过少,常伴有胎儿发育异常。羊水过多常见于消化管闭锁、无脑儿和脑积水等;羊水过少常见于胎儿无肾或尿道闭锁等。

(三) 卵黄囊

人胚卵黄囊不发达,内无卵黄。第 4 周,卵黄囊顶壁的内胚层随着胚盘向腹侧包卷形成原始消化管,其余部分留在胚外,卵黄囊通过卵黄蒂与原始消化管相连。第 5 周末,卵黄蒂闭锁,卵黄囊也退化消失。第 6 周末,逐渐与原始消化管脱离并入脐带中,残存于脐带根部(胎盘侧)。如果卵黄蒂基部没有退化消失,则在成人回肠壁上(距回盲部 1 m 以内的部位)保留一段盲囊,称麦克尔憩室或回肠憩室,约 2%的成人有此畸形。如果卵黄蒂与中肠在出生后仍保持通畅,则中肠在脐部与外界相通,肠内容物即可由此溢出,称脐粪瘘。第 3～6 周,卵黄囊壁的胚外中胚层细胞聚集成团,形成血岛,血岛是最早形成血细胞和血管的部位。第 5 周时,卵黄囊顶部的内胚层分化形成原始生殖细胞。

(四) 尿囊

尿囊发生于胚胎第 3 周,是从卵黄囊顶部尾侧的内胚层向体蒂内伸出的一个盲管,其壁的胚外中胚层分化形成尿囊血管。以后尿囊被卷入脐带内并退化。尿囊动、静脉保留，成为脐动脉和脐静脉。

（五）脐带

脐带是羊膜将体蒂、尿囊及卵黄蒂等结构包围到胚体腹侧而形成的条索状结构，是胎儿与胎盘间物质运输的通道。

早期脐带表面包有羊膜，内有卵黄囊、尿囊两条脐动脉，一条脐静脉以及胶样结缔组织。以后卵黄囊和尿囊闭锁消失，脐带内仅有脐动、静脉及胶样结缔组织，脐血管一端与胚胎血管相连，另一端与胎盘绒毛血管相连，脐动脉有两条，将胚胎血液运送至胎盘绒毛内，在此绒毛毛细血管内的胚胎血与绒毛间隙内的母血进行物质交换。脐静脉仅一条，将胎盘绒毛汇集的血液送回胚胎。胶样结缔组织是一种未分化的结缔组织，由细胞和细胞间质构成，细胞间质呈胶状，内有较细的胶原纤维和黏多糖，该组织使脐带具有较强的抗机械作用。

足月胎儿的脐带长 40～60 cm，直径 1～2 cm，脐带过短可影响胎儿娩出或分娩时引起胎盘早期剥离而出血过多。脐带过长可发生缠绕胎儿颈部或其他部位，甚至打结而影响胎儿发育，严重时可导致胎儿窒息死亡。

二、胎盘

在胚胎发育过程中，胎儿从母体吸取营养的方式不断变化。早期是通过滋养层从子宫蜕膜中吸取营养（称组织营养），随后是通过绒毛膜的绒毛从绒毛间隙中吸取营养，最后是通过脐带从胎盘中吸取营养。

重点：胎盘的结构和功能。

（一）胎盘的形态结构

足月胎儿的胎盘呈圆盘状，直径 15～20 cm，平均厚 2～3 cm，重约 500 g，胎盘的胎儿面光滑，表面被覆羊膜，中央或稍偏处，透过羊膜可见走行的脐血管分支。胎盘母体面粗糙，由不规则浅沟将其分为 15～30 个稍为突起的胎盘小叶。胚盘分为以下部分。

1. 胎儿部 胎儿部分为胎儿面和母体面。胎儿面光滑，连接脐带；母体面粗糙，有 15～20 个胎盘小叶，绒毛膜发出绒毛，浸泡在由母血形成的血池内，在此进行物质交换。

2. 母体部 底蜕膜形成胎盘隔和绒毛间隙。

胎盘由胎儿的丛密绒毛膜和母体的基蜕膜共同组成（图 21-18）。从密绒毛膜上发出 40～60 个绒毛干，绒毛干又发出许多游离绒毛，浸于绒毛间隙的母血中。脐血管的分支沿绒毛干入绒毛内形成毛细血管。

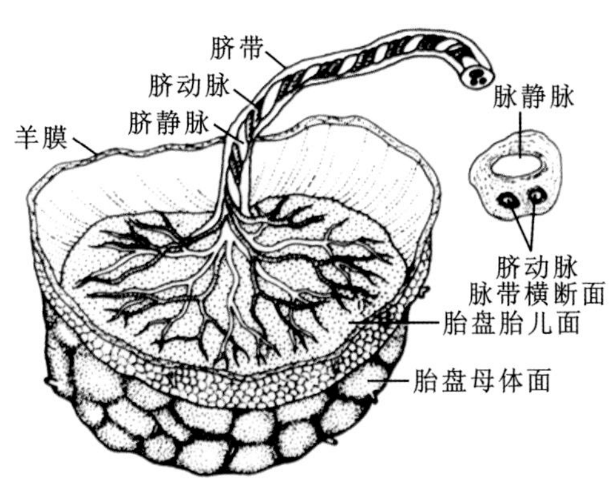

图 21-18 胎盘的形态

（二）胎盘的功能

1. 物质交换 胎儿发育所需要的氧、营养物质以及代谢产物的排出都必须通过胎盘。因此，胎盘既是胎儿的营养器官，又是胎儿进行呼吸和排泄的器官。胎盘膜可阻挡大分子物质通过，对胎儿有一定的保护作用。

2. 内分泌功能 胎盘能分泌多种激素，对维持妊娠、保证胎儿正常发育起着重要作用。胎盘分泌的激素有如下几种：①绒毛膜促性腺激素：其作用是使妊娠黄体继续发育，维持妊娠正常进行。该激素在受精后第1～2周即可从孕妇尿中测出，第8周达高峰，以后逐渐减少，第4个月降到最低水平，产后数天内消失。检查孕妇尿中该激素(HCG)可作为早孕诊断的指标之一。②绒毛膜催乳素：能促进母体乳腺生长、发育。该激素于妊娠两个月开始出现，第8个月达高峰，直至分娩。③孕激素、雌激素：卵巢内妊娠黄体退化后，这两种激素可继续维持妊娠，于妊娠第4个月开始分泌，以后逐渐增多。

3. 屏障作用 胎盘可阻挡大分子物质进出，但IgG、一些病毒可以进入。胎盘屏障在正常情况下，能阻挡母血内大分子物质进入胎体，对胎儿具有保护作用，但是大部分药物和激素可以通过胎盘屏障进入胎体；某些病毒(如风疹、麻疹、水痘、脊髓灰质炎及艾滋病病毒)也可通过胎盘屏障进入胎体使胎儿感染，有些病毒和药物还可引起先天性畸形，故孕妇用药应慎重。

知识拓展

紫河车俗称胞衣，是指人类的胎盘。中医认为，胎盘性味甘、咸、温，入肺、心、肾经，有补肾益精、益气养血之功。现代医学研究认为，胎盘含蛋白质、糖、钙、维生素、免疫因子、女性激素、助孕酮、类固醇激素、促性腺激素、促肾上腺皮质激素等，能促进乳腺、子宫、阴道、睾丸的发育，对甲状腺也有促进作用，对肺结核、支气管哮喘、贫血等亦有良效，研末口服或灌肠可预防麻疹或减轻症状。正因为如此，我国各地均有食用、药用胎盘的习俗。随着现代科技的发展，胎盘被制成胶囊、浆剂，更有利于服用。

第七节 胎儿的血液循环和出生后的变化

胎儿通过胎盘从母体血中获取氧气和营养物质，排出代谢产物和二氧化碳，故胎儿的血液循环在出生前和出生后有很大变化。

一、胎儿的血液循环途径

难点：胎儿的血液循环。

胎盘内有母体和胎儿两套血液循环。母体血由子宫内膜的螺旋动脉流入绒毛间隙，经物质交换后，由子宫内膜小静脉流回母体。胎儿的静脉血(主要含代谢产物)，经脐动脉进入胎盘，入绒毛内毛细血管，与绒毛间隙的母血进行物质交换后，成为动脉血(主要含氧和营养物质)，经脐静脉回流到胎儿体内。两套血管各自循环互不相通，两者间隔以胎盘膜(又称胎盘屏障)，胎盘屏障由合体滋养层、细胞滋养层、基膜、绒毛膜内结缔组织、毛细血管基膜及内皮构成。至胎儿发育后期，胎盘屏障变薄，只有绒毛内的毛细血管直接与合体滋养层相贴，两者间仅隔一层基膜，这种结构更有利于物质交换(图21-19)。

从胎盘来的脐静脉含氧和营养丰富，进胎儿肝脏后经静脉导管直接入下腔静脉，下腔静脉还收集下肢、盆、腹腔器官来的静脉血，故下腔静脉血是混合性的。下腔静脉血进入右心房后，大部分经卵圆孔入左心房，再进入左心室。从左心室输出的血液大部分经主动脉弓的三个分支，分布到头、颈、上肢。小部分流入降主动脉。

从头、颈部及上肢回流的静脉血经上腔静脉进入右心房经右心室进入肺动脉，由于胎儿肺处于不张状态，故肺动脉血仅少量入肺，大部分经动脉导管进入降主动脉。降主动脉的血液除供应躯干、腹腔、盆腔器官及下肢外，还经脐动脉流入胎盘，与母体血液进行气体和物质交换后，再由脐静脉送往胎儿体内(图21-20)。

下腔静脉的血经卵圆孔到左心房，而上腔动脉的血经房室孔到右心室的原因是，下腔静脉射

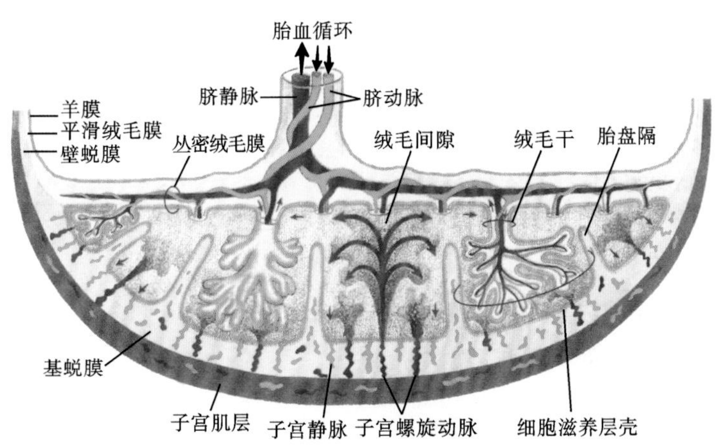

图 21-19 胎盘的血液循环

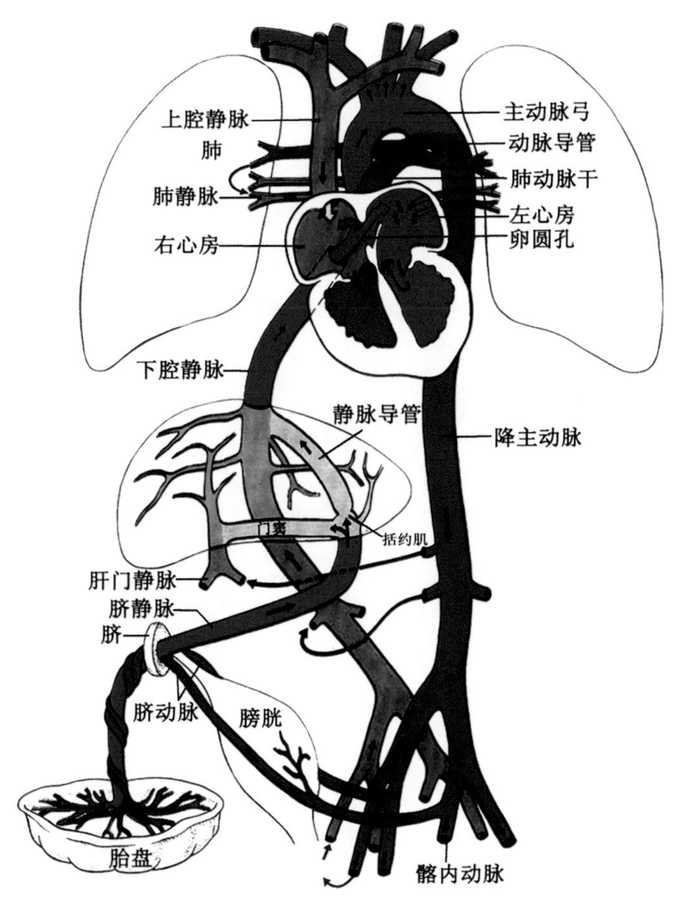

图 21-20 胎儿血液循环径路

进的血直对卵圆孔，而上腔静脉射进的血直对房室孔，因而头、颈、上肢部分供应的血含氧及营养丰富，发育快；而盆、腹部及下肢供应的血相对含氧低及营养少，故其发育较慢。

知识拓展

胎教是指母亲的心理状态（心态）对胎儿生长发育的影响。孕妈咪需要在孕期调整孕妇身体的内外环境，避免对胎儿产生影响，让胎儿的身心发育更加健康、成熟。孕期母亲的心态会直接影响到胎儿的外表、生理、智力、情绪以及行为。

二、胎儿出生后血液循环途径的变化

胎儿出生后，由于脐带被剪断，胎盘血供应中断，同时肺开始自主呼吸，这两个变化造成胎儿血液循环发生一系列变化：

(1) 脐动脉大部分分化成为脐外侧韧带；

(2) 脐静脉退化形成肝圆韧带；

(3) 肝的静脉导管闭锁成为静脉韧带；

(4) 动脉导管退化闭锁成为动脉韧带；

(5) 卵圆孔关闭形成隐静脉裂孔。

第八节　双胎、联胎、多胎及先天性畸形与优生

一、双胎

一次分娩两个新生儿称为双胎或孪生，双胎可以来自两个受精卵，也可来自一个受精卵。双胎的发生率约占新生儿的1%(图21-21)。

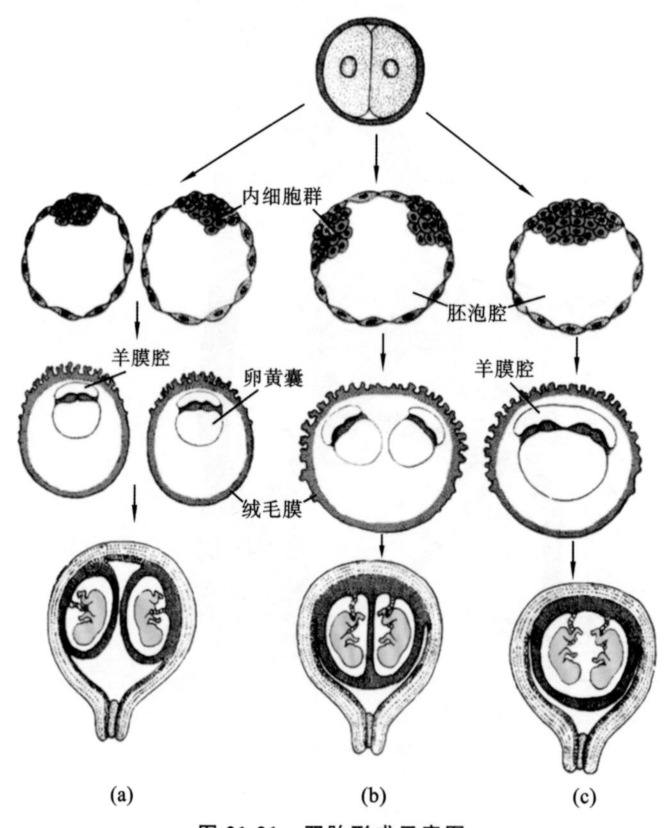

图 21-21　双胎形成示意图

1. 双卵双胎　由一次排出两个卵细胞，分别受精后发育而成。它们有各自的胎膜与胎盘，性别相同或不同，相貌和生理特性的差异如同一般兄弟姐妹，仅是同龄而已，双卵孪生约占孪生的2/3左右。

2. 单卵双胎　由单个卵细胞受精后发育成两个胎儿。单卵双胎性别一致，容貌及生理特点也极为相似，遗传基因型完全相同，两个个体之间可以互相进行组织和器官移植而不引起免疫排斥反应。发生单卵双胎的原因，可能有下列几种情况：①一个胚泡内出现两个内细胞群，各发育为一个胚胎，这类孪生儿有各自的羊膜，但共有一个绒毛膜与胎盘；②胚盘上出现两个原条与脊

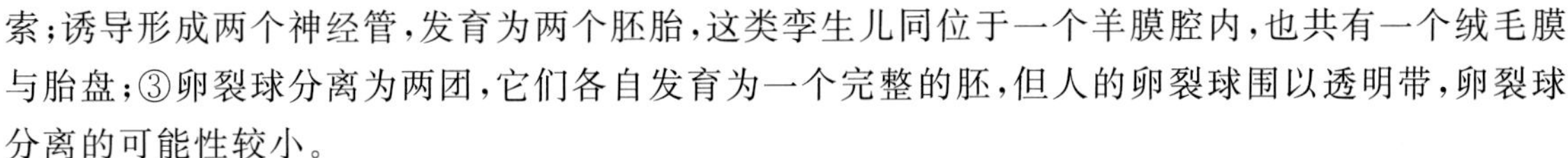

索；诱导形成两个神经管，发育为两个胚胎，这类孪生儿同位于一个羊膜腔内，也共有一个绒毛膜与胎盘；③卵裂球分离为两团，它们各自发育为一个完整的胚，但人的卵裂球围以透明带，卵裂球分离的可能性较小。

二、联胎

发生于单卵双胎，一个胚盘出现两个原条并发育成两个胚胎时，如胚胎分离不完全，两个胚胎局部相连称联胎或称联体畸胎（图 21-22）。联体双胎有对称型和不对称型两类。对称型是指两个胚胎大小相同，常见的有胸腹联胎、颜面胸腹联胎及臀部联胎等。不对称型是指两个胚胎一大一小，小者常发育不全，形成寄生胎或胎中胎。

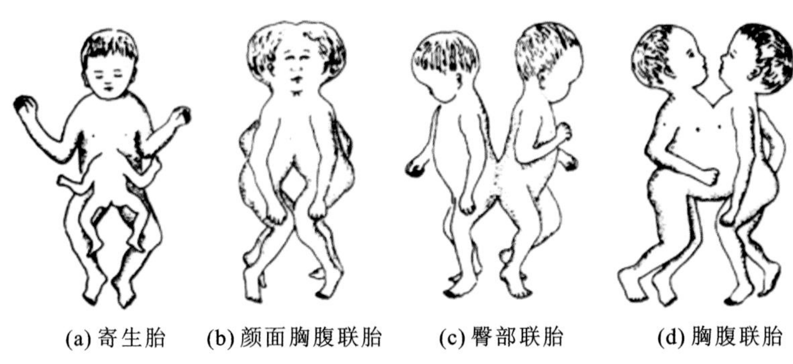

(a) 寄生胎　(b) 颜面胸腹联胎　(c) 臀部联胎　(d) 胸腹联胎

图 21-22　各种联胎

三、多胎

一次分娩出两个以上新生儿称多胎。多胎形成的原因可能是单卵性、多卵性和混合性几种类型，常为混合性多胎。多胎发生率极低，三胎约万分之一，四胎约百万分之一，四胎以上更为罕见，多不易存活。

近年来，优育促性腺激素在不孕症治疗中的应用使得多胎的发生率升高。

四、先天性畸形与致畸因素

在胚胎发育过程中出现的外形和内部结构的异常，称先天性畸形。凡是能干扰胚胎正常发育过程、诱发胎儿出现畸形的因素，称致畸因素，造成畸形的原因有两种。①遗传因素：如染色体数目异常、基因突变等。②环境因素：如生物性致畸因子、物理性致畸因子、化学性致畸因子及其他致畸因子如吸烟、酗酒、营养不良、缺氧等。有 20％围产期死因来自畸形，为了保证生育质量，开展优生优育，进行产前诊断是必要的（图 21-23，图 21-24）。

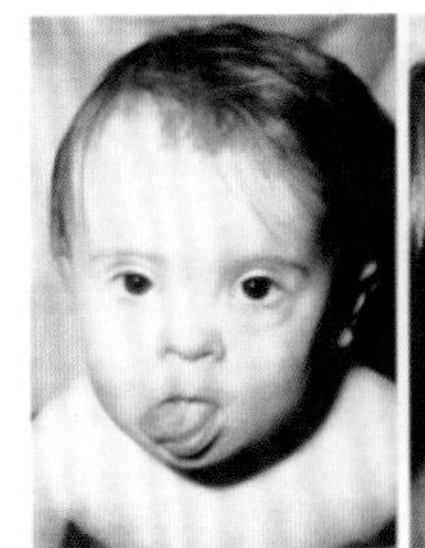
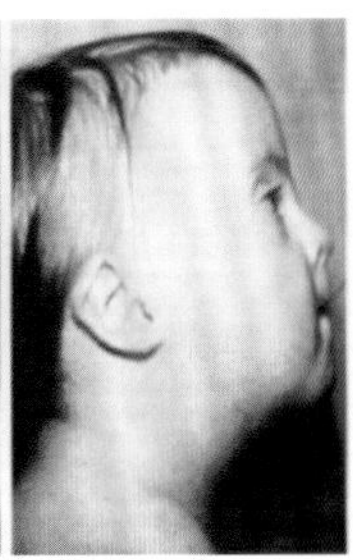
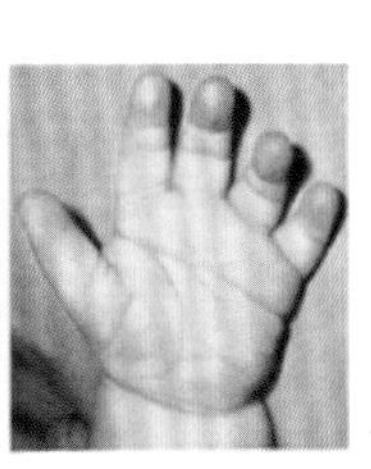

图 21-23　先天性畸形：Town 综合征

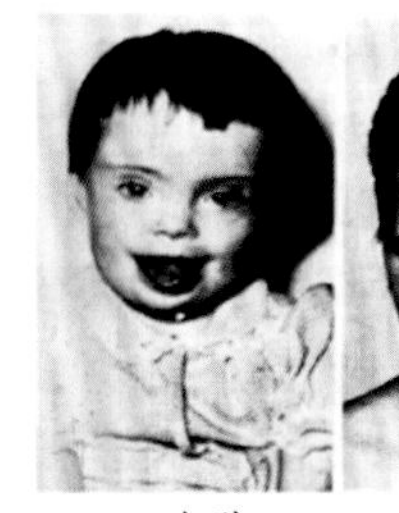
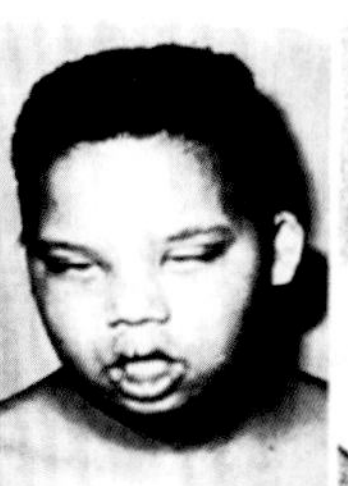
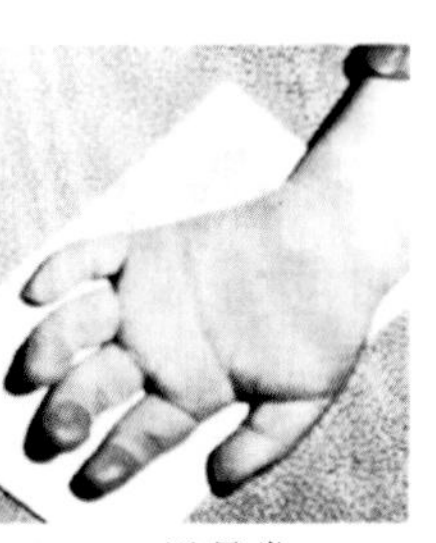

(a) 女孩　(b) 男孩　(c) 通贯掌

图 21-24　先天性愚型

（一）先天性畸形

1. 先天性畸形发生概况　先天性畸形的发生率一般在 1％～2％，在新生儿死亡中先天性畸形占更大的比例，可达 20％～30％，先天性畸形以消化系统、皮肤及四肢为多见。畸形发生与父母年龄也有关，一般来说，母龄大于 35 岁，父龄大于 40 岁，畸形儿发生率比正常生育年龄组要高。

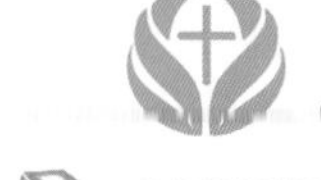

2. 常见畸形类型 常见畸形有如下类型:①唇裂常发生于上唇,多偏于人中一侧,也有双侧唇裂。②腭裂常与唇裂同时存在,发生在硬腭部位。③脐粪瘘发生在脐部,卵黄蒂未退化,与脐孔之间留有管道,形成瘘管,肠腔粪便可以从脐孔溢出。④房间隔缺损,发生在房间隔上,使左心房血液可倒回右心房。⑤法洛四联症包括四种缺陷:室间隔缺损(在室间隔上)、肺动脉狭窄、主动脉跨位和右心室肥大,它是儿童一种常见的先天性畸形。⑥动脉导管未闭也是常见的畸形,特别是女性患者,它是由于主动脉和肺动脉之间的通道未闭合所致。

(二) 致畸因素

1. 遗传因素 遗传因素指生殖细胞(精子和卵子)或受精卵因遗传物质的改变而引起先天性畸形,可分为染色体组型异常和基因突变两类。

(1) 染色体组型异常:染色体数目和结构发生改变而引起的发育异常。在生殖细胞成熟分裂过程中,发生某一对染色体不分离,使子细胞出现增多或减少一条染色体,其受精卵将发育成多倍体或非整倍体的胎儿或婴儿。如:先天愚型是多了一条常染色体;先天性卵巢发育不全症是少了一条性染色体(X 染色体)。

(2) 基因突变:染色体组型不改变,仅是染色体上基因碱基的组成或位置顺序发生变化,如睾丸女性化综合征,这种患者 X 染色体上 Tfm 位点的基因发生突变,缺乏合成雄性激素受体的能力,患者虽有睾丸,但所产生的雄激素不能发挥作用,所以外生殖器及第二性征均呈女性状态。

2. 环境因素 引起畸形的环境因素种类很多,归纳起来可分为三大类。

(1) 生物因素:妊娠期感染某些病毒易使胚胎发生畸形,如感染风疹病毒、巨细胞病毒、单纯性疱疹病毒、梅毒螺旋体等,均可引起畸形。

(2) 化学因素:目前已知 600 余种化学物质可致胚胎发生畸形,如镇静药、抗肿瘤药、尼古丁和酒精等。环境的污染,如汞、铅、有机磷等也可引起神经系统畸形和四肢畸形。

(3) 物理因素:已确定的各种放射线,可引起基因突变而发生畸形。另外,噪声、微波、电磁辐射可能有一定的致畸作用。

近年来,由于现代工业的发展,废气、废渣、废水的排放使环境污染加重,先天性畸形的发生率不断上升。

(三) 胎儿致畸易感期

胚胎各个器官在发育的一定时期内,对某些致畸因素最为敏感,此期称为该器官的致畸易感期或临界期,大多数器官的致畸易感期在第 3～8 周,此期正是主要器官发生及形态形成期,该期若受致畸因素的作用,往往产生较严重的畸形,甚至引起死亡。由于各器官发生时期不同,所以致畸易感期的先后与长短也不相同(图 21-25)。

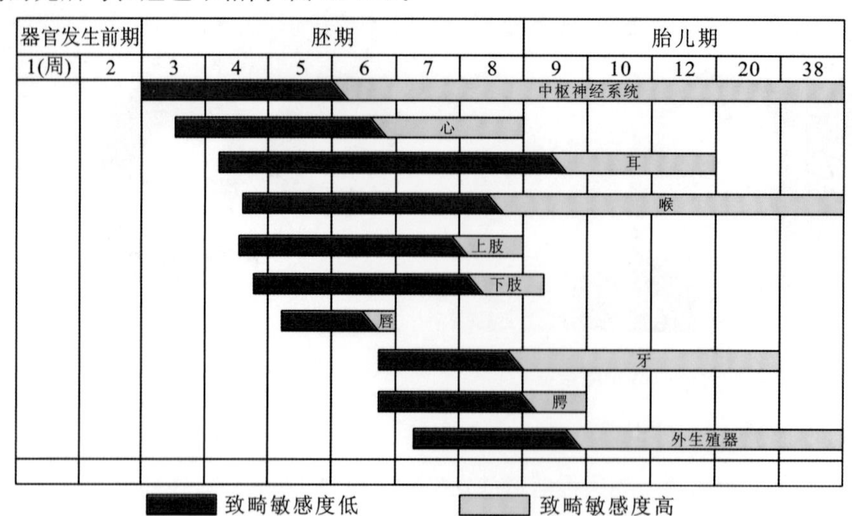

图 21-26 人胚胎主要器官的致畸敏感

五、优生

生儿育女，是人生的一件大事。优生，即是让每个家庭生育出健康、聪明的后代。无论古今中外，优生可以说是人们的共同愿望。

目前，中国实行的计划生育政策，无疑对控制人口的增加，提高人民的健康水平和生活水平具有十分重要的意义。我们在控制人口数量增长的同时，还应该进一步提高人口质量。我国是一个约有13亿人口的大国，人口的身体素质与一些发达国家相比，在婴儿死亡率、平均寿命等项指标方面还存在着差距，同社会主义现代化建设的需要还不适应，因此，提倡优生，开展优生学的研究，已成为我国人口政策中的一项重要内容。

知识拓展

如今，人们越来越重视优生。首先是优生年龄：一般来说女性在24～30岁，男性在27～35岁，这个时候男女双方的精力都比较充沛，精子和卵子的质量好，有利于优生优育；其次是怀孕的季节：一般来说5—7月是受孕的最佳时间，这个时候怀孕孩子会在3—5月出生，这个时候天气适宜、孩子方便护理。此外，为了生育健康宝宝，孕期需要备孕，保持身体的健康，养成良好的生活习惯，保持精神上的健康。乐观积极向上的心态更有利于优生。

思考题

1. 患者，女，32岁，已婚。停经78天，伴阴道流血2周。1天前因出现头晕、心慌，活动后气急加重4天来我院就诊，追问病史有先天性心脏病。查体：血压105/70 mmHg，心肺未见明显异常。诊断为妊娠期贫血。

请问：

(1) 胎膜是如何形成的？

(2) 针对上述症状，应该如何调理？

(3) 对于患有先天性疾病或基础疾病的患者，围产期应注意什么？

2. 患者，女，29岁，已婚，上次月经为2014年9月1日。已停经47天，伴恶心呕吐1周，晨起加剧。

(1) 临床上做早期妊娠诊断时，通常是检测孕妇尿中的(　　)。

A. 雌激素　　B. 孕激素

C. 人绒毛膜促性腺激素　　D. 人绒毛膜促乳腺生长激素

E. 甲状腺素

(2) 根据末次月经，推算她的预产期为(　　)。

A. 2015年6月8日　　B. 2015年3月10日　　C. 2015年3月8日

D. 2015年6月10日　　E. 2015年8月10日

(高仁甫)

参考文献

[1] 范真，张宏伟. 解剖学与组织胚胎学[M]. 郑州：河南科学技术出版社，2014.
[2] 丁自海，范真. 人体解剖学[M]. 2 版. 北京：人民卫生出版社，2012.
[3] 盖一峰，范真. 正常人体结构学[M]. 西安：第四军医大学出版社，2007.
[4] 柏树令. 系统解剖学[M]. 北京：人民卫生出版社，2005.
[5] 高洪泉. 正常人体结构[M]. 北京：人民卫生出版社，2014.
[6] 张烨，黄拥军，李泽良. 正常人体结构[M]. 武汉：华中科技大学出版社，2011.
[7] 邹锦慧，刘树元. 人体解剖学[M]. 3 版. 北京：科学出版社，2009.
[8] 程田志. 人体解剖学[M]. 2 版. 西安：第四军医大学出版社，2011.
[9] 董华群. 正常人体结构[M]. 2 版. 北京：高等教育出版社，2011.
[10] 藏卫东，贺生，申社林. 人体解剖学[M]. 3 版. 郑州：郑州大学出版社，2009.
[11] 王震寰，冯克俭. 系统解剖学[M]. 北京：人民军医出版社，2013.
[12] 李炳宪. 正常人体结构[M]. 郑州：河南科学技术出版社，2012.
[13] 陈幼泉，谯时文，刘启蒙. 人体解剖与组织胚胎学[M]. 西安：第四军医大学出版社，2013.
[14] 马大军，雍刘军. 人体解剖学与组织胚胎学[M]. 北京：中国协和医科大学出版社，2008.
[15] 杨桂姣. 人体解剖学[M]. 西安：第四军医大学出版社，2008.
[16] 吴先国. 人体解剖学[M]. 北京：人民卫生出版社，2004.
[17] 徐静. 人体解剖学实验教程[M]. 西安：第四军医大学出版社，2007.
[18] 刘荣志. 组织学与胚胎学[M]. 西安：第四军医大学出版社，2011.
[19] 刘荣志，陶俊良. 临床应用解剖学[M]. 郑州：河南科学技术出版社，2009.
[20] 严振国. 正常人体解剖学[M]. 北京：中国中医药出版社，2003.
[21] 邹仲之，李继承. 组织胚胎学[M]. 8 版. 北京：人民卫生出版社，2013.
[22] 陈誉华. 细胞生物学[M]. 5 版. 北京：人民卫生出版社，2013.
[23] 张金萍，吴秀卿. 正常人体形态学[M]. 南京：江苏科学技术出版社，2013.
[24] 唐军民，张雷. 组织学与胚胎学[M]. 2 版. 北京：北京大学医学出版社，2009.
[25] 徐昌芬，陈永珍，王晓冬. 组织胚胎学[M]. 南京：东南大学出版社，2006.
[26] 米健，朱传桂. 人体结构学[M]. 上海：第二军医大学出版社，2010.
[27] 祝继明. 组织学与胚胎学[M]. 北京：北京大学医学出版社，2010.
[28] 席焕久，曾志成. 人体解剖学[M]. 2 版. 北京：人民卫生出版社，2010.
[29] 窦肇华，武有祯. 正常人体结构[M]. 2 版. 北京：人民卫生出版社，2007.
[30] 王怀生，李召. 解剖学基础[M]. 2 版. 北京：人民卫生出版社，2008.
[31] 顾晓松. 系统解剖学：案例版[M]. 2 版. 北京：科学出版社，2012.
[32] 刘文庆，吴国平. 系统解剖学与组织胚胎学[M]. 2 版. 北京：人民卫生出版社，2010.
[33] 张朝佑. 人体解剖学[M]. 3 版. 北京：人民卫生出版社，2009.
[34] 窦肇华，吴建清. 人体解剖学与组织胚胎学[M]. 7 版. 北京：人民卫生出版社，2014.
[35] 王开明，刘晓梅. 正常人体结构[M]. 北京：高等教育出版社，2013.
[36] 牟兆新，申社林. 人体解剖学与组织胚胎学[M]. 2 版. 北京：高等教育出版社，2014.